全国高等职业教育护理专业教材

儿科护理学

Pediatric Nursing

主　编　王　雁

副主编　常　青　崔杏芳　尚庆娟

编　者　（按姓氏拼音排序）

常　青（大同学院医学院）
崔杏芳（宁夏师范学院医学院）
侯媛媛（黑龙江农垦职业学院）
李　萌（吉林职工医科大学）
刘红霞（山东中医药高等专科学校）
尚庆娟（山东中医药高等专科学校）
王　雁（山东中医药高等专科学校）
王智杰（沈阳医学院）
于晗澍（菏泽医学专科学校）
于丽丽（山东中医药高等专科学校）
张永霞（广州医学院从化学院）

北京大学医学出版社

ERKE HULIXUE

图书在版编目（CIP）数据

儿科护理学 / 王雁主编．—北京：北京大学医学出版社，2013.1（2019.4 重印）

ISBN 978-7-5659-0511-7

Ⅰ．①儿…　Ⅱ．①王…　Ⅲ．①儿科学－护理学－高等职业教育－教材　Ⅳ．① R473.72

中国版本图书馆 CIP 数据核字（2012）第 303721 号

儿科护理学

主　　编：王雁
出版发行：北京大学医学出版社
地　　址：（100191）北京市海淀区学院路 38 号　北京大学医学部院内
电　　话：发行部 010-82802230；图书邮购 010-82802495
网　　址：http://www.pumpress.com.cn
E-mail：booksale@bjmu.edu.cn
印　　刷：北京瑞达方舟印务有限公司
经　　销：新华书店
责任编辑：韩忠刚　　**责任校对：**金彤文　　**责任印制：**罗德刚
开　　本：787mm × 1092mm　1/16　　**印张：**21.25　　**字数：**557 千字
版　　次：2013 年 1 月第 1 版　2019 年 4 月第 5 次印刷
书　　号：ISBN 978-7-5659-0511-7
定　　价：37.00 元

序

护理工作是医疗卫生工作的一个重要组成部分，护理事业健康发展关系到人民群众的健康和生命安全。随着医学模式的转变，对护理工作和护理人员的要求越来越高。近年来国家陆续发布了《国家中长期教育改革和发展规划纲要（2010—2020年）》、《关于全面提高高等职业教育教学质量的若干意见》以及新的《全国护士执业资格考试大纲》等文件，对高等职业教育护理专业教学提出了更高要求，教材建设也相应地面临新的考验。护理高等职业教育在为我国培养护理人才、提高人民健康水平中，发挥着极其重要的作用。如何发展护理高等职业教育已成为护理教育领域关注的首要问题。因此，只有不断更新观念，深化改革，抓住机遇，才能迎接新的挑战，使护理高等职业教育不断发展。

《教育部关于加强高职高专教育人才培养工作的意见》中指出：大力发展高等职业教育，培养和造就适应生产建设、管理、服务和技术第一线的高等技术应用型人才，客观上要求必须高度重视高等职业教育的教材改革和建设。本套教材正是为了适应新时期医学护理教育发展趋势，满足高等职业护理教育工作者和广大护理专业学生的需要而编写的。教材结合高等职业教育护理人才培养目标，内容与时俱进，充分体现护理特色，强调基础知识与基本技能并重，突出适用性、科学性、新颖性，体现“整体护理”和以“人”为中心的护理理念，引导学生自主学习。教材注重专业核心能力培养，与执业护士资格考试和护理实践紧密结合，紧跟临床护理的发展方向，加入“考点”、“案例”、“知识链接”等，具有很好的实用性。本套教材涵盖基础课教材七部：《人体解剖学》、《组织学与胚胎学》、《生物化学》、《生理学》、《病理学与病理生理学》、《护理药理学》、《病原生物学与免疫学》；专业课教材十六部：《基础护理学》、《健康评估》、《内科护理学》、《外科护理学》、《妇产科护理学》、《儿科护理学》、《急救护理学》、《精神科护理学》、《护理心理学》、《护理学导论》、《护理管理学》、《中医护理学》、《护理礼仪与人际沟通》、《老年护理学》、《社区护理学》、《护理伦理学》。教材形式包括主教材、配套教材、多媒体课件。教材编写淡化学科意识，强化专业理念，注重体现医学人文教育理念，以促进学生素质的全面提高。在客观上，本套教材反映了当今护理学领域的新理论、新技术和新进展，拓展了护理教育的视野。

本套教材以专业培养目标为导向，以职业技能教育为根本，满足学科需要、教学需要、社会需要，既可以作为医学院校高等职业教育护理专业的教材，也可以作为临床医护人员了解和掌握护理问题的参考书。教材的编写得到全国多所医学院校领导及广大教育工作者大力支持和帮助，百余位奋斗在教学、科研和临床一线的学者专家，群策群力，同心同德，汇集各自的智慧和心血，阐述护理专业知识，介绍学科最新进展，汇编成本套教材，在此表示由衷感谢。

由于水平所限，整套教材编写难免存在提法不当和不足之处，诚挚期待医学教育界同仁和广大读者予以批评指正。

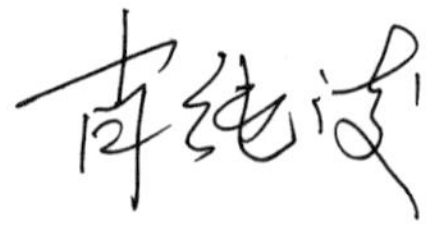

前　言

《国家中长期教育改革和发展计划纲要（2010—2020年）》的实施，为卫生职业教育的发展带来了新的生机和活力。《2013年护士执业资格考试新大纲》的颁布实施为儿科护理学教学改革赋予了新的内涵，提出了更高的要求。为适应新形势和新要求，北京大学医学出版社策划组织编写了全国高等职业教育护理专业规划教材。

本教材的编写遵循了教材编写“三基五性”的基本原则，即基本理论、基本知识、基本技能和思想性、科学性、启发性、先进性、适用性。内容紧扣教学大纲要求，以“必须、够用”为尺度，体现儿科护理专业特色，既包括深入浅出的理论知识，又与护理临床实际相结合，符合高等职业教育护理专业教学实际。

本教材内容涉及胎儿期至青少年期健康和患病儿童的护理，共十九章，分别介绍了小儿生长发育的特点、营养与喂养知识、预防保健措施和儿科常见病、多发病的健康史、身体状况、辅助检查、治疗原则及常用中西医护理操作技术等内容，尤其是突出了中医特色护理在儿科具体疾病护理中的灵活应用，增加了学生用中西医两种护理方法解决儿科常见疾病临床护理问题的综合能力；并按照护理程序，即护理评估、护理诊断、护理目标、护理措施、护理评价五方面讲述专科护理知识。书中贯穿整体护理思想，强调“以人的健康为中心”的现代护理理念，涵盖了我国护士执业资格考试大纲儿科护理所涉及的全部内容，科学且实用，具有鲜明的时代性、创新性和实用性。本教材中所有中医特色护理内容均是由山东中医药高等专科学校王雁副教授负责编写。

本教材适合医药高职教育及专科、函授和自学考试等相同层次不同办学形式教学使用，也可作为医药行业培训和自学用书。

本教材在编写过程中，参考、借鉴了许多相关教材和文献资料，同时得到了各编者所在单位的大力支持，在此一并表示衷心感谢！

护理学发展迅速，教材的编写在很多方面还有待进一步探索。由于编者水平有限、时间仓促，书中错误和不当之处在所难免，真诚欢迎同行、专家在使用中提出宝贵意见。

编　者

目　录

第一章 绪 论

学习目标	1. 归纳小儿年龄分期及各期的护理重点（胎儿期、新生儿期、婴儿期、幼儿期、学龄前期、学龄期和青春期）。 2. 说出儿科护理的特点；儿科护士的角色及素质要求；儿科中医特色护理常用方法。 3. 知道儿科护理学的任务和范围、儿科护理学的发展趋势。

儿科护理学（nursing care of children）是一门研究小儿生长发育、卫生保健、疾病防治与临床护理，以促进小儿身心健康的专科护理学。

儿科护理学的服务对象是从胎儿时期到青春期的小儿，他们的身心处于不断的发育与成长之中，具有与成人不同的特征及特殊需要。儿科护理学的宗旨是保障儿童健康，提高生命质量。

第一节 儿科护理学的任务和范围

一、儿科护理学的任务

儿科护理学的任务是通过研究小儿的生长发育特点、小儿疾病防治和小儿保健规律，根据各年龄阶段小儿的体格、智力发育和心理行为特点提供"以小儿家庭为中心"的综合性、广泛性护理，及时有效地诊治影响小儿身心健康的疾病和不利社会因素，增强小儿体质，降低小儿发病率和死亡率，提高疾病的治愈率，保障和促进小儿的身心健康，提高人类的整体健康素质。

二、儿科护理学的范围

儿科护理的服务对象是从胎儿期至青春期的儿童，一切涉及小儿时期健康与卫生的问题都属于儿科护理学研究的范围，包括正常小儿的生长发育、身心健康的保障及促进、小儿疾病的防治与护理。从年龄跨度来说，应从精子和卵子结合开始至青少年时期。根据我国卫生部的规定，临床上以初生至14周岁作为儿科的就诊范围。儿科护理学是一门综合性很强的应用学科，与临床儿科学、心理学、教育学、基础医学、社会学等多学科有着广泛的联系，护理工作的开展与进行也必须得到父母、家庭、社会各方面的支持与关心。

考点： 儿科护理学的任务及服务对象的年龄。

随着医学模式从生物模式向生物-心理-社会模式的转变，儿科护理从单纯的疾病护理转变为"以小儿家庭为中心"的身心整体护理；由单纯的患儿护理转变为对所有小儿生长发育、疾病防治、保障和促进小儿身心健康的全面服务；由单纯的三级医疗机构保健机构承担的工作任务逐渐转变为由护理人员带动的全社会都参与和承担的小儿保健护理；护理时间与空间也由单纯的住院期间扩展为整个小儿发展阶段。

儿科护理的工作区域包括医院和社区两部分。在医院，应体现对患儿的人文关怀，营造一个温馨、舒适、有利于小儿身心健康和发展的人文环境；对住院患儿及时进行护理评估，根据护理诊断采取相应护理措施；对长期住院的慢性病患儿要重视心理护理，使其树立战胜疾病的信心；对患儿及家长进行健康教育，使患儿尽快恢复健康。在社区，涉及散居儿童和集体儿童的预防保健，包括对不同年龄阶段的儿童进行保健指导、计划免疫和健康监测；开展科学育儿和护理知识的宣传；对慢性病和残障患儿进行家庭护理指导。

儿科护理工作主要涵盖的内容有以下几个方面：①临床护理工作，包括临床医院的各项护理工作，急、危、重症患儿的急救与监护工作等。②儿童保健工作，儿科护士在医院和社区（包括家庭、托幼机构、学校等地）宣传科学育儿和疾病防治的知识，以防治儿童在体格、精神、心理发育中可能遇到的障碍。③儿童及家庭的健康教育工作，儿童的健康教育必须通过成人来实施，因此要积极取得家长和社会的支持；同时要针对儿童及家庭教养中的身心健康问题，进行多种形式的宣传教育，并适时给予指导和咨询，其目的是提高儿童的健康水平和家庭的生活质量。④儿科护理研究工作，儿科护理工作者应在临床护理、社区护理、护理教学等方面，不断积累经验，积极开展护理科研工作，提高儿科护理的工作质量。

第二节　儿科护理的特点

小儿从出生到青春期发育成熟，始终处于不断生长发育的过程中，不论在解剖、生理、营养、病理、免疫等方面，还是在疾病发生、发展、表现、治疗、护理、预后、预防等方面均与成人存在差异，年龄越小，与成人的差别越大。因此，学习儿科护理学，首先要掌握和熟悉小儿的特点。

一、儿科基础医学特点

（一）解剖特点

小儿体格发育处于不断成长变化过程中，遵循一定的规律，如小儿体重、身高、头围、胸围、骨骼，小儿内脏器官如心、肺、肝、肾，以及皮肤、肌肉、神经、淋巴等系统均随小儿年龄的增长而变化。只有了解小儿的正常生长发育规律，才能对其进行正确的护理评估，从而发现问题，做好保健和护理工作。此外，小儿各器官在解剖结构方面有着许多特殊性，如：新生儿和小婴儿头部与身长比例相对较大，颈部肌肉和颈椎发育相对滞后，故怀抱婴儿时应注意保护头部；小婴儿髋关节附近韧带较松，臼窝较浅，容易发生髋关节脱位，护理时动作应轻柔。

（二）生理特点

小儿代谢旺盛，水的需要量相对较多，应供给足够水分，以免发生脱水和电解质紊乱 。此外，不同年龄小儿有不同的生理、生化正常值，如心率、血压、呼吸、周围血象、体液成分等。

（三）免疫特点

小儿无论是先天或后天免疫均较差。小儿皮肤、黏膜柔嫩，淋巴系统发育未成熟，母体 IgM 不能透过胎盘，故新生儿的 IgM 含量低，易受革兰阴性细菌感染；新生儿可通过胎盘从母体获得 IgG，但 6 个月后逐渐消失，其主动免疫 IgG 一般要到 6 ~ 7 岁时才达到成人水平；婴儿期分泌型 IgA（SIgA）也缺乏，易患呼吸道及消化道感染。其他体液因子，如补体、趋化因子、调理素等的活性及白细胞吞噬能力也较低，因此，对年幼小儿做好感染性疾病预防护理特别重要。

（四）病理特点

由于小儿发育尚不成熟，相同的疾病因素发生在不同年龄的小儿可引起与成人不同的病理反应，如肺部感染病原菌均为肺炎双球菌，婴幼儿常发生支气管肺炎，而成人则为大叶性肺炎。又如，当维生素 D 缺乏时，婴儿易患佝偻病，而成人则表现为骨软化症。

考点：儿科基础医学特点。

二、心理社会方面的特点

小儿大脑的结构与功能不够成熟，故小儿的心理发育如感知觉、情绪、记忆、思维、意志和个性等方面的发展，与成人有不同的特点，依赖性较强，较不能合作。小儿的生长、发育过程从不成熟到成熟、从不定型到定型，是可塑性最大的时期，也是接受教育最佳的时期。小儿心理、行为受家庭、学校和社会的影响，因此护理中应以小儿及其家庭为中心，在护理工作中，根据不同年龄阶段小儿的心理发展特征，采取相适应的护理措施，与小儿父母、幼教工作者、教师等共同配合，全社会参与，为小儿创设良好的生活环境，以促进小儿心理健康发展。

三、儿科临床特点

1．疾病种类　小儿的疾病种类与成人有很大区别，如婴幼儿先天性、遗传性疾病和感染性疾病较成人多见；小儿心血管系统疾病以先天性心脏病为多见，成人则以动脉粥样硬化性心脏病为主；小儿肿瘤疾病中急性淋巴细胞白血病多见，而成人则以其他肿瘤（肺癌、乳腺癌等）为主；还有中毒型菌痢多见于小儿等。

2．临床表现特点　小儿病情发展快、变化多端，因此，儿科护士应更加仔细观察病情，及时处理。如年幼儿患急性感染性疾病或急性传染病时，常急性起病，病势凶险，局限能力差，容易并发败血症，常伴有呼吸循环衰竭、中毒性脑病和水、电解质紊乱。新生儿及体弱儿严重感染时，缺乏典型的症状和体征，仅表现为反应低下、体温不升、拒乳等非特异性症状，应密切观察病情变化。

3．诊治特点　小儿一般不会主动诉说病情，多由家长及其照顾者代诉，其病史的可靠性受到影响。故应密切观察病情，结合体征和实验室检查资料，早期做出正确的诊断和处理。还要考虑年龄因素，例如惊厥，在新生儿时期应多考虑为产伤、窒息、颅内出血或先天异常引起；6 个月以内婴儿应考虑有无婴儿手足搐搦症和中枢神经系统感染；6 个月 ~ 3 岁小儿要考虑是否热性惊厥或中枢神经系统感染；3 岁以上年长儿的无热惊厥以癫痫多见。

4．护理特点　由于小儿好奇、好动、模仿性强，但相对缺乏经验，故需要特别注意安全问题。对健康和患病小儿护理的内容和时间均较成人多，如小儿静脉穿刺、喂养、生活上的照顾、游戏等为儿科特有的护理项目。护士对病情细致和系统的观察能获得重要资料，有助于医生做出正确诊断。对麻疹、水痘、腮腺炎等疾病，正确的护理对预后起着决定性的作用。对患儿进行的健康教育，也属于护理内容。

5．预后特点　小儿患病时虽起病急、来势猛、变化多，易恶化及死亡，但如诊治及时，措施恰当，好转恢复也快。由于小儿各脏器组织修复及再生能力较强，后遗症一般较成人为少。所以，对年幼、体弱、危重的患儿，因病情变化迅速，应重点守护，严密观察，不放弃任何抢救机会，往往会使患儿转危为安，获得新生。

6．预防特点　加强预防工作是降低小儿发病率和死亡率的重要环节。近年来我国广泛开展计划免疫和加强传染病的管理，已使麻疹、脊髓灰质炎、白喉、破伤风、伤寒、乙型脑炎等许多小儿传染病的发病率和死亡率明显下降。由于重视儿童保健工作，普及了科学育儿知识，营养不良、贫血、腹泻、肺炎等常见病、多发病的发病率和病死率也已有显著降低。此外，在儿童时期注意营养供给均衡，积极参加体格锻炼，可防止小儿肥胖症，同时对进入成年后出现的高血压、动脉粥样硬化性心脏病亦起到预防作用。

考点： 儿科临床特点。

四、儿童及其家庭护理的特点

儿科护理工作应以儿童及其家庭为中心，重视儿童的生理、心理发展，关注、满足儿童及其家庭成员的心理感受和服务需求，积极为儿童及其家庭提供健康指导、疾病护理、教养咨询和家庭支持等服务，以促进小儿身心各方面的健康成长。

第三节　小儿年龄分期及各期特点

小儿处于不断生长发育的动态过程中，这个过程既是连续的，又有各年龄期的阶段性和特殊性。为更准确地评价小儿的生长发育，做好各年龄期的儿童保健、疾病防治护理等，将小儿各年龄阶段划分为七个时期。

一、胎儿期

从受精卵形成到胎儿出生为止称为胎儿期，正常约40周。妊娠前8周为胚胎期，是受精卵细胞不断分裂长大，各系统组织器官迅速分化发育的时期；第9周到出生为胎儿期，此时，胎儿体格迅速生长。此期是小儿生长发育的重要阶段，其特点是胎儿完全依赖母体生存，孕母的健康、营养、情绪、环境及疾病等对胎儿的生长发育影响极大，容易受内外不利因素的影响，使胚胎发育受阻，尤其是胚胎前8周，若孕母受遗传或遭到各种不利因素的影响（如营养不足、感染、药物毒害、接触放射性物质及心理创伤等），均可影响胎儿生长发育，引起胎儿畸形，甚至导致流产、死胎、早产等。

临床上还将妊娠12周以内称为妊娠早期，13周至未满28周称为妊娠中期，满28周至出生称为妊娠晚期。

此期应重视孕母的保健，包括孕妇咨询、孕母营养、孕母感染性疾病的防治（如弓形虫、巨细胞包涵体病毒、风疹病毒、疱疹病毒及梅毒等）。高危妊娠的监测及早期处理，胎儿生长的监测及一些遗传性疾病的筛查等。

二、新生儿期

自胎儿娩出脐带结扎到生后满28天，称新生儿期。此期小儿刚脱离母体，开始独立生活，环境发生了极大变化，适应外界的能力较差，容易出现如体温低于正常、窒息、出血、溶血、感染等各种疾病。新生儿发病率高，病死率也高，约占婴儿死亡率的 1/2 ~ 2/3，故此期应加强保暖、合理喂养、预防感染和窒息等护理措施。

胎龄满 28 周至生后 1 周称为围生期。此期是胎儿经历分娩，生命遭受最大危险的时期，死亡率最高。应强调围生期保健，重视优生优育。

三、婴儿期

自出生到满 1 周岁之前为婴儿期，其中包括新生儿期。此期小儿生长发育最快，一年体重增加 3 倍，身长增加 50%。因而需要较高的能量及各类营养素，尤其是蛋白质，以适应生长发育的需要，但婴儿的消化、吸收功能尚不完善，易发生消化功能紊乱或营养缺乏症。此外，从母体获得的免疫抗体逐渐耗尽，而自身免疫功能尚未成熟，易受各种病原侵袭，故在 6 个月以后易患各种传染病及感染性疾病（呼吸道及消化道感染）。

此期的护理要点是进行科学喂养的指导，提倡母乳喂养，按时添加辅食，按免疫程序做好预防接种，预防各种感染性和传染性疾病；同时，应开始培养良好的生活习惯及注意心理卫生。

四、幼儿期

自 1 周岁后到满 3 周岁前为幼儿期。此期小儿体格生长速度趋缓，但小儿开始探索周围环境，其活动范围渐广，已会独立行走，智能迅速发育，自我意识增强，语言、思维、动作、心理及应人应物能力发展较快。而且小儿乳牙出齐，断乳后饮食由乳类转换为混合膳食，并逐步向成人饮食过渡。小儿识别危险因素、保护自己的能力尚差，易发生中毒和外伤等意外事故，又因与外界接触增多，易患各种传染病（如水痘、流行性腮腺炎等）。

此期应加强教育，培养小儿良好的生活习惯，并根据小儿的心理发育特点，培养与人沟通的能力，养成诚实、活泼、开朗的良好性格。小儿的饮食调配须适应其消化、吸收能力，并应注意培养良好的饮食习惯，以及用勺、杯、碗进食的能力，做好口腔卫生护理，防止营养不良及消化紊乱。同时，应加强安全护理，必要时消毒隔离，以预防疾病的发生。

五、学龄前期

自 3 周岁后到入小学前（6 ~ 7 周岁）为学龄前期。此期小儿体格发育速度进一步减慢，智能发育更趋完善，求知欲强，好学、好问、好模仿，知识面迅速扩大，可塑性强。虽防病能力有所增强，但因接触面广和受环境影响，易患传染病和发生各种事故及外伤。一些免疫反应性疾病（如急性肾炎、风湿热等）开始增多。

此期的护理重点是培养小儿良好的个性及道德品质，加强学前教育，重视潜在智能的开发，促进沟通能力发展，培养良好的品德、情感、行为和良好的生活、学习习惯，为入学做好准备。同时，积极做好安全护理及预防保健。

六、学龄期

自 6 ~ 7 周岁始到青春期（12 ~ 14 岁）开始之前为学龄期。约相当于小学阶段，此期小儿体格稳步增长，开始进入正式学校学习，智能发育较前更为成熟。到本期末，小儿除生殖系统外，其他器官发育均已接近成人水平，大脑发育更加完善、记忆力强，理解、分析、综合能力逐渐完善，是长知识、接受科学文化教育的重要时期，也是儿童心理发展的一个重大转折时期。此期乳牙被恒牙所替代。

此期护理重点是加强思想品德教育，促其德、智、体、美、劳全面发展。注重预防近视和龋齿，端正坐、立、行、写的姿势，安排有规律的生活、学习和锻炼，保证充足的营养和休息，防治精神、情绪和行为等问题。

七、青春期

从第二性征出现到生殖功能基本发育成熟、身高停止增长的时期称为青春期。一般女孩从 11 ～ 12 岁开始到 17 ～ 18 岁，男孩从 13 ～ 14 岁开始到 18 ～ 20 岁，约相当于中学学龄期。此期的特点是体格发育再度加速，生殖系统发育增快并渐趋成熟，智能飞跃发展，第二性征的发育逐渐明显，女孩较男孩的体格及性器官发育约提前 2 年，且个体差异较大。由于神经内分泌调节功能不完善，还遇到升学、就业等社会压力，常不能自控自己的情感和支配自己的行为，易受社会、周围环境的影响，发生心理、精神和行为等方面的问题。此外，在青春期由于神经内分泌调节不稳定，可发生甲状腺肿大、高血压、月经失调、痤疮、贫血、肥胖症等疾病。

此期护理的重点是加强青春期教育，人生观、世界观教育与引导，及时进行生理、心理卫生和性知识的教育，培养良好的思想道德品质，增进青少年的身心健康。同时保证充足的营养，加强体格锻炼。

考点： 小儿年龄分期的名称、时间及主要护理重点。

第四节　儿科护士的角色和素质要求

一、儿科护士的角色

随着护理学科的发展，儿科护士的角色有更大范围的扩展，儿科护理工作被赋予了多元角色。

（一）护理活动的计划者和执行者

小儿生活尚不能自理或不能完全自理。儿科护士最重要的角色是在帮助小儿保持或恢复健康的过程中，提供各种护理照顾，如营养的摄取、感染的预防、药物的给予、心理的支持等，以满足小儿身心两方面的需要。为促进小儿身心健康发展，护士必须运用护理专业的知识和技能，收集小儿的生理、心理、社会状况等方面的资料，全面评估小儿的健康状况，找出其护理问题，并制定全面系统、切实可行的护理计划。

（二）健康教育的宣讲者

在护理小儿的过程中，护士应依据各年龄阶段儿童智力发展的水平，向他们及家长有效地解释疾病诊断、治疗和护理的过程，帮助他们建立自我保健意识，培养他们良好的生活习惯，纠正其不良行为。同时，护士还应向儿童家长宣传科学育儿知识，使他们采取健康态度和健康行为，以达到预防疾病、促进健康的目的。

（三）健康协调者

护士需联系并协调与有关人员和机构的相互关系，维持一个有效的沟通网，以使与诊断、治疗、救助有关的儿童保健工作得以互相协调、配合，保证小儿获得最适宜的整体性医护照顾。如与医生的联络、与检验师、营养师等的联系、与家长的沟通等。

（四）健康咨询者

护士应向儿童及其家长提供有关治疗的信息，给予健康指导，解答与疾病和健康的问题，使他们能够以积极有效的方法去应对压力，找到满足生理、心理、社会需要的最习惯和最适宜的方法。

（五）患儿的代言人

儿科护士是儿童权益的维护者，在小儿不会表达或表达不清自己的要求和意愿时，儿科护士有责任解释并维护小儿的权益不受侵犯或损害。护士还需评估有碍儿童健康的问题和事件，提供给医院行政部门改进，或提供给卫生行政单位作为拟定卫生政策和计划的参考。

（六）护理研究者

护士应积极进行护理研究工作，通过研究来验证、扩展护理理论和知识，发展护理新技术，指导、改进护理工作，提高儿科护理质量，促进护理专业发展。同时，护士还需探讨隐藏在小儿症状及表面行为下的真正问题，以能更实际、更深入地认识问题和解决问题。

考点：儿科护士的角色。

二、儿科护士的素质要求

知识链接

儿科护士的工作职责

南丁格尔说过“护理工作的对象不是冷冰冰的石块、木片和纸张，而是具有热血和生命的人类”。儿科护士的工作职责是既包括解除患儿身体上的病痛，也包括帮助患儿心理上的康复和发展，努力为患儿营造出有益于身心健康的氛围，使患儿实现真正意义上的健康修复。因此，儿科护士除了具备一般护士的职业素养（如温馨的职业微笑、得体的举止言谈、出色的人际沟通等）以及业务技能外，还必须符合儿科护士特殊的素质要求。

（一）要有高尚的思想道德品质

1．热爱儿童，爱岗敬业　小儿健康成长不但需要物质营养，也需要精神“哺育”，其中“爱”是重要的精神营养要求之一。儿科护士应在工作中表现出同情、敏锐、冷静、严肃、开朗、无私、勤快、求实的职业素质，并以理解、友善、平和、忍耐和博爱的心态，为患儿提供帮助。做到视患儿如亲人，满腔热情地主动关心和体贴患儿，为患儿创设最舒适的休养环境，给予患儿最佳的身心护理。

2．要有高度的责任感　儿科护士必须具有高度的责任感，要耐心细致地照顾患儿的生活，应做到对患儿极端负责任，对工作一丝不苟，对技术精益求精。观察病情仔细、周到，言语、态度温柔、和蔼。保持稳重、端庄、文雅、大方的体态和良好的心理素质，自觉遵守各项操作规程，最大限度地满足患儿的身心需求。

3．言行一致，以身作则　儿科护士要尊重患儿人格，不将患儿的生理缺陷和病态作为谈资和笑料。应做到时时严于律己，处处以身作则，成为小儿模仿的榜样，担负起教育儿童的责任。

（二）儿科护士应有丰富的学识

随着医学模式的转变，护理工作的独立功能日益突出。医学技术迅速发展，新技术和新仪器在护理临床中广泛应用，推动着护理学科向微细、快速、精确、高效的方向发展。这就要求儿科护士除了具备扎实的护理理论知识和熟练的技术操作本领之外，还应掌握其他学科的知识和技能，如临床诊疗学、医学检验学、营养学和预防医学等，熟练掌握护理操作技术及先进仪器的使用技能。此外，还要掌握儿童心理学、儿童教育学以及一些基本的自然科学、社会科学、文学与美学等方面的知识，这样才能胜任儿科护理工作。

（三）要有良好的身体心理素质

具有健康的心理，乐观、开朗的性格，稳定的情绪，宽容豁达的胸怀。具有较强的适应能力，良好的忍耐力及自控力，善于应变，灵活敏捷。具有强烈的进取心。具有良好的社交能力，能与小儿及其家长建立良好的人际关系，同仁间相互尊重，团结协作。有健康的身体和良好的言行举止。

（四）儿科护士应具备有效的沟通技巧

婴幼儿与较小幼儿不能用或不能完全用口头语言与成人交流，他们的情绪、需要及疼痛等，基本通过表情、手势、哭闹方式或临床体征（如呼吸频率加快、皮肤发红等）表现出来，因此从小儿的非口头语言获得信息尤为重要。儿科护士应当根据不同年龄小儿心理、生理的特点，充分运用日常的护理用语以及非语言的交流技巧，不断与患儿及家长交流信息，沟通思想，全面了解患儿的心理和社会情况。要能准确识别婴幼儿时期的喜、怒、哀、乐的“语言”，以便满足小儿的身心需要，逐渐消除小儿对医院的恐惧和陌生感，从而增加小儿对护士的信任感和安全感，以取得他们对护理工作的理解、支持与配合，有利于促进患儿康复。

考点： 儿科护士的素质要求。

第五节　我国儿科护理学的发展

一、祖国医学对儿科护理学的贡献

祖国医学在小儿疾病的防治与护理方面有着悠久的历史，积累了丰富的经验，为中华民族的繁衍昌盛做出了巨大的贡献。在商代殷墟出土的甲骨文中，就有“龋”、“贞子疾首”等儿科疾病的记载。长沙马王堆出土的古医学著作《五十二病方》中，已有“婴儿病痫”、“婴儿瘛”的记载。隋朝巢元芳《诸病源候论》是我国现存的第一部病因、病理、症候学专著，其中载有《小儿杂病诸侯》六卷，论述了小儿的喂养、调护、伤寒、天行时气、惊痫、痢、泄泻、伤食、呕吐、五官、火丹、疮疡、虫疾等255种症候。唐朝孙思邈《备急千金要方》中列有“少小婴孺方”两卷，内容涉及小儿喂养、发育、护理、日常卫生各个方面。北宋的钱乙是当时最享有盛名的儿科医生，著有《小儿药证直诀》，将小儿生理病理特点概况为“脏腑柔弱，易虚易实，易寒易热”，对儿科四大证“痧、痘、惊、疳”的认识有较详细的记载。元代名医曾世荣著有《活幼心书》三卷，对小儿保育、审脉、辨证、用药都有独到之处，尤其对小儿护养，他提出了“四时欲得小儿安，常要三分饥与寒；但愿人皆依此法，自然诸疾不相干”的观点。明代儿科世医万全，十分重视小儿的胎养（孕期预养）、蓐养（初生护养）以及鞠养（婴幼儿调养），他在《育婴家秘·五脏证治总论》中提出："肝常有余、脾常不足"、"心常有余、肺常不足"、"肾常虚"的观点，对后世探讨小儿生理病理特点有深刻影响。

19世纪下半叶，西方医学传入中国，1937年成立了中华儿科学会。各国传教士在我国开办了教会医院并附设了护士学校，医院中设立了产科、儿科，护理工作重点放在对住院患儿的生活照顾和护理上，逐渐形成了我国的护理事业和儿科护理学。

二、新中国儿科护理学的发展与展望

新中国成立后，党和各级政府对儿童健康十分重视，在宪法中明确规定"母亲与儿童应受到保护"。儿科护理工作不断发展，从推广新法接生，提倡科学育儿，实行计划免疫，到开展"爱婴医院"活动，建立各级儿童医疗保健机构，直至形成和发展了儿科监护中心等专科护理。儿科护理的范围、护理质量也有了很大扩展和提高。小儿传染病发病率大幅度下降，小儿常见病、多发病的发病率、病死率迅速降低，小儿体质普遍增强。20世纪80年代初，我国恢复了中断30余年的高等护理教育，90年代开始又开展了护理硕士研究生教育，培养了一大批高级儿科护理专业人才，使儿科护理队伍和护理水平向高层次、高素质方向不断发展。

1992年我国政府制定了《90年代中国儿童发展规划纲要》。1995年6月1日起我国又实施了《中华人民共和国母婴保健法》。2001年中华人民共和国国务院公布了《2001—2010年中国儿童发展纲要》，提出了"改善儿童卫生保健服务，提高儿童健康水平的主要目标"，就提高人口素质、保障孕产妇安全分娩、降低婴儿和5岁以下儿童死亡率、提高儿童营养水平、增强儿童体质、加强儿童卫生保健教育六个方面的问题，提出了明确目标。

随着社会的发展和科学的进步，人们生活水平的提高和对健康要求的增加，儿科护理学已逐渐发展成为具有独特功能的专门学科，其研究内容、范围，从治病、防病、促进小儿身心健康，到药物治疗及心理、行为等的护理与预防，儿科护士已成为儿童保健的主要力量。为此，儿科护理工作者要不断学习先进的科学技术，完善最新的护理素质，弘扬求真创新精神、拼搏奉献精神、团队协作精神，为提高儿童健康水平和中华民族的整体素质做出更大的贡献。

第六节　儿科中医特色护理常用方法

知识链接

要大力发展中医护理

《中国护理事业发展计划纲要（2011—2015年）》强调：要大力发展中医护理，提高中医护理水平，发挥中医护理的特色和优势，注重中医药技术在护理工作中的应用。到2015年，培养中医护理骨干人才2万名。中医医疗机构和综合医院、专科医院的中医病房要积极开展辨证施护和中医特色专科护理，加强中医护理在老年病、慢性病防治和养生康复中的作用，提供具有中医药特色的康复和健康指导，加强中西医护理技术的有机结合，促进中医护理的可持续发展。

（一）中药外敷法

1．薄贴疗法　是以膏药加药末外贴或用潮湿的药品做成薄饼贴于局部的方法。如将丁香、肉桂粉撒于伤湿止痛膏上贴脐部，用于慢性腹泻。

2．涂敷疗法　是将新鲜中草药捣烂取汁，或将药物研末加入水或醋调匀后，涂敷于体表的方法。如用鲜马齿苋、鲜芙蓉叶、鲜仙人掌、鲜丝瓜叶等，任选一种，捣烂外敷腮部，用于流行性腮腺炎。

3．热熨疗法　是将药物炒热布包后，热熨体表的方法。如用炒热食盐熨腹部，治疗腹痛。

（二）药摩疗法

是指先在施治部位涂上药物递质，然后用药摩工具或按摩手法贴附在体表，做直线或环旋移动，以达到治疗疾病和预防保健的目的的方法。如用羊髓、薰草，慢火熬成膏，去渣，收入银器中贮存，用时将药膏均匀涂摩于背部，用于小儿高热、鼻塞不通。

（三）中药沐浴法

是将中药的药液及蒸气熏洗人体外表的方法。如麻疹患儿用芫荽子、浮萍、生麻黄、西河柳煎汤熏洗皮肤，有助透疹。

（四）药枕疗法

是将具有芳香开窍、活血通络、镇静安神、益智醒脑、调养脏腑、调节阴阳等作用的药物经过炮炙以后，置于枕芯之内，或浸在枕套之中，或直接做成睡枕，令人在睡卧之时枕之，用以防治疾病和延年益寿的一种自然疗法。如用生石膏、丹皮、赤勺、知母、生地、水牛角、冰片，打碎或研末，装入枕芯，做成药枕，令病人随时枕之，用于痄腮。

（五）雾化吸入法

是用气雾吸入器，将药液形成气雾状由患儿口鼻吸入的方法，用于鼻咽及肺部疾病。

（六）中药灌肠法

是用中药药液灌肠，或将药物研成粉末加赋形剂，制成长圆形栓剂塞入肛门的一种方法。如用乌梅、黄连、地骨皮煎水做保留灌肠，用于细菌性痢疾。

（七）中药香佩法

是将某些芳香性药物研成细末，装入布袋，佩于胸前的方法。如用羌活、大黄、柴胡、苍术、细辛、吴茱萸研末佩带，预防四时感冒。

（八）推拿疗法

小儿推拿又称“按摩”，可促进气血运行，使经络通畅，神气安定，脏腑调和。常用于治疗哮喘、食积、疳证、泄泻、腹痛等病证。

（九）刮痧疗法

是指运用刮痧器具刮拭体表，达到疏通经络，挑出痧毒，治愈疾病的一种治疗护理方法。如腹部刮上脘至下脘区域，背部刮肝俞至胃俞区域，用于小儿厌食。

（十）拔罐疗法

可促进机体气血流畅，营卫运行，有祛风、散寒、止痛的作用。适用于小儿肺炎、哮喘、腹痛、遗尿等病证。操作方法：先在局部涂上凡士林，然后将酒精棉球点燃，置杯内数秒钟，取出后迅速将罐紧罩在选定的皮肤上，约 5 ~ 10 分钟后取去。

小结	
小结	一切涉及小儿时期健康和卫生的问题都属于儿科护理学的范围，其任务是保障小儿健康，提高生命质量，其服务对象是从胎儿期到青春期的儿童。 根据小儿生长发育不同阶段的特点，将小儿年龄划分为七个时期：胎儿期、新生儿期、婴儿期、幼儿期、学龄前期、学龄期和青春期。儿科护士应根据各期特点做好相应的保健和护理。 由于不同时期的小儿在解剖、生理、疾病诊治、心理社会等方面均有各自特点，对儿科护士的角色和素质要求具有特殊性。 儿科护理的发展趋势是：从疾病防治转向健康促进，护理工作的场所从医院扩展到家庭、社区、学校及康复中心等。 祖国医学在儿童疾病预防及护理中积累了丰富的经验，为中华民族几千年的繁衍生息发挥了重要的作用，儿科中医特色护理常用的方法很多，效果独特，简便廉验，要灵活应用。

（王 雁）

第二章　生长发育

学习目标	
	1. 归纳影响小儿生长发育的因素；小儿生长发育的各项具体指标。 2. 说出小儿生长发育的一般规律。 3. 知道神经系统的发育、感知觉的发育、运动功能的发育。

生长发育是儿童不同于成人的重要特点。生长（growth）是指儿童身体各器官、系统的长大，形态变化是主要的体现形式，可有相应的测量值表示其在量方面的变化。发育（development）是指细胞、组织和器官的分化完善与功能成熟，表示机体在质方面的变化。生长和发育两者紧密相关，不能截然分开，生长是发育的物质基础，而发育成熟状况又反映在生长的量的变化中，它们共同反映机体的动态变化。

第一节　生长发育的规律和影响因素

一、生长发育的规律

（一）连续性与阶段性

在整个儿童时期，生长发育是一个连续不断的过程，各年龄阶段生长发育的速度不同，具有阶段性。如体重和身长在婴儿期增长很快，尤其在前 3 个月最快，出现第一个生长高峰期，第 2 年以后生长速度减慢，至青春期生长速度又加速，出现第二个生长高峰期。

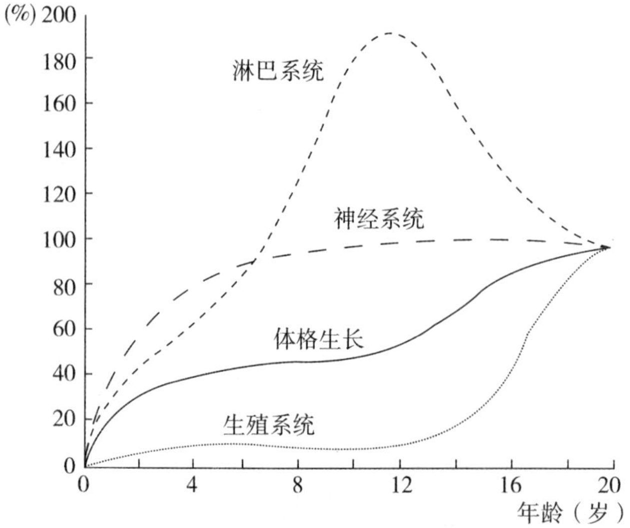

图 2-1　不同系统的发育与年龄的关系

（二）各系统器官发育不平衡性

为适应环境的变化，小儿各系统器官发育速度快慢不同，遵循一定的规律。例如神经系统发育较早，脑在胎儿时期和出生后 2 年内发育较快；淋巴系统在婴儿时期发育迅速，11 ~ 12 岁时达到高峰，以后逐渐下降至成人水平；生殖系统发育最晚，在青春期才迅速发育（图 2-1）。

（三）生长发育的一般规律

小儿生长发育遵循由上到下、由近到远、由粗到细、由低级到高级、由简单到复杂的规律。例如小

知识链接

扁桃体的发育

扁桃体属于淋巴系统，腭扁桃体1岁末才逐渐增大，4～10岁发育达高峰，14～15岁时渐退化，故扁桃体炎常见于年长儿，婴儿则少见。在做扁桃体摘除术时要考虑到年龄因素。

儿出生后运动发育的规律是：先抬头，后抬胸，再会坐、立、行（由上到下）；婴儿首先学会控制肩和臂，再控制双手的活动（由近到远）；先用全手掌抓握物品到手指端捏取物品（由粗到细）；儿童先学会画直线，继而能画圈、画人（由简单到复杂）；先会看、听、感觉事物，认识事物，再发展到有记忆、思维、分析和判断等高级神经活动（由低级到高级）。

（四）个体差异

小儿生长发育虽按一般规律发展，但在一定范围内受遗传和环境的影响，存在着显著的个体差异。每个人的生长“轨迹”不完全相同。因此，小儿生长发育的所谓正常值不是绝对的，必须考虑个体发育的不同影响因素，才能做出较正确的评价。

考点： 生长发育的规律及一般规律。

二、影响生长发育的因素

（一）遗传

细胞染色体所载的基因是决定遗传的物质基础。父母双方的遗传基因决定着每个小儿个体发育的特点，不同种族、家族、性别、父母的身材高矮、体型、性格、皮肤颜色、性成熟的迟早及对疾病的易感性等都与遗传有关。因此，遗传性疾病无论是染色体畸变，还是代谢缺陷、内分泌障碍等，对生长发育都有显著影响。

（二）环境因素

1．孕母情况　胎儿在宫内的发育受孕母的营养状况、疾病、情绪、生活环境等各种因素影响。例如妊娠期严重营养不良可引起流产、早产和胎儿发育迟缓；妊娠早期的病毒感染可导致胎儿先天畸形；母亲妊娠早期接受X线照射、服用某些药物、接触环境中有毒物质及精神创伤等可使胎儿的发育受阻。

2．营养　合理、充足的营养是保证儿童生长发育的物质基础。年龄越小受营养的影响越大。宫内营养不良的胎儿不仅体格生长发育落后，严重时还影响脑的发育。出生后营养不良特别是2岁以内的严重营养不良会影响体格发育及智能发育，出现机体的免疫力、内分泌和神经调节功能低下。儿童摄入过多的热量所致的肥胖也会对其生长发育造成不良的影响。

3．疾病　疾病对生长发育的干扰作用十分明显。急性感染性疾病常使体重减轻，慢性感染性疾病可使身高与体重增加同时受影响，内分泌疾病引起骨骼生长和神经系统发育迟缓，先天性疾病（先天性心脏病、肾小管酸中毒、糖原累积病）会使小儿生长发育迟缓。

4．生活环境　良好的生活环境（居住环境、家庭环境、社会环境）是促使小儿生长发育达最佳状态的重要因素。良好的居住环境应该是阳光充足、空气新鲜、水源清洁、无噪声、住房宽敞，室内无放射线、无毒物污染等。良好的家庭环境应该具有和谐的家庭气氛、健康的生活方式、科学的护理、正确的教养及父母的爱抚。良好的社会环境应包括政治稳定、经济发达、文化繁荣、社会风气及学校教育良好、医疗保健服务完善等。优越的社会环境能为儿童提供生长发育良好的大环境，生活环境较好的国家或地区，儿童生长发育的水平较高。因此，随着社会的进步，生活环境的好坏对儿童的健康作用不容忽视。

考点：影响小儿生长发育的因素。

知识链接

生活环境影响儿童生长发育

生活环境尤其是家庭环境对儿童健康的影响意义深远。在一个和睦的家庭中，恩爱和互相支持的父母对子女耐心和体贴，这对他们的发育有积极的影响，反之则对儿童发育不利。核心家庭儿童特别是独生子女交往较少，对社会性发育不利。延伸家庭及邻居关系密切的儿童较易发展互助精神。合理的生活制度及符合年龄的体育锻炼，能促进儿童体格生长达最佳状态。

第二节　体格发育及评价

案例

1. 婴儿体重9.2kg，身长75cm，头围46cm，牙齿8颗。请思考该宝宝最可能是几个月大？

2. 婴儿体重4kg，前囟1.5cm×1.5cm，后囟0.2cm，能微笑，能竖颈，请思考该宝宝最可能的月龄是多大？

一、体格生长的常用指标

（一）体重

体重（weight）是身体各器官、系统、体液的总重量，是反映儿童体格生长与营养状况的重要指标，也是计算临床给药量、静脉补液量的重要依据。

正常足月新生儿出生时体重为2.5～4.0kg，平均为3.0kg。我国2005年对九市城区调查结果显示：男婴出生平均体重为3.33kg±0.39kg，女婴为3.24kg±0.39kg，与世界卫生组织参考值一致（男3.3kg，女3.2kg）。生后1周内由于摄入少，水分丧失、胎粪及小便排出，体重可减轻3%～9%，至出生第7～10天可恢复到出生时体重，这种现象称为“生理性体重下降”。如果生后及时喂哺可减轻或避免生理性体重下降的发生。

小儿的体重增长不是等速增加，年龄越小，增长速度越快。正常足月新生儿第1个月可增长1000～1700g，出生后前3个月每月平均增长600～800g，4～6个月每月平均增长500～600g；7～12个月每月平均增长300～400g。生后3～4个月时体重约为出生时体重的 2 倍（6kg），是生后第一个生长高峰，1 周岁时体重约为出生时体重的 3 倍（9kg）。生后第 2 年体重增加 2.5 ～ 3.5kg，2 岁时体重约为出生时体重的 4 倍（12kg）。2 岁至青春前期体重增长减慢，每年增长约 2kg。

为便于计算用药量和输液量，临床上可按如下公式粗略计算体重：

1 ～ 6 个月：体重（kg）= 出生时体重（kg）+ 月龄 ×0.7（kg）

7 ～ 12 个月：体重（kg）= 出生时体重（kg）+ 6×0.7（kg）+（月龄 − 6）×0.4（kg）

2 ～ 12 岁：体重（kg）= 年龄 ×2 + 8（kg）

测量方法：晨起空腹排空大小便或进食后 2 小时测量，脱去衣帽鞋，矫正体重计指针为零，婴儿用精确读数到 10g 磅秤，儿童用精确读数到 50g 拉杆秤。

知识链接

新生儿体重增长与喂养

新生儿体重增长不足首先考虑疾病的影响，如果没有疾病发生，我们应该想到可能是母乳不足，然后就积极地想办法帮助母亲坚持母乳喂养。比如增加孩子吸吮次数，纠正不正确的吸吮衔接姿势，让母亲吃好、睡好、不要焦虑等。这些做法仍无效时可试着加一些配方奶。这种短时间加一点配方奶的方法并不是意味着放弃母乳喂养，仅仅是一时的权宜之计。估计第 2 周过去，新妈妈适应了家庭的环境和生活秩序之后，母乳分泌会有所增加，这时应回到完全母乳喂养。

12 岁以后进入青春发育阶段，体格增长再次加快，出现第二个生长高峰，体重平均每年可增加 4 ～ 5kg，可持续 2 ～ 3 年，故不能按以上公式推算。由于女孩青春期比男孩约早 2 年，10 ～ 13 岁时女孩体重可超过男孩，12 ～ 15 岁以后男孩体重又超过女孩。

正常同年龄、同性别儿童体重存在个体差异，但其波动范围不超过正常值的 10%。若体重增长过多或不足，应查找原因，采取相应的护理措施。

（二）身高（长）

身高（standing height）是指头顶到足底的全身长度，是反映骨骼发育的重要指标。仰卧位测量称身长（recumbent length），一般适用于 3 岁以下小儿。站立位测量称身高，一般适用于 3 岁以上小儿。身高（长）的增长规律与体重相似，年龄越小增长越快，婴儿期和青春期出现两个生长高峰。正常新生儿出生时平均身长为 50cm，其中生后前 3 个月的增长为 11 ～ 12cm，与后 9 个月增长量相当，1 周岁时约 75cm，第 2 年增长速度减慢，约为 10 ～ 12 cm，2 岁时身长约为 85 ～ 87cm。2 岁以后身高（长）增长平稳，每年约 5 ～ 7cm。因此，2 ～ 12 岁小儿身高（长）的估算公式为：

身高（长）(cm) = 年龄（岁）×7（cm）+ 70（cm）

测量方法：婴幼儿采用卧式测板，面部向上，两腿伸直，头顶及足底密切接触测板的两端，所得的长度为身长；3 岁以上的儿童采用身高计测量，精确读数到 0.1cm。

小儿进入青春期后出现第二个身高增长高峰期，其增长速度约为儿童期 2 倍，持续 2 ～ 3 年，故不能按上述公式计算。女孩进入青春期较男孩约早 2 年，故 10 ～ 13 岁的女孩常较男孩为高，但男孩进入青春期后最终身高超过女孩。

身高（长）包括头部、脊柱和下肢的长度，各部分的增长速度是不一致的。生后第 1 年头部生长最快，脊柱次之，青春期身高以下肢增长最快，故头、躯干和下肢在各年龄期所占身高的比例不同。因此，临床上需要分别测量上部量（从头顶至耻骨联合上缘）和下部量（从耻骨联合上缘至足底），检查身长各部分比例有无异常。初生婴儿上部量大于下部量，中点在脐以上。随着下肢长骨的增长，中点下移。2 岁时中点在脐下。6 岁时中点在脐与耻骨联合上缘之间。12 岁时上、下部量相等，中点在耻骨联合上缘（图 2-2）。

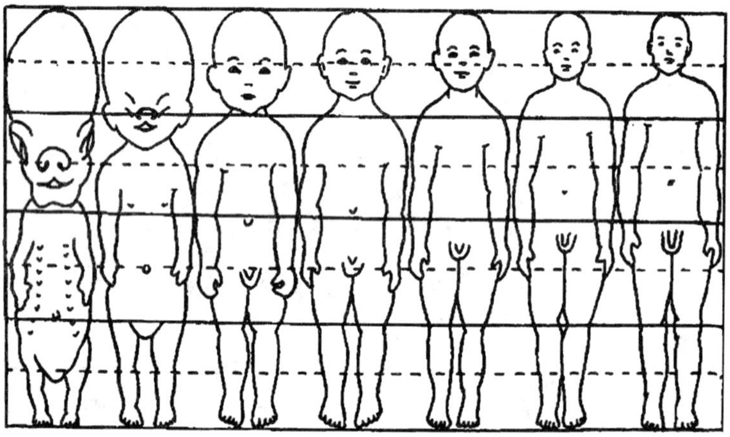

图 2-2　不同年龄身长各部分发育的比例

身高（长）的增长与遗传、种族、内分泌、营养、运动和疾病等因素有关。某些疾病如甲状腺功能减退、生长激素缺乏、严重的佝偻病、营养不良等可引起明显身高（长）的变化。一般认为低于正常值 30% 以上时为异常。短期的疾病、营养不良对身高不会有明显影响。

（三）坐高

坐高（sitting height）是指头顶至坐骨结节的长度。坐高代表头颅与脊柱的发育。随着年龄的增加，下肢增长的速度加快，坐高占身高的比例随之下降。出生时坐高占身长的 66%，4 岁时占身高的 60%，至 14 岁时占身高的 53%。此百分比显示了上、下比例的改变，比测坐高的绝对值更有意义。

（四）头围

头围（head circumference）为自眉弓上缘经枕后结节绕头 1 周的长度。头围大小反映脑、颅骨的发育程度。正常新生儿出生时头围平均为 34cm，3 个月时 40 cm，1 岁时平均为 46cm，2 岁时约为 48cm，5 岁时约 50cm，15 岁时接近成人，约 54 ～ 58cm 。在儿童保健工作中，监测头围以生后 2 年最有价值，头围过小常提示脑发育不良，多见于小头畸形。头围增长过快、过大，则提示脑积水或佝偻病。

（五）胸围

胸围（chest circumference）是指经乳头下缘、肩胛骨下缘绕胸 1 周的长度。胸围代表胸廓与肺的发育。正常新生儿出生时，胸围比头围小 1 ～ 2cm，平均为 32cm，1 岁左右胸围与头围相等，约为 46cm，1 岁以后胸围超过头围，1 岁至青春期胸围约为头围加年龄数减 1cm。小儿胸廓发育与营养、疾病、体格锻炼等有关，当营养不良或胸廓发育差时，头围和胸围的交叉时间延后。

知识链接

头围与胸围的交叉

头围与胸围的交叉时间的早晚与育儿方式有关，小儿爬得早，家长又不人为干涉，胸廓的发育就早，头围与胸围的交叉时间就早，一般1岁左右。

（六）上臂围

上臂围（arm circumference）指自肩峰与尺骨鹰嘴连线中点的水平线绕上臂1周的长度。上臂围代表上臂骨骼、肌肉、皮下脂肪和皮肤的发育水平。1岁以内上臂围增加迅速，1～5岁期间增长较缓慢，约为1～2cm。在无条件测量体重、身高的地区，可测量上臂围以普查5岁以下小儿的营养状况。1～5岁小儿上臂围＞13.5cm为营养良好，12.5～13.5cm为营养中等，＜12.5cm为营养不良。

考点：6个测量指标不同年龄段正常值和测量方法。

二、骨骼和牙齿的发育

（一）颅骨的发育

颅骨随脑的发育而增长，临床上可以通过测量头围、骨缝闭合、囟门大小和闭合情况来衡量颅骨的发育。婴儿出生时颅骨骨缝尚有分离，约于3～4个月时闭合。前囟为顶骨与额骨边缘交界处形成的菱形间隙（图2-3），出生时对边中点连线距离约为1.5～2.0 cm，6个月后逐渐骨化而变小，至1～1.5岁时闭合。后囟是两块顶骨与枕骨边缘交界处形成的三角形间隙，后囟在出生时很小或已闭合，最迟约于出生后6～8周闭合。前囟检查在儿科临床上很重要，闭合过早或过小见于小头畸形；闭合过迟或过大见于佝偻病、先天性甲状腺功能低下症等；前囟饱满常提示颅内压增高，见于脑积水、脑炎、脑膜炎、脑肿瘤等疾病；前囟凹陷则见于极度消瘦或严重脱水的患儿。

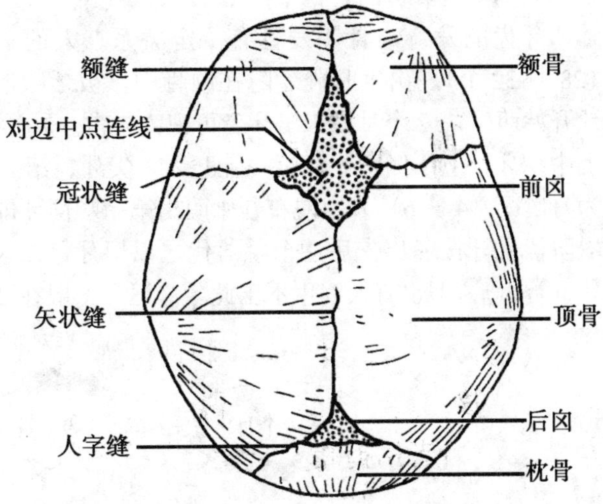

图2-3　小儿的囟门

考点：前囟的发育与异常的临床意义。

（二）脊柱的发育

脊柱的增长反映脊椎骨的发育。生后第一年脊柱增长快于四肢，1岁后四肢增长快于脊柱。出生时脊柱无弯曲仅呈轻微后凸，生后2～3个月小儿随抬头动作的发育，颈段脊椎前凸会出现第1个弯曲；6个月后能坐时出现胸椎后凸，为脊柱第2个弯曲；1岁左右开始站立和行走时出现腰椎前凸，为脊柱第3个弯曲。6～7岁时这3个脊椎自然弯曲为韧带所固定。生理弯曲的形成与直立姿势有关，有加强脊柱弹性的作用，有利于保持身体平衡，又能减少活动时对脑部的震动。因此，应注意儿童坐、立、行走的姿势，确保儿童脊柱的正常形态。

（三）长骨的发育

长骨的生长主要由于长骨干骺端的软骨骨化，骨膜下成骨，使长骨增长，当骨干与骨骼融合时，表示长骨生长结束。长骨的生长和成熟与体格生长密切相关，随年龄的增长，长骨干骺端的骨化中心按一定的顺序和部位有规律地出现，通过X线检查长骨干骺端骨化中心的出现时间、数目、形态变化，可判断骨骼发育情况和骨骼发育年龄，即骨龄（bone age）。骨龄反映儿童发育成熟程度较实足年龄更为准确，临床上有重要价值。

一般摄左手X线片了解其腕骨、掌骨、指骨的发育。出生时腕部无骨化中心，生后3个月左右出现头状骨、钩骨；约1岁出现下桡骨骺；2～3岁出现三角骨；3～5岁出现月骨、大小多角骨；5～6岁出现舟骨；6～7岁出现下尺骨骺；9～10岁出现豆状骨。腕部骨化中心共10个，10岁时出齐，1～9岁腕部骨化中心数约为其年龄数加1。股骨干远端骨化中心在出生时已经形成，故婴儿早期可拍膝部X线骨片，以判断长骨的生长。

小儿患有生长激素缺乏症、甲状腺功能减退症及肾小管酸中毒等疾病时表现为骨龄明显落后，而患真性性早熟、先天性肾上腺皮质增生症等疾病时骨龄常超前。

（四）牙齿的发育

牙齿的发育与骨骺发育有一定关系。人的一生有2副牙齿，即乳牙（20个）和恒牙（28～32个）。出生时乳牙隐在颌骨中，被牙龈遮盖，故新生儿无牙。生后4～10个月乳牙开始萌生，12个月尚未出牙者可视为异常。乳牙于2～2.5岁出齐。出牙顺序为下中切牙，上中切牙，上下侧切牙，第一乳磨牙，尖牙，第二乳磨牙（图2-4）。2岁以内乳牙的数目约为月龄减（4～6）。6岁左右开始萌出第一颗恒牙即第一磨牙，位于第二乳磨牙之后；6～12岁阶段乳牙按萌出先后逐个脱落代之以恒牙；12岁左右萌出第二磨牙；18岁后出现第三磨牙（智齿），但也有人终生不出此牙。恒牙一般在20～30岁时出齐。

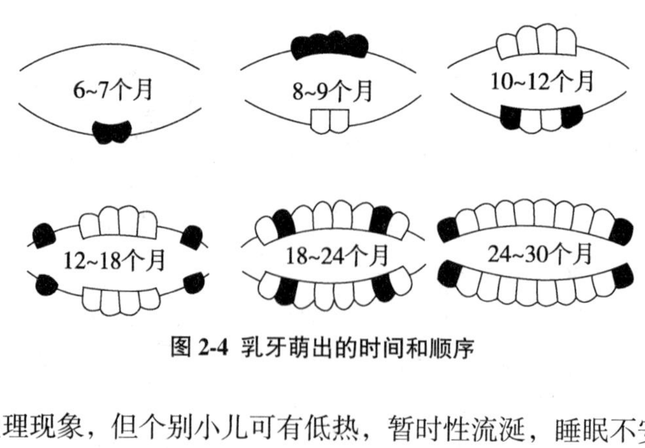

图2-4 乳牙萌出的时间和顺序

出牙是一种生理现象，但个别小儿可有低热，暂时性流涎，睡眠不安等症状。严重营养不良、佝偻病、甲状腺功能低下等会使牙齿发育异常。

考点：牙齿的发育规律。

三、体格生长的评价

评价体格生长有利于尽早发现小儿的生长水平、生长趋势、生长速度，对小儿生长发育过程中出现的异常情况，及时给予指导，采取有效的措施，保证小儿健康成长，这是儿童保健和儿科护理工作的一项重要内容。

（一）资料分析方法

为了解个体或群体儿童现阶段的生长发育和以后发育趋势，必须选择一个儿童体格生长的标准参考值进行比较，目前我国现有标准是采用2005年调查的中国9大城市儿童体格发育的调查资料所制订的标准，作为我国小儿体格发育的“参数”值。常用的评价方法包括以下几种。

1．均值离差法　适用于正态分布的资料。以均值为基值，标准差为离散距，一般认为在均值加减两个标准差（含95.4%的总体）范围内的被检小儿为正常儿。

2．中位数百分位法　适用于正态或非正态分布状况。以第50百分位为中位数，把资料分为3、25、50、75、97百分位数5个等级，一般认为在第3 ~ 97百分位（含94%的总体）范围内的被检小儿可视为正常。

3．生长发育图法　是以年龄为横坐标，儿童体格生长数据为纵坐标绘制成的曲线图，能直观、快速地了解儿童的生长情况，通过连续追踪观察可以清楚地看到生长的趋势和变化情况，及时发现生长偏离现象，以便及早发现原因并采取措施。

考点：体格生长的评价方法。

（二）体格生长偏离

1．体重增长的偏离　①体重过重：是指体重超过同龄正常儿童体重平均数增加2个标准差（或第97百分位）者，如肥胖症、水肿患儿。②低体重：是指体重低于同龄正常儿童平均数减2个标准差（或第3百分位）者，如营养不良、家族性矮小等。

2．身高（长）增长的偏离　①高身材：指身高超过同龄正常儿童身高平均数加2个标准差（或第97百分位）者，如家族性高身材、垂体性肢端肥大症等。②矮身材：是指身高低于同龄正常儿童身高平均数减2个标准差（或第3个百分位）者，如严重营养不良、家族性矮小、内分泌疾病所致的甲状腺功能减退症、生长激素分泌不足症等。

知识链接

体重指数（BMI）如何计算

体重指数（body mass index，BMI）= 体重（kg）/ 身高（m）的平方

可以用于儿童肥胖的筛查。

第三节　神经心理发育

案例

1. 正常婴儿，体重7.2kg，能独坐一会儿，能用手摇玩具，能辨认生人和熟人，请思考该宝宝最可能是几个月大?

2. 小儿体重7kg，身长65cm，前囟约2cm×2cm，开始出牙，能伸手取玩具，可独坐片刻，发出单音节。请思考该小儿最可能的月龄是多大?

一、神经系统发育

（一）脑发育

小儿神经系统发育在胎儿期就领先于其他各系统。新生儿脑重平均为370g，占其体重的1/9 ~ 1/8，6个月时为600g，1岁时为900g，10岁已达成人的90%（成人脑约为1500g左右）。出生时大脑已有全部主要的沟回，但大脑皮质较薄、沟裂较浅。新生儿神经细胞数目已与成人接近，但树突与轴突少而短。出生后脑重量的增加主要是神经细胞体积增大和树突增多、加长，以及神经髓鞘的形成与发育。3岁时神经细胞分化已基本完成,8岁时接近成人，神经纤维髓鞘化要到4岁时才完成，故在婴儿期由于神经髓鞘形成不全，当受到外界刺激而传入大脑时，因无髓鞘隔离，传导时波及邻近神经纤维，不仅对外来刺激反应慢，且易于泛化，不易形成明显的兴奋灶，易疲劳而进入睡眠状态。

（二）脊髓的发育

脊髓的发育在出生时已相对较成熟，随着年龄的长大而增长和增重，小儿脊髓相对较长，胎儿时期脊髓下端达第2腰椎的下缘，4岁时下端又上移到第2腰椎，故对婴幼儿做腰椎穿刺的部位应偏低，避免损伤脊髓。

（三）神经反射

新生儿出生时就具有一些先天性（非条件）反射，如吸吮、觅食、拥抱、握持等。

1．吸吮反射（sucking reflex）　将乳头或其他物体放入新生儿口中，即引起吸吮动作。

2．觅食反射（rooting reflex）　触及新生儿口角周围皮肤时，其头即转向刺激侧并张口，若轻触其上、下唇则有噘嘴唇动作。

3．拥抱反射（Moro reflex）　新生儿仰卧位，从背部托起婴儿，一手托住婴儿颈及背部，另一手托着枕部，然后托住枕部的手突然下移数厘米（不是放手）使婴儿头及颈部“后倾”数厘米，小儿即出现两臂外展伸直，继而出现屈曲内收到胸前呈拥抱状。

4．握持反射（grasp reflex）　用物触新生儿手心，可被紧握。

以上先天性反射随年龄增长而消失，一般在生后数月消失，若在该消失的年龄仍然存在，则会障碍动作的发育，常提示有神经系统疾病。新生儿和婴儿肌腱反射较弱，腹壁反射和提睾反射也不易引出，到1岁时才稳定。3 ~ 4个月前的婴儿肌张力较高，凯尔尼格（Kerning）征可为阳性，2岁以下小儿巴宾斯基（Babinski）征阳性为正常生理现象。

考点：正常新生儿神经反射。

二、感知觉的发育

感知觉是通过各种感觉器官从环境中选择性地取得信息的能力现象。感知觉是一种最简单的生理现象，是知识和经验来源的基础。感知觉对小儿运动、言语、社会适应能力的发育起重要的促进作用。

1．视感知　新生儿出生后对光已有反应，强光可引起闭目，但眼球的运动不协调，能看见 15 ～ 20cm 以内的物体，在安静、清醒状态下有短暂的注视能力。至 2 个月起可以协调地注视物体，开始有头眼协调；3 ～ 4 个月时喜欢看自己的手，头眼的协调较好；6 ～ 7 个月时目光可随上、下移动的物体垂直方向转动，眼手动作协调，能看到下落的物体，喜红色等鲜艳明亮的颜色；8 ～ 9 个月时开始出现深度视觉，能看到小物体；18 个月时能区别各种形状；2 岁时可区别垂直线与横线；5 岁时可区别各种颜色；6 岁时视深度已充分发育，视力达 1.0。

2．听感知　新生儿出生时鼓室无空气，中耳内有羊水潴留，听力差。生后 3 ～ 7 日听觉已相当良好；3 ～ 4 个月时头可转向声源，听到悦耳声时会微笑；7 ～ 9 个月时能确定声源，区别语言的意义；1 岁时能听懂自己的名字；2 岁时能听懂简单吩咐；3 岁时可精细区别不同声音；4 岁时听感知觉发育完善。

3．味觉　新生儿出生时味觉发育已完善，对甜与酸等不同味道产生不同反应，如对甜水则吸吮，若苦水则拒绝。4 ～ 5 个月龄的婴儿对食物的微小改变非常敏感，此期为味觉发育的关键时期，应及时添加各类辅食，使其习惯于不同味道的食物。

4．嗅觉　出生时嗅觉中枢与神经末梢已发育成熟，对乳味有特殊的敏感性，闻到乳味就会寻找乳头。3 ～ 4 个月时能区别好闻与难闻的气味；7 ～ 8 个月可辨别芳香气味；2 岁时能辨别各种气味。

5．皮肤感觉　皮肤感觉包括触觉、痛觉、温度觉和深感觉等。新生儿触觉很灵敏，其敏感部位是眼、口周、手掌、足底等部位，触之即有反应，如瞬眼、张口、缩回手足等。新生儿对痛觉反应迟钝，2 个月起才逐渐改善，对刺激表示痛苦。新生儿温度觉很灵敏，特别是对冷的刺激反应敏感，如环境温度骤降时即啼哭，保暖后即安静。2 ～ 3 岁小儿能区分物体的软、硬、冷、热等属性。5 ～ 6 岁时能分辨体积相同而重量不同的物体。

6．知觉　是人对事物各种属性的综合反映。知觉的发展与视、听、触等感觉的发展有密切关系。6 个月小儿能对一个物体的形状、大小、质地及颜色等产生初步的综合性知觉。1 岁以后，随着语言能力的发展，在成人教育下，开始学会用词汇来概括某些感知的综合概念。1 岁时开始有时间知觉；3 岁能辨上、下；4 岁能辨前、后；5 岁能辨自身左、右；4 ～ 5 岁时有时间概念，能区别今天、昨天、明天、上午、下午；10 岁时能掌握秒、分、时、月、年的知识。

三、运动的发育

运动发育可分为大运动（gross motor）（包括平衡）和细运动（fine motor）两大类。运动发育与脑的形态、功能发育部位、神经髓鞘化的形成时间与程度有关。

（一）平衡与大运动（gross motor）

小儿运动的最初形式是妊娠后期出现的胎动。新生儿运动无规律、不协调。随着中枢神经系统和肌肉功能的发育，运动功能逐渐发育。

大运动发育过程可归纳为：二抬四翻六会坐，七滚八爬周会走。

1．抬头　新生儿由于颈后肌先于颈前肌发育，俯卧时能抬头 1 ～ 2 秒；3 个月时抬头较稳；4 个月时抬头很稳，并能自由转动。

2．坐　新生儿腰肌乏力，3 个月时扶坐腰为弧形；6 个月时能双手向前撑住独坐；8 个月时能坐稳并能左右转身。

3．匍匐、爬行　新生儿俯卧位时已有反射性的匍匐动作，2 个月时俯卧能交替踢腿；3 ～ 4 个月可用手撑起上身数分钟；7 ～ 8 个月时可用上肢支撑胸腹，使上身离开床面或桌面；8 ～ 9 个月时会用双上肢向前爬；12 个月左右爬时手、膝并用；18 个月时可爬上台阶。学习爬的动作有助于胸部、臂力的发育，扩大接触周围事物的机会，促进神经系统的发育。

4．站、走、跳　扶新生儿直立位时双下肢可稍负重，可出现踏步反射和立足反射；2 ～ 3 个月扶立婴儿时髋、膝关节屈曲；5 ～ 6 个月时扶立双下肢可负重，上下跳动；9 个月时可扶物站立；11 个月时可独自站立片刻；15 个月时可独自走稳；18 个月时可跑步和倒退行走；24 个月时能双足并跳；2 岁半时会独足跳 1 ～ 2 次；3 岁时双足交替走下楼梯。

考点：大运动发育的规律。

（二）精细运动

是指手指精细运动的发育。新生儿两手握拳很紧，2 个月时握拳姿势逐渐松开；3 ～ 4 个月时握持反射消失，可自行玩手，开始有意识地取物；6 ～ 7 月时出现换手与捏、敲等探索性动作；9 ～ 10 个月时可用拇、示指取物；12 ～ 15 个月时学会用匙，乱涂画，能几页、几页地翻书；18 个月时能叠 2 ～ 3 块方积木；2 岁时能叠 6 ～ 7 块方积木，一页一页地翻书；3 岁时在成人的帮助下穿衣服；4 岁时能独自穿、脱简单衣服（图 2-5）。

四、语言的发育

语言是人类特有的高级神经活动，用以表达思维、意识的心理过程，语言发育与智能密切相关，是小儿全面发展的标志。小儿语言的发育除受语言中枢控制外，还需要正常的听觉和发音器官，周围人群经常与小儿的言语交流是促进语言发育的重要条件。语言的发育经过发音、理解和表达 3 个阶段。

1．准备阶段　哭是小儿最早表现出来的沟通方式。新生儿的第一声啼哭就表明已具备一套完整的发音器官，具备了语言发育的先决条件。婴儿 1 ～ 2 个月开始发喉音，2 个月发“啊”、“咿”、“呜”等元音，6 个月时出现辅音，7 ～ 8 个月时能发出“爸爸”、“妈妈”等语言，10 个月时能有意识叫“爸爸”“妈妈”。

2．语言理解阶段　小儿通过视觉、触觉、听觉的联系，随年龄的增长，逐步理解一些日常用品（如杯子、电灯、奶瓶）的名称。9 个月婴儿能听懂简单的词意，如“再见”等。

3．语言表达阶段　小儿在理解语言的基础上，逐步学会表达。1 岁开始先会说单词，然后组成句子。先会用名词、动词，后会用代词、形容词、介词等。1 岁能听懂自己的名字，并能叫出物品的名称；2 岁时能说出自己身体的各部分，如手、足等，能讲 2 ～ 3 个字的词组；3 岁的小儿能说出自己的姓名、年龄、性别，认识常见物品、图画等。5 ～ 6 岁能讲完整的故事。小儿运动、言语、智能发育过程见表 2-1。

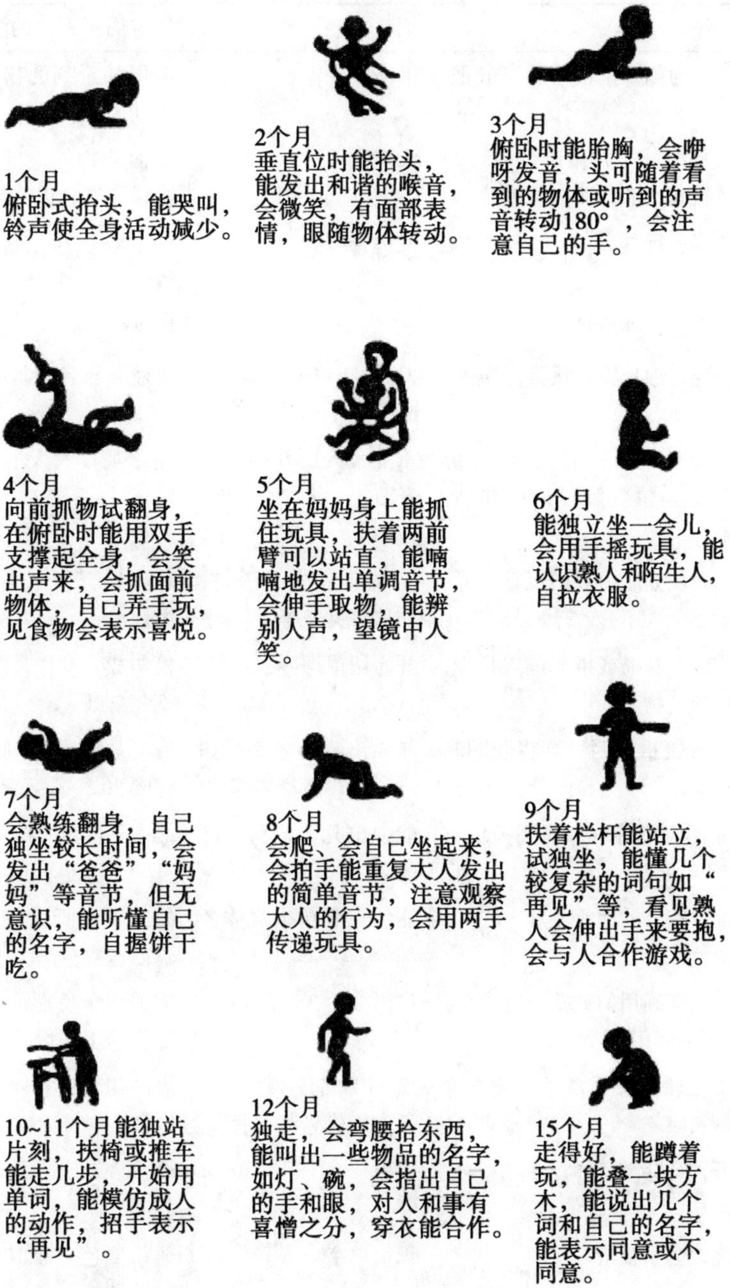
1个月
俯卧式抬头，能哭叫，铃声使全身活动减少。
2个月
垂直位时能抬头，能发出和谐的喉音，会微笑，有面部表情，眼随物体转动。
3个月
俯卧时能胎胸，会咿呀发音，头可随着看到的物体或听到的声音转动180°，会注意自己的手。
4个月
向前抓物试翻身，在俯卧时能用双手支撑起全身，会笑出声来，会抓面前物体，自己弄手玩，见食物会表示喜悦。
5个月
坐在妈妈身上能抓住玩具，扶着两前臂可以站直，能喃喃地发出单调音节，会伸手取物，能辨别人声，望镜中人笑。
6个月
能独立坐一会儿，会用手摇玩具，能认识熟人和陌生人，自拉衣服。
7个月
会熟练翻身，自己独坐较长时间，会发出“爸爸”“妈妈”等音节，但无意识，能听懂自己的名字，自握饼干吃。
8个月
会爬、会自己坐起来，会拍手能重复大人发出的简单音节，注意观察大人的行为，会用两手传递玩具。
9个月
扶着栏杆能站立，试独坐，能懂几个较复杂的词句如“再见”等，看见熟人会伸出手来要抱，会与人合作游戏。
10~11个月能独站片刻，扶椅或推车能走几步，开始用单词，能模仿成人的动作，招手表示“再见”。
12个月
独走，会弯腰拾东西，能叫出一些物品的名字，如灯、碗，会指出自己的手和眼，对人和事有喜憎之分，穿衣能合作。
15个月
走得好，能蹲着玩，能叠一块方木，能说出几个词和自己的名字，能表示同意或不同意。

图 2-5　婴幼儿动作的发育

考点：语言发育分的三个阶段。

表 2-1　小儿运动、言语、智能发育过程

年龄	粗细动作	语言	适应周围人物的能力与行为
新生儿	无规律，动作不协调	哭叫	铃声使全身活动减少
2 个月	直立及俯卧位时能抬头片刻	发喉音	能微笑，有面部表情，眼随物动

续表

年龄	粗细动作	语言	适应周围人物的能力与行为
3 个月	仰卧位变为侧卧位；用手摸东西	咿呀发音	头可随看到的物品或听到的声音转动 180°，注意自己的手
4 个月	扶着髋部时能坐，俯卧位时可两手支持抬起胸部；抓握拨浪鼓	大笑出声	抓面前物件，玩手，见食物表示喜悦，有意识笑或哭
5 个月	两手各握一玩具	发单音节	伸手取物件，能辨别人声，喜照镜
6 个月	独坐但不稳；摇玩具		区别生、熟人，拉衣服、玩足
7 个月	自由翻身，独坐稳，玩具可换手	发出“ba ba”、“ma ma”等唇音	听懂自己名字，自喂饼干
8 个月	会爬（或后退、打转），可卧位到坐位，坐位到卧位，可扶站，会拍手	重复大人所发的简单音节	注意观察大人的行动，开始认识物体
9 个月	扶站，会从抽屉中取出玩具	能懂部分成人语言，如“再见”等	见妈妈会伸出手要抱，可玩简单游戏
10 ~ 11 个月	独站片刻，扶椅或推车能走几步，拇、示指拾物	开始用单词	模仿成人动作，“招手”、“再见”，抱瓶自喂
12 个月	独走，弯腰拾东西，会将圆圈套在木棍上	能叫出物品名字，如灯、碗，指身体部位	有喜恶情绪区别，穿衣合作，用杯喝水
15 个月	走得好，能蹲着玩，能叠一块方木	能说出几个词和自己的名字	能表示同意不同意
18 个月	爬台阶，有目的地扔皮球	能认识和指出身体各部分	知二便，听懂成人部分吩咐，会自己进食
2 岁	双脚跳，准确用勺或筷子进食	说出 2 ~ 3 字的短句	完成简单吩咐，如拾起地上物品，能表达不同情感
3 岁	跑、骑三轮车、会洗手、脸、穿脱简单衣服	说短歌谣，数几个数，用代名词“我”	看图识物，知性别，产生自尊心，同情心，知羞
4 岁	爬梯子，会穿鞋	唱歌	画人 3 部分，思考简单问题，好发问
5 岁	单腿跳，会系鞋带	识简单字	辨认颜色，数 10 数，知道物品用途及性能
6 ~ 7 岁	参加简单劳动，剪纸，泥塑，结绳等	说故事，描述事情，写字	能数几十个数，做简单加减法，喜独立自主

五、小儿心理发展过程和特征

人的心理活动包括感觉、记忆、思维、想象、情绪、性格等方面。初生小儿不具有心理现象，但一旦条件反射形成，即标志着心理活动发育的开始，且随年龄增长，心理活动不断发展。神经系统（尤其是脑）和环境是小儿心理发育的两个必要条件，脑发育的水平是小儿心理发育的内在因素，生活环境和教养是对心理发育起决定性作用的外界因素。因此，了解不同年龄小儿的心理特征，对促进小儿心理活动的健康发展非常重要。

1．注意（attention）　是人对环境某一部分或某一方面选择性警觉或对某一种刺激的选择性反应。注意可分无意注意和有意注意，前者为自然发生的，没有目的的行为。后者为自觉的、有目的行为。两者在一定条件下可以互相转化。婴儿期以无意注意为主，随着年龄的增长，语言的丰富和思维能力的发展，逐渐出现有意注意。5 ~ 6 岁后儿童能较好地控制自己的注意力，但注意时间短，约为 15 分钟；7 ~ 10 岁，约为 20 分钟；10 ~ 12 岁，约 25 分钟；12 岁约为 30 分钟以上。

2．记忆（memory）　是将所学得的信息贮存和“读出”的神经活动过程，记忆包括感觉、短暂记忆和长久记忆。长久记忆可分为再认和重现，再认是以前感知的事物在眼前重现时能认识，重现则是以前感知的事物虽不在眼前出现，但可在脑中重现，即被想起。5 ~ 6 个月婴儿虽能再认母亲，但直至 1 岁以后才有重现。婴幼儿时期的记忆特点是时间短、内容少，易记忆带有欢乐、愤怒、恐惧等情绪的事情，以机械记忆（按事物的表面性质记忆信息）为主，但准确性差。随着年龄的增长和理解，思维能力的提高，小儿有意识的逻辑记忆逐渐增强。记忆与注意两者密切相关，在提高有意注意的同时应增强训练小儿的记忆能力。

3．思维（thinking）　是人应用理解、记忆和综合分析能力来认识事物的本质和掌握其发展规律的一种精神活动，是心理活动的高级形式。思维分为直觉行动思维（依靠直接接触外界事物的表面现象和自身动作而产生）、具体化形象思维（依据具体事物的形象联想进行）和抽象概括的逻辑思维（即以概念、判断、推理进行）三种。婴幼儿为直觉活动思维，即思维与对客观事物的感知和行动有关，当感知和动作中断，思维就终止。学龄前儿童以具体形象思维为特点，即不依靠事物内部或本质进行理解，而是依据事物具体形象进行联想。如把有胡须的人叫“爷爷”，把不同的汽车都叫“车”；学龄期儿童生活范围扩大，开始有了初步抽象概括性思维，独立思考的能力有了进一步提高，使思维具有一定的目的性、方向性和灵活性。因此，培养小儿的思维能力，引导儿童自己去发现和探索问题，不断丰富对自然环境和社会环境的感性知识和经验，对其智力发展是一种开拓。

4．想象（imagine）　是人感知客观事物后，在大脑中创造出以往从未遇到过的或将来可能实现的事物形象的思维活动。想象有无意想象（人不由自主地想起某种事物形象的过程）和有意想象（根据自己的意向，有目的，有意识的想象），这两种想象常常互相交融、互相促进、互相转化，在人的创造活动中都起着重要作用。新生儿无想象能力，1 ~ 2 岁儿童仅有想象萌芽，局限于模仿成人生活中的某些个别的动作，如给布娃娃喂饭。3 岁后儿童随经验和语言的发展，具有初步有意想象，但想象的内容非常简单、主题易变，如将几个布娃娃放在一起，设想为母亲、父亲和自己等。学龄儿童因知识的增长，有意想象和创造性想象迅速发展，想象的内容逐渐变得完整，具体、细致和系统。

5．意志（will）　是人自觉地、主动地调节自己的行为，克服困难以达到预期目的和完成任务的心理过程。意志可分为积极意志（自觉性、坚持性、果断性和自制性）和消极意志（依赖性、顽固性及冲动性）。

新生儿没有意志。随着年龄的增长，语言和思维的发展，婴幼儿开始有意识行动或抑制某些行动来达到某种结果时便出现了意志的萌芽。年龄越大，语言思维发展愈深入、社会交往愈多，在成人的教育影响下，意志逐步形成和发展。在日常生活、游戏和学习过程中，从小培养儿童的自制能力、责任感和独立性，促进其积极意志的发展。

6．情绪（emotion） 是人们对于事物情景或观念所产生的主观体验和表达。外界环境对情绪的影响大。新生儿因生后不易适应环境，多处于消极情绪中，表现为不安、啼哭，而哺乳、抚触等可使其情绪愉快。婴幼儿情绪表现特点为时间短暂，反应强烈，易冲动，易变化，外显而真实，但反应不一致。随年龄的增长，小儿对不愉快因素的耐受性逐渐增强，能有意识地控制自己的情绪，情绪反应渐趋稳定。

情感是在情绪的基础上产生和发展的对人、物关系的一种内心体验。幼儿期小儿已有高级情绪初步发展，可区分好与不好，喜欢与不喜欢，随着年龄的增长和与周围人交往增加，使小儿对客观事物的认识逐步深化，情感日益增加、分化，产生信任感、安全感、同情感和荣誉感等。

7．个性（personality）与性格（character） 个性是个人处理环境关系的心理活动的综合形式，个性又称人格。包括思想方法，情绪反应和行为风格等。不同的人有不同的个性，主要表现在兴趣、能力、气质等方面。性格是个人所具有的较稳定和比较经常的心理特征，并非先天决定。婴儿性格未定，性格形成后就有相对的稳定性，在小儿性格形成过程中，外界环境特别是父母对小儿的教育方法，对小儿性格的形成影响极大（表 2-2）。

表 2-2 父母教育孩子的态度与孩子性格的关系

父母态度	小儿性格
民主的	独立、大胆、机灵、善于与别人交往、协作，有思考能力
过于严厉，常打骂	顽固、倔强或缺乏自信心和自尊心
溺爱	任性、缺乏独立性、情绪不稳定、骄傲
过于保护	被动、依赖、缺乏社交能力
父母意见分歧	警惕性高、两面讨好，易说谎
支配性	顺从、依赖，缺乏独立性

艾瑞克森的“心理 - 社会发展”理论强调了文化及社会环境在人格或情感发展中的重要作用。他将人的发展过程分为 8 个心理 - 社会发展阶段，前 5 个阶段与儿童心理社会发展有关，在每一个发展阶段都面临着一个主要的问题或矛盾必须解决，这些问题是儿童健康人格形成和发展过程中所必须遇到的挑战，是人生重要的转折点。在每个主要问题中，由于人们对问题的态度和处理方法的不同，会引起 2 种不同的后果：一种是健康的，另一种是损害性的。如果用积极的方式去解决问题，便有利于自我的发展，形成较好的适应能力；若用消极的方式去对待问题，就会削弱自我的发展，阻碍适应能力的形成。成功地解决每一个问题就可以健康地步入下一阶段。因此，一个人的人格或情感表现可反映其每一阶段的发展结果（表 2-3）。

表 2-3 艾瑞克森的自我发展阶段与应对

年龄	心理社会冲突	应对方法
0 ~ 1 岁	信任 / 不信任	充满希望
1 ~ 3 岁	自主 / 羞愧或怀疑	自信和自我控制
3 ~ 6 岁	主动 / 内疚	独立面对
6 ~ 12 岁	勤奋 / 自卑	胜任本职
12 ~ 18 岁	自我认同 / 角色紊乱	忠诚诚实

知识链接

学习障碍（learning disabilities，LD）

课题组在长期研究的基础上，结合我国国情，对LD的定义如下：

①LD儿的总体智商IQ基本在正常范围内，也有的偏低或偏高。②在听、说、读、写、计算、思考等学习能力的某一方面或某几方面表现为显著困难。③大多数LD儿伴有社会交往和自我行为调节方面的障碍。④其原因是个体内在的大脑中枢神经系统功能不全所致。⑤需要排除由于弱智、视觉障碍、听觉障碍、情绪障碍等或由于受经济、文化水平的影响，未能接受正规教育的原因所产生的学习方面的障碍。

六、小儿神经心理发育评价

小儿神经心理发育的水平表现在感知、运动、语言和心理等各种能力及性格方面，对这些能力和特征的检查称为心理测试（psychometry）。心理测试仅能判断儿童神经心理发育水平，没有诊断疾病的意义。检测方法主要包括筛查性测验和诊断性测验两类。

（一）筛查性测验

1．丹佛发育筛查试验（Denver developmental screening test，DDST）　主要用于6岁以下小儿的智能筛查，实际应用时对4.5岁以下儿童较为适用。旨在早期发现小儿智力发育的问题。对精神发育迟缓有问题的儿童予以证实或否定，对高危因素的儿童进行发育监测。DDST共104个项目，分为应人能、细动作应物能、语言能和粗动作能等4个能区，最后评定结果为正常、可疑、异常及无法测定。初测结果为后3项者，2～3周后复试。可疑或异常者应进一步作诊断性检查。

2．绘人测试（human figure drawings，HFD）　适用于5～9.5岁儿童，用于评估儿童一般智力。方法是要求小儿根据自己的想象在一张白纸上用铅笔画一张全身人像。根据画像的完整性、协调性和各部分的组合情况对73个具体内容进行评分，每个内容分为通过与不通过二级评分。将通过的分数相加得粗分，粗分可转换成量表分，最后换算成智商，绘人测验作为一种心理成熟的发育筛查，对儿童有较大吸引力，易为儿童所接受，实施方便、评分不难掌握。

3．图片词汇测验（Peabody picture vocabulary test，PPVT）　适应于4～9岁儿童一般智力的筛查，尤适用于语言和运动障碍者。PPVT测验由120张图片组成，每张图片上有四幅不同的图画，每组图按所表达的词义由易到难排列，主试者读其中一个词要求被试者指出其相应的那幅图。根据每张图的应答正确与否评分，根据分数高低评估儿童智力水平。

（二）诊断性测验

1．盖瑟尔发育量表（Gesell developmental scales，GDS）　适应于4周～3岁婴幼儿，用于评价和诊断小儿神经系统的发育完善情况及功能成熟情况。测验内容包括适应性行为、大运动、精细运动、语言和个人社会行为5个方面。测验结果以发育商（DQ）表示。

2．贝利得婴幼儿发育量表（Boyley Scales of infant development，BSID）　适用于2～30个月婴幼儿。由3部分组成，包括心理量表163项，运动量表81项，婴幼儿行为记录24项。该测验评估婴幼儿智力发育水平相对较全面、精确，但方法较复杂。

3．斯坦福 - 比奈量表（Sfanford-Binet intelligence scales） 适用于 2 ～ 18 岁的青少年儿童。此表包括幼儿的具体智能（感知、认知、记忆）和年长儿的抽象智能（思维、逻辑、数量、词汇）。结果以智商表示，用以评价儿童学习能力和智能迟滞情况。

4．韦氏学前儿童智力量表（Wechsler preschool and primary scale of intelligence ，WPPSI）适应于 4 ～ 6 岁学龄前儿童，主要用于测验一般智力水平，言语智力水平，操作智力水平和各种具体能力（如知识、计算、记忆和抽象思维等），是智力评估和智力低下诊断的重要方法之一。

小结	小儿处于不断生长发育中，其生长发育的规律包括：连续性和阶段性；一般规律；各器官、系统发育不平衡；个体差异。小儿生长发育受遗传和环境因素的影响。 小儿体格生长发育常用的指标有体重、身长、头围、胸围等，其中体重为最常用、最重要的指标，要明确每个测量指标不同年龄段正常值和测量方法。囟门、头围均可反映颅骨和脑的发育，闭合过早或过小见于头小畸形；闭合过迟或过大见于佝偻病、先天性甲状腺功能低下症等；前囟隆起，表示颅内压增高；前囟凹陷，表示脱水。乳牙约自生后 6 个月起开始萌出，2 ~ 2.5 岁出齐，总数 20 个。 出生后，神经系统发育最早，小儿出生时具有一些先天反射，如觅食发射、吸吮反射、拥抱反射、握持反射，3 ~ 4 个月消失。随着年龄增长，小儿的感知觉、运动、语言逐步发展，可用丹佛发育筛查测验等方法，了解小儿大运动、精细运动、语言、个人适应性行为。

（常　青）

第三章　儿童保健

学习目标	
学习目标	1. 归纳主动免疫、被动免疫、计划免疫的概念；免疫程序；预防接种一般禁忌证和特殊禁忌证。 2. 说出各年龄期儿童保健；儿童常见意外事故及预防。 3. 知道体格锻炼方法；几种生物制品的特点。

小儿的动态发育过程既有连续性，又有阶段性，同时各年龄段也有其特殊性。为了确切评价儿童的生长发育，并实施有效的预防保健措施、计划免疫和健康监护，在实际工作中将小儿划分为7个年龄段进行儿童保健工作，以达到增强小儿体质、促进小儿身心健康以及降低小儿发病率和死亡率的目的。

第一节　不同年龄阶段小儿的保健

一、胎儿期的保健

胎儿在宫内的发育与孕母的身心健康、营养与生活环境等密切相关。母亲情绪不稳，胎儿在出生后的3年内，易患疾病；孕妇严重营养不良，会导致胎儿体弱、智能低下、佝偻病、贫血或死胎；怀孕期间的X线照射或放射线治疗、药物治疗、吸烟、酗酒等，会导致畸形儿。风疹、流感、腮腺炎病毒感染可致先天性心脏病、无脑儿、唇腭裂等畸形。

1．产前保健

（1）预防先天畸形，预防孕期感染：尤其是妊娠前3个月；有遗传性疾病家族史者婚前进行遗传咨询；禁止近亲结婚；患严重慢性病的孕母，在医生指导下进行治疗，定期产检，必要时终止妊娠；注意孕期用药、禁止烟酒，避免接触放射线。

（2）保证充足营养：若孕母长期营养不良，易导致胎儿营养不良，尤其在妊娠后期3个月需强调预防先天性佝偻病及缺铁性贫血等疾病，因此，此期的营养既要保证孕母与胎儿的营养需求，又要准备孕母产后哺乳，充分储备新生儿的营养需要。注意饮食搭配，保证各种营养物质的摄入，特别是铁、锌、钙、维生素D等，并且要多晒太阳。

（3）保证孕母良好的生活环境：孕母需保持心情愉快、生活规律、休息充分。避免发生妊娠期并发症，如高血压、糖尿病等，预防流产、早产的发生。

2．产时保健　预防胎膜早破、羊水污染、宫内窒息、胎粪吸入、脐带脱垂、难产等。

二、新生儿期的保健

新生儿期是婴儿期的特殊阶段，初生新生儿脱离母体后到宫外环境，需经历解剖、生理上的巨大变化。由于新生儿身体各组织和器官发育不成熟，机体抵抗力弱，对外界环境变化的适应性和调节功能差，易患各种疾病，因此，新生儿的发病率和病死率高。据报道，婴儿死亡总人数中约2/3是新生儿，且小于1周的新生儿占新生儿总死亡人数的70%，故新生儿保健重点应在生后1周内。

1．访视护理

（1）访视次数：新生儿出院后1～2天内，生后1周，生后半月，生后满月。

（2）访视内容：了解新生儿的出生情况、孕母状况，询问新生儿的一般情况，如喂养、吸吮、睡眠、反应、大小便等，进行全面的体格检查，如测量体重、身长、检查脐部及口腔黏膜有无异常，皮肤有无黄疸及黄疸消退的情况，脐部有无感染。指导家长合理科学地喂养和护理。传授防治小儿疾病的有关知识。每次访视的情况应详细记录在健康管理卡上。访视结束后，做出访视小结，并指导家长继续进行婴儿的生长发育监测和定期的体格检查。

2．加强保暖　新生儿的房间应空气新鲜、阳光充足、通风良好。居室的温度与湿度随气候温度变化而调节。室内温度保持在22～24℃，湿度为55%～65%。冬季环境温度过低可使新生儿（特别是低体重儿）体温不升，影响代谢和血液循环，发生新生儿寒冷损伤综合征。因此，应指导家长可用热水袋或其他代用品保暖，但要防止烫伤，夏季要避免室内温度过高、衣被过厚、空气不流通，出汗过多，体温升高，甚至导致“新生儿脱水热”。

3．合理喂养　母乳是新生儿的最佳食品，积极宣传母乳喂养的优点，传授哺乳的方法，指导母亲维持良好的乳汁分泌，保持乳房和乳头的清洁，防止乳头炎、乳腺炎。指导母亲观察乳汁分泌充足与否，如哺乳后新生儿安静入睡，大小便正常，体重正常增长，则乳汁充足。吸吮力弱者，如低体重儿，可将母乳挤出，用滴管哺喂，一次量不宜过多，以免误吸引起窒息。哺乳后应将小儿竖抱并轻拍背部，取右侧卧位，床头稍抬高，防止溢乳。如确无母乳或母亲因病不能哺乳者，可指导科学的人工喂养方法。

4．预防感染，防止意外　新生儿娩出后迅速清理口腔内黏液，保证呼吸道通畅。日常护理中注意防止被褥蒙头过严，哺乳时防止乳房堵塞口鼻等引起新生儿窒息。母亲在哺乳和护理前应洗手。尽量减少亲友探视和亲吻，家人患有呼吸道和消化道感染及其他感染者不应接触新生儿，即使家人需要护理新生儿时也应戴口罩，避免交叉感染。新生儿使用的用具应与其他人分开，特别是餐具，如奶瓶、奶头应严格消毒。新生儿脐带未脱落前要注意保持干燥，防止脐炎。保持臀部皮肤清洁干燥，防止尿布皮炎。按时接种乙肝疫苗和卡介苗，出生2周后口服维生素D预防佝偻病的发生。

5．日常护理　指导家长观察新生儿的一般情况。如小儿精神状态、面色、呼吸、体温和大小便情况等。新生儿皮肤娇嫩，需每日沐浴，水温略高于体温，用中性的婴儿沐浴露或肥皂，保持皮肤清洁。应选用质地柔软、浅色、吸水性强的棉质衣服，不宜过厚，应与室温相适应，衣服式样宜简单、宽松、易穿脱和便于肢体活动。被褥包裹不宜过紧过重，更不宜捆绑，以利双下肢的发育。

6．早期教育　新生儿的视、听、触觉已初步发育，鼓励家长多抚触和搂抱新生儿，建立情感，培养亲子感情。通过反复的视觉和听觉的综合训练，建立起各种正常的条件反射，培养新生儿对周围环境的定向力及反应能力。

考点：新生儿的保健要点。

三、婴儿期的保健

婴儿在出生后生长发育最为迅速，需要的热量和营养素也相对较高，但其消化系统发育不完善，易患消化功能紊乱和营养不良等疾病。又因自身的主动免疫功能尚未成熟，6个月后从母体获得的抗体逐渐消失，易患感染性疾病和传染病。

1．合理喂养　4个月前的婴儿提倡纯母乳喂养，新生儿娩出后尽早吸吮母奶，4个月以上婴儿及时添加辅食，补充营养，使其适应多种食物，为断乳做准备。新生儿按需哺乳，2个月以上的婴儿应逐渐定时进食，4个月后逐渐夜间不再进食。指导家长添加辅食的顺序、食物的选择和制作方法，婴儿期的食物以高能量、高蛋白的乳类为主，每日乳类供能不应低于总能量的1/2。指导断奶的方法，断奶时间选择气候宜人的春、秋季为宜。

2．日常护理

（1）清洁卫生：保持皮肤清洁，每日早晚对婴儿做部分擦洗，如洗脸、洗脚和臀部，勤换衣裤。每日沐浴，天气炎热，出汗时应增加沐浴次数，沐浴不但有利于清洁，还能为婴儿提供嬉戏和运动的机会。沐浴后，将皮肤皱褶处如颈、腋、腹股沟等部位擦干后并外用爽身粉。婴儿头部前囟处易形成鳞状污垢或痂皮，不可强行剥落，可用植物油外涂，24小时后用热水洗净。对耳部及外耳道的可见部分，每日用软毛巾擦净。对鼻孔分泌物用棉签蘸水揩除。哺乳后可喂温水清洁口腔。

（2）衣着：婴儿的衣服应简单、宽松，便于穿脱及四肢活动。婴儿颈短，上衣不宜有领，以和尚领或圆领为宜，衣服不宜用纽扣，用带子替代，避免婴儿误食或误吸。裤子不用松紧带，最好穿连衣裤或背带裤。臀下不宜使用塑料布或橡胶单，以免发生尿布皮炎。

（3）睡眠：充足的睡眠是保证婴儿健康和生长发育的先决条件之一。婴儿的睡眠时间随年龄增长逐渐减少，为保证充足的睡眠，应从生后开始就培养良好的睡眠习惯，建立昼夜生活节律。婴儿的睡眠环境不需要过分安静，光线可稍暗，但应避免过度兴奋，睡前可利用固定的乐曲催眠，做到不拍、不摇、不抱、不含乳头，安静入睡。各种睡姿均可，通常侧卧位是最安全和舒适的体位。

3．口腔保健　4～10个月乳牙开始萌出时，婴儿常会出现吸手指、咬东西、拒食、入睡困难，严重时会表现烦躁不安等。可指导家长给较大婴儿提供一些硬的饼干、烤面包片、馒头等食物咀嚼，使其感到舒适，并用清洁的软布清洁婴儿的齿龈和萌出的乳牙。

4．户外运动　家长应每日带婴儿进行户外活动，晒太阳和呼吸新鲜空气，以增强体质，预防佝偻病的发生。在炎热的夏季，户外活动时间应以上午10点前和下午4点后为宜，防止被阳光灼伤。

5．早期教育

（1）视力、听力、语言训练：可用声、光、色刺激婴儿神经系统的发育，如在婴儿床上悬吊颜色鲜艳的玩具，每日定时放悦耳的音乐和绘声绘色的故事，家人经常面对婴儿说话、唱歌等，促进婴儿感知发育。言语的发育是一个连续的有序过程，婴儿出生后，家长应利用一切机会和婴儿说话或逗引婴儿“咿”、“呀”学语；5～6个月开始培养动作的反应。如用眼睛找询问的物品；9个月时开始培养有意识的模仿发音，如“爸爸”、“妈妈”等。

（2）动作的培养：家长应为婴儿提供运动的空间和机会。在婴儿2个月后经常训练婴儿俯卧抬头；3～6个月时训练抓握能力；7～9个月时应逗引婴儿爬行，同时练习婴儿站立、坐下和迈步，以增强运动能力的发育；10～12个月鼓励婴儿学走路。

（3）大小便训练：3 个月后可给婴儿把尿，6 个月后练习大小便坐盆，当婴儿大便次数减少至每日 1 ～ 2 次时，可开始训练定时大便，小便训练可从 6 个月开始。

6．预防疾病、防止意外　生后因为来自母体的抗体逐渐消失，婴儿对传染病普遍易感，为保证儿童健康成长，应按计划免疫程序完成预防接种的基础免疫，预防传染病的发生。婴儿期常见的健康问题还包括婴儿腹泻、过敏性疾病、尿布性皮炎等。

此期常见的意外事故有异物吸入、窒息、中毒、跌伤、触电、溺水和烫伤等，应加强防范。

7．定期进行健康检查　婴儿年龄越小，生长发育越迅速，定期进行健康检查和体格测量，进行生长发育检测，以便早期发现问题，早期干预，以预防佝偻病、营养不良和营养性缺铁性贫血等疾病的发生。一般小于 6 个月的婴儿每 1 ～ 2 个月体检一次，大于 6 个月的婴儿每 2 ～ 3 个月检查一次。如果生长偏离时间长，错过生长发育最快期，纠正就会困难。

考点：婴儿的保健要点。

四、幼儿期的保健

幼儿期生长发育较前减慢，但神经心理发育迅速，脑发育已较成熟。随着言语和运动能力增强，与外界环境接触机会增多，自主性和独立性得到发展，但对各种危险的识别能力差，意外伤害的发生率增加，且自身免疫力仍不健全，故感染性和传染性疾病发病率仍较高。因此，幼儿期保健重点是合理安排营养，预防疾病和意外事故，继续进行生长发育监测。

1．合理安排膳食　幼儿期生长发育较快，应提供充足的热量和营养素，优质蛋白占总蛋白 1/3 ～ 1/2，三餐两点制。在 2 ～ 2.5 岁乳牙未出齐前，食物应细、软、烂、色美、多样化，以增进食欲。培养独立进食行为，鼓励自己进食。防止强迫进食、避免过多液体食物、零食而影响食欲。创造良好的进食环境，就餐前避免过度兴奋和剧烈活动，进餐时不玩耍，进餐桌椅高低合适，食物温度适宜。1 岁半始应学会用勺，2 ～ 3 岁训练使用筷子，养成饭前饭后洗手的卫生习惯。

2．早期教育

（1）语言的发展：幼儿期是言语发育的关键时期，应重视与幼儿的语言交流，通过游戏、讲故事、唱歌等活动学习语言，鼓励其多说话。由于小儿因词汇少、言语笨拙，故成人与其对话时发音要准确、速度要适宜、态度要亲切。

（2）动作的发展：玩具可促进幼儿动作的发展，根据不同的年龄选择合适的玩具。18 个月的幼儿喜欢能推拉的玩具。2 岁后的幼儿开始模仿成人的活动，如玩水、堆沙土、喜欢奔跑、蹦跳等。故选择形象玩具如积木、娃娃、炊具等有助于发展幼儿的动作，提高幼儿的想象力、思维能力，发展其动作的协调能力。

（3）大小便训练：18 ～ 24 个月的幼儿能自主控制肛门和尿道括约肌，逐渐可控制排便，家长应采用鼓励和赞赏的方式，使其养成应在什么地方和时间排便，培养良好的排便卫生习惯。

3．日常护理

（1）衣着：幼儿衣着应穿脱简便，易于自理，鞋子不用系带，3 岁左右应学习穿脱衣服、整理自己的用物。

（2）睡眠：幼儿的睡眠时间随年龄的增长而减少，一般每晚可睡 10 ～ 12 小时，白天小睡 1 ～ 2 小时；入睡前不要给幼儿阅读紧张的故事或做剧烈的游戏。

4．预防意外事故　3岁以下小儿已能独走，但识别危险的能力差，所以，家长需加强照看，以免发生烫伤、跌伤、溺水、触电、误食毒物等事故。并且尽量不吃瓜子、花生、果冻等食物，避免异物吸入引起窒息。

5．定期健康检查　每3～6个月进行一次体格检查，监测儿童体重、身高等增长速度，预防营养不良、单纯性肥胖及生长发育迟缓等疾病发生。

6．防治常见的心理行为问题　包括违拗、发脾气和破坏性行为，家长应针对原因采取有效措施。

考点：幼儿的保健要点。

五、学龄前期的保健

学龄前期儿童体格生长速度较慢，智力发展快，尤其是语言、思维能力，是性格、品质、习惯形成的关键时期。此期易患急性肾小球肾炎、风湿热等免疫性疾病。保健重点是继续生长发育监测，培养儿童的学习兴趣、想象和思维能力，满足其求知欲和好奇心。培养良好的道德品质和行为习惯。

1．合理营养　学龄前儿童膳食结构接近成人，食品制作应多样化，做到粗、细、荤、素食品搭配，保证热能和蛋白质的摄入（每日摄入优质蛋白占蛋白质总量的1/2，乳类供能占总能量的1/3）。

2．加强教育

（1）品德教育：培养小儿关心集体、团结协作、遵守纪律、热爱劳动的好品质。适时安排小儿学习手工制作、绘画、唱歌、跳舞等，培养多方面兴趣，丰富想象，提高思维能力，陶冶情操。

（2）智力开发：学龄前儿童模仿力强，可指导小儿绘画、搭积木、剪帖和做模型的精细运动，参加愉快的游戏活动，增强其思维能力和动手能力。

3．日常护理

（1）睡眠：学龄前期小儿想象力丰富，入睡前应尽量避免恐吓等刺激，以免儿童怕黑、做噩梦等，入睡前与其进行一些轻松愉快的活动以减轻其紧张情绪。

（2）自理能力：学龄前小儿已有部分自理能力，如进食、洗脸、刷牙、穿衣、如厕等，但其动作缓慢、不协调，应鼓励小儿自己独立完成。

（3）口腔护理：3岁后，应在父母的指导下学习自己刷牙，早晚各一次。少吃易致龋齿的食物，如糖果、点心等。还应定期进行口腔检查。

4．定期健康检查　筛查与矫正视力、龋齿、寄生虫病。集体机构儿童特别注意预防传染性疾病，采取相应的安全护理措施，预防儿童外伤、溺水、误服药物、食物中毒、触电等意外事故。

5．防治常见的心理行为问题　包括吮拇指和咬指甲、遗尿、攻击性行为，家长应针对原因采取有效措施。

考点：学龄前期的保健要点。

六、学龄期的保健

学龄期体格生长呈稳定增长，自身免疫力明显增强，认知能力和心理、社会适应能力发展迅速，是小儿接受科学文化教育的重要时期。此期保健的重点应强调培养良好的品德和学习习惯，注意用眼卫生和口腔卫生，端正坐、立、行姿势，预防龋齿，防治心理和行为等方面的问题。

1．合理营养　学龄期小儿膳食要求营养充分而均衡，因小儿紧张的学习和体力活动多，要重视早餐和课间加餐，保证食品的质和量。学龄期小儿易患缺铁性贫血，应特别重视补充含铁的食物。应定时、定量进餐。要注意防止小儿挑食、偏食、吃零食及暴饮暴食等不良习惯。

2．加强体格锻炼　学龄期儿童应每日进行户外活动，进行各种体育锻炼，如跑步、球类、游泳等活动，既提高体力和耐力，又增强机体抗病能力。在学校应进行课间户外活动，有利于消除机体疲劳，清醒头脑。

3．培养良好习惯

（1）睡眠：每天保证八小时以上的睡眠时间，保证午睡，养成按时上床和起床的习惯。

（2）预防近视：注意保护视力，从开始学写字开始，教育儿童书本与眼睛的距离要保持一尺左右。写字的时间不要过长，不要在光线弱的地方、床上、行进中的车上看书，养成经常远眺的习惯。

（3）培养正确的坐、立、行等姿势：及时纠正如歪头、扭腰、驼背等不良姿势，以免造成骨骼畸形。

（4）从学龄期开始需培养小儿文明卫生习惯：不要随地吐痰、不饮酒、不吸烟。要充分利用各种机会和宣传工具，有计划、有目的地帮助儿童抵制社会上各种不良风气的影响。

4．预防疾病和事故　应定期进行健康检查，继续按时预防接种，宣传常见传染病的知识，减少传染病的发生。应对学生进行法制教育，学习交通安全规则和对意外事故、自然灾害的防范知识，如防止车祸、溺水、触电及地震发生时的避险方法等，避免伤残的发生。

5．防治常见的心理行为问题　学龄儿童常见的心理问题主要是焦虑、恐惧。其主要原因有：学龄儿童开始入学不喜欢学校的环境、陌生人，不愿意与父母分离，不愿意上学。因此，家长、学校老师需共同配合查明原因，采取相应措施，帮助儿童适应学校生活。

考点：学龄期的保健要点。

七、青春期的保健

青春期为青少年从儿童到成人的过渡期。体格发育出现第二个生长高峰。生殖功能、认知能力日趋成熟，但心理和社会适应能力发展相对滞后，面对诸多的社会压力形成青春期复杂的心理卫生问题。此期保健重点是保证充足的营养，加强青春期生理卫生教育，培养良好的健康生活方式和心理素质。

1．加强营养　青春期体格生长再次加速，所需热能多，食欲非常旺盛，应增加蛋白质、维生素及矿物质等营养素的摄入。给予必要的指导，选择营养适当的食物，避免吃一些营养成分不均衡的快餐食品。少女们开始关心自己的外貌和身材时，担心体重增加、脂肪增多，常常不吃早餐及偏食的习惯而影响正常的体格增长。

2．预防疾病和意外　青春期应重点防治结核病、风疹、龋齿、脊柱畸形等。应定期体格检查，做到早期发现、早期治疗。女孩月经初潮易出现月经紊乱，量多少不一、痛经等，需尽早到专科诊疗。要防止意外创伤和事故，如运动创伤、车祸、溺水、打架斗殴等。

3．健康教育　良好的个人卫生、充足的睡眠、适当的体格锻炼对促进青少年生长十分重要。

(1) 培养良好生活方式：青少年期应保持有规律的生活，加强体育锻炼，增强体质。在社会不良因素的影响下，青少年要提高识别是非的能力，把握自己的行为，不要吸烟、饮酒等。要拒绝滥用药物、远离毒品，建立健康的生活方式。

(2) 保证充足睡眠：青少年需要充足的睡眠，养成早睡和早起的良好的睡眠习惯，以满足快速增长的体格发育。

(3) 培养良好的卫生习惯：重点加强少女的经期卫生指导，如保证充分的营养，充足的睡眠，避免受凉、剧烈运动等。

(4) 性教育：性教育是青春期健康教育的一个重要内容。加强对青少年包括生理、性心理、性道德和性病防治等方面知识的学习，内容应包括介绍生殖器官的结构和功能、第二性征、月经和遗精、性传播疾病等，以解除青少年对性的困惑。建立正确的异性交往关系，认识异性的生理特点，树立正确的社会道德规范，防止性犯罪。

4．道德与法制教育　对青少年进行道德与法制教育，自觉抵制不良风气与习惯的影响。

5．防治心理问题　青少年的心理发育尚未成熟，常出现各种原因引起的出走、自杀等现象。需要家长与社会给予重视，因势利导，采取积极的措施解决此类问题。

考点：青春期的保健要点。

第二节　小儿体格锻炼与游戏

一、体格锻炼

体格锻炼能促进小儿的生长发育、增进健康、增强体质，是一项利用阳光、空气、水等自然条件，结合日常护理，增强儿童体质的重要措施。小儿体格锻炼的形式多样，且各种锻炼形式之间能互相补充、彼此加强。常用锻炼方法如下：

1．空气浴　主要是利用气温与皮肤表面温度之间的差异形成对人体的刺激。寒冷的空气可使交感神经兴奋，促进新陈代谢、健壮呼吸器官功能和增强心脏活动。小儿接触新鲜空气锻炼从出生时即可进行，先在室内进行做好室内通风换气，室温不低于20℃，逐渐减少衣裤至只穿短裤，习惯后可至室外，从夏天开始，一般在饭后1/2～1小时进行，每日1～2次，开始时每次2～3分钟，逐渐延长至2～3小时（夏季），冬季为20～25分钟，此外，应培养小儿少着衣，洗冷水脸（澡），夜间开窗睡眠等习惯。

2．日光浴　日光中的紫外线和红外线具有特殊的生物学作用，紫外线照射皮肤可使皮肤内7-脱氢胆固醇转变为内源性维生素D，可预防维生素D缺乏性佝偻病。红外线可促进皮肤中的血管扩张，使血液循环加速，可促进心肺功能。1岁以上的儿童可进行日光浴，应在气温20～24℃无大风时进行。进行日光浴时，小儿仅穿三角短裤、头戴宽边帽子以保护头部及眼睛。夏季宜在上午8～9时左右；春、秋季可在上午10～12时进行；日光浴不宜空腹，应在早餐后1～1.5小时为佳。日光场所应避风、清洁，最好在树荫下，方向朝南，先晒背部，再晒身体两侧，最后晒胸、腹部。每次日光浴时间不超过 20 ~ 30 分钟，4 周为一疗程，每周停 1 日，每疗程间休息 10 日。日光浴中如出现头晕、头痛、食欲减退、心跳加快、睡眠障碍等，应限制日光照射量或停止进行。身体特别虚弱或神经极易兴奋的儿童不宜日光浴。

3．水浴　水浴是利用水的机械作用和温度差来刺激机体。水的传热能力比空气强 28 ~ 30 倍，水能从体表带去大量的体热，提高皮肤适应冷热变化的能力。水浴又能保持皮肤清洁，有益于抵抗疾病，促进生长发育。水浴方法包括以下几种，不同年龄及体质的小儿应选择不同的方法。

（1）温水浴：新生儿在脐带脱落后可进行温水浴，水温在 37 ~ 37.5℃。冬春季每日 1 次，夏秋季每日 2 次，水中持续时间约为 7 ~ 12 分钟，每次浴毕用毛巾擦干，注意保暖。

（2）擦浴：刺激作用较温和，操作方法简便，适用于 7 ~ 8 个月以上任何体质的小儿，擦浴时的室温在 16 ~ 18℃。一般在床上进行，先将吸水性好、软硬度适中的毛巾浸入温水（32 ~ 33℃）中，拧半干，然后在婴儿四肢自手臂、脚、腿做向心性擦浴，擦毕用干毛巾摩擦至皮肤微红为止，婴儿适应后，水温每隔 2 ~ 3 日降低 1℃。

（3）淋浴：对机体的锻炼作用较强，除水温刺激外，还有水流的机械压力所起到的按摩作用，效果比擦浴好。适用于 3 岁以上儿童，其顺序是先冲淋背部，后冲淋两肋、胸部和腹部、下肢，不冲头部，喷头不高于小儿头顶 40cm。水温开始时为 35 ~ 36℃，以后每隔 2 ~ 3 天降 1℃，待适应后，年幼儿可将水温降至 26 ~ 28℃，年长儿可降至 24 ~ 26℃，每次冲淋时间为 20 ~ 40 秒钟，每日 1 次，室温保持在 18 ~ 20℃，冲淋后用干毛巾擦至皮肤微红，淋浴一般在早餐前或午睡后进行。

（4）游泳：有条件者可从小训练。天然浴场应选择平坦、活水、水底为沙质、水质清洁、附近无污染的地点或游泳池。游泳时外界气温不应低于 24 ~ 26℃。水温不低于 22℃，开始时间每次 1 ~ 2 分钟，逐渐延长至 10 ~ 15 分钟。

注意：在空腹或刚进食后不可游泳，出汗时不得下水，应擦干全身，先浸湿头部和胸部，然后逐渐浸入水中。有心肾疾病的小儿不应游泳。

“三浴”锻炼的顺序：先空气浴、日光浴，最后水浴。

4．婴儿抚触　抚触不仅能刺激淋巴系统，促进血液循环，增强抵抗力；又能改善消化系统功能，达到增加体重、缓解胀气、预防便秘的目的；还可以带给婴儿愉快的刺激，增加父母与婴儿之间的情感交流，满足婴儿心理需要。抚触可以从新生儿开始，每日 1 ~ 3 次，每次 10 ~ 20 分钟为宜。一般在婴儿洗澡后进行，抚触时室温需 28℃以上，抚触时应涂抹少量润肤油使婴儿皮肤润滑，在婴儿面部、胸部、腹部、背部及四肢有规律地轻揉与捏握；力度要轻，然后逐渐加力，以婴儿舒适合作为宜，使其慢慢适应。抚触时可播放轻柔的音乐帮助彼此放松；不要强迫婴儿保持固定姿势；注意婴儿情绪，如果婴儿哭了，先设法让他安静，然后才可继续，如哭得很厉害应停止抚触；抚触时多与小儿沟通交流。抚触时应注意保暖，防受凉。婴儿发热时，在未明原因之前暂不进行抚触。

5．体育运动

（1）婴儿被动操：在成人帮助下进行四肢伸、屈运动，主要是促进婴儿大运动的发展，促进血液循环。适合于 2 ~ 6 个月的婴儿，每日 1 ~ 2 次。

（2）婴儿主动操：在成人适当扶持下，训练婴儿爬、坐、仰卧起身、扶站、扶走、双手取物等部分动作，以扩大婴儿的视野，促进其智能的发展。适合于 6 ~ 12 个月的婴儿。对

12 ~ 18 个月尚不会走路或独走不稳的幼儿，在成人的扶持下锻炼走、前进、后退、平衡、扶物过障碍物等动作。

(3) 儿童体操：广播体操、健美操适用于 3 ~ 6 岁儿童，以增加大肌群、肩、背及腹肌的运动及四肢活动的协调性，在集体机构中，需每天进行广播体操。

(4) 游戏、田径与球类：年长儿可利用器械进行锻炼，如木马、滑梯，也可参加球类、舞蹈、跳绳等。幼儿园可采用活动性游戏方式如赛跑、丢手绢、滚球、捉迷藏等。

知识链接

体格锻炼的注意事项

①锻炼应从小开始，并循序渐进、坚持不懈。② 选择适合婴儿年龄特点的训练项目。③确定合理的强度、时间、频率和类型。④要综合多样、持之以恒。⑤使婴儿感受成功的乐趣，在不知不觉中收到锻炼的效果。⑥ 避免过度疲劳。

二、游戏

游戏是儿童必不可少的活动。通过游戏，小儿能够学习到别人无法授予的知识。游戏有利于发展小儿智力及动作的协调性；有利于心理、社会适应能力的发展。通过游戏，小儿学会与他人沟通的方式。

1．婴儿期游戏发展特点　多为单独性游戏，他们自己的身体就是游戏的主要内容，颜色鲜艳、能发出声响的玩具往往能吸引他们极大的兴趣。出生后至 2 个月的婴儿喜欢注视照顾者的脸，听轻柔的声音，看颜色鲜明可移动的物体，应选择色泽鲜艳光彩夺目、有声音的玩具。3 ~ 6 个月婴儿喜欢注视和玩弄自己的小手；9 ~ 11 个月婴儿能有意伸手抓玩具，摆弄玩具。可选择能抓在手里摇晃并发出声响的玩具，如塑料摇铃等。

2．幼儿期游戏发展特点　多为平行性游戏，喜欢与其他小朋友或成人一起玩耍，一般没有联合与合作活动。12 ~ 18 个月婴幼儿开始会站立行走，但仍以捡东西和扔东西为乐，常需大人陪伴参与。2 ~ 3 岁小儿智力进一步发展，喜欢模仿成人的生活和动作，所以选择的玩具面要广一些，如小家具、餐具、小木桶等。他们也玩水、玩沙，在纸上随意涂画，随音乐可手舞足蹈，唱简单的歌谣，翻看故事书或看动画片等。

3．学龄前期游戏发展特点　多为联合性和合作性游戏，许多小朋友共同参与，在游戏中彼此影响，互相合作。学龄前期小儿仍喜欢玩水、玩沙、绘画、搭积木、剪贴。他们做模型的技巧性明显增加。在游戏中表现出他们丰富的想象力和极强的模仿力。

4．学龄期游戏发展特点　多为竞赛性游戏，游戏的竞争性和合作性高度发展，每个人有明确的角色，他们共同讨论并制订计划，完成某个目标。喜欢户外活动，如骑车、游戏、溜冰、踢球、跳绳等；喜欢看电视、玩游戏机等。

5．青春期游戏发展特点　游戏内容会因性别有明显的差异。女孩子对社交性活动产生兴趣，喜欢参加聚会，常学习烹饪、洗衣服、手工艺等，并喜欢与朋友交流自己的体会。男孩子在运动中的竞争和求胜感很强，对机械和设备装置有浓厚的兴趣。青少年对父母的依赖性逐渐减少，更愿意与朋友在一起，从朋友处获得自我认同感。

游戏就需要玩具，因此选择玩具时应注意：①玩具应与各年龄期的小儿相适应，有教育意义。②玩具应具有安全性，外形光滑无锐角。③易洗涤和消毒，材料无毒。④要考虑不同性别的小儿对玩具的兴趣，具有艺术性、生动美观。

知识链接

训练小儿的社交技巧

①鼓励使用文明礼貌用语，如主动打招呼“您好”，请别人帮忙要说“谢谢”等。②对儿童尊重、理解。③要告诉儿童如何称呼别人，应遵守哪些规范，例如：未经许可不能翻、拿别人的东西；吃饭时要等大家一起；不要打断别人说话等。④鼓励儿童与伙伴分享食物、玩具等。

第三节　预防接种

急性传染病给儿童健康和发育带来不良影响，是儿童死亡的主要原因之一。加强传染病的管理，应遵循：“预防为主”的方针，切实做好消灭传染源，切断传播途径，保护易感儿童等综合措施。预防接种是保护易感儿童的重要措施，能有效降低小儿传染病的发生率、死亡率。

一、计划免疫

计划免疫是指根据儿童的免疫特点和传染病疫情发生的监测情况，按国家规定的免疫程序，合理地、有计划、有目的地对易感人群进行预防接种。严格实施基础免疫（初种）及随后适时的“加强”免疫（复种），以确保儿童获得可靠的免疫力，达到预防、控制和消灭传染病的目的。

二、获得性免疫及其制剂

（一）主动免疫及其制剂

主动免疫是指给易感儿童接种特异性抗原，以刺激机体产生特异性抗体，从而产生免疫力。这是预防接种的主要内容。主动免疫制剂接种后需经过一定时间才能产生抗体，但抗体持续的时间较久，一般为 1 ～ 5 年，之后逐渐减少，故在完成基础免疫后还要适时进行加强免疫，巩固免疫效果。主动免疫常用制剂品种如下：

1．菌苗　用细菌菌体或多糖体制成，包括死菌苗和减毒活菌苗。①死菌苗：又称为灭活疫苗。其性质稳定、安全，需在冷暗处保存。死菌苗进入人体内不能生长繁殖，但产生免疫力不高，维持时间短，所以菌苗接种的量大，接种次数多，如霍乱、百日咳、伤寒菌苗等。②减毒活菌苗：有效期短，需冷藏保存，此类菌苗接种到人体后，可生长繁殖，但不引起疾病，并可产生持久免疫力，效果好，接种量小，接种次数少，如卡介苗、鼠疫、布氏杆菌菌苗等。

2．疫苗　用病毒或立克次体接种于动物、鸡胚或组织培养再经处理后形成。①灭活疫苗：有乙型脑炎和狂犬疫苗等。②减毒活疫苗：有脊髓灰质炎和麻疹疫苗等。减毒活疫苗优点与减毒活菌苗相似，但活疫苗不可在注射丙种球蛋白或胎盘球蛋白的 3 周内应用，以免产生免疫抑制作用。③基因工程疫苗：用基因工程方法或分子克隆技术，将病原体的毒力相关基因去除，使其成为具有毒力的基因缺失疫苗。基因工程疫苗不含活的病原体和病毒核酸，安全有效。目前获批准使用的有乙型肝炎病毒疫苗、口蹄疫疫苗等。

3．类毒素 用细菌体产生的外毒素加入甲醛，使其变成无毒性而仍有抗原性的制剂，如破伤风类毒素和白喉类毒素等。

近年来，随着科学技术的发展，生产制备方法逐渐增加，世界卫生组织把计划免疫所使用的生物制品都称为“疫苗”。

考点：主动免疫的概念及制剂种类。

（二）被动免疫及常用制剂

被动免疫是指未接受主动免疫的易感者在接触传染源后，被给予相应的抗体，使之立即获得相应的免疫力。被动免疫的抗体在机体中停留时间短，一般约 3 周，故只能作为应急预防或治疗。如受伤时注射破伤风抗毒素以预防破伤风；麻疹流行时，给未注射过麻疹疫苗的麻疹易感儿注射丙种球蛋白以预防麻疹。被动免疫制剂包括特异性免疫血清、丙种球蛋白及胎盘球蛋白等。其中特异性免疫血清又包括抗病毒血清和抗菌血清（用病毒或细菌对动物进行免疫，从动物中取得免疫血清）、抗毒素（用细菌类毒素或毒素对马或其他动物进行免疫，从动物中取得免疫血清）。此类制剂来自于动物血清，对人体是一种异性蛋白，注射后容易引起过敏反应或血清病，特别是重复使用时应十分重视。

考点：被动免疫的概念及制剂种类。

三、预防接种程序及注意事项

（一）预防接种程序

1986 年我国颁发了新的儿童基础免疫程序，并确定每年 4 月 25 日为全国儿童预防接种日。新程序规定必须在 18 个月内完成 5 种制品（卡介苗、乙肝疫苗、脊髓灰质炎糖丸疫苗、百白破三联制剂、麻疹疫苗）的基础免疫。规定了初次免疫起始的月龄，如卡介苗、乙肝疫苗，在婴儿出生后即可接种，脊髓灰质炎疫苗必须在婴儿生后满 2 个月，百白破混合疫苗必须满 3 个月，麻疹疫苗必须满 8 个月。此外，家长还可根据本地传染病的流行情况，自愿选择疫苗进行接种，如甲型肝炎疫苗、流行性脑脊髓膜炎疫苗、流行性乙脑疫苗、流行性腮腺炎疫苗、风疹疫苗、水痘疫苗等。表 3-1 列出了我国儿童计划免疫的免疫程序。

表 3-1 我国儿童计划免疫的免疫程序

预防疾病	结核病	乙型肝炎	脊髓灰质炎	百日咳 白喉 破伤风	麻疹
免疫原	卡介苗	乙型肝炎疫苗	脊髓灰质炎减毒活疫苗糖丸	百日咳菌液、白喉类毒素、破伤风类毒素混合制剂	麻疹减毒活疫苗
初种次数	1	3	3	3	1
初种年龄	生后 2 ～ 3 天	第一次出生时 第二次 1 个月 第三次 6 个月	第一次 2 个月 第二次 3 个月 第三次 4 个月	第一次 3 个月 第二次 4 个月 第三次 5 个月	8 个月以上易感儿

续表

预防疾病	结核病	乙型肝炎	脊髓灰质炎	百日咳 白喉 破伤风	麻疹
接种方法	皮内注射	肌内注射	口服	皮下注射	皮下注射
接种部位	左上臂三角肌中部	上臂三角肌		上臂外侧	上臂外侧
每次剂量	0.1ml	5μg	1 丸	0.5ml	0.2ml
复种			4 岁时加强一次	1.5 ~ 2 岁、7 岁各加强 1 次，用吸附白破二联类毒素	7 岁时加强 1 次
禁忌	出生体重< 25g、患结核、急性传染病、心脏病、肾炎、湿疹、其他皮肤病、免疫缺陷者	肝炎、急性传染病、其他严重疾病者	免疫缺陷、免疫抑制剂治疗期间、发热、腹泻、急性传染病者	发热、有明确过敏史、神经系统疾病、急性传染病者	发热、鸡蛋过敏、免疫缺陷者
注意事项	2 个月以上婴儿接种前应做 PPD 试验，阴性者才能接种		冷开水送服或含服，服后 1 小时内禁热饮	2 次接种可间隔 4 ~ 12 周	接种前 1 个月及接种后 2 周避免用胎盘球蛋白、丙种球蛋白制剂

知识链接

计划免疫程序的口诀

出生乙肝卡介苗，二月脊灰炎正好，
三四五月百白破，八月麻疹岁乙脑。

考点：计划免疫程序。

（二）预防接种注意事项

1．接种前准备 ①安排合适的注射场所，空气新鲜流通、光线明亮、冬季室内应温暖，接种及急救物品摆放有序。②掌握有关疫苗的接种对象、接种方法、禁忌证等。③了解小儿的健康状况、有无过敏史或疾病史，进行必要的体格检查。④做好宣传、解释工作、争取家长的配合，消除小儿紧张、恐惧的心理，接种宜在饭后进行，以防晕针。

2．严格执行查对制度 严格查对小儿姓名、年龄，严格查对疫（菌）苗名称、有效期、安瓿有无裂痕，药液有无混浊、异物、凝块、变色等。

3．严格遵守无菌操作 严格按照规定方法稀释、溶解；每人一副无菌注射器、一个无菌针头，准确抽取所需剂量；抽吸后的剩余药液，用无菌干纱布覆盖安瓿口，空气中放置

≤ 2 小时。接种时用 2% 碘酊及 75% 乙醇消毒皮肤，待干后注射；接种活疫苗、菌苗时，只用 75% 乙醇消毒。接种后剩余药液应废弃，活菌苗应烧毁。

4．严格执行免疫程序　严格按照规定的接种剂量接种；按使用说明完成全程和加强免疫；按各种制品要求的间隔时间接种，一般规定接种活疫苗后需隔 4 周，接种死疫苗后需 2 周，才能再接种其他活疫苗或死疫苗。

5．严格掌握预防接种的禁忌证　①急性传染病（包括有接触史而未过检疫期者），如活动性肺结核、肝炎等。②自身免疫性疾病、免疫缺陷者、正在使用免疫抑制剂（肾上腺皮质激素）者。③有明确过敏史者，如对鸡蛋过敏者，禁接种白喉类毒素、破伤风类毒素。对牛乳或乳制品过敏者，禁用脊髓灰质炎糖丸疫苗。对酵母或疫苗中任何成分过敏者，禁种乙肝疫苗。

6．健康记录接种后按规定在接种证上登记　避免重种、漏种，以便进行补种。

（三）预防接种反应及护理措施

1．一般反应

（1）局部反应：接种后数小时至 24 小时左右出现注射部位红、肿、热、痛，有时伴有局部淋巴结肿大或淋巴管炎。局部反应可持续 2 ～ 3 天，但接种活菌（疫）苗后局部反应出现较晚，持续时间较长。护理措施：局部反应轻者不必处理，重者可用毛巾热敷。

（2）全身反应：主要是发热，一般接种后 24 小时内出现不同程度体温升高，多为中度发热，持续 1 ～ 2 天。此外，少数患者可伴头晕、恶心、呕吐、腹痛、腹泻及全身不适。全身反应轻者应多饮水，并适当休息。重者应对症处理，必要时及时到医院诊治。

2．异常反应

（1）过敏性休克：一般于注射后数秒钟或数分钟内发生，表现为面色苍白，血压下降，烦躁不安，出冷汗，呼吸困难，四肢冰凉，皮肤花纹，脉搏细弱，恶心呕吐，有的甚至大小便失禁以致昏迷。若抢救不及时，可在短时间内死亡。急救护理措施：应立即使患儿平卧位，头稍低，注意保暖，吸氧，遵医嘱立即皮下或静脉注射 1 ∶ 1000 肾上腺素 0.5 ～ 1ml，必要时可重复注射。

（2）晕针：由于各种刺激引起反射性周围血管扩张所致的一过性脑缺血。儿童由于空腹、疲劳、室内闷热、心理紧张和恐惧等原因，在注射时或注射后数分钟内出现头晕、心慌、面色苍白、出冷汗、心跳加速等症状，重者呼吸减慢，丧失知觉。护理措施：应立即使患儿平卧，头稍低，保持安静，饮少量热开水或糖水，一般短时间内即可恢复正常，必要时可针刺人中穴。数分钟后仍不能恢复正常者，皮下注射 1 ∶ 1000 肾上腺素。

（3）过敏性皮疹：荨麻疹最多见，一般于接种后几小时至几天内出现，经服用抗组胺药物后即可痊愈。

（4）全身感染：见于严重原发性免疫缺陷病或继发性免疫功能受破坏者，如接种活菌（疫）苗可扩散为全身感染，如接种卡介苗后引起全身播散性结核，应避免并及时治疗。

考点：预防接种的注意事项及异常反应的护理措施。

小结	小儿生长发育过程受许多因素影响，监测和促进儿童生长发育是儿童保健的重要任务之一，应针对不同小儿年龄特点采取恰当保健措施。 新生儿期发病率、死亡率高，尤其是生后第1周是保健重点，应定期进行家庭访视。婴儿期生长发育最迅速，对营养需求高，但易发生消化功能紊乱、营养不良及患感染性疾病，保健重点是科学喂养，提倡母乳喂养，及时添加辅食并有计划地预防接种。幼儿期社会心理发育最为迅速，对危险的识别能力差，保健重点是合理安排膳食，培养良好的生活习惯，预防疾病和意外，监测生长发育。学龄前期是性格形成的关键时期，保健重点是加强早期教育，培养独立生活能力和良好的道德品质，预防疾病和意外的发生。学龄期和青春期的儿童求知欲强，是获取知识的重要时期，也是生长发育的第二个高峰期，该时期应提供适宜的学习条件，培养良好的学习习惯，并加强素质教育。 卫生部规定，婴儿在1岁内必须完成卡介苗、脊髓灰质炎减毒活疫苗、百日咳、白喉、破伤风类毒素混合制剂、麻疹减毒疫苗及乙型肝炎疫苗接种的基础免疫。

（张永霞）

第四章　儿童营养

学习目标	1. 归纳各年龄小儿每日每公斤体重所需要的总热量；母乳喂养的优点；人工喂养常用食品及其配置方法；乳量计算方法；添加辅食的原则及顺序。 2. 说出小儿能量与营养素的需要；母乳喂养、人工喂养、混合喂养的概念；母乳喂养的指导及禁忌证；人工喂养的指导。 3. 知道儿童、少年的膳食安排。

第一节　小儿能量与营养素的需求

小儿营养是指小儿摄取体外物质供给能量和各种营养素以保证小儿机体维持生命，进行正常生理活动、生长发育和修补旧组织、增生新组织。小儿代谢旺盛，对各种营养素的需要量相对较大，而自身消化功能尚未完全成熟，容易发生营养紊乱。因此，在饮食护理中必须掌握营养素合适的质和量，才能满足小儿的正常需要。

一、能量的需要

小儿所需要的能量来自饮食中摄取的供能营养素即蛋白质、脂肪和碳水化合物。正常小儿在 5 个方面需要能量的供应。

（一）基础代谢

基础代谢是指维持人体在空腹、清醒而安静的状态下在环境温度 18 ～ 25℃时的能量所需。这是维持人体基本生理活动所需的最低能量消耗。在单位时间内每平方米体表面积所需的基础代谢能量称为基础代谢率。小儿的基础代谢率相对较成人高，并依年龄不同而发生变化。婴幼儿时期，基础代谢的能量需要占总能量的 50% ～ 60%。1 岁以内小儿每日平均约需 230kJ/kg（55kcal/kg），7 岁小儿每日约需 184kJ/kg（44kcal/kg），12 岁时每日约需 125kJ/kg（30kcal/kg），接近成人。

（二）食物的特殊动力作用

食物在胃肠道消化吸收及代谢过程中均能产热。因此，人体进食后，产热比进食前有所增加。食物这种刺激能量代谢的作用，称为食物的特殊动力作用（specific dynamic action），近年营养学界称之为食物生热效应（thermic effect of food）。蛋白质的特殊动力作用最大，可使代谢增加 30%。以奶类为主要食物的婴儿此项能量所需较高，约占总能量的 7% ～ 8%，而吃混合膳食的年长儿此项能量约占总能量的 5%。

（三）活动

小儿用于活动的能量需要，与活动量的大小及活动持续时间有关。爱哭闹、活动多的小儿与同年龄安静者相比，活动所需的能量可高出 3 ～ 4 倍。婴儿每日约需 63 ～ 84kJ/kg（15 ～ 20kcal /kg）。随年龄增长，活动量加大，能量需要也增加，12 ～ 13 岁时，每日约 125kJ/kg（30kcal/kg）。

（四）生长

这是小儿特有的能量需要，与小儿的生长速度成正比。1 岁以内婴儿体格发育速度最快，此项能量需要量相对较多，约占总能量的 25% ～ 30%。6 个月以内的婴儿每日约需 167 ～ 209 kJ/kg（40 ～ 50kcal/kg），6 个月～ 1 岁每日约需 63 ～ 84kJ/kg（15 ～ 20kcal/kg）。以后逐渐减少，每日约需 20kJ/kg（5kcal/kg），至青春期又增加。

（五）排泄

每日摄入的供能食物中，有一小部分不能被吸收而排出体外，这部分消耗的能量不可超过总能量的 10%。

上述 5 方面的总和为能量的总需要量。主要根据小儿年龄、体重及生长速度估计每日所需能量。日龄 1 周的新生儿每日约为 250 kJ/kg（60kcal/kg），第 2 ～ 3 周约 419 kJ/kg（100kcal/kg）。常用的估算方法是：1 岁以内婴儿每日约需能量 460 kJ/kg（110kcal/kg），以后每增加 3 岁减去约 42 kJ/kg（10kcal/kg），15 岁时为 250 kJ/kg（60kcal/kg）。总能量的需求存在个体差异，如体重相同的健康儿，瘦长体型者因体内有较多代谢活跃组织，对能量的需要量往往多于肥胖儿。

如果长期能量摄入过多，剩余部分以脂肪形式储存于体内，有肥胖的不良倾向，可造成一系列的生理功能改变。反之，能量不足的小儿反应淡漠，活动减少，长期能量不足可使小儿生长减慢，体重偏低。

考点： 小儿能量的分配及婴儿每日所需的总热量。

二、营养素的需要

（一）产能营养素

能够供给人体能量的三大营养素即蛋白质、脂肪和碳水化合物。这些营养素在人体细胞线粒体内经生物氧化产生能量供机体利用。每克蛋白质产生能量 16.8kJ（4.1kcal），每克脂肪产生能量 37.8kJ（9kcal），每克碳水化合物产生能量 16.8kJ（4.1kcal）。

1．蛋白质　蛋白质是构成人体细胞和组织的基本成分，也是保证生理功能的重要物质。蛋白质主要用于机体的生长和组织的修复，以及能量的来源。小儿对蛋白质的需要量相对较多，人乳喂养的婴儿，每日约需蛋白质 2.0g/kg；牛乳中蛋白质的利用率略低于人乳，每日约需 3.5g/kg；植物蛋白质的利用率更低，每日约需 4g/kg。1 岁以后需要量逐渐减少，至青春期又增加。成人每日约需 1.1g/kg。蛋白质所供能量约占每日总能量的 15%。

蛋白质含量丰富的食物是乳类、蛋、肉、鱼和豆。不同的蛋白质含不同的氨基酸，其中有 9 种是婴儿必需氨基酸，必需氨基酸在体内不能合成，需由食物供给。含必需氨基酸种类和数量多且配合比例合适，又易于消化的蛋白质为优质蛋白质。一般动物蛋白优于植物蛋白，尤以乳类和蛋类为优，大豆蛋白由于富含赖氨酸而优于一般谷物。为使体内氨基酸具有合适的比例，可混合食用几种食物，使必需氨基酸在种类和数量上相互补充，满足小儿生长发育的需要。

蛋白质长期缺乏时，可出现营养不良、贫血、生长迟缓、感染、水肿、智力发育障碍等，严重者可导致死亡。而当蛋白质摄入过多时，又可造成食欲不振、便秘等。

知识链接

蛋白质

蛋白质的水解产物氨基酸被肠黏膜吸收后，被重建为功能性蛋白质，如白蛋白、血红蛋白、激素。过剩的氨基酸经脱氨基后，其含氮部分在肝中转变为脲由肾排出。蛋白质不能有效地被储存。在蛋白质枯竭的情况下，肌肉蛋白质被分解为更重要的位点提供氨基酸，如脑和用于合成酶。

2．脂肪　脂肪是有效的能量储备，可提供必需脂肪酸，协助脂溶性维生素的吸收，防止散热及机械保护作用。脂肪所提供的能量约占婴儿每日总能量的35%。

含脂肪丰富的食物有乳类、肉、鱼、植物油，或由体内糖类和蛋白质转化而来。必需脂肪酸（如亚麻酸；亚油酸）必须由食物供给。长期脂肪摄入不足，可引起生长迟缓、营养不良及脂溶性维生素缺乏等。脂肪摄入过多影响食欲，发生腹泻等。

3．碳水化合物　为人体最主要的供能物质。其所供应的能量约占总能量的50%。婴儿对碳水化合物的需要量相对较多，每天需12g/kg，2岁以上者每日约需10g/kg。

碳水化合物主要由谷类、根茎类食物及食糖供给，蔬菜和水果中含量少。碳水化合物产能低于总能量40%时，机体将动员脂肪保证能量的供应，可发生营养不良、水肿、酸中毒等。碳水化合物供应过多时，体重增长快，但若伴有蛋白质的摄入不足，造成免疫功能低下、肌肉发育差，表面上看虚胖，实际健康水平低下，呈泥膏样体质，可伴有下肢水肿。

知识链接

碳水化合物抵抗产生过多酮体

体内脂肪氧化依靠碳水化合物供能，糖类不足可引起脂肪氧化不全，产生过量的酮体引起酸中毒。

乙酰乙酸、β-羟基丁酸及丙酮，三者统称为酮体。

（二）非产能营养素

1．维生素　维生素是维持人体正常功能所必需的营养素。大多不能在体内合成，必须从食物中获取。人体需要量很少，但必不可免。维生素是参与酶系统活动或作为其辅酶，调节体内各种代谢活动的有机化合物。维生素的种类很多，按其溶解性可分为脂溶性（维生素A、D、E、K）与水溶性（B族维生素和维生素C）两大类，前者可体内储存，无需每天供应，过量易中毒；后者不能在体内储存，必须每天供给，不足可迅速发生缺乏症状，过量会排出体外，不引起中毒。

（1）维生素A：为视黄醛色素，视紫质的组成成分，用于在暗光下视物，并有维持上皮的完整性等作用。缺乏时易患夜盲症，常伴有干眼病。其来源主要有肝、鱼肝油、牛乳、蛋黄、胡萝卜素等。

（2）维生素B族：包括B_1、B_2、B_6、B_{12}、PP、叶酸，是各种辅酶和酶的主要成分，参与体内多种物质代谢，对生长发育、生血和神经组织代谢有重要作用。维生素B_1又名硫胺素，缺乏时易患脚气病。维生素B族来源有米糠、谷类、豆类、肝、蔬菜及水果等。

（3）维生素C：参与人体的羟化还原过程，对胶原蛋白、神经递质的合成、红细胞的生成等有重要作用。缺乏时容易得坏血病、伤口愈合不良。其来源主要有各种水果及蔬菜。

（4）维生素D：维持钙磷的平衡，促进肠道对钙磷的吸收，维持骨骼、牙齿的正常发育。其来源主要有肝、蛋黄、鱼、紫外线照射皮肤形成。

（5）维生素K：由肝利用合成凝血酶原。其主要来源有肝、蛋、豆类，青菜及一些肠内细菌合成。

2．元素　包括常量元素和微量元素。元素的含量超过体重的万分之一为常量元素，又称宏量元素。人体内除氢、氧、氮、碳四种基本元素外，钙、磷、镁、钠、钾、氯、硫等亦为常量元素；铁、铜、锌、碘、氟等均为微量元素。元素参与机体的构成和调节体内生理生化功能。婴幼儿最易缺乏的元素是钙、铁、锌和铜。

（1）钠、氯元素：调节人体体液酸碱性及水分交换，保持渗透压平衡。缺乏时易导致酸碱平衡失调，水电解质紊乱。其来源于食盐。

（2）钾：维持细胞内渗透压及酸碱平衡，调节神经肌肉活动。来源于所有海带、紫菜、海鱼等。

（3）钙与磷：为构成骨骼和牙齿的主要成分，其来源：钙以乳类、蛋类、绿色蔬菜为主；磷以肉类、乳类、豆类、五谷为主。

（4）铁：构成血红蛋白的主要成分，缺乏时引起贫血。来源有肝、蛋黄、血、肉类、豆、绿色蔬菜。

（5）锌：参与人体50多种酶的合成，对小儿的生长发育起重要作用，缺乏时免疫力低下，食欲差，生长发育受阻。来源于鱼、蛋、肉、麦胚、全谷。

（6）铜：形成转铁蛋白、血红蛋白，协助铁的转运；参与神经髓鞘的形成等。缺乏时也可引起贫血。来源于肝、鱼、肉、豆类、全谷。

（7）碘：是甲状腺激素T_3、T_4的主要成分，缺乏时引起单纯性甲状腺肿及克汀病。来源于所有海带、紫菜、海鱼等。

3．水　参与体内所有的新陈代谢及体温调节活动，是机体不可缺乏的物质。机体内新陈代谢和能量的需要量决定水的需要量，小儿新陈代谢旺盛，能量需要量大，因此对水的需要量大。婴儿每日需水约150ml/kg，以后每增加3岁减少25ml/kg，9岁时每日需水75ml/kg，至成人则每日约需45 ～ 50ml/kg。

4．膳食纤维　主要为多糖，具有生理功能的膳食纤维包括纤维素、半纤维素、木质素及果胶。膳食纤维虽不能被吸收利用，但具有重要的生理功能，对人类是十分必需的，如纤维素可吸收水分，使粪便体积增加，促进排便。一般从谷类、新鲜蔬菜、水果中获取。

考点：非产能营养素的种类及婴儿每日需水量。

第二节 小儿喂养与膳食

案例

3个月婴儿，体重5kg，母亲有慢性肾衰竭。

请思考：①该婴儿可否母乳喂养？②如果人工喂养，给予8%的糖牛奶的配算方法。

小儿出生后主要以乳类喂养，随年龄增长，通过添加辅食，逐渐过渡到固体食物，以至完全达到成人饮食。婴儿消化功能及神经调控功能均未成熟，胃肠负担较重，必须重视婴儿喂养的难度。

一、婴儿喂养

婴儿喂养的方式有母乳喂养、混合喂养及人工喂养三种。

（一）母乳喂养

母乳是婴儿最理想的食品。一般健康母亲的乳汁分泌量可满足4～6个月内婴儿营养需要。

1．母乳的成分　初乳为产后4～5天以内的乳汁，量少，约15～45ml/d，质稍稠而带黄色，含脂肪少而蛋白质较多（主要为免疫球蛋白如SIgA），且富有微量元素。过渡乳为产后5～14天分泌的乳汁，含脂肪最多，蛋白质与矿物质逐渐减少。成熟乳为第14天～9个月的乳汁，分泌量多（700～1000ml/d），营养成分适当。晚乳是指第10个月以后的乳汁，分泌量少，营养价值下降。

2．母乳喂养的优点

（1）营养丰富，比例合适，易于消化吸收：母乳所含蛋白质、脂肪、糖的比例适宜，为1∶3∶6。蛋白质以白蛋白为主，遇胃酸时形成的凝块较小，利于消化吸收。母乳中不饱和脂肪酸多，脂肪颗粒小，含有脂肪酶，容易消化吸收。母乳含糖丰富且为乙型乳糖，可促进双歧杆菌和乳酸杆菌的生长，抑制大肠埃希杆菌繁殖，减少腹泻的发生。母乳矿物质含量较低，减轻了婴儿的肾负担，且吸收率远高于牛乳。与牛乳相比，母乳中钙的含量虽较低，但由于钙、磷比例为2∶1，吸收率较高。铁含量虽与牛乳相同，但吸收率却是牛乳的5倍，故母乳喂养者较少发生缺铁性贫血。但母乳中维生素D、维生素K含量较低，故出生后2～3周就应添加维生素D制剂，尤其在阳光照射较少的地区和冬季。新生儿出生应肌内注射维生素K，以防新生儿出血症。

（2）增强婴儿免疫力：母乳中含有大量具有活性的免疫因子，这是其他食物不具备的。如分泌型免疫球蛋白（SIgA），初乳中最多，SIgA保护呼吸道黏膜和肠黏膜免受细菌、病毒、微生物侵犯。母乳中含较多的巨噬细胞，溶菌酶，乳铁蛋白，双歧因子等。巨噬细胞可吞噬和杀死病原体。溶菌酶能将革兰阳性细菌胞壁中的乙酰基多糖水解、破坏，也可消灭病原体，并激活补体等免疫因子。初乳中的乳铁蛋白可通过夺走大肠埃希杆菌、多数厌氧菌及白色念珠菌赖以生存的铁，抑制它们的生长；双歧因子能促进双歧杆菌的生长，抑制大肠埃希杆菌的生长。因此母乳喂养能增强婴儿抗病能力，减少腹泻、呼吸道感染等疾病的发生。

（3）母乳有利于婴儿脑的发育：母乳中含有较多的优质蛋白，不饱和脂肪酸，乳糖，以及生长调节因子等，对细胞增殖、发育有重要作用。如不饱和脂肪酸以及卵磷脂、鞘磷脂、牛磺酸等，对婴儿脑发育十分重要。上皮生长因子、神经生长因子等激素样蛋白，对神经系统的发育有促进作用。

（4）良好的心理 - 社会反应：通过母乳喂养，婴儿能频繁地与母亲皮肤接触，母亲的抚摸，温柔的话语，都使婴儿获得安全感；母婴目光的对视，增进母婴的情感交流。均有利于促进婴儿心理与社会适应性的发育。

（5）喂哺简便：母乳的温度适宜，不易污染，乳量随小儿生长而增加，省时、方便、经济。

（6）有利于母亲身体健康：产后哺乳促进子宫收缩，复原；哺乳可抑制排卵，有一定的节育作用；减少乳腺癌和卵巢癌的发病率。

3．母乳喂养的护理

（1）鼓励母乳喂养：积极宣传母乳喂养的优点，排除各种干扰因素，从妊娠期开始直至整个哺乳期，都应不断地鼓励母亲，增加哺乳的信心。

（2）指导正确哺乳

1）时间：只要母婴情况允许，应在产后尽早开始哺乳，最迟不超过半小时。在初乳形成阶段，不管是否有奶，只要婴儿饥饿，就应该让他吸吮，促使腺垂体泌乳素的分泌。产后母婴同室，生后最初 1 ～ 2 个月内，提倡按需哺乳。2 个月以上可根据小儿的睡眠规律，每 2 ～ 3 小时喂 1 次，逐渐延长到 3 ～ 4 小时喂 1 次，夜间暂停 1 次，一昼夜共 6 ～ 7 次。4 ～ 5 个月可减至 5 次。每次哺乳时间约为 15 ～ 20 分钟。

2）方法：喂哺前，先做好清洁准备，包括给婴儿更换尿布，母亲洗手，清洁乳头、乳晕。哺乳时可采取不同姿势，一般宜采取坐位。当能下床哺乳时可坐在一稍低有扶手的椅子里，足踏在一张小矮凳上，抬高哺乳侧的膝关节。怀抱婴儿，婴儿全身转向母胸，头、胸、腹成一平面，让其头、肩部枕于母亲肘弯部，母亲用另一手的示指、中指轻夹乳晕两旁，使乳头更接近婴儿口腔，且不会堵住其鼻呼吸，使婴儿含住乳头及大部分乳晕。哺乳结束后，为了防止溢乳，将婴儿竖抱，头部靠在母亲肩上，轻拍背部，使空气排出。将婴儿右侧卧位，防止呕吐。

（3）母乳喂养注意事项

1）注意保护乳头：保护乳头应从妊娠后期开始，经常用湿毛巾擦洗乳头，使乳头能耐受吸吮，不易发生裂伤。如有乳头裂伤，暂停直接哺乳，用吸乳器将乳汁吸出，消毒后喂小儿，并用鱼肝油软膏或其他保护性油膏涂擦乳头，防止感染。如有乳头凹陷，应按摩乳头，或用吸乳器吸出乳头，也可用吸乳器吸出乳汁，适当加温后用奶瓶喂哺。

2）哺乳时要求：①观察婴儿吸吮及吞咽情况，当奶流过急，婴儿有呛、溢乳时，可用示、中指轻夹乳晕两旁控制乳汁的流速。哺乳时注意防止乳房阻塞婴儿口鼻，发生窒息。②两侧乳房先后交替进行哺乳，每次先吸空一侧，然后再吸另一侧，有利于刺激乳汁分泌并防止发生乳腺炎。③经常排乳不畅或每次喂哺未将乳汁吸空引起乳汁淤积，可发生乳房小硬块（乳核），有胀痛，初起时应及早局部湿热敷并轻轻按摩将其软化，并于喂乳后用吸乳器将乳汁吸尽，以防乳腺炎的发生。一旦发生，应积极进行治疗。

3）禁忌证：乳母患急慢性传染病（母亲感染 HIV、活动性肺结核），慢性消耗性疾病（糖尿病、甲亢），重症心、肾疾病以及恶性肿瘤、精神病、癫痫等均不宜哺乳。患乳腺炎者暂停患侧哺乳。

知识链接

乙肝病毒携带者并非哺乳禁忌证

虽然乙肝病毒已从母乳中分离出来，但其主要传播途径是在分娩时，自动免疫应在出生后 24 小时以内开始，同时使用特异性高价乙肝免疫球蛋白，以后再给疫苗，这样可将母乳喂养的危险性大大减小。

母亲患乙肝，婴儿应接受加速的免疫计划，即在出生时及生后 1 个月、2 个月各注射疫苗一次。

4）母乳充足的表现：每次哺乳时能听到吞咽声，喂后婴儿能安静入睡，每天有 1 次量多或少量多次的软便，6 次左右小便，小儿体重按正常速度增加。生后最初 2 个月可每周称体重 1 次，以后延长至每 2 周及每个月 1 次。啼哭不一定是婴儿饥饿的信号，很多原因如太冷太热，不舒服，要妈妈抱等等都可用哭表示。

5）断乳：断乳期是一个从完全依靠乳类喂养逐渐过渡到多元化食物的过程。随着婴儿的长大，母乳已不能满足小儿生长发育的需要，同时婴儿的各项生理功能也逐步适应于非流质食物，因此一般生后 4 ～ 6 个月开始添加辅食，为完全断乳做准备，一般在 10 ～ 12 个月完全断乳。原则上断乳应逐渐进行，最好在春、秋天气凉爽，小儿身体健康时进行，如遇夏季炎热或婴儿疾病时宜延迟断乳，但最迟不晚于 1 岁半。

考点：母乳喂养的优点及断乳时间。

（二）混合喂养

各种原因引起母乳不足或乳母因故不能按时给婴儿哺乳时，母乳与牛乳或其他代乳品混合使用的一种喂养方法。混合喂养包括补授法和代授法两种。

1．补授法　适用于母乳不足的婴儿。每次哺乳先喂母乳，待两侧乳房吸空，再补充代乳品。这样先哺母乳有利于刺激乳汁分泌，使母乳有再增多的机会。

2．代授法　适用于母乳量充足，但因母亲有特殊原因不能按时给婴儿哺乳，只能用代乳品 1 次或数次代替母乳。母乳喂哺次数最好不少于每日 3 次。以防母乳分泌减少。

（三）人工喂养

用牛乳、羊乳等或其他代乳品完全代替母乳喂哺婴儿的方法，称为人工喂养。最常用的代乳品是牛乳，其次为羊乳。目前以模仿人乳强化营养素的婴儿配方奶粉在国内外应用最广。

考点：混合喂养、人工喂养的概念。

1．乳类及代乳品

（1）鲜牛乳：牛乳是最常用的代乳品。牛乳中蛋白质含量虽较人乳为高，但以酪蛋白为主，形成的乳凝块较大，不易消化；脂肪含量与人乳相似，但含不饱和脂肪酸少，脂肪球大，又无脂肪酶，较难消化吸收；牛乳含乳糖少，主要为甲型乳糖，易造成大肠埃希杆菌生长；矿物质含量多，可降低胃酸浓度，及加重肾负担，且含磷高，钙磷比例不适，不利于钙的吸收；缺乏各种免疫因子，且容易被细菌污染。因此在应用时需要调配。牛乳和人乳的主要成分比较见表 4-1。

表 4-1 牛乳和人乳的主要成分比较（g/L）

	蛋白质	酪蛋白	白蛋白	脂肪	糖
牛乳	35	30	5	37	46
人乳	12	2.4	9.6	38	68

1）鲜牛乳的配制：鲜牛乳经过稀释、加糖、煮沸可改变性质，有利于消化。

稀释：加水或米汤，降低酪蛋白的含量，应根据婴儿月（周）龄给予不同程度的稀释。生后不满 2 周者可采用 2 ：1 奶（2 份牛奶中加 1 份水）；以后随婴儿消化能力的不断增强，逐渐过渡到 3 ：1 或 4 ：1 奶，满月后即可用全奶。

加糖：牛乳中糖含量较低，通过另外加糖，使三大供能物质达到正常比例，有利于吸收。一般每 100ml 牛乳中加 5 ～ 8g 糖。

灭菌：煮沸 3 ～ 4 分钟达到灭菌目的，同时使凝块变小，有利于消化。

2）牛乳量计算：以每日所需总能量和总液量计算。婴儿每日需总能量 110kcal/kg，需水量 150ml/kg。100ml 牛奶产热 66kcal。含 5% ～ 8% 的糖牛奶供能 86 ～ 98 kcal（约 100 kcal）（376 ～ 418kJ）。一般小儿全日鲜牛乳喂哺量以不超过 800ml 为宜，能量不够时可增补辅助食品。

例如：某 3 个月婴儿，体重 5kg，给 5% 的糖牛奶的配算方法

每日需要总能量：110kcal/kg × 5=550kcal

100ml 牛奶加 5g 糖所得能量：66+4 × 5=86kcal

每日需用牛乳总量（X）：100 ：86=X ：550

x=640ml

每日需水量：150 × 5=750ml

牛乳以外需水量：750 － 640=110ml

将全日牛乳量及水分次喂哺。

（2）牛乳制品

1）婴儿配方奶粉：全脂奶粉经加工处理使之接近人乳，适合于婴儿的消化功能和肾功能。即模拟人乳的特点，调整白蛋白与酪蛋白的比例；用不饱和脂肪酸代替饱和脂肪酸；提高糖量到人乳水平；降低矿物质的含量，调整钙磷比例；补充适量的维生素和矿物质。可直接加水使用，按年龄选用。在不能母乳喂养时，配方奶粉是优先选择的乳类来源。合理的奶粉调配在保证婴儿营养摄入中至关重要。浓度和量按这种配方乳品的说明进行。一般市售配方奶粉配有统一规格的专用小勺，如一勺盛 4.4g 奶粉的专用小勺，一勺奶粉宜加入 30ml 温开水。

2）全脂奶粉：由鲜牛奶经加工处理后，制成干粉，较鲜牛乳易消化并减少过敏的可能性，且便于贮存。按重量 1 ∶ 8（1 克奶粉加 8 克水）或按容量 1 ∶ 4（1 勺奶粉加 4 勺水）稀释即调配成鲜牛奶的浓度。

3）蒸发乳：鲜牛乳加热蒸发浓缩 50% 容量制成，食前加等量开水，即成全脂牛乳，目前已较少应用，常用于胃容量小而营养素需要量大的低体重新生儿。

4）其他乳类和代乳品：羊乳其成分与牛乳相仿，但它缺乏叶酸，维生素 B_{12} 含量也少，长期食用易致营养性巨幼红细胞性贫血。其他代乳品如豆浆、豆浆粉等，适用于奶类制品获得困难的地区或对牛乳蛋白过敏的小儿。

知识链接

全脂奶粉

液体奶中脂肪含量为3.5%，通过喷雾、冷凝、滚筒干燥，乳汁很快成了粉末，再用奶粉调制成乳有很多优点，但一旦打开接触空气后不可保存。

2．人工喂养的注意事项

(1) 选用合适的奶嘴：奶嘴的软硬度适宜，奶嘴孔的大小以奶瓶盛水倒置时液体呈滴状连续滴出为宜。

(2) 测试乳液的温度：乳液温度与体温相似。用乳汁滴在成人手腕腹面测试温度，无过热感，则表明温度适宜。

(3) 哺喂过程：哺喂时斜抱起小儿，奶瓶始终保持斜位，使奶嘴充满乳汁，避免在吸奶同时吸入空气。喂哺完毕轻拍小儿后背，促使其将吞咽的空气排出。

(4) 加强食具卫生：乳液调配若无冷藏条件，应分次配制。所有用具每次用后均要洗净、消毒。

(5) 合理调整乳量：人工喂养奶量不宜过多或过少。过多可引起肥胖，过少营养不良。长期将牛乳冲的过稀，或加糖太多，使蛋白质不足，易发生营养不良。小儿的食量个体差异很大。小儿获得合理喂养的标志是发育良好，二便正常，食奶后安静。

考点：牛乳与母乳的区别及牛乳的配制方法。

(四) 辅助食品的添加

4个月以上的婴儿，单纯母乳喂养已不能满足其生长发育需要。一般在每天乳量达1000ml或每次哺乳量超过200ml时，应添加辅助食品，以保障婴儿的健康。

1．添加原则　遵循由少到多、由稀到稠、由细到粗、由一种到多种的原则。

2．注意事项　辅助食品的添加应在小儿身体健康时进行。天气炎热或患病期间，应减少辅食量或暂停辅食，以免造成消化不良。应逐渐增量，3～4日或1周后待小儿适应了再添加另一种。单独制作，不要以成人食物代替辅食，以保证质量。每次添加新辅食后，要密切观察小儿的大便有无异常，以掌握其消化情况。

3．添加顺序

(1) 1～3个月：水状食物为主，供给富含维生素C的液体，如水果汁、菜汤以及鱼肝油制剂。无论人工喂养或母乳喂养，自出生后2～3周起每日服维生素D400IU预防剂量，可连续服用2～3年。如配方乳喂哺，此乳以强化维生素A、D，可酌量减少剂量。阳光充足的季节多晒太阳，使其皮内的7-脱氢胆固醇得到紫外线照射自制维生素D供婴儿所需，避免发生佝偻病。3～4周供给富含维生素C的果汁，如水果汁、菜汤。开始喂时可用温开水稍稀释，从1汤匙开始，习惯后喂原汁。水果洗净消毒后挤汁。菜叶沸水滚至5分钟，用匙挤压出汁至汤水中，去渣即成菜水，可喂婴儿。

(2) 4～6个月：泥状食物为主，如水果泥、菜泥、鱼泥、米汤、稀粥、蛋黄、豆腐、动物血。6个月前以乳汁为主，可在哺乳后添喂少量米糊，不影响母乳量为标准。足月新生儿肝含多量铁，5 ～ 6 个月渐次告竭，须自满 4 个月授以富含铁质的食品。如动物血、蛋黄及鱼类可提供铁锌等微量元素，可洗净煮熟捣切成泥。渐增至每日 1 ～ 1.5 汤匙。先单独喂，后加入米糊粥面中同食。蔬菜洗净去皮切碎，在沸水中滚煮 3 ～ 5 分钟取出，用匙捣烂成泥。初食每日 1/2 茶匙，渐增至每日 1 ～ 2 汤匙。先单独喂，后加入米糊粥面中同食。果泥，香蕉用匙压捣成泥，刮苹果肉成泥，初食 1/2，渐增至每日半只到一只水果。

(3) 7 ～ 9 个月：末状食物为主，如菜末、肝末、肉末、粥、烂面、馒头片或饼干。婴儿大便中可见菜叶残渣属正常，仍可继续喂食。不宜被动喂食或强迫孩子。6 ～ 7 个月起，可试食馒头干片、烤面包片或松脆的饼干，可以促进乳牙萌出，并可训练用手抓取自食，学习咀嚼固体食品。

(4) 10 ～ 12 个月：碎软食物为主，如碎肉、碎菜、稠粥、软饭、挂面、豆制品、带馅食品等。一般小儿不宜进食太甜的饮食，一般不宜放入过多盐或味精，婴儿食物应偏清淡，成人常不觉咸味。

考点：辅食添加的原则及顺序。

二、儿童、少年的膳食安排

(一) 幼儿期膳食

幼儿生长发育快，乳牙逐渐出齐，咀嚼及消化能力渐渐成熟。食物需多样化，注意粗、细、荤、素搭配，制作要细、软、碎，易于咀嚼，便于消化。以每日 3 餐加 2 ～ 3 次点心或（和）乳品为宜，即“三餐两点”制。注意养成孩子的良好饮食习惯，定时进餐、不挑食、不吃零食等。

(二) 学龄前期膳食

注意合理烹调，饮食卫生。与成人饮食接近，食品制作尽量多样化，食谱要经常更换，以促进小儿食欲。一日 3 次正餐，午睡后可加 1 次点心。

(三) 学龄期膳食

食物种类同成人，蛋白质的供给应优质够量，以增强理解力和记忆力。早餐应吃好吃饱，以满足上午学习集中、脑力消耗多及体力活动量大的需求。每日除三餐外，提倡课间加餐，进食牛奶或豆浆与点心。

(四) 青春期膳食

注意养成良好的饮食习惯。青春期少年体格发育又进入高峰时期，尤其肌肉、骨骼的增长突出，各种营养素如蛋白质、维生素及总能量的需要量增加。同时注意维生素、钙、铁、碘等微量元素的供给，以满足生长需要及预防青春期贫血和单纯性甲状腺肿。

小结	能够供给人体能量的三大营养素即蛋白质、脂类和碳水化合物。生长是小儿特有的能量需要。营养素包括产能营养素与非产能营养素。 1 岁以内婴儿每日约需能量 460 kJ/kg（110kcal/kg），以后每增加 3 岁减去约 42 kJ/kg（10kcal/kg），15 岁时为 250 kJ/kg（60kcal/kg）。婴儿每日需水约 150ml/kg。 婴儿喂养的方式有母乳喂养、混合喂养及人工喂养三种。母乳喂养的优点包括：①营养丰富，比例合适，易于消化吸收；②增强婴儿免疫力；③母乳有利于婴儿脑的发育；④良好的心理 - 社会反应；⑤喂哺简便；⑥有利于母亲身体健康。故母乳是 6 个月以下的婴儿最佳的天然食品，应大力提倡母乳喂养。最常用的代乳品是牛乳，鲜牛奶难消化，含糖少，易污染，在调配时应经过稀释、加糖、煮沸来纠正其缺点。目前以模仿人乳强化营养素的婴儿配方奶粉在国内外应用最广。掌握乳量的计算方法。 辅助食品添加遵循由少到多、由稀到稠、由细到粗、由一种到多种的原则。

（尚庆娟）

第五章　住院患儿的护理

学习目标	
学 习 目 标	1. 归纳儿科常用护理技术目的、操作步骤和注意事项；归纳与小儿沟通技巧。 2. 说出小儿健康评估的特点与护理。 3. 知道儿科医疗机构的设施。

儿童正处于生长发育的重要阶段，患病和住院不仅给小儿的身体带来痛苦，而且容易造成其身心创伤，为减轻儿童住院的压力，护士应了解住院对患儿及其家庭的影响，在患病儿童住院期间给予全面的身心护理。

在一般医院中，儿科医疗机构包括儿科门诊、儿科急诊及儿科病房 3 部分。由于小儿抵抗力较成人低，而综合医院中成人患者较小儿多，因此，为防止交互感染，儿科门诊、急诊应设在一层楼的一角，有单独的出入口、挂号处、药房及化验室等设施。儿科病房的设置应在较安全的地点。

第一节　儿科医疗机构及护理管理

儿科医疗机构在我国有三种形式：儿童医院、妇幼保健院及综合医院中的儿科。其中以儿童医院设置最合理、全面，包括内、外及五官科等各科。

一、儿科门诊

（一）设置

1．预诊室　是儿童医疗机构特有的部门。早期筛查传染病，避免交叉感染和协助患儿家长选择就诊科别，并根据患儿病情的急、重、缓、轻给予适当安排。同时争取危重患儿的抢救机会。预诊处应设在儿童医院内距大门最近处或综合医院儿科门诊的入口处。应设有两个出口，一个通向门诊候诊室内，另一个通向传染病隔离室。隔离室内备有消毒、隔离设备，如紫外线灯、洗手设备、隔离衣等。

预诊室主要以简单扼要的问诊、望诊及体检方式，在较短的时间内根据主要的病史、症状，迅速做出判断，以避免因患儿停留过久而发生交叉感染。当遇有急需抢救的危重患儿时，预诊护士要立即护送至急诊室抢救。因此，预诊工作要求动作迅速，处理果断，人员要求责任心强，经验丰富，决断能力强。

2．门诊部　设挂号处、体温测量处、候诊室、诊查室、注射室、治疗室、饮水处、盥洗室。各室的布置应符合儿童心理特点，如室内放置玩具、张贴图画，营造使患儿欢乐的气氛，消除患儿的恐惧心理。

3．传染病隔离室　室内除应有的检查床、桌、椅及必要的检查用具外，必须备有隔离衣及针对不同传染病的消毒设施和洗手设备。隔离室最好分为互不相通的几间，分别诊治不同的传染病。若仅设一间则在同一时间内只可诊治同种传染病患儿。当患儿离去后，室内必须经消毒处理后方可诊治另一传染病种患儿。

发热儿童在就诊前需到体温测量处测试体温。如体温高达 39℃以上者，应酌情给予退热处理，并优先安排就诊，以防发生高热惊厥。由于儿童就诊多由家长陪伴，候诊室设置应宽敞明亮、空气流通，有足够的候诊椅，并设有病床供包裹患儿使用。应设多个诊查室，室内设有诊查桌、椅、诊查床及洗手设备。化验室应设在诊查室附近，便于患儿化验检查。

考点：儿科门诊的设置。

（二）儿科门诊护理管理

儿科门诊的特点之一是陪伴就诊的人数较多，故门诊人员的流动性较大。根据这一特点，门诊在护理管理上应做好以下几个方面的工作。

1．保证就诊秩序有条不紊　护理人员要做好就诊前的准备、诊查中的协助及诊后的解释工作。合理安排，组织管理，提高就诊质量。

2．密切观察病情变化　儿童病情变化快，门诊各岗位护理人员在预诊及门诊整个诊治过程中应经常巡视就诊患儿面色、呼吸、神态等变化，发现病情突变者，应及时处理。

3．预防院内感染发生　制定并执行消毒隔离制度，严格遵守无菌技术操作规程。及时发现传染病的可疑征象，并予以处理，消除可能使患儿感染的各种机会。

4．杜绝差错事故　严格执行核对制度，在给药、注射、测量等各项工作中一丝不苟，严格执行各项操作规程，杜绝在工作中出现事故差错。随时注意小儿安全，防止发生意外事故。

5．减轻患儿及家属的焦虑　重病患儿及其家长常常会表现出焦虑不安的情绪，门诊护士应理解他们的心情，给予情感上的支持，以和蔼温馨的话语、诚挚的态度，积极提供护理。在做各种护理治疗和检查前，向家长及患儿解释清楚，减轻他们的不安并争取合作。

6．提供健康教育　为就诊儿童和家长提供健康教育指导是门诊护士的基本职责。根据季节、疾病流行情况进行卫生宣教。同时为家长提供促进小儿生长发育、合理喂养及儿科常见病的预防和早期发现的知识。

考点：儿科门诊护理管理。

二、儿科急诊

（一）设置

儿科急诊是抢救患儿生命，对各科危重患儿进行初步诊治的重要场所，待病人病情稳定后才能转入病房。因此儿科急诊中应设有诊查室、抢救室、治疗室、观察室、隔离观察室。

1．抢救室　内设病床 2 ～ 3 张，配有人工呼吸机、心电监护仪、气管插管用具、供氧设备、吸引装置、雾化吸入器等必要的设备。治疗用具包括各种穿刺包、切开包、导尿包等。室内放置抢救车一台，备有常用急救药品、物品、记录本及笔，以抢救危重症时需要。

2．观察室　设有病床及一般抢救设备，可备有供氧和吸引装置、婴儿暖箱等。还可备有医嘱本、护理记录单及病历记录。如有条件可装备监护仪器。

3．治疗室　应设有治疗床、药品柜、注射用具、各种治疗、穿刺用物及各种导管等。

4．小手术室　除一般手术室的基本设备外，应准备清创缝合小手术、大面积烧伤的初步处理、骨折固定、紧急胸或腹部手术等器械用具及抢救药品。

考点：儿科急诊的设置。

（二）儿科急诊护理管理

1．急诊抢救的五要素　人、医疗技术、药品、仪器设备及时间是急诊抢救的五要素，其中人起主要作用。急诊护士应有高度的责任心，熟练掌握小儿各种急诊抢救的理论与技术，做到专业技术精湛。

2．执行急诊岗位责任制度　坚守岗位，随时做好抢救患儿的准备。经常巡视，及时发现患儿病情变化并处理。对抢救设备的使用、保管、补充、维护等应有明确的分工及交接班制度。

3．建立并执行各科常见急诊的抢救护理常规　组织护理人员学习、掌握各科常见疾病的抢救程序、护理要点，在熟练掌握护理常规的基础上，不断提高抢救效率。

4．加强急诊文件管理　急诊应有完整的病历材料，记录患儿就诊时间、一般情况、诊治过程等。紧急抢救中遇有口头医嘱，须当面复述确保无误后执行，并及时补记于病历上。

考点：儿科急诊护理管理。

三、儿科病房

（一）设置

1．护士站与医生值班室　设在病房中间，靠近重症监护室，以便观察和抢救危重患儿。

2．病室　小儿病房最适宜的床位数是 30 ～ 40 张。设有大、小两种病室。每间大病室内放置 4 ～ 6 张床；小病室放 1 ～ 2 张病床，作为观察、隔离之用。床与床之间距离为 1m，床与窗台的距离为 1m，一个床单位占地 $2m^2$，床边设床栏，窗外设有护栏；各病房之间以玻璃隔开，以便医护人员观察患儿病情变化，患儿也能相互观望，减轻孤独感。每间病室设有洗手设备及照明装置。

3．重症监护室　收治病情危重、需要观察和抢救者。室内放有各种抢救设备，待患儿病情平稳后可转入一般病房。

4．治疗室　室内设治疗桌、治疗车、药柜、器械柜、冰箱等。分为内、外两小间，各种注射和输液的准备工作在外间进行，将穿刺、取血、换药等安排在内间操作。既严格无菌操作又减少了对其他患儿造成的恐惧。

5．配膳（奶）室　为方便营养部门将准备好的患儿食品送入病房，配膳（奶）室最好设在入口处。室内配备消毒锅、冰箱、配膳桌、碗柜及分发膳食用的餐车。如为营养部门集中配奶，应另配加热奶的用具。

6．游戏室　供住院患儿游戏、活动时使用。摆设与患儿高度适应的桌椅、易清洁的玩具和图书，有条件的医院可放置电视机。室内光线充足，地面采用防滑易清洁消毒的材料。

7．盥洗室、厕所、浴室　厕所的便池或坐便器及浴池的设施均应适应患儿的需要，注意安全。浴室要宽敞，浴池宜浅而宽，便于小儿出入及护士协助患儿沐浴。厕所应有门，但勿加锁，以防发生意外。

8．杂物间　室内有便盆、便壶、污水池、污衣袋、大水池（浸泡各种需消毒用品），分类垃圾桶或垃圾通道等。

此外，病房需设有库房、值班室、仪器室等；规模较大的医院病房还应设家属接待室、新病人入院观察室、危重监护室、早产儿培养室、隔离室和 1 ～ 2 间备用病房（供临时隔离或空气消毒时轮换使用）。

考点：儿科病房的设置。

（二）儿科病房护理管理

1．环境管理　病房环境要适应儿童心理、生理特点，可张贴患儿熟悉的卡通画，以动物形象作为病房标记。病房窗帘及儿童被服采用颜色鲜艳、图案活泼可爱、舒适的布料制作。新生儿与未成熟儿病室一定要有照明，以便观察；患儿病室夜间灯光应较暗，以免影响睡眠。室内温、湿度依据患儿年龄大小而定（表 5-1）。

表 5-1　不同年龄小儿适宜的温、湿度

年龄	室温	相对湿度
新生儿	22 ～ 24℃	55% ～ 65%
婴幼儿	20 ～ 22℃	55% ～ 65%
年长儿	18 ～ 20℃	50% ～ 60%

2．生活管理　患儿的饮食不仅要符合疾病治疗的需要，也要满足其生长发育的要求。食具由医院供给，做到每次餐后进行消毒。医院提供式样简单、布料舒适柔软的患儿衣裤，经常换洗，保持清洁。根据患儿不同的年龄、疾病与病情决定其活动与休息的时间。建立有规律的生活制度，帮助患儿消除或减轻因住院而出现的心理问题。

3．安全管理　室内一切设施均应考虑患儿的安全。好动、好奇心强且无防范意识是小儿的共同特点。因此病房安全管理的内容广泛，无论是设施还是日常护理的操作，都要全面考虑患儿的安全问题，防止出现意外，如防止跌伤、烫伤、误饮误服。药柜要上锁。禁止患儿去杂物室、配膳室，以免沾染污物和烫伤。测量体重、身长时要将患儿扶好，患儿在检查床上时，要始终有人守护。病房中的消防、照明器材，应有固定位置，非常出口要保持通畅。

4．预防感染　小儿在患病期间机体抵抗能力下降，易发生各种感染，应给予高度重视，积极预防。严格执行消毒隔离制度。按时进行空气和地面的消毒，做好陪伴家属及探视的管理工作。

5．家属管理　为了防止交叉感染，保持病室清洁、整齐，应制定合理的探视制度。护士应向患儿家属耐心介绍及解释患儿的病情，宣传、讲解有关患儿疾病的基础知识及预防知识。对有危险的、发出噪声的、不易消毒的玩具不要带入病房。

考点：儿科病房护理管理。

知识链接

怎样防止小儿坠床

小儿床的四周要有围栏，当小儿在床上睡觉或玩耍时，应注意拉好床栏；床栏的插销应安装在小儿摸不到的地方。2 ~ 3 岁的幼儿已经学会登梯爬高，很可能越过床栏。所以，为了安全，不要让小儿单独在床上玩，即使是睡觉，也应有人在旁看护。

第二节　儿科健康评估的特点

随着健康观念和现代医学模式的转变，为患儿实施系统化、个体化的整体护理，是儿科护理工作者面临的重要任务。人是一个身心结合的整体，患儿和成人患者一样，其健康同样面临生理和心理反应。通过运用护理程序的方法开展儿科护理，能大大提高儿科护理质量。对于儿科护士，可促使其懂得对各种不同疾病的患儿应给予不同的关心和爱护，并可培养护士独立思考与逻辑思维的能力，使护士在执行护理措施时更准确有效，同时对护士专业水平的提高也有促进作用，更加体现了儿科护理的专业性和科学性。因此，儿科健康评估在很多方面与成人都有不同。

小儿时期是不断生长发育的动态变化时期，无论在心理，还是在生理方面均不成熟，特别容易受环境影响，使自身的生理功能发生变化。因此，在评估小儿的健康状况时，要掌握小儿的身心特点，运用多方面知识，以获得全面、正确的主客观资料，为制订护理方案打下良好基础。

一、收集资料

收集资料是护理评估的起始阶段，是护理程序的基础。资料获取可来自患儿本人、家长与照顾者、其他医务人员、病案记载及医疗和护理的有关文献资料等。一种是主观资料，系患儿的主诉，如年长儿诉头痛、畏寒等，多为患儿本人的感觉；另一种为客观资料，是别人观察到的患儿的症状及检查到的体征，如体温 39.5℃、肠鸣音亢进、伤口有渗出、局部有包块等。儿科护士应首先了解患儿的情况，收集与患儿疾病有关的资料。

收集资料的方式有交谈、观察、体格检查及阅读与患儿相关的病史资料。

1．交谈　儿科护士通过与患儿、家长、其他照顾者交谈，了解患儿的疾病情况。

（1）一般状况：包括患儿姓名、性别、年龄（新生儿记录日龄，婴儿记录月龄，年长儿记录到几岁几个月）、出生时期、民族、入院日期、通讯地址、联系电话。

（2）主诉、现病史：主诉即来院诊治的主要原因及发病经过。现病史指按疾病症状出现的先后顺序，了解发病情况、症状特征。如这次患病情况，包括发病时间、主要症状（包括其他系统和全身的伴随症状）、发病和发展、严重程度、部位性质等及检查治疗情况。

（3）既往史：包括出生、喂养、生长发育、免疫接种、既往健康史、过敏史、日常活动及心理 - 社会史。

1）出生史：患儿系第几胎、第几产，是否足月、早产或过期，其母孕期情况及分娩方式，出生体重、身长，有无窒息、产伤、Apgar 评分等。对新生儿及婴儿尤应详细了解。

2）喂养史：患儿自婴儿期的喂养方式，是母乳喂养还是人工喂养，辅食添加及断奶情况，近期进食的种类、餐次、食欲、大小便情况等。有无挑食、偏食、吃零食等不良饮食习惯。

3）生长发育史：了解患儿生长发育情况，体格生长指标如体重、身高、头围、胸围、腹围等增长情况；语言、动作及神经精神方面的发育情况。如前后囟门闭合时间及乳牙萌出时间、数目；会抬头、独坐、站、走路及会说话的时间；会笑、认人、控制排尿、排便时间。

4）免疫接种史：包括所有的疫苗是否按时接种的记录，接种后有无不良反应。

5）既往健康史：曾患何种疾病，既往住院史、传染病史、药物及食物过敏史、预防接种情况。曾患疾病的治疗情况，治疗结果。

6）过敏史：是否有过敏性疾病，有无对药物、食物或某种特殊物质（如植物、动物或纤维）的过敏史，特别应注意患儿的药物过敏史。

7）日常活动：主要包括饮食、睡眠、排泄、清洁习惯及自理情况，是否有特殊行为习惯。

8）心理 - 社会支持状况：了解患儿神经心理的发育水平如感知、运动、语言和心理过程及性格；了解患儿在学校的表现、不良习惯和家庭环境；了解其自我概念、适应技能等。

（4）注意事项：采集健康史时，要采取耐心听取与重点提问相结合的方法，精神集中，注意倾听，不随意打断家长的诉说，不使用暗示语言引导家长做出护理人员期待的回答。对年长患儿可让其补充叙述病情，以取得直接的感受。询问时避免使用医学术语，态度要和蔼，取得对方的信任，以获取准确的、完整的资料，为护理诊断提供可靠的依据。当患儿病情危重时，应重点简要地问明主要病史，边询问边检查和抢救，以免耽误救治，详细的病史采集可在患儿病情稳定后进行。

2．护理观察　患儿入院后，护士应通过视、听、触、嗅等感觉器官随时观察其身心状况，以收集有关资料。视诊可了解患儿身体特点、面部表情、行为表现、步态、姿势等。通过听觉，了解患儿是否有喘息、呼吸道是否有痰液阻塞、哭声是否无力等。通过触觉，感觉皮肤的温、湿度及器官的大小变化。通过嗅觉，了解排出物的气味等。由于小儿的言语表达有限，儿科护理观察在护理健康评估中尤其重要。

3．护理体检　目的是通过对患儿身体进行全面检查，对患儿在身心、社会方面的功能进行评估，为制定护理计划提供依据。内容和方法如下。

（1）一般测量：包括体温、血压、脉搏、呼吸、身长、体重，必要时测量头围、胸围等。

1）体温：测量方法视小儿年龄和病情而定。年长儿可测口温，37.5℃以下为正常；小婴儿可测腋温，36 ～ 37℃为正常；肛温最准确，但对小儿刺激大，36.5 ～ 37.5℃为正常。

2）呼吸、脉搏：应在小儿安静时测量，呼吸频率可通过听诊或按小腹起伏计数，还可用少量棉花贴近患儿鼻孔边缘，观察棉花纤维扇动计数。除呼吸频率外，呼吸节律及深浅度也应注意。年幼儿腕部脉搏不易扪及，可计数颈动脉或股动脉搏动，也可通过心脏听诊测得。各年龄小儿呼吸、脉搏正常值见表 5-2。

表 5-2　各年龄小儿呼吸、脉搏次数（每分钟）

年龄	呼吸	脉搏	呼吸：脉搏
新生儿	40 ～ 45	120 ～ 140	1 ：3
1 岁以下	30 ～ 40	110 ～ 130	1 ：3 ～ 1 ：4
2 ～ 3 岁	25 ～ 30	100 ～ 120	1 ：3 ～ 1 ：4
4 ～ 7 岁	20 ～ 25	80 ～ 100	1 ：4
8 ～ 14 岁	18 ～ 20	70 ～ 90	1 ：4

3）血压：不同年龄小儿选用的血压计袖带宽度不同，宽度应为上臂长度的2/3，新生儿及小婴儿可用简易潮红法或多普勒超声诊断仪测定。不同年龄血压正常平均值可用公式推算：收缩压（mmHg）= 80 +（年龄 ×2），舒张压为收缩压的2/3。

（2）一般情况：营养状况，面容、神态，对外界刺激的反应，体位、步态，哭声，语言的流畅、清晰程度及病后的情绪反应等。

（3）皮肤及毛发：皮肤颜色、弹性、温度、湿润度，皮下脂肪厚度，有无皮疹、出汗、淤点、脱屑、色素沉着；毛发颜色、光泽、有无干枯、易折、脱发。

（4）淋巴结：检查耳前、耳后、枕部、枕后、颈部、腋窝、腹股沟等部位的浅表淋巴结。注意大小、数目、质地、活动度及有无压痛等。

（5）头部

1）头颅：注意检查头颅大小、形状，有无方颅，颅缝是否闭合或增宽、有无颅骨软化；囟门是否闭合，并测其大小，注意紧张度，是否膨隆和凹陷；有无血肿、产瘤、颅骨缺损等。

2）眼：眼裂是否对称，眼睑有无水肿，眼球活动情况、有无突出，结膜有无充血，角膜有无浑浊、溃疡，有无流泪、分泌物，巩膜有无黄染，瞳孔大小、对称性及对光反射。眼部应注意有无结膜干燥斑、疱疹性结膜炎以及角膜浑浊及溃疡。

3）耳、鼻：有无畸形及分泌物，有无外耳道牵拉痛，乳突有无红肿、压痛，注意耳部有无流脓。有无鼻腔分泌物、出血，呼吸是否通畅，有无鼻翼扇动，鼻旁窦有无压痛。

4）口腔：嘴唇有无苍白、发绀、湿润、干燥，有无张口呼吸、口角糜烂，牙龈、颊黏膜有无充血，口腔黏膜有无麻疹黏膜斑或溃疡、鹅口疮；有无舌大、伸舌、喜弄舌；牙齿数目，有无龋齿。

（6）颈部：外观是否正常，有无斜颈，活动是否自如，气管位置是否居中，颈静脉有无怒张，甲状腺的大小情况。

（7）胸部

1）胸廓：新生儿胸廓为桶形，年龄渐长，横径增加较快，2岁时横径大于前后径；10岁时胸廓与成人相同。婴儿肋骨横置呈水平位，膈肌位置较高，2岁后肋骨逐渐形成斜位。检查胸部应注意其形状，有无鸡胸、漏斗胸、肋骨串珠、郝氏沟，有无前区膨隆或其他畸形等。

2）肺部：视诊呼吸频率、节律，有无呼吸困难和呼吸深浅改变；触诊语颤有无改变；叩诊有无异常浊音、鼓音或实音；听诊呼吸音是否正常，有无啰音（性质、部位）。

3）心脏：视诊心前区有无隆起，心尖搏动位置、范围、性质；触诊有无震颤；叩诊心界大小；听诊心率、节律、心音强度，有无杂音。

（8）腹部：视诊大小形状，腹壁有无静脉曲张，有无脐疝，能否见到蠕动波和肠形，新生儿注意脐部有无出血、分泌物、炎症；触诊腹壁紧张度，有无压痛或肿块，肝、脾有无肿大及压痛，正常小儿肝在肋下1 ～ 2cm处可扪及，柔软无压痛。叩诊有无移动性浊音；听诊肠鸣音是否正常。

（9）外生殖器与肛门：外生殖器有无畸形，男孩有无隐睾、鞘膜积液、包茎、疝气；女孩外阴有无异常分泌物；肛门有无畸形、肛裂及直肠脱垂。

（10）脊柱与四肢：脊柱有无畸形、压痛，活动有无障碍；四肢外形有无异常，运动是否受限；肌张力是否正常。

（11）神经反射：正常的生理反射是否存在；有无病理反射；新生儿需另外检查拥抱反射、吸吮反射。

护理体检时应注意：①室内应安静、光线明亮、温度适宜；②按小儿年龄及所需检查部位采取合适的体位、姿势；③检查者的手应清洁、温暖，态度和蔼，动作轻柔；④根据小儿的年龄特点及耐受程度对体检的顺序进行适当调整；对急诊及被抢救的患儿，先重点检查生命体征及与疾病有关的部位，边检查、边抢救，全面的体检等病情稳定后再进行。

4．阅读　查阅与患儿疾病有关的医学资料、医疗病历及其他与护理评估有关的记录。

二、护理诊断

将收集的所有资料，进行综合评估，确定患儿目前主要的健康问题，做出护理诊断，以便制定下一步的护理计划，也是护士为达到预期目标选择护理措施的基础，而预期目标是由护士负责制定的。护理诊断应符合目前通用的北美护理诊断协会（NANDA）的148项护理诊断。

在为患儿做护理诊断时，应考虑：①由于患儿正处于生长发育的过程中，做患儿的护理诊断既要考虑疾病造成的健康问题，也要考虑患儿是否存在生长、发育异常。②由于小儿不能准确自述病情，缺乏自理能力，需要依靠照顾者叙述病情，在患儿生病后，因家长知识缺乏而直接影响对患儿的健康照顾，因此，护理诊断就包括家长关于患儿所患疾病认知的诊断。

三、护理计划

护理计划是针对护理诊断制定的具体护理措施，是护理行动的指南。制定护理计划是为了指导护理行为，也为记录患儿的病情变化提供了文字材料，同时也是医护人员之间相互沟通的工具。护理计划的制订程度如下：

1．设定优先次序　一个患儿可能有一个或几个护理诊断，须根据轻、重、缓、急排列优先次序。首先确定对患儿生命有威胁的、需要立刻采取行动的问题，如不能维持自主呼吸、严重体液不足等。可按照马斯洛的人类基本需要层次论进行排列，优先解决患儿的生理需要。如呼吸困难的患儿，首先应保持其呼吸道通畅，给予氧气吸入，满足患儿对氧气的基本生理需要，维持其生命。其次在无原则冲突的情况下，可考虑其他需要。现存的问题优先处理，但不要忽视潜在的、有危险性的问题。

2．设定预期目标（预期结果）　是指病人在接受护理后，期望其能达到的健康状态。目标要具体，如患儿能够完成的行为，该行为必须是可观察到的并可以测量。如患儿2周后可拄着拐杖走路；住院期间无皮肤破损。另外，目标有远期和近期之分。

3．设定计划（选择护理措施）　设定预期目标后，护士要根据患儿的病情制定相应的具体护理措施，以达到特定的预期结果。一个预期目标需要制定几项护理措施来完成。如发热患儿确定的预期目标是患儿体温恢复正常，则护理措施为：①密切观察体温变化，体温超过38.5℃给予物理降温或遵医嘱给予药物降温，防止发生惊厥；②保证充分的水分及营养供给。此外，计划中还应包括对患儿及家长进行健康教育的内容，教会患儿及家长用以维持或重获最佳健康状况的知识技能。

四、实施计划

实施计划，是将设定的各项措施用于护理实践的具体行动。实施包括各式各样的护理活动。护士在实施过程中扮演多种角色，既是决策者、实施者又是教育者、组织者。在实施过程中，护士还要继续收集资料，评估患儿的健康状况和对护理措施的反应，随时进行调整。要及时书写护理记录，包括护理活动的内容、时间及患儿及家长的反应。儿科护士应具有灵活的应变能力，能根据患儿的病情变化随时调整护理计划，儿科护士应具备丰富的业务理论知识、熟练的护理技术及良好的人际关系，实施结果是评价实施者能力的标准。

五、护理评价

护理评价是将患儿的健康状况与设定的护理目标进行比较的一项护理活动，是护理程序的最后一个阶段。可以了解患儿是否达到预期目标，患儿的需求是否得到满足。虽然是最后一个步骤，但实际上评价在护理过程中一直存在，因为在每一项护理措施的进行中，护士一直不断在进行早期评价，最后一步的评价是一个全面的检查。评价按实现程度分目标完全实现、目标部分实现、目标未实现。若发现目标部分或未实现应考虑下述问题，如收集资料是否充足，护理诊断是否确切，预期目标是否恰当。找出问题后，要在工作上加以改进，或重新收集资料，重新评估，重新制定符合患儿病情的护理程序并实施。

[附] 儿科护理个案书写

个案背景资料：患儿，女，7 岁，1 个月前体检时发现血压升高，140/90 mmHg（18.7/12 kPa），同时出现眼睑轻度水肿，无头痛、恶心、呕吐、眼花、视物模糊，来院就诊，临床诊断为急性肾小球肾炎收治入院。患儿半月前曾患扁桃体炎，无手术外伤史、哮喘发作史及传染病史，按时预防接种，无过敏史，否认家族遗传病史。

【护理评估】

1．简要护理体检

（1）生命体征：体温 37℃（根据评估时间）；脉搏 80 次 / 分钟；呼吸 22 次 / 分钟；血压右上肢 140/90 mmHg（18.7/12 kPa），左上肢 120/110mmHg（16/14.7 kPa）（根据病情需要测）。

（2）神志清。

（3）根据病情检查： ① 心率 80 次 / 分钟，律齐无杂音；② 腹部柔软，对称，无压痛、反跳痛和肌紧张；③ 口腔黏膜完整，无溃疡、出血点及真菌感染；④ 皮肤黏膜完整，足踝部呈非凹陷性水肿（+），无皮疹、紫癜及蜘蛛痣。

（4）重要阳性体征及相关体征（提出与本病有关的两个体征）：① 血压右上肢 140 / 90 mmHg（18.7/12 kPa），左上肢 120/110mmHg（16/14.7 kPa）；② 足踝部呈非凹陷性水肿（+ ）。

2．主要辅助检查（提出与本病有关的 2 个实验室检查）

尿蛋白：(+ ～ +++)。

血常规：白细胞计数为 13×10^9/ L ，血沉快。

3．目前治疗情况

低盐、低蛋白饮食。

静脉补液：5% 葡萄糖、青霉素。

其他：口服利尿剂，记 24 小时出入液量。

4．生活习惯

饮食：低盐、低蛋白饮食。

睡眠：好，9 ～ 10h/d ；卧床休息。

排泄：大便正常，小便量少；记 24 小时出入液量。

性格：较内向。

以往住院情况：无住院经历。

5．心理、社会资料

（1）患儿对住院的心理反应：新入院患儿对医院环境陌生，害怕离开父母，出现紧张焦虑，因家庭经济较困难，担心增加父母负担，出现抑郁，情绪较低落，表现为言语少，对别人的话较敏感。

（2）家长对护理的要求：家长希望医护人员多关心、照顾患儿，态度和蔼，操作仔细，并且能经常讲解一些与肾炎有关的知识，能积极配合，希望能早日出院。

【护理诊断 / 问题】

（1）体液过多：与水、钠潴留有关。

（2）焦虑：与陌生环境有关。

（3）潜在并发症：高血压脑病。

【预期目标】

（1）患儿水肿减轻至消失。

（2）患儿情绪稳定，能配合治疗及护理。

（3）不发生高血压脑病，或发生时能被及时发现。

【护理措施】

1．体液过多的护理

（1）绝对卧床休息。

（2）保持病室清洁，空气流通，每日通风 2 次，每次 15 ～ 20 分钟。

（3）限制钠盐及水分摄入，给予高糖、高维生素、适量脂肪的低盐、低蛋白饮食。

（4）按医嘱用利尿剂。

（5）详细准确记录 24 小时液体出入量。

（6）观察用药前后体重、尿量及水肿变化，并记录。

2．预防高血压脑病

（1）严密观察血压变化，每日测血压 1 ～ 2 次，必要时按医嘱用降压药。

（2）观察患儿病情，若出现头痛、呕吐、眼花、复视等，立即让患儿卧床，头稍抬高，并监测生命体征，及时通知医生。

3．心理护理

（1）在患儿住院期间，提供合适的床上娱乐用品，减轻陌生环境造成的焦虑。

（2）尽量多抽空陪伴患儿游戏、交流，给予舒适的抚摸和亲切和蔼的态度，认真回答患儿及其家长提出的问题。

（3）及时做好有关疾病康复的健康教育，使患儿及家长增强康复的信心，更好地配合治疗及护理。

【护理评价】

（1）患儿水肿消失，水、钠潴留得到控制。

（2）患儿情绪稳定，能配合医疗及护理。

（3）患儿血压维持在正常范围。

记录护士签名：

年　　月　　日

第三节 与小儿沟通的方法

沟通是人与人之间通过各种方式信息交流的过程，在心理上和行为上发生相互影响的过程。沟通具有交流信息、传递情感和调节行为的功能。沟通可以通过言语、文字、表情、手势等方法来交换彼此的思想和情感，沟通是一切人际关系的前提和基础。健康照顾者与患儿沟通的任务是要为患儿提供信息，帮助患儿适应环境，取得患儿的信任，解决患儿的健康问题。沟通是儿科护理中的重要技能，通过沟通不仅使护理人员完成有效的护理评估，而且可以建立良好的护患关系。小儿正处在生长发育阶段，心理发展尚不成熟，因此，与患儿的沟通应采用特殊的技巧。

一、小儿沟通的特点

1．情感表达的能力较差 由于发育水平所限，不同年龄阶段的小儿表达个人需要的方式不同。1 岁以内的婴儿言语发育尚不成熟，言语表达能力差，多以哭声表示自己的身心需要，如口渴想喝水，尿湿了想更换尿布，感觉害怕时想要被爱抚等；1 ～ 2 岁的小儿开始学习言语，常吐字不清楚，用词不准确，叠音字较多，语言表达不清，让人难以理解。因此，婴幼儿尚不能或不能完全通过言语与别人进行沟通。随年龄的增长，小儿的言语表达能力逐渐增强，3 岁以上的患儿可通过言语并借助肢体动作，叙述某些事情发生经过，但常缺乏条理性和准确性，不能表达清楚。

2．缺乏正确判断的能力 由于患儿对事物、对问题的理解有一定的局限性，在小儿生后的头几年里，依照不同年龄，分别以直觉活动思维和具体形象思维占重要地位，对事物的认识、问题的理解有一定的局限性。直至学龄初期，才逐步过渡到以抽象逻辑思维为主要的思维方式。学龄期儿童逐步学会正确地掌握概念，组成恰当的判断，进行合乎逻辑的推理。因此，患儿对问题的理解、认识、判断、分析的能力较成人差，容易影响沟通的进展与效果。

二、与小儿沟通的方法和技巧

（一）语言性沟通

语言性沟通是通过言语、文字来交流信息，由于患儿书写能力有限，故口语交谈是最常用的沟通形式，其优点是能较清楚、迅速地将信息传递给对方。交谈不仅可以使护士获得患儿的病情资料并加以客观评价，还可以密切护患关系。在交谈中，护士对患儿的态度应该是亲切同情、尊重人格、尊重事实及包容谅解。通过交谈，护士将有关医院环境、治疗等情况向患儿及家长进行详细介绍，患儿也可将自己的生理需求和情感及时向护士倾诉。由于患儿的言语能力有限，可不同程度地影响沟通效果，因此，有效的沟通必须采用双方能懂的话语，并注意采用相应的技巧。

1．主动介绍 初次接触患儿及其家长时，护士应主动自我介绍，并亲切地询问患儿熟悉的生活与事情，如患儿的乳名、年龄、学校或幼儿园的名称等，这样可缩短与患儿及家长的距离。同时，应鼓励患儿自己做介绍或提出疑问，避免将所有问题只向家长询问，由家长全部代替表达，而形成替代沟通的局面，挫伤患儿主动合作的积极性。

2．方式恰当 根据不同年龄患儿言语表达能力及理解水平，在谈话中，应以和蔼的态度、熟练的交谈技巧获得信息或发出信息。尽量不用封闭式提问的话语，如“是不是”、“要不要”等，因为此类问题的固定答案可单纯回答“是”或“否”；亦不用否定方式，而采用患儿能理解的方式。如患儿对“拿笔画画”的建议能愉快地采纳，而对“不能咬笔”的劝告言语则可能持抗衡的态度。使用肯定的谈话方式、患儿熟悉的语句，不仅有助于患儿理解，也能促进主动配合，如体格检查胸部需解开衣服，可向患儿解释说：“让我来听听你的胸部，需要你解开衣扣，要我帮忙吗？”而应避免说：“我来查体，你要不要解开衣扣？”

3．语音适当　护士与患儿谈话时应注意语气、声调、语音、语速等，以促进沟通顺利进行。稍慢的速度、适当的语量、亲切的语气等能引起小儿及家长的注意与反应。

4．表达出发自内心的关爱　虽然患儿不会用语言表达内心情感，但是当看到护士表情严肃也会感到紧张，甚至啼哭。护士对患儿某些幼稚的想象，应采取诚恳态度表示接受与理解，不能取笑、讥讽患儿，否则会失去患儿的信任。此外，由于患儿言语表达能力较差，有时出现叙述不清，护士应认真倾听。

5．循序渐进　患儿惧怕人际关系的突然变化，他们需要一个过程逐渐适应环境。陌生人如果直接接近患儿并交谈，常会使患儿感到恐惧，可通过游戏等方式，与患儿逐渐熟悉。

6．平等尊重　患儿年龄小、体格小，要平等尊重他们。患儿对语言交流中的非语言交流高度敏感，谈话时，与其保持同一水平，并保持目光接触来促进交流。

7．诚信　一般情况下，护士为保护患儿，避免伤害，而不告诉他们真相。其实，最安全的方法是告诉他们事实，再提供必要的支持，给予适当的触摸、温和的表情、简单的问候，可使患儿减轻伤痛，并逐渐接受即使是不愉快的事实。诚信可使患儿感到安全。不可随便向患儿许诺，承诺的事情一定要实现。

（二）非语言性沟通

指人与人之间借助非语言行为进行的沟通。在某种情况下许多不能用言语来形容和表达的思想感情，可以通过非语言形式得以流露。非语言行为在沟通中可以起到支持、修饰、替代或否定言语行为的作用。非语言性沟通分为静态与动态两种。静态包括容貌、体格、服饰与环境信息等；动态包括表情、体态、目光接触、躯体距离和副语言等。通过无声的交流，使护患双方有效地分享信息，这对言语表达或理解能力差的患儿尤为重要。护士和蔼友好的微笑，亲切轻柔的抚摸，能使患儿感到安全、信任与舒适。

1．表达内心情感　在非语言性沟通中，无论采用何种方式，发自内心对患儿关爱的情感表达，是建立良好护患关系的重要基础。它有助于消除患儿紧张的情绪，增加交流的主动性。因此，护士要保持良好的情绪，除特殊需要外，一般不戴口罩，以使患儿能看见护士的微笑，缩短双方情感上的距离。对婴幼儿来说，抚摸是有利于情感交流的形式，护士通过怀抱、抚摸向患儿传递“爱”的信息，患儿也从中感受到护士的和蔼可亲，得到情绪上的满足。

2．平等尊重的体态动作　儿科护士的服务对象具有年龄小、经验和经历缺乏、甚至对外界一无所知等特点，对此，护士仍要做到尊重患儿，给予平等相待。如与患儿保持较近的距离，采取蹲姿以达到与患儿眼睛在同一水平线，不厌其烦地满足患儿的要求等，这样可使患儿有安全的感觉，维持了自尊。

考点：与小儿沟通的方法与技巧。

（三）游戏

根据患儿的年龄、生理发育特点，适当的游戏可发展小儿的想象力、创造力，促进小儿的运动，缩短护士与患儿之间的距离，增进相互了解。治疗性游戏可帮助护士接近患儿，如在游戏过程中，当护士多次与患儿的目光接触后，护士不再被视为陌生人，而逐渐成为患儿的好朋友；小儿通过游戏能表达对家庭、朋友及医护人员的感受，发泄对某件事情的恐惧、焦虑和愤怒，故游戏是小儿适用的言语，是重要的沟通形式之一。

1．了解游戏　护士对游戏的内容、规则应有所了解，以加快与患儿熟悉的过程。如在游戏开始时制订规则、程序，游戏结束后对结果进行讲评等，护士都能参与其中，使患儿在不知不觉中消除陌生、拘束感，将护士作为朋友对待。

2．合理安排　护士应根据患儿的年龄、心理发育阶段及病情程度等选择适当的游戏与玩具。如婴幼儿只能做简单的游戏，而学龄前患儿好奇心很强，可安排做具有探索性的纸牌、魔术等游戏，以引起患儿探索兴趣，加速沟通的过程。

（四）绘画

儿童图画可有多种含义，通过绘画，患儿可表达愿望，宣泄感情，反映复杂的心理状态。护士通过绘画与患儿进行交流，了解和发现存在的问题。绘画可分为自发性绘画和目标性绘画。前者是患儿按照自己的兴趣、想象画出随意的图画；后者是患儿根据给出的内容、范围要求绘画，如绘人、风景等。其要点为：①整体画面，如画面多处涂擦、重叠，多与患儿矛盾、焦虑的心理有关；②个体形象的大小，较大的形象反映在患儿心目中重要的、有力的、权威的人或事情；③画面出现的次序，反映患儿对人或事依其重要性排列的次序，先出现的较之后来的在患儿心目中要重要得多；④患儿在图中的位置，患儿在画包括自己在内的家庭或集体的图画中，自己及其他成员所在的位置，表示患儿认为自己所处的地位。绘画可帮助小儿表达感觉，反映复杂的心理状态。在分析图画时，应结合患儿的背景资料、具体情况等全面、综合地进行细致分析。

（五）与患儿父母的沟通

小儿患病，父母常有内疚、焦虑的心理，这些情绪同样可引起患儿的不安。护士应以热情、理解、关心的态度，与患儿父母传递信息，增加患儿对护士的信任感，使沟通在很随意中进行。与父母的沟通最好以一般的谈话开始，如“孩子现在怎么样？”可使父母在宽松的气氛下表达自己所关心的谈话内容；同时，要鼓励父母交谈，避免在谈话开始时使用单一反应的言语，如“是不是”、“有没有”等封闭性的问题，较好的说法如“什么”、“怎样”、“你的意思是……”等，这样有利于父母叙述患儿的情况。此外，还可适时应用倾听、适当的沉默和及时做出反应等沟通手段。

第四节　住院患儿的心理护理

小儿正处于生长发育的过程中，患病和住院可造成儿童身心创伤。疾病给小儿带来身体上的痛苦，医院陌生的环境及各种治疗操作使儿童产生恐惧，尤其是与父母分离，更使患儿产生焦虑不安。患儿住院时，由于年龄不同、所患疾病和病情不同、住院时间的长短不同，对住院有不同的心理反应。因此护士在对患儿实施护理评估的过程中，应了解影响患儿住院的心理因素，观察患儿住院的心理反应，认真做好心理护理。并针对各年龄阶段患儿的心理特点，采取相应的护理措施，使患儿住院后能得到正常的身心发育。

（一）住院新生儿的心理反应与护理

1．心理反应　新生儿已具备了视、听、嗅、味及触等基本的认知功能，其中听、味、触觉已相当灵敏，具有愉快和不愉快的情绪体验。新生儿大脑发育不完善，大脑皮质经常处于抑制状态，睡眠时间较长 20 ～ 22 小时，情绪反应常用哭声来表达。

2．护理要点　在治疗、护理中，应将各项操作集中进行，动作轻柔，善于观察、体会患儿不同哭声所表达的情感需要，给予相应护理。同时要注意用亲切、关爱的目光注视患儿，给予身体上的触摸，使患儿得到愉快和安全的情绪体验。

（二）住院婴儿的心理反应与护理

1．心理反应　婴儿期是小儿身心发育最快的时期，对住院的反应随月龄增加而有所不同。5 个月以前的患儿，如生理需要获得满足，入院后较少哭闹，能够安静，即使与母亲分离，出现的困扰尚不明显，但容易因住院而缺乏外界有益的刺激，感知觉和动作方面的发育受到一定影响。另外，此时是婴儿和母亲开始建立信任感的时期，若患儿住院，此过程就会被迫中断。6 个月后婴儿一般能认识自己的母亲，开始懂得认生，对母亲或抚育者的依恋性越来越强，故 6 个月～ 1 岁的患儿住院反应强烈，主要表现为分离性焦虑。以哭闹表现与亲人分离的痛苦，对陌生环境与人持拒绝态度。

2．护理重点　护理人员应多与患儿接触，呼唤其乳名，使之对护士从逐渐熟悉到产生好感。尽量做到有固定的护士对患儿进行连续的护理，使患儿与护士能够建立起信任感。满足患儿的生理需要。向家长了解并在护理中尽量保持患儿住院前的生活习惯，可把患儿喜爱的玩具或物品放在床旁。通过耐心、细致的护理，使患儿感到护士像亲人一样爱自己，从而产生信任。对小婴儿特别要多给予抚摸、怀抱、微笑，提供适当的颜色、声音等感知觉的刺激，协助其进行全身或局部的动作训练，维持患儿正常的发育。

（三）住院幼儿的心理反应与护理

1．心理反应　幼儿对父母及其他亲人的爱护与照顾有着亲身的体验，住院后产生的心理变化比婴儿更强烈。如为无陪伴医院或父母因故不能陪伴患儿，幼儿可认为住院是对自己的惩罚，担心遭到父母的抛弃，由此产生分离性焦虑；幼儿对医院环境、生活等各方面均不熟悉，担心自身安全受到威胁；同时受语言表达与理解能力的限制，在表达需要、与他人交往上出现困难，感到苦恼。幼儿末期开始发展其自主性，对住院限制自己的活动产生不满情绪等各种心理反应，使患儿拒绝接触医护人员。具体表现为三个阶段。

（1）反抗：表现为侵略性、攻击性行为。如：用语言攻击陌生人（“你讨厌！你走开！”），对陌生人进行身体攻击（脚踢、口咬、手打），企图逃跑找父母等这些反抗行为可持续几小时至几天，哭叫直至精疲力竭，拒绝他人的劝阻、照顾。

（2）失望：儿童感到没有找到父母的希望，停止哭泣，但表现出明显的抑郁、悲伤、无活力，活动明显减少，对周围一切事物不感兴趣。此阶段易出现患儿逃避压力常用的行为方式——退行性行为，如吸吮自己的拇指或咬指甲，尿床，拒绝用杯子或碗而用奶瓶等。这些行为持续的时间对不同儿童来说可有所不同。儿童的身体状况可由于拒绝进水、进食或不活动等行为而受到伤害。

（3）否认：住院时间长的患儿可进入此阶段。即把对父母的思念压抑下来，克制自己的情感，能与周围人交往，而且形成新的人际关系，表现得很愉快，以满不在乎的态度对待父母来院探望或离去。但是，值得注意的是，这种行为只是一种无可奈何接受或忍受与父母分离的结果，而不是获得满足的表现。儿童把对父母的感情全部压抑下来，以建立新的但很浅显的关系来应对失落和痛苦的情绪。他们变得以自我为中心，而且将重要的情感依附于物质上，父母来探视时，表现得满不在乎，一旦达到否认阶段，将对儿童产生难以扭转的、极其不利甚至永久性的影响。

2．护理重点　以患儿能够理解的语言讲解医院的环境、生活安排，了解患儿表达需要和要求的特殊方式。运用语言与非语言沟通技巧，多与患儿交谈，以促进患儿语言能力的发展，达到互相理解。护士要注意自身行为举止，以良好的心态与形象影响患儿。对患儿入院后出现的反抗、哭闹等，应予以理解，允许其发泄不满。如发现患儿有退行性行为时，切不可当众指责，而是在病情允许时努力帮助其恢复，为患儿创造表现其自主性的机会，如自己洗手、吃饭等，尽量满足其独立行动的愿望。

（四）住院学龄前患儿的心理反应与护理

1．心理反应　学龄前患儿如在住院后与父母分离，同幼儿一样会出现分离性焦虑，但因智能发展更趋完善，思维能力进一步发展，故表现较温和，如悄悄哭泣、难以入睡，能把情感和注意更多地转移到游戏、绘画等活动中，来控制和调节自己的行动。此阶段患儿可有恐惧心理，源于对陌生环境的不习惯，对疾病与住院的不理解，尤其惧怕因疾病或治疗而破坏了身体的完整性。同时，怀疑被父母遗弃和受到惩罚。

2．护理重点　护理人员要关心、爱护、尊重患儿，尽快熟悉患儿。介绍病房环境及其他患儿，以助其减轻陌生感。根据患儿病情组织适当游戏，其目的有：①通过治疗性游戏（当游戏起到应对恐惧和忧虑的作用时称为治疗性的游戏），以患儿容易理解的语言，讲解所患的疾病和治疗的必要性，使患儿清楚疾病和住院治疗不会对自己的身体构成威胁，使患儿确信住院不是惩罚。②以游戏表达患儿情感、发泄恐惧和焦虑情绪。在病情允许时，鼓励患儿适当地自我照顾，以帮助树立自信心。③游戏的同时可进行健康教育。

（五）住院学龄患儿的心理反应与护理

1．心理反应　此阶段患儿的心理发展是进入一个重要转折点的时期，患儿已进入学校学习，学校生活在他们心目中占有相当的位置，住院与父母暂时分离并不是焦虑的原因，主要的反应是与学校及同学分离，耽误了学习，感到孤独，担心会落后。因对疾病缺乏了解，患儿忧虑自己会残疾或死亡；因怕羞而不愿配合体格检查，不愿意回答个人卫生方面的问题；也有的患儿惟恐因自己住院给家庭造成严重的经济负担而感到内疚。由于此阶段患儿自尊心较强、独立性增加，所以，尽管他们的心理活动很多，但表现比较隐匿，努力做出若无其事的样子来掩盖内心的恐慌。患儿产生的心理反应是恐惧不安、悲伤、胆怯、孤独等，较大患儿可有焦虑、抑郁、睡眠障碍、闷闷不乐等情绪表现。

2．护理重点　护士要与患儿坦诚地交谈，介绍有关病情、治疗和住院的目的，讲解健康知识，以解除患儿的疑虑，取得患儿的信任，密切护患关系。协助他（她）们与同学保持联系，了解学校及学习情况。鼓励患儿与同伴和老师通讯，允许同伴来探望。与患儿共同计划一日生活安排，根据病情组织多种活动，鼓励患儿每日定时坚持学习，使其树立信心。进行体格检查及各项操作时，要采取必要的措施维护患儿的自尊。提供自我护理和清洁个人卫生的机会，发挥他们的独立能力，引导他们安心、情绪稳定地接受治疗。

知识链接

艾瑞克森的心理社会发展学说

艾瑞克森把人的一生分成八个阶段，他认为每个发展阶段都有一个主要的心理社会危机要面对。危机解决与否将导致正性或负性的心理社会发展结果。危机解决得愈好，愈能促进健康人格的发展。否则，危机将持续存在，并影响以后的心理社会发展。小儿心理社会发展的 5 个阶段有：①信任 - 不信任期（婴儿期）。②自主 - 羞愧或疑虑期（幼儿期）。③主动 - 内疚期（学龄前期）。④勤奋 - 自卑期（学龄期）。⑤自我认同 - 角色紊乱期（青春期）。

（六）住院临终患儿的心理反应及护理

1．心理反应　临终患儿心理反应与其对死亡的认识有关。婴幼儿尚不能理解死亡，学龄前小儿对死亡的概念仍不清楚，常与睡眠相混淆，不知道死后不能复生。他们还会把死亡与自己的不良行为联系起来，认为死亡是一种惩罚。学龄前儿童最害怕与父母分别，因此，他们对死亡的恐惧是长眠不醒所带来的分离和孤独，只要父母能在身边，就感到安全。学龄期小儿开始认识死亡，但 7 ~ 10 岁的小儿并不理解死亡的真正意义，仅仅认为死亡是非常可怕的大事，而不能将死亡与自己直接联系起来。因此，对 10 岁以下的小儿来说，难以忍受的是病痛的折磨及与亲人的分离，而不是死亡的威胁；能够减轻病痛，与亲人在一起，便能有安全感。随着心理的发展，10 岁以后的小儿逐渐懂得死亡是生命的终结，普遍存在且不可逆，自己也不例外，对死亡有了和成人相似的概念，因此，惧怕死亡及死亡前的痛苦。

2．护理重点　护理人员应采取措施尽量减少临终患儿的痛苦，如稳、准、轻、快的操作，及时满足其心理、生理需要等。护士应向患儿父母提供护理指导。允许其家长守护在身边，参与适当的照顾，临死前儿童常希望得到身体的接触，应鼓励父母搂抱、抚摸患儿。尽量做到有固定的护士对患儿进行连续的护理，使患儿与护士能够建立起信任感；同时，以耐心、细致的护理服务支持患儿。结合 10 岁以后患儿对死亡的理解程度，要认真面对患儿提出的死亡问题并给予回答，但避免给予预期死亡时间。随时观察患儿情绪的变化，提供必要的支持与鼓励。患儿死后，要理解、同情、关心家长的痛苦，在劝解、安慰家长的同时，尽量满足他们的要求。如允许家长在患儿身边停留一些时间，提供家长发泄的场所等。

考点：各年龄期住院小儿的心理反应及护理。

第五节　小儿用药的护理

药物治疗是防治疾病综合措施中的一个重要组成部分。药物既有防治疾病的作用，又可对人体产生许多有害作用，甚至可能是某些疾病的致病原因。因此，在使用药物时，必须了解该药的性能、作用、原理、吸收、代谢及排泄等，对其适应证及禁忌证更应严格掌握。由于小儿解剖、生理特点随其年龄增长而有差异，故对药物的反应亦不同。所以，小儿用药在药物选择、药物剂量、给药途径及间隔时间等方面，均应综合考虑机体特点，如肝的解毒功能、肾的排泄功能、先天遗传因素以及药物的特殊性等。

一、各年龄期小儿用药特点

许多药物可通过胎盘进入体内。药物对胎儿的影响取决于孕妇所用药物的性质、剂量及疗程，并与胎龄有关。如孕妇长期服用苯妥英钠可引起胎儿颅面、肢体及心脏等畸形；雄激素、黄体酮及己烯雌酚等可致胎儿性发育异常；孕母用氨基糖苷类药物可致胎儿耳聋、肾损害等。

新生儿肝酶系统发育不成熟，影响了药物的代谢功能。如氯霉素的使用剂量不当，除引起粒细胞减少等不良反应外，还可引起急性中毒（灰婴综合征），后果严重。新生儿肾小球滤过率及肾小管分泌功能差，使药物排泄缓慢，故某些由肾排泄的药物如氨基糖苷类、地高辛等，应注意用量。此外，应注意新生儿尚可受到临产孕母及乳母所用药物的影响，如孕母临产时用吗啡、哌替啶等麻醉剂或镇痛剂，可致新生儿呼吸中枢抑制；阿托品、苯巴比妥、水杨酸盐等药物可经母乳影响婴儿，须慎用；卡那霉素、异烟肼有可能引起乳儿中毒，乳母应禁用这类药物。而放射性药物、抗癌药、抗甲状腺激素药物，在乳汁中浓度较高，哺乳期应禁用。

婴幼儿神经系统发育尚未完善，对阿片类药物特别敏感，易致呼吸中枢抑制，因此禁用阿片类药物。氨茶碱可引起过度兴奋，应慎用。婴幼儿对镇静药耐受量较大，如应用巴比妥类药物时，用量按体重计算较成人为大。

考点： 各年龄期小儿用药特点。

二、药物选择

（一）抗生素

是小儿临床常用药物之一。抗生素主要对由细菌引起的感染性疾病有较好的治疗效果，在使用中要严格掌握适应证，针对不同细菌、不同部位的感染，正确选择用药，保证适当的用量、足够的疗程，不可滥用，因抗生素在作用强、疗效好的同时，亦存在某些不良反应，如氯霉素可抑制造血功能、链霉素能损害听神经等。较长时间应用抗生素，容易造成肠道菌群失调，甚至引起真菌和耐药性细菌感染。

（二）退热药

发热为小儿疾病的常见症状，通常用对乙酰氨基酚退热。该药可反复使用，但剂量不可过大。对婴儿期多采取物理降温及多饮水等措施，不宜过早、过多地应用退热药物。

（三）镇静止惊药

当患儿出现高热、烦躁不安、惊厥时，常选用镇静止惊药，可使其安静休息，解除惊厥，利于恢复。常用的药物有苯巴比妥、水合氯醛、地西泮等。

（四）止咳平喘药

婴幼儿呼吸道感染时多有咳嗽，分泌物多，痰不易咳出。咳嗽时，一般不首先使用镇咳药，而应用祛痰药或雾化吸入法稀释分泌物，配合体位引流排痰，使之易于咳出。对哮喘患儿常使用氨茶碱平喘，但该药可引起精神兴奋，应慎用，并于使用时加强护理观察。

（五）泻药和止泻药

小儿时期较少使用泻药，常以增加蔬菜等饮食调整或使用开塞露等外用药通便的方法解决便秘问题。小儿腹泻由多种原因引起，治疗方法除根治病因外，可采用口服或静脉滴注补充液体，以满足身体所需；同时加用活菌制剂，如乳酸杆菌、双歧杆菌，以调节肠道微生态环境，而不将止泻药作为首选治疗方法，以免因肠蠕动减慢，增加肠道内毒素的吸收，使全身中毒症状加重。

（六）肾上腺糖皮质激素

临床应用广泛，可与相关药物配合使用，起到抗炎、抗毒素、抗过敏等作用。根据疾病需要使用的时间不同，分为短疗程与长疗程。长期使用可影响蛋白质、脂肪及糖的代谢，抑制骨骼生长，降低机体免疫力。故应严格掌握使用指征，剂量和疗程要适当。此外，患水痘时用此药可使病情加重，故严禁使用。

三、给药方法

（一）口服法

采用口服给药是临床常用的给药方法，对患儿身心的不良影响小，只要条件许可，尽量采用口服给药法。对儿童应鼓励并教会其自己服用药物；对婴儿可将药片研碎加糖水调好，抱起小儿或抬高其头部后喂服，以防呛咳。

（二）注射法

注射法多用于急、重症患儿及不宜口服药物的患儿。常采用肌内注射、静脉推注及静脉滴注法。其特点是快速见效，但易造成患儿恐惧，宜在注射前作适当解释，给予鼓励。肌内注射一般选择臀大肌外上方，对不合作、哭闹挣扎的婴幼儿，可采取“三快”的特殊注射技术，即进针、注药及拔针均快，以缩短时间，防止发生意外。但注射次数过多易造成臀肌损害，使下肢活动受影响，应引起重视并尽量避免。静脉推注主要用于抢救，在推注时速度要慢，并密切观察，勿使药液外渗。静脉滴注不仅用于给药，还可补充水分及营养、供给热量等，在临床应用较为广泛，需根据患儿年龄、病情调节滴速，保持静脉的通畅。

（三）外用药

剂型较多，如水剂、混悬剂、粉剂及膏剂等，其中以软膏为多。根据不同的用药部位，可对患儿的手进行适当约束，以免因患儿抓、摸使药物误入眼、口而发生意外。

（四）其他

雾化吸入较常应用，灌肠给药及含剂、漱剂在小儿时期使用不便，故应用较少。

考点： 小儿常用给药方法。

四、药物剂量的计算

（一）按体重计算

按体重计算药物剂量法是目前临床应用广泛的和最基本的药物剂量计算方法。其计算公式为：

每日（次）需用剂量 = 每日（次）每千克体重所需的药量 × 患儿体重（kg）

若为注射药物，护士还须准确、熟练地将医嘱的药量换算为抽取注射用的药液量。如某患儿需肌内注射地西泮（安定）2mg，其针剂规格为每支 10mg/2ml，该小儿注射该药液量应为 2mg/10mg × 2ml = 0.4ml。若注射药物为瓶装粉剂，护士应先计算好恰当的液体量冲化粉剂，以便于计算抽液量。如头孢拉定（先锋Ⅳ）针剂每瓶 0.5g，可用 5ml 注射用水冲化，使其溶液每 1ml 内含头孢拉定 100mg，若医嘱为某小儿应注射该药 150mg，护士应抽取注射量为 1.5ml。在不断实践中，护士可根据具体情况与自己的经验，灵活运用换算方法。无论采用何种方法，都必须认真地计算与仔细地核对，严防出差错。

（二）按体表面积计算

由于许多生理过程（如心搏出量、基础代谢）与体表面积关系密切，按体表面积计算药物剂量较其他方法更为准确，但计算过程相对复杂。计算公式为：每日（次）剂量 = 每日（次）每平方米体表面积所需药量 × 患儿体表面积（m^2）。小儿体表面积可按下列公式计算，也可按“小儿体表面积图或表”求得。

$<$ 30kg 的小儿体表面积（m^2）= 体重（kg）× 0.035+0.1

$>$ 30kg 的小儿体表面积（m^2）= ［体重（kg）− 30］× 0.02+1.05

（三）按年龄计算

有些药物剂量幅度大，不需精确计算，如止咳药等，可采用简便易行的按年龄计算的方法。

（四）以成人剂量折算

不作常规使用的计算方法，只限于某些未提供小儿剂量的药物，所得的剂量多偏小。计算公式为：小儿剂量 = 成人剂量 × 小儿体重（kg）/50。

以上方法在实际应用时，要全面考虑小儿的生理特点、所患疾病及其病情，对于肾功能不足的新生儿，一般用药剂量应偏小。同一种药物在治疗不同疾病时的剂量可有较大差异，如用青霉素治疗化脓性脑膜炎时，其剂量较抗一般感染时的剂量要增大几倍。此外，同样的药物口服剂量要大于静脉注射剂量。

考点： 小儿药物剂量计算的方法。

第六节　儿科常用护理技术操作

一、给药法

根据患儿年龄、疾病种类、病情轻重，选用给药剂型、给药次数及给药途径。保证药物进入体内产生药效，同时尽量减少对患儿的不良反应。给药前认真核对医嘱，给药后密切观察药物的反应，出现不良反应时立即通知医生并妥善处理。

（一）口服法

口服法是最常用的给药方法。

【目的】

药物经口服后，被胃肠道吸收、利用，减少患儿的痛苦。

【用物准备】

婴幼儿通常选用糖浆、水剂或冲剂，如是片剂应碾成粉末，服用时加少量糖水或果汁，年长儿可用片剂或胶囊，温水，药匙，滴管。

【操作步骤】

1．鼓励患儿自愿服药。

2．喂药时最好将患儿抱起或头略抬高，垫上手帕，用拇指按压其下颏，使之张口，用小勺喂，或用滴管（去掉针头的注射器也可）滴入，一次不能过多，待咽下后再继续喂，以免呛咳将药吐出。

【注意事项】

1．严格按医嘱给药，坚持查对制度，剂量应做到准确无误。

2．给药时应尊重小儿的人格，满足其要求，允许其选择服药方式；对按要求服药的小儿给予夸奖和鼓励。如患儿拒绝服药时，护士应尽量设法改善药物苦味，不能以打针威胁、哄骗或捏住鼻孔强行灌药，以防药片吸入呼吸道造成窒息。

3．任何药物不得与食物混合喂服。不主张用乳瓶喂药，以免使小儿产生错觉而影响日后的哺乳。油类药物可用滴管直接滴入口中。若遇患儿将药物吐出应立即清除呕吐物，并使之安静，报告医生酌情补服。

考点：给药法的用物准备、操作步骤、注意事项。

（二）肌内注射法

注射法比口服法奏效快，但对小儿刺激较大。

【目的】

用于注射刺激性较强或药量较大的药物。

【用物准备】

注射器、药品、0.5% 碘伏、棉签。

【操作步骤】

1．定位注射需要在能够容纳药物的有一定面积的肌肉组织中进行，但必须避开大的神经和血管。

2．碘伏消毒皮肤。

3．绷紧皮肤，快速进针。

4．固定，抽回血，推药。

5．拔针，干棉签按压针眼。

【注意事项】

1．年长儿注射时采用“两快一慢”，即进针快、拔针快、注射慢。

2．婴幼儿常不合作，可采用“三快法”，即进针、注射、拔针均快，缩短哭闹挣扎时间，以免发生断针等意外。

3．2 岁以下幼儿，应选用臀中肌或臀小肌注射。

考点：肌内注射法的用物准备、操作步骤、注意事项。

（三）静脉给药法（见静脉输液法）

（四）其他给药方法

如患儿神志不清、昏迷，可采用鼻饲法给药、灌肠法、吸入法等。

二、更换尿布法

【目的】

保持患儿臀部清洁舒适，预防皮肤破损，保持床铺整洁。

【用物准备】

1．清洁尿布（一次性尿布）、盆及温水、软毛巾。

2．爽身粉、消毒植物油、棉签。

【操作步骤】

1．将准备的用物放在床旁，尿布折成合适的长条形备用。

2．轻轻掀开盖被下端，暴露小儿下半身，解开被污湿的尿布。

3．操作者一手握住患儿两脚并轻轻提起，露出臀部，另一手将污湿的尿布洁净的上端由前向后擦净会阴及臀部，温水擦净后轻轻用软毛布擦干。取下污湿尿布，将污湿部分卷折在里面，放在尿布桶内。

4．操作者一手握小儿两脚并轻轻提起，抬高腰骶部，另一手将清洁尿布的一端放于小儿腰骶部，用爽身粉或消毒植物油涂于臀部，放下两足。尿布另一端折到小儿腹部（如使用一次性纸尿布应将两边胶布粘平），系上松紧带。

5．整理小儿衣物，盖好被子，取走污湿尿布，洗手。

【注意事项】

1．选择质地柔软、透气性好、吸水性强的棉织品做尿布，或采用一次性尿布。

2．尿布宽窄、长短和系带松紧应适宜，若尿布宽、短、紧，易擦伤外生殖器，窄、长、松，大小便易溢出。

3．更换尿布时动作应轻、快，避免受凉。

考点： 更换尿布法的用物准备、操作步骤、注意事项。

知识链接

臀红的护理

①勤换尿布，保持臀部清洁干燥。②臀部暴露于空气或阳光下 10 ~ 20 分钟，每日 2 ~ 3 次。若臀红严重，可用红外线灯照射，灯泡 25 ~ 40W，距臀部患处 30 ~ 40cm，10 ~ 15 分钟 / 次。③根据臀红严重程度选择油类或药膏：涂紫草油、5% 鞣酸软膏或 40% 鱼肝油软膏，3 ~ 4 次 / 日。继发细菌或真菌感染时，可用 0.02% 高锰酸钾溶液冲洗吸干，然后涂咪康唑霜，2 次 / 日，用至局部感染控制。

三、约束法

【目的】

确保诊疗、护理操作顺利进行；保护危重患儿、意识不清患儿，以免发生意外。

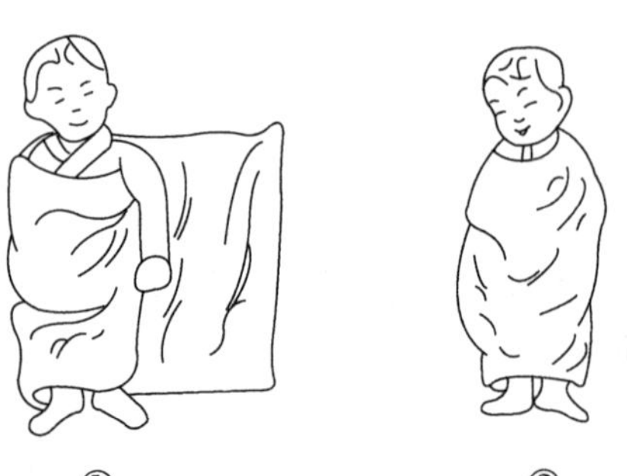

① ②

图 5-1 全身约束法

【用物准备】

被单或大毛巾、棉垫、有棉垫小夹板、宽纱布绷带。

【操作步骤】

1．全身约束法 又称木乃伊约束法（图 5-1）。

（1）在床上放一大单或大毛巾，折下一角，患儿平卧于中间。

（2）操作者站在患儿右侧，将大单紧包患儿右侧上肢、躯干和双腿，经胸、腹部到左侧腋窝处，再将大单整齐地卷至小儿的后背。

（3）将左侧大单或大毛巾依法包紧患儿左侧肢体。脚底下剩余的大单卷到小儿腿部的下面。

2．四肢约束法

（1）肘部约束法：约束肘关节，防止肘部屈曲。约束带是用布缝制的，其间有间隔。按患儿上臂横径大小可插入不同数量的压舌板。具体操作方法是：脱去患儿外衣，整理内衣袖子，将约束带的开口端朝向手部平放在肘部，包裹肘部，将带子系好（图 5-2）。

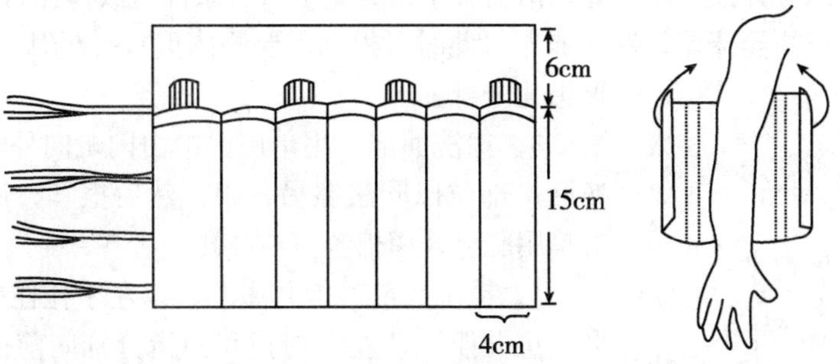

图 5-2　肘部约束法

（2）手足约束法

1）夹板法：常用于四肢静脉输液时，将一衬有棉垫的小夹板（其长度应超过关节处）放在输液的肢体下（即约束腕关节或踝关节），以绷带或胶布固定。

2）双套结约束法：常用于限制手臂和下肢的活动。先用棉垫包裹手腕或踝部，再用宽绷带打成双套结，套在棉垫外稍拉紧，以既不脱出，又不影响血液循环为宜，然后将带子系于床缘上。

3）手指约束法：戴并指手套，避免指甲划破皮肤和伤口。

【注意事项】

1．约束时应向家长解释约束的目的，并与患儿亲切交谈，给予抚摸，呼其爱称，减少患儿恐惧。

2．结扎或包裹松紧要适宜，每 2 小时松解一次，注意观察被约束部位的皮肤颜色、血液循环情况。

3．局部约束时，仍需满足其他部位肢体的活动，若需长期约束，要定时放松并经常改变其姿势。

考点：约束法的用物准备、操作步骤、注意事项。

四、婴儿盆浴法

【目的】

1．使患儿皮肤清洁、舒适。

2．促进血液循环，协助患儿皮肤的排泄和散热，活动肌肉和肢体。

3．观察全身皮肤情况。

【用物准备】

1．棉布类婴儿尿布及衣服、大毛巾、毛巾被及包布、系带、面巾 1 块、浴巾 2 块。

2．护理盘内备梳子、指甲刀、棉签、液体石蜡、50% 乙醇、红汞、鱼肝油、爽身粉、中性沐浴液或中性肥皂。

3．浴盆内备温热水（2/3 满为宜），洗时水温在冬季为 38 ～ 39℃，夏季为 37 ～ 38℃，备水时温度稍高 2 ～ 3℃ ；另外，可在一水壶内放 50 ～ 60℃热水备用。

4．其他必要时准备床单、被套、枕套、磅秤等。

【操作步骤】

1．携用物至床旁并按顺序摆好，浴盆置于床旁凳上（有条件时放操作台上）。

2．折盖被于三折至床尾，脱去衣服（此时可根据需要测体重），保留尿布，用大毛巾包裹患儿全身。

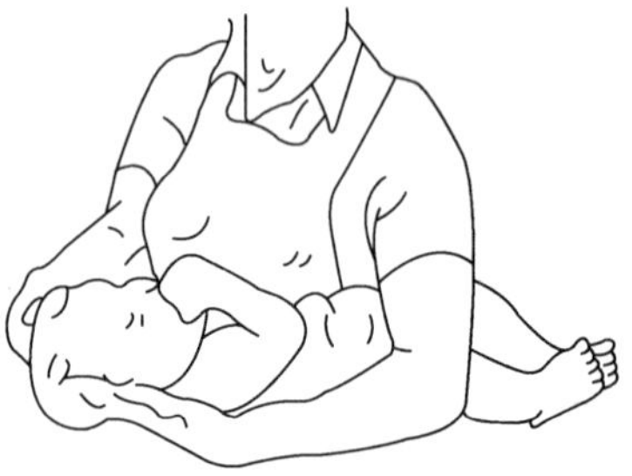

图 5-3　小婴儿洗头法

3．擦洗面部。用单层面巾由内眦向外眦擦拭眼睛，更换面巾部位以同法擦另一眼，然后擦耳，最后擦面部，擦时禁用肥皂。用棉签清洁鼻孔。

4．擦洗头部。抱起患儿，以左手托住患儿枕部，腋下夹住患儿躯干，左手拇指和中指分别向前折患儿耳廓以堵住外耳道口，防止水流入耳内（图 5-3）。右手将肥皂涂于手上，洗头、颈、耳后，然后用清水冲洗后吸干。对较大婴儿，可用前臂托住婴儿上身，将下半身托于护士腿上。

5．于浴盆底部铺垫一块浴巾，以免患儿在盆内滑跌。移开大毛巾及尿布，以左手握住患儿左臂靠近肩处使其颈枕于护士手腕处，再以右前臂托住患儿双腿，用右手握住患儿左腿靠近腹股沟处使其臀部位于护士手掌上，轻放患儿于水中（图 5-4）。

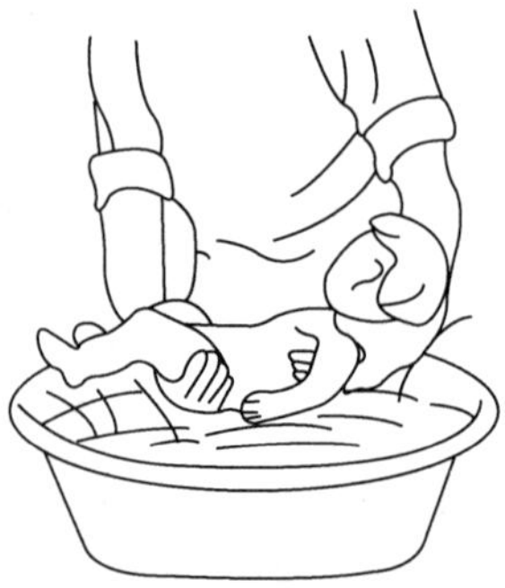

图 5-4　婴儿出、入浴盆法

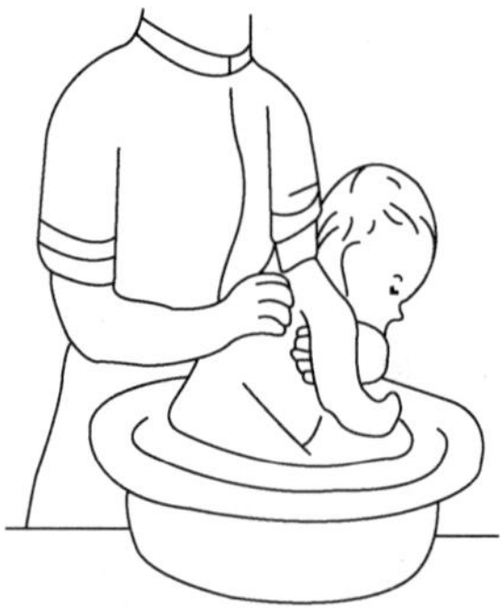

图 5-5　洗背时婴儿的扶持

6．松开右手，用另一浴巾淋湿患儿全身，抹肥皂按顺序洗颈下、臂、手、胸、背、腿、脚、会阴、臀部，随洗随冲净。在清洗过程中，护士左手始终将患儿握牢，只在洗背部时，左、右手交接患儿，使患儿头靠在护士手臂上（图 5-5），洗净皮肤皱褶处，如颈部、腋下、腹股沟、手及足指趾缝等。同时观察皮肤有无异常情况。

7．洗毕，迅速将患儿依照放入水中的方法抱出，用大毛巾包裹全身并将水分吸干，对全身各部位从上到下按顺序检查，给予相应处理。必要时用液体石蜡油棉签擦净女婴大阴唇及男婴包皮处污垢。

8．更换衣服尿布，必要时修剪指甲，更换床单等。

9．整理床单位，物归原处，洗手，记录。

【注意事项】

1．沐浴时关闭门窗，调节室温在27℃左右。

2．患儿沐浴于喂奶前或喂奶后1小时进行，以免呕吐和溢奶。

3．减少暴露，注意保暖，动作轻快。耳、眼内不得有水或肥皂沫进入。

4．注意观察全身皮肤情况，如发现异常及时报告医生。

5．对患儿头顶部的皮痂不可用力清洗，可涂液体石蜡油浸润，待次日轻轻梳去结痂后再予以洗净。

考点：婴儿盆浴法的用物准备、操作步骤、注意事项。

五、婴儿抚触法

【目的】

1．增强婴儿的抵抗力以及降低婴儿皮肤感染。

2．促进母婴感情交流，安抚婴儿的不良情绪。

3．改善婴儿的消化功能，增加婴儿的睡眠。

【用物准备】

婴儿润肤油（天然纯净的矿物油或植物油）、毛毯、一块大棉质尿布、清洁衣服等。

【操作步骤】

1．首先　携带用物至婴儿床旁，抚触者倒适量的润肤油于掌心，轻轻摩擦以温暖双手。

2．先从头面部开始（舒缓脸部紧绷）　①两拇指从婴儿额部中央开始，慢慢向两侧滑动至太阳穴，重复4～8次（图5-6）；②两拇指从下颌部中央轻轻地向外侧、向上滑动，让上下唇形成微笑状（图5-7）；③两手从前额发际向上、后滑动，至后下发际，并停止于两耳后乳突处，滑动时用中指轻轻按压头部（图5-8）。

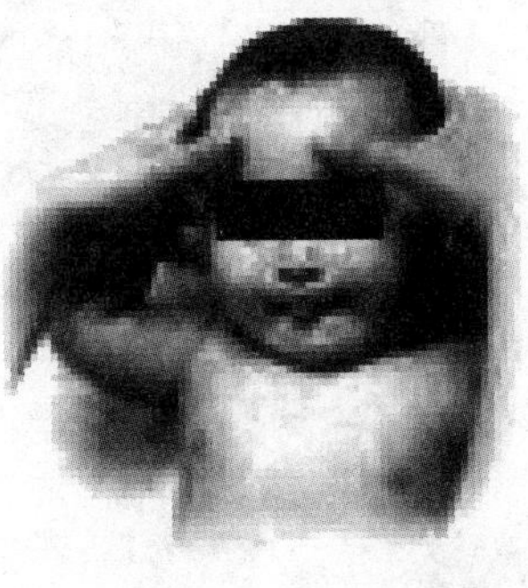

图5-6　抚触头部手的放置

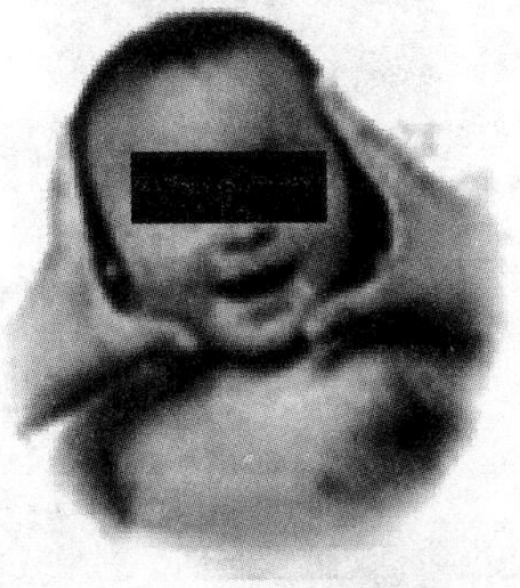

图5-7　抚触下颌呈微笑状

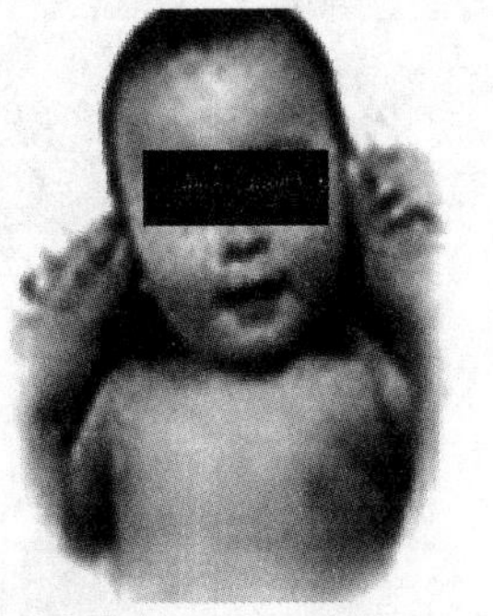

图5-8　耳部抚触

3．胸部抚触（顺畅呼吸循环）　将两手的示指和中指并拢，用指腹或手掌的外缘，从胸部的外下方向对侧上方交叉推进，好像在胸前划一个大的交叉图（图5-9）。

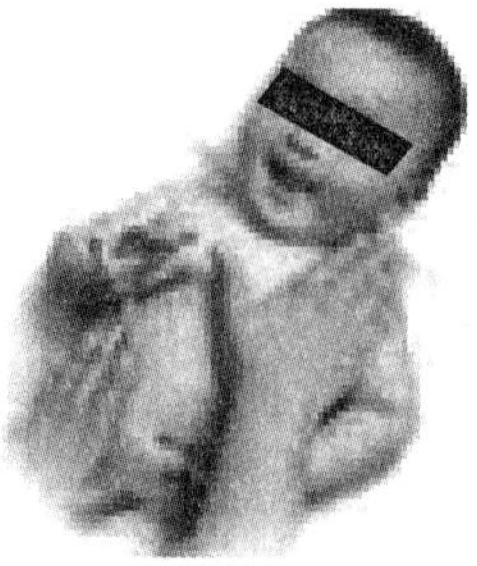

图 5-9　胸部抚触手法

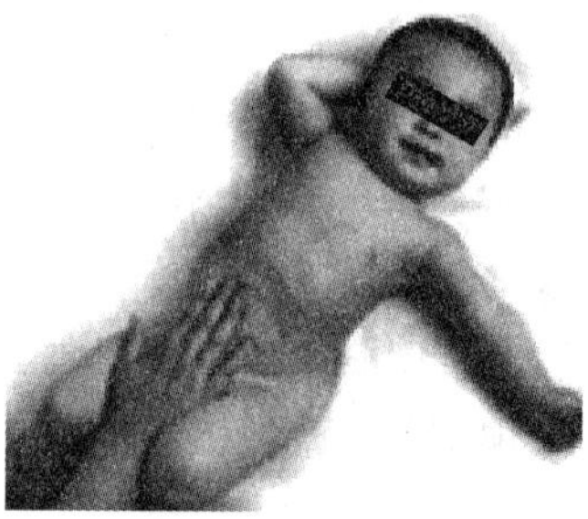

图 5-10　腹部从上到下再呈倒“U”型

4．腹部抚触（有助于胃肠活动）①按顺时针方向按摩腹部。②用手指尖在婴儿腹部从操作者的左方向右按摩，操作者可能会感觉气泡在指下移动。③可做“I LOVE YOU”亲情体验，用右手在婴儿的左腹由上往下画一个英文字母“I”，再依操作者的方向由左至右画一个倒写的“L”，最后由左至右画一个倒写的“U”。在做上述动作时要用关爱的语调说“我爱你”，传递爱和关怀（图 5-10）。

5．四肢抚触（增加灵活反应）①婴儿双手下垂，抚触者用一手抓紧婴儿的胳膊，两手交替从上臂至手腕轻轻挤捏，就像牧民挤牛奶一样，同样动作触摸另一手（图 5-11）；②双手夹住婴儿的小手臂，上下轻轻地揉捏肌肉群至手腕；③用双手拇指交替抚触婴儿的手掌心，双手拇指仍放在婴儿的手掌心，其余四指交替抚摸婴儿的手背，拇指、中指捏着婴儿的手指，示指俯在上方轻轻捏着手指末端，重复交替 2 次（图 5-12、5-13）。足与手相同（图 5-14、5-15）。

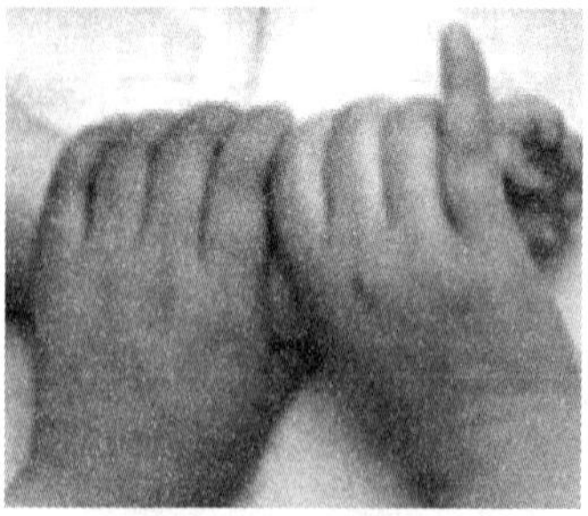

图 5-11　上肢抚触法

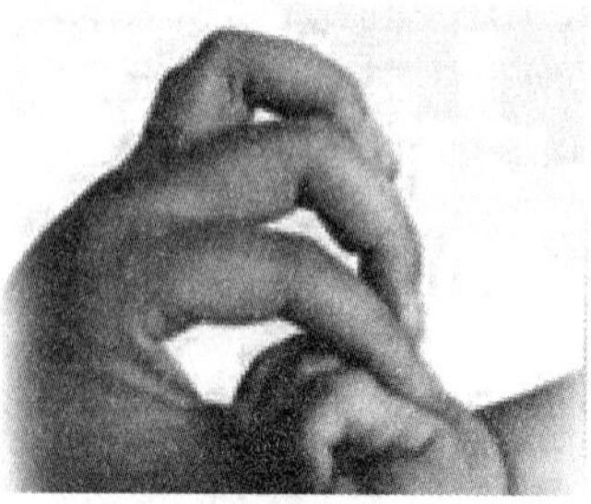

图 5-12　手的抚触法

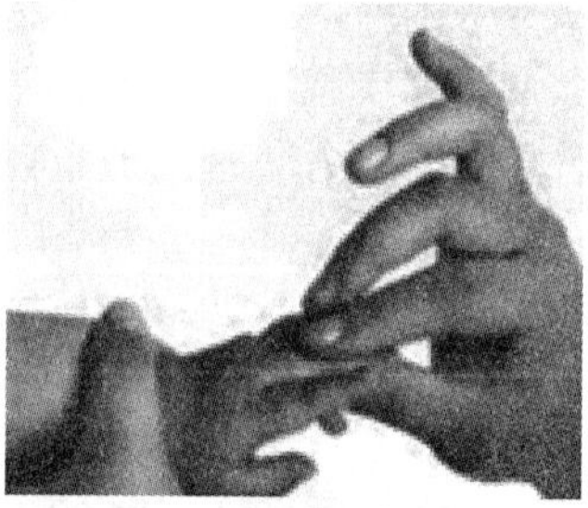

图 5-13　手指抚触法

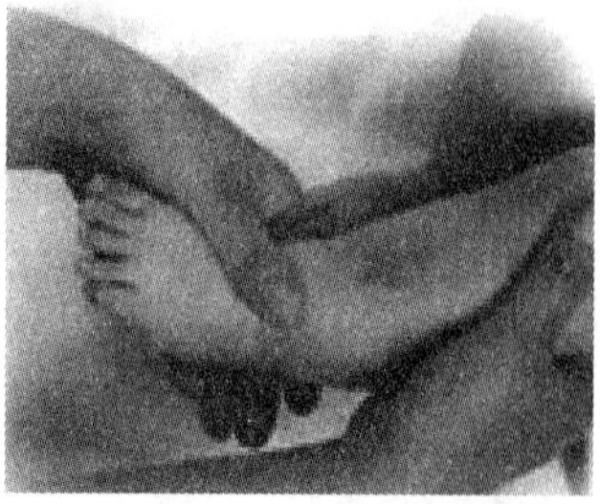

图 5-14　下肢抚触法

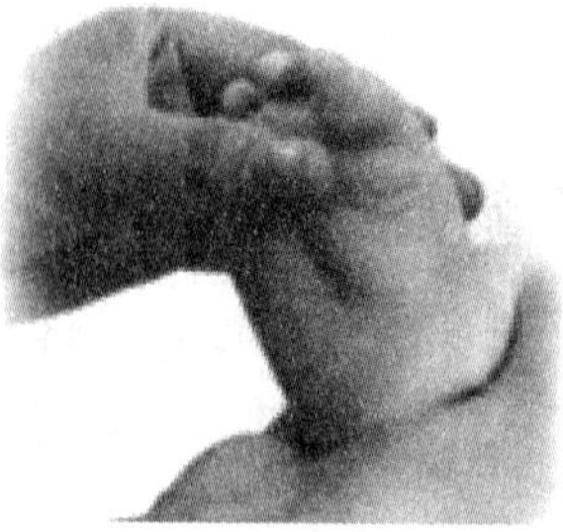

图 5-15　脚部抚触法

6．背部抚触（舒缓背部肌肉）　婴儿呈俯卧位，双手指腹并拢，平放在婴儿背部，以脊柱为中线，从颈部向下轻轻抚摸两侧肌肉到婴儿臀部，再回到颈部，重复4～6次（图5-16、5-17、5-18）。

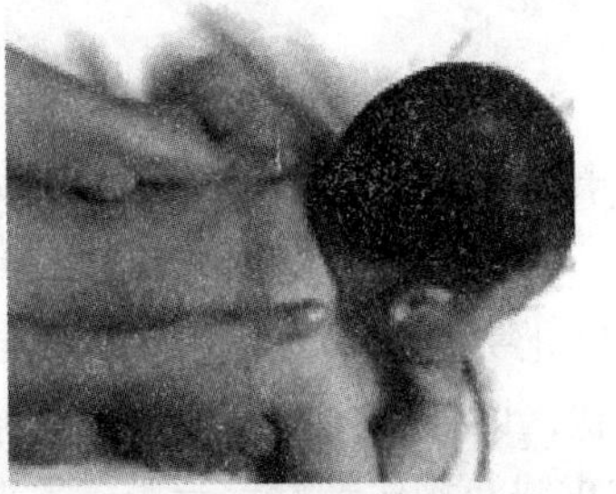
图5-16　背部从脊柱向两侧抚触

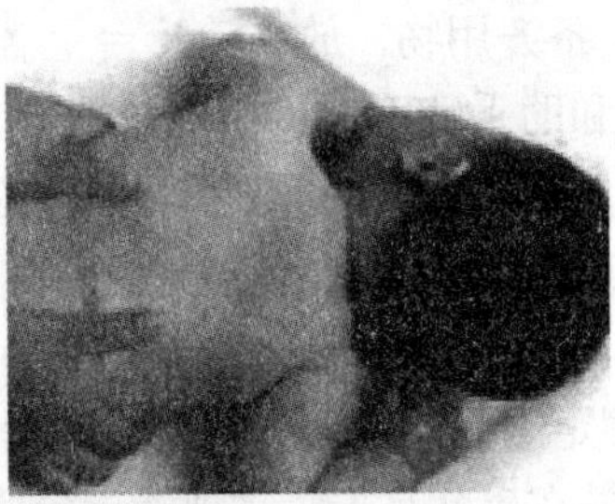
图5-17　背部从上向下抚触

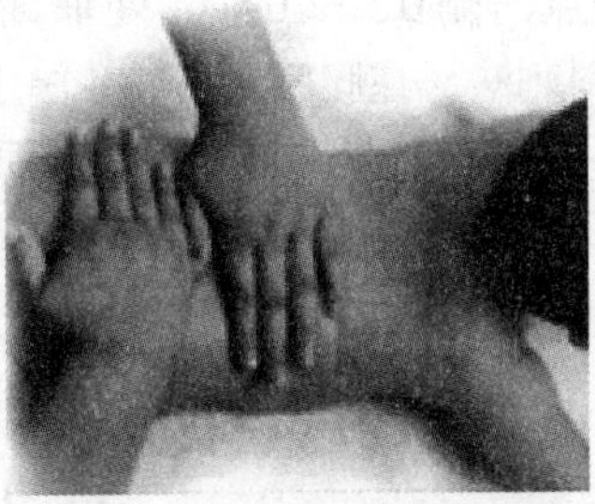
图5-18　骶尾部凹陷处抚触

7．最后　用五指指腹从婴儿头顶部、枕部、颈部，一直向下至臀部，重复3次。

8．抚触时间　一般每次为10～20分钟，每日1～3次，开始时间、次数可稍少，以后逐渐增加。

【注意事项】

1．操作中要密切观察婴儿反应及合作程度。

2．注意保暖，防止受凉，室温调节至28℃以上。

3．抚触后抱婴儿时，注意防止因手部光滑而使婴儿滑脱，造成意外。

4．婴儿不明原因发热、情绪反应激烈时暂不进行抚触；脐带未脱落时，不做腹部抚触；抚触按摩手法从轻到重，让婴儿慢慢适应；不要强迫婴儿保持固定姿势等。

5．哭闹、抽搐、肌张力增高、皮肤颜色发生变化时应立即停止操作。

考点：婴儿抚触法的用物准备、操作步骤、注意事项。

六、静脉血标本采集法

（一）股静脉穿刺法

【目的】

采集血标本，为诊断及治疗疾病提供依据。

【用物准备】

治疗盘内盛一次性无菌注射器（5ml或10ml），无菌镊子及泡镊筒（盛消毒溶液）、2%

碘酊、70% 乙醇、干棉球、棉签、胶布、无菌手套、试管（抗凝剂试管、干燥试管、血培养瓶），做血培养应备酒精灯、火柴。

【操作步骤】

1．认真核对申请检验项目、患儿姓名、床号，根据检验项目选择适当容器，化验单附联贴于试管上，备齐用物，放在治疗台上。

2．操作者和助手洗手，戴口罩、帽子。

3．助手清洗患儿会阴部及腹股沟区皮肤，更换尿布，并用尿布包裹好会阴部，以免排尿时污染穿刺点。

4．患儿仰卧，垫高穿刺侧臀部。助手站在患儿头端，用双肘及前臂约束患儿躯干及上肢，两手分别固定患儿两腿，使患儿大腿呈青蛙状，即外展、外旋，膝关节屈曲呈直角。

5．操作者站在患儿足端，常规消毒穿刺部位皮肤及操作者左手示指。若采用垂直穿刺法，操作者左手示指在腹股沟中 1/3 与内 1/3 交界处触到股动脉搏动点，再次消毒穿刺点及术者手指，右手持注射器沿股动脉搏动点内侧 0.3 ～ 0.5cm 处垂直刺入，感觉无阻力见回血后固定，抽足所需血量后拔针。亦可采用斜刺法，在腹股沟下约 1 ～ 3cm 处，针头与皮肤呈 45° 角向股动脉搏动点内侧 0.3 ～ 0.5cm 处呈向心方向刺入，其余操作同垂直穿刺法（图 5-19、5-20）。

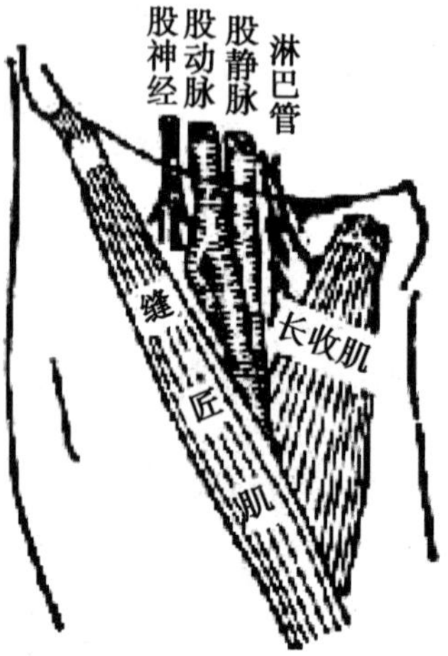

图 5-19　腹股沟区血管分布

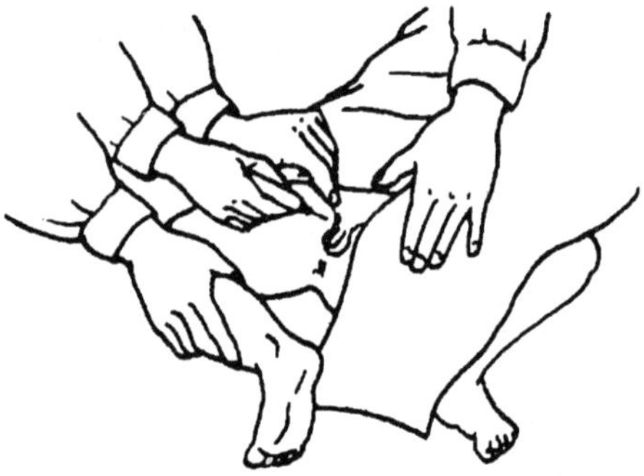

图 5-20　股静脉穿刺法示意图

6．拔针后立即用消毒干棉球加压止血 3 ～ 5 分钟，确认无出血方可放松。将抽取的血液沿试管壁缓慢注入试管，送检。

7．安抚患儿，平整衣服，整理用物。

【注意事项】

1．严格执行无菌操作，防止感染。

2．穿刺失败，不宜在同侧多次穿刺，以免形成血肿；保护穿刺针孔勿被尿液污染。

3．若回血呈鲜红色，表明误入股动脉，应立即拔出针头，用无菌纱布紧压 5 ～ 10 分钟，直到无出血为止。

4．适用于婴幼儿，有出血倾向或凝血功能障碍者禁用此法，以免引起出血不止。

考点： 股静脉穿刺法的用物准备、操作步骤、注意事项。

（二）四肢静脉穿刺法

【目的】

采集血标本，为诊断及治疗疾病提供依据。

【用物准备】

治疗盘内盛一次性无菌注射器（5ml 或 10ml），0.5% 碘伏、棉签、止血带。

【操作步骤】

1．认真核对申请检验项目、患儿姓名、床号，根据检验项目选择适当容器，化验单附联贴于试管上，备齐用物，放在治疗台上。

2．操作者和助手洗手，戴口罩、帽子。

3．四肢是静脉穿刺最常用的部位，尤其是胳膊。抽血前助手应固定患儿的手臂，另一人按住患儿的上半身，并用胳膊固定穿刺部位。

4．前臂系上止血带，选择可清晰辨认的血管，碘伏消毒皮肤，左手绷紧皮肤，右手穿刺。见回血后固定针头，抽取所需血量。拔针，以棉签压迫穿刺点至血止。

5．在整个过程中，要注意观察患儿的反应，并注意安慰患儿。

考点： 四肢静脉穿刺法的用物准备、操作步骤、注意事项。

七、头皮静脉输液法

小儿头皮静脉极为丰富，分支甚多，互相沟通交错成网且静脉表浅。选择头皮静脉输液，易于固定，方便小儿肢体活动。故婴幼儿静脉输液多采用头皮静脉，常选用额上静脉、颞浅静脉及耳后静脉等（图 5-21）。

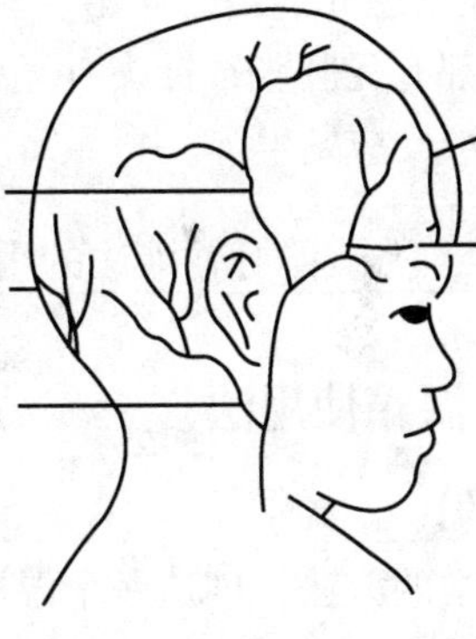

图 5-21　小儿常用头皮静脉部位图

【目的】

1．增加液体、营养，排出毒素，维持体内电解质平衡。

2．使药物快速进入体内。

【用物准备】

1．输液器、液体及药物。

2．治疗盘内置　皮肤消毒液、棉签、弯盘、胶布，无菌巾内放已吸入生理盐水或 10% 葡萄糖 10ml 的注射器、棉球、硅胶管头皮针。

3．其他物品　污物杯、剃刀、毛刷、肥皂、纱布、油布及治疗巾、输液架，必要时备约束用品。

【操作步骤】

1．备齐用物带至床旁，进行查对（输液准备与成人周围静脉输液法相同）。

2．患儿仰卧或侧卧，头垫小枕，助手站于患儿足端，固定其肢体、头部，必要时采用全身约束法。

3．操作者立于患儿头端，必要时剃去局部头发，仔细选择静脉，70% 乙醇消毒皮肤，再次查对。

4．注射器抽取生理盐水，接上头皮针，排尽空气。操作者以左手拇指、示指分别固定静脉两端皮肤，右手持针，在距静脉最清晰点向后移 0.3cm 处将针头近似平行刺入头皮，然后沿静脉向心方向穿刺。

5．当针头刺入静脉时阻力减小，有落空感同时有回血，再进针少许。血管细小或充盈不全常无回血，可用注射器轻轻抽吸，亦可推入极少量液体，如局部无隆起，推之畅通无阻，即证实穿刺成功，缓慢推注液体。

6．固定方法同成人周围静脉输液法。注意用消毒纱布盖好针梗露出部分及穿刺点。取下注射器（针头不动）接上输液器，调节好输液速度，查对。填写并挂好观察卡，必要时约束患儿双上肢。

7．整理用物，洗手。

8．输液完毕，轻轻取下胶布，关闭调节器，将针头拔出，用无菌棉球压迫片刻后以胶布固定。

【注意事项】

1．严格执行查对制度和无菌技术操作原则，合理分配加入的药物并注意配伍禁忌。

2．穿刺中注意患儿的面色和一般情况，切不可只顾操作而忽视了病情观察。

3．需 24 小时输液者，应更换输液装置，若超过 48 小时应更换注射部位及输液管。需长期输液者，要注意保护和合理使用静脉，一般从远端小静脉开始。

4．根据患儿病情、年龄、药物性质等调节输液速度，经常观察输液情况，如速度是否合适，局部有无肿胀，针头有无移动、脱出，瓶内溶液是否滴完，各连接处有无漏液等，以及有无输液反应发生等。

考点：头皮静脉输液法的用物准备、操作步骤、注意事项。

八、温箱使用法

【目的】

以科学的方法，创造一个温度、湿度适宜的环境，使患儿体温保持稳定，用以提高未成熟儿的成活率，有利于高危新生儿的成长发育；避免体温低造成缺氧、低血糖、硬肿等一系列不良后果。

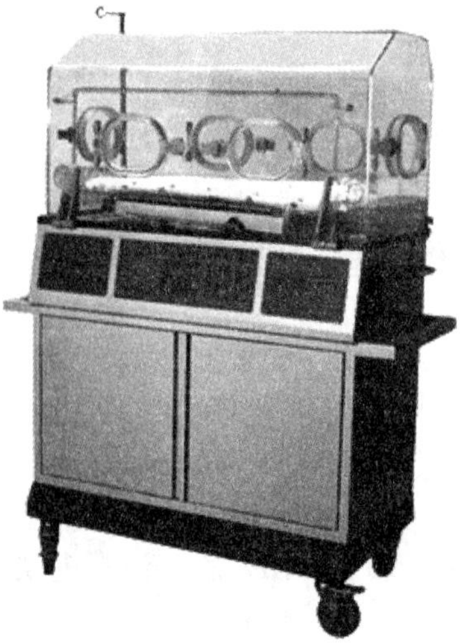
图 5-22　婴儿温箱

【用物准备】

婴儿温箱（图 5-22），铺好箱内婴儿床。

【操作步骤】

1．检查温箱的性能，清洁、消毒温箱。将蒸馏水加入温箱水槽中至水位指示线，并加蒸馏水于湿化器水槽中。

2．接通电源，打开电源开关将预热温度调至 28 ～ 32℃，预热约 2 小时，温度能升到所需温度，此时，红、绿灯交替亮。

3．根据干湿度计读数，调整湿度控制旋钮，使两个读数相遇，此时度盘窗口显示出温箱内实际湿度值。箱内湿度应维持在 55% ～ 65%。

4．将患儿穿单衣或裹尿布后放置于温箱内，根据患儿体重及出生日龄调节适中温度（表 5-3）。若保温不好，可加盖被，但勿堵住气孔。不同出生体重早产儿暖箱的温、湿度参照见表 5-3。

表 5-3　不同出生体重早产儿暖箱温、湿度参照数值

出生体重（g）	温度				相对湿度
	35℃	34℃	33℃	32℃	
1000	出生 10 天内	10 天后	3 周内	5 周后	
1500	—	出生 10 天内	10 天后	4 周后	55% ～ 65%
2000	—	出生 2 天内	2 天后	3 周后	
2500	—	—	出生 2 天内	2 天后	

5．在使用过程中应做到　① 定时测量体温，根据体温调节箱温，并做好记录。在患儿体温未升至正常之前应每小时监测一次，升至正常后可每 4 小时测一次，注意保持体温在 36 ～ 37℃ 之间，并维持相对湿度；② 一切护理操作应尽量在箱内进行，如喂乳、换尿布、清洁皮肤、观察病情及检查等，尽量少打开箱门，以免箱内温度波动，若确因需要暂出温箱治疗检查，也应注意在保暖措施下进行，避免患儿受凉。

6．保持温箱的清洁　① 使用期间每天用消毒液擦拭温箱内外，然后用清水再擦拭一遍；每周更换温箱一次；用过的温箱除用消毒液擦拭外，再用紫外线照射；定期进行细菌培养，以检查清洁消毒的质量，如培养出致病菌应将温箱搬出病房彻底消毒，防止交互感染。② 湿化器水箱用水每天更换一次，以免细菌滋生；机箱下面的空气净化垫每月清洗一次，若已破损则应更换。

7．患儿出温箱条件　① 患儿体重达 2000g 或以上，体温正常；② 在不加热的温箱内，室温维持在 24 ～ 26℃时，患儿能保持正常体温；③ 患儿在温箱内生活了 1 个月以上，体重虽不到 2000g，但一般情况良好。

【注意事项】

1．随时观察使用效果，如温箱发出报警信号，应及时查找原因，妥善处理。

2．温箱不宜放在阳光直射、有对流风及取暖设备附近，以免影响箱内温度的控制。

3．要掌握温箱性能，严格执行操作规程，并要定期检查有无故障、失灵现象，如有漏电应及时拔除电源进行检修，保证绝对安全使用。

4．严禁骤然提高温箱温度，以免患儿体温上升造成不良后果。

5．工作人员入箱操作、检查、接触患儿前，必须洗手，防止交互感染。

考点：使用婴儿温箱的用物准备、操作步骤、注意事项。

九、光照疗法

【目的】

光照疗法是一种通过荧光照射，治疗新生儿高胆红素血症的辅助疗法。主要作用是使未结合胆红素经蓝光照射后转变为水溶性胆红素，从而易从胆汁和尿液中排出体外。

【用物准备】

1．光疗箱　一般采用波长 427 ～ 475nm 的蓝色荧光灯最为有效，还可用白光照射，光亮度约 160 ～ 320W 为宜，蓝光箱有单面和双面光疗箱两种，双面光优于单面光，灯管与患

儿皮肤的距离 33 ～ 50cm 。

2．遮光眼罩　患儿护眼罩用墨纸或胶片剪成眼镜状。

3．其他　长条尿布、尿布带、胶布、工作人员用墨镜等。

【操作步骤】

1．清洁光疗箱，特别注意清除灯管及反射板的灰尘；箱内湿化器水箱内加水至 2/3 满。

2．接通电源，检查灯管亮度，并使箱温升至患儿适中温度（30 ～ 32℃），相对湿度达 55% ～ 65%。

3．入箱前患儿清洁皮肤，禁忌在皮肤上涂粉和油类；剪短指甲，防止抓破皮肤。测量患儿体温，必要时测体重，取血检测血清胆红素水平。

4．将患儿全身裸露，用尿布遮盖会阴部，男婴注意保护阴囊。佩戴护眼罩，抱入已预热好的光疗箱中，记录入箱时间（图 5-23）。

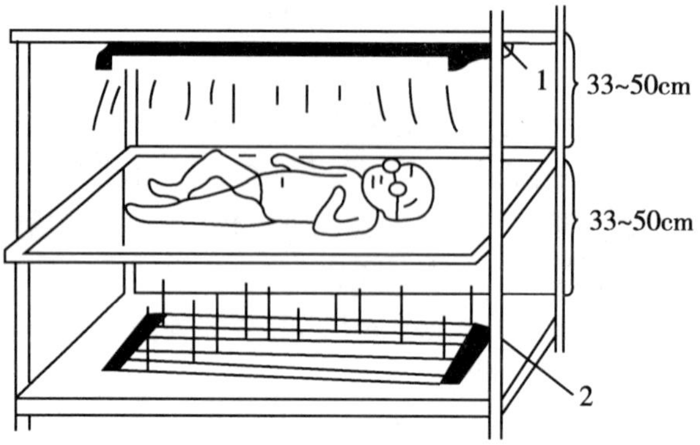

图 5-23　蓝光箱示意图

5．光疗时，使患儿皮肤均匀受光，并尽量使身体广泛照射。若使用单面光疗箱一般每 2 小时更换体位一次，可以仰卧、侧卧、俯卧交替更换。俯卧照射时要有专人巡视，以免口鼻受压而影响呼吸。

6．监测体温和箱温，光疗时应每 2 ～ 4 小时测体温一次，使体温保持在 36 ～ 37℃，根据体温调节箱温。如体温超过 38.5℃或低于 35℃，要暂停光疗，经处理体温恢复正常后再继续治疗。

7．一般光照 12 ～ 24 小时才能使血清胆红素下降，光疗总时间按医嘱执行。一般情况下，血清胆红素＜ 171μmol/L（10mg/dl）时可停止光疗。出箱前，先将包裹用衣服预热，再给患儿穿好，切断电源，除去护眼罩，抱回病床，并做好各项记录，如出箱时间、生命体征等。

【注意事项】

1．保证营养和水分的供给　光疗过程中，应按医嘱静脉输液，按需喂奶，因光疗时患儿不显性失水比正常小儿高 2 ～ 3 倍，故应在喂奶间喂水，记录出入量。

2．严密观察病情　注意患儿精神、反应、呼吸、脉搏及黄疸程度的变化；观察大小便颜色与性状；检查皮肤有无发红、干燥、皮疹，有无呼吸暂停、烦躁、嗜睡、发热、腹胀、呕吐、惊厥等；监测血清胆红素。若有异常情况须及时与医生联系，以便检查原因，及时处理。光照时易出现轻度腹泻，排深绿色稀便，泡沫多，小便深黄色，一过性皮疹等不良反应，可随病情的好转而消失。

3．保持灯管及反射板清洁，并及时更换灯管　灯管使用300小时后，其灯光能量输出减弱20%，900小时后减弱35%，因此，灯管使用1000小时必须更换。应每天清洁灯箱及反射板。

4．光疗箱的维护与保养　光疗结束后，关好电源，拔出电源插座，倒尽湿化器水箱内的水，做好整机的清洁、消毒工作；有机玻璃制品忌用乙醇擦洗。光疗箱应放置于干净、温湿度变化较小、无阳光直射的场所。

考点：光照疗法的用物准备、操作步骤、注意事项。

十、换血疗法

【目的】

1．利用胆红素浓度正常的成人血替换出已致敏的红细胞和血清中的免疫抗体，阻止继续溶血。

2．去除血清中的未结合胆红素，防止核黄疸的发生。

3．纠正溶血导致的贫血，防止缺氧性心力衰竭。

【换血指征】

1．母血中有ABO血型不合，产前确诊为溶血病；出生时Hb＜120g/L，伴水肿、肝大、心力衰竭者。

2．生后12小时内血清胆红素上升每小时＞12μmol/L（0.75mg/dl），或已达到342μmol/L（20mg/dl）者。

3．早产儿或上一胎溶血严重者，尤其伴有缺氧、酸中毒、败血症等时，放宽适应指征。

【用物准备】

1．血源准备，对Rh血型不合溶血者，应选用Rh血型与母亲相同、ABO血型与患儿相同的血液；对ABO血型不合溶血者，可选用O型红细胞和AB型血浆混合血或用抗A、抗B效价较低的O型血，所用血液应与母亲血清无凝集反应。换血量为150～180ml/kg（约为患儿全血量的2倍），应尽量选用新鲜血。

2．手术衣2件，无菌换血手术包1套，静脉切开包1个，输液用物及急救药品。

3．患儿于换血前4小时禁食或抽空胃内容物，进行静脉输液；换血前半小时肌内注射苯巴比妥；置患儿于无菌手术室辐射保暖床上，取仰卧位，贴上尿袋，固定四肢。

【操作步骤】

1．按常规消毒腹部皮肤（上至剑突，下至耻骨联合，两侧腋中线），铺巾，将硅胶管自脐带残端插入脐静脉，或行脐静脉切开后插入6～7cm，接上三通管，抽血测定胆红素及进行生化检查，测量静脉压后开始换血。

2．开始换血时，以每次10ml等量进行交换，如患儿心功能良好，逐渐增加到每次20ml，速度控制在每分钟2～4ml/kg，匀速进行，每次交换量不超过总换血量的10%。对低体重儿、病情危重者，速度放慢。

3．每换血100ml，测量静脉压1次，静脉压高时（提示血容量过多，有心力衰竭的可能）则抽血量可大于注入量，静脉压低时（提示血容量不足）则反之，以保持静脉压的稳定，但出入量差不宜大于70ml。一般保持静脉压在0.588～0.785kPa（6～8cmH_2O）。

4．准确记录每次抽出和注入的血量、时间。

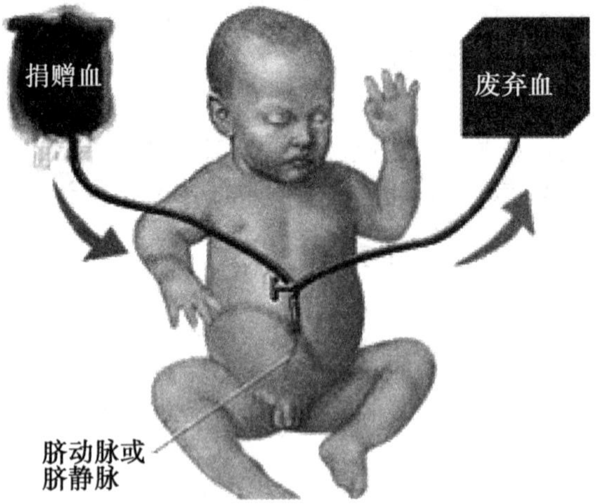

图 5-24　换血疗法示意图

5．留取末次抽出的血标本测定胆红素，换血完毕后拔出静脉导管，结扎缝合后消毒，覆盖纱布，轻轻压迫固定（图 5-24）。

【注意事项】

1．严格执行无菌操作，避免感染。

2．插管动作轻柔，避免造成静脉壁及内脏的损伤。

3．抽血、注血速度均匀；注射器内不能有空气，每次注血时，都要抽回血，防止空气栓塞；换血过程中注射器必须经常用含肝素的生理盐水冲洗，防止凝血。

4．抽注血不顺利时，应首先检查插管位置以及是否堵塞，切忌用力推注，以免损伤血管。

5．术中注意患儿的保暖，密切观察患儿全身情况及反应，注意皮肤颜色、监测生命体征，及时处理意外情况。

6．换血后，继续蓝光治疗。①密切观察病情，监测生命体征及血常规、血糖、胆红素等，注意黄疸消退情况，注意伤口有无出血，如有呼吸不规则、双吸气、呻吟等异常现象，及时采取抢救措施。② 保持伤口局部清洁，大小便后及时更换尿布，伤口未拆线前不宜沐浴。必要时加用抗生素。③ 换血后禁食 6 小时，开始试喂糖水，若吸吮正常无呕吐，可进行正常喂养。

7．在换血开始前、换血中、换血结束时均需抽取血标本，测定血胆红素，并视需要检查生化项目，以判断换血效果及病情变化。

小结	
小结	儿科医疗机构包括小儿门诊、小儿急诊及小儿病房三部分。在小儿住院过程中，应正确采集和书写病史，应用一定的技巧与患儿及家长沟通，及时对小儿及家庭进行评估。 根据不同年龄阶段儿童的需求，为其提供“以小儿及其家庭为中心”的身心整体护理。小儿药物剂量计算最常用的是按照体重计算，最精确的是按照体表面积计算。 儿科常用护理技术操作是临床儿童护理工作的重要组成部分。主要有给药法、更换尿布法、约束法、婴儿沐浴法、婴儿抚触法、静脉标本采集法、头皮静脉输液法、温箱使用法、光照疗法、换血疗法。应了解各项操作的目的，做好操作前的准备工作，熟练掌握各项操作的具体步骤方法，正确为小儿实施操作。操作过程中要充分体现出对患儿的关爱。

（王　雁　刘红霞）

第六章 新生儿及患病新生儿的护理

学习目标	
学习目标	1. 归纳新生儿的分类法；正常足月儿和早产儿的特点及护理；各种新生儿疾病的概念、身体状况、护理诊断及护理措施。 2. 说出常见新生儿疾病的治疗原则及健康教育；常见新生儿疾病的中医特色护理方法。 3. 知道上述疾病的健康史、辅助检查及心理状况评估。

第一节 概 述

一、新生儿基本概念

新生儿（neonate，newborn）系指从出生脐带结扎至生后满28天内的婴儿。围生期（perinatal period）是指新生儿出生前、后的一个特定时间，由于各国医疗保健的水平不同，其概念也不同。我国规定围生期为自妊娠28周至出生后7天。围生期的婴儿称围生儿。由于经历了子宫内生长发育以及由宫内向宫外生活的转换改变，加上此期各种器官生理功能尚未成熟，故发病率、死亡率均居人的一生之首，特别是生后24小时内的新生儿。国际上通常用新生儿死亡率和围产期死亡率作为衡量某个国家和地区经济水平和卫生保健状况的标准之一。因此，加强新生儿尤其是围生儿的护理和患病新生儿的治疗十分重要。

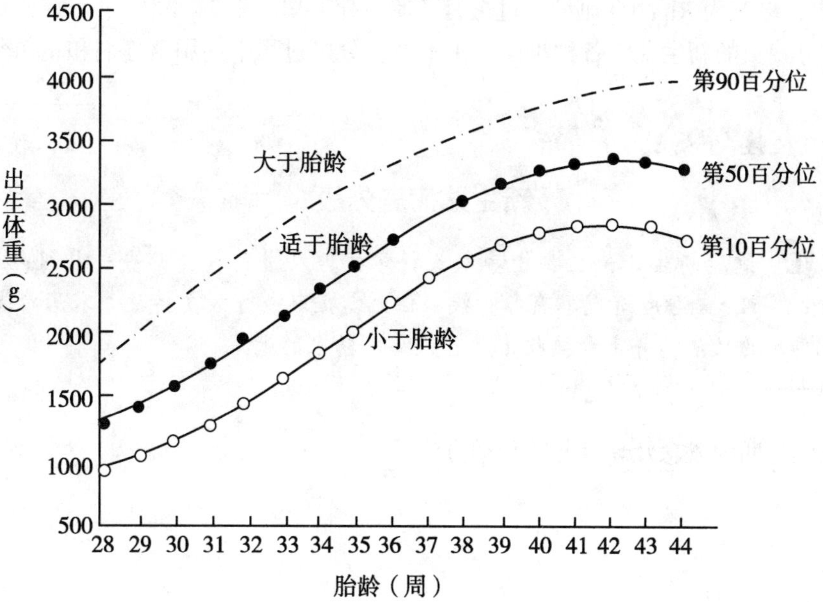

图6-1 新生儿胎龄与出生体重的关系

二、新生儿的分类

新生儿的分类有不同的方法，根据胎龄、体重、体重与胎龄的关系等分类（图 6-1）。

（一）根据胎龄分类

胎龄（GA）是指最后一次正常月经第一天起至分娩时为止，通常以周（W）表示。

1．足月儿　37W ≤ GA ＜ 42W（260 ~ 293 天）的新生儿。

2．早产儿　28W ≤ GA ＜ 37W（196 ~ 259 天）的新生儿。

3．过期产儿　GA ≥ 42W（294 天）的新生儿。

（二）根据出生体重分类

出生体重（BW）是指出生 1 小时内的体重，通常以克（g）表示。

1．正常出生体重儿（NBW）　2500g ≤ BW ≤ 4000g 的新生儿。

2．低出生体重儿（LBW）　BW ＜ 2500g 的新生儿。

3．极低出生体重儿（VLBW）　BW ≤ 1500g 的新生儿。

4．超低出生体重儿（ELBW）　BW ≤ 1000g 的新生儿。

5．巨大儿（macrosomia）　BW ＞ 4000g 的新生儿。

（三）根据出生体重与胎龄的关系分类

1．适于胎龄儿（AGA）　出生体重在同胎龄平均体重第 10 ~ 90 百分位者。

2．小于胎龄儿（SGA）　出生体重在同胎龄儿平均体重第 10 百分位以下者。我国习惯上将胎龄已足月，但体重＜ 2500g 以下婴儿称足月小样儿，是小于胎龄儿中最常见的一种。

3．大于胎龄儿（LGA）　出生体重在同胎龄儿平均体重第 90 百分位以上的婴儿。

（四）高危儿

高危儿是指已经发生或可能发生危重疾病的新生儿。包括以下几种情况。

1．出生时异常　如 Apgar 评分＜ 7 分，脐带绕颈、有各种畸形；早产儿、极低出生体重儿、大于胎龄儿、巨大儿；双胎或多胎婴儿；有疾病的新生儿等。

2．母亲有异常妊娠史的新生儿　孕期有阴道流血史、感染史、糖尿病史，孕期吸烟、吸毒、酗酒史，母亲为 Rh 阴性血型，过去有死胎、死产史。

3．异常分娩史的新生儿　各种难产、手术产、分娩过程中使用镇静剂和止痛药物史等。

知识链接

新生儿病房分级

Ⅰ级：适于健康新生儿，主要指导家长科学护理及进行遗传筛查；Ⅱ级：适于胎龄 >32 周和出生体重≥ 1500g 者或患有各种疾病但无需循环或呼吸支持及手术治疗者；Ⅲ级：适于各种危重儿的救治，并负责接收Ⅰ、Ⅱ级病房转来的患儿。

考点：围生期的概念及新生儿的分类方法。

第二节 正常足月儿和早产儿的特点与护理

一、正常足月儿和早产儿的特点

正常足月儿（normal full-term infant）指 37 周≤胎龄＜ 42 周、2500g ≤出生体重≤ 4000g、无畸形或疾病的活产婴儿。

早产儿（preterm infant，premature infant）指 28 周≤胎龄＜ 37 周、出生体重＜ 2500g 的活产婴儿，早产儿又称未成熟儿。

（一）外观特点

正常足月儿与早产儿在外观上各具特点，因此可根据初生婴儿的体格特征和神经发育成熟度来评定其胎龄（表 6-1）。

表 6-1 足月儿与早产儿外观特点

	足月儿	早产儿
哭声	响亮	轻
皮肤	皮肤红润	薄，红嫩
胎毛	少	多
皮下脂肪	较丰满	皮下脂肪少
头发	分条清楚	少，呈绒线状
耳	耳廓软骨发育良好，耳舟成形直挺。	耳廓软骨发育不成熟，紧贴颅骨
乳腺	乳晕清晰，乳头突起，乳房可扪到结节	乳晕不清，乳腺结节小或没有
指（趾）甲	发育良好，可达到或超过指（趾）尖	指（趾）甲软，未达到指（趾）尖
足纹	足底有较深的足纹	足底光滑，纹理少
肌肉	有一定的张力，四肢屈曲	四肢肌张力低下
男婴生殖器	睾丸已降至阴囊	睾丸未降至阴囊
女婴生殖器	大阴唇可覆盖小阴唇	大阴唇不能覆盖小阴唇

（二）生理特点

1．呼吸系统　胎儿娩出后在声、光、寒冷、触觉、痛觉等刺激下，开始第一次吸气，接着啼哭，肺泡张开，开始呼吸运动。胎儿肺内充满液体，足月时约 30 ～ 35ml/kg，出生时经产道挤压，1/3 肺液由口鼻排出，其余在建立呼吸后由肺间质内毛细血管和淋巴管吸收，如吸收延迟，则出现湿肺症状。新生儿呼吸道狭窄，黏膜柔嫩，血管丰富，纤毛运动差，易出现气道堵塞、感染、呼吸困难及拒乳。新生儿胸腔小，呼吸肌薄弱，呼吸时主要靠膈肌的运动，以腹式呼吸为主。呼吸频率较快约 40 ～ 45 次 / 分钟，呼吸较表浅，节律常不规则。

早产儿呼吸中枢相对发育不成熟，呼吸不规则，常发生呼吸暂停。呼吸暂停是指呼吸停止时间超过 15 ～ 20 秒，或虽不到 15 秒，但是伴有心率减慢，＜ 100 次 / 分，并出现发绀及肌张力减低。同时，由于早产儿肺发育不成熟，肺泡表面活性物质少，易发生肺透明膜病。有宫内窘迫史的早产儿，易发生吸入性肺炎。

2．循环系统　胎儿出生后血液循环动力学发生重大改变，胎盘-脐血循环终止，肺血管阻力下降，卵圆孔和动脉导管功能性关闭。足月儿心率波动较大，约为100～150次/分钟，平均为120～140次/分钟，早产儿心率更快。足月儿血压在50/30mmHg～80/50mmHg间，平均为70/50mmHg（9.3/6.7kPa），早产儿较足月儿低，动脉导管关闭常延迟，可引起充血性心力衰竭、肾损害及坏死性小肠炎。有的新生儿在生后几天内心前区可听到杂音，这与动脉导管暂时未关闭有关。

3．消化系统　足月儿出生时吞咽功能已完善，但是贲门括约肌发育较差，幽门括约肌发育较好，胃呈横位，易发生呕吐和溢乳。消化道面积相对较大，肠壁薄，通透性高，有利于大量流质营养物质的消化和吸收，但肠腔内毒素及消化不全的产物也容易进入血液循环，引起中毒症状和过敏现象。胎便由胎儿期的肠黏膜分泌物、胆汁及咽下的羊水组成，呈墨绿色。出生12小时内开始排泄，约3～4天内排完，如果超过24小时无胎便排出，应检查新生儿是否存在肛门闭锁或其他消化道畸形。

早产儿吞咽反射差，容易发生呛乳而至乳汁误吸。贲门括约肌松弛、胃容量小，容易发生溢乳。早产儿各种消化酶分泌不足，胆酸分泌少，不易将脂肪乳化，脂肪消化吸收差，在缺氧缺血和喂养不当时，易发生坏死性小肠结肠炎。早产儿胎粪形成少，肠蠕动乏力，易出现胎粪延迟排出。早产儿肝功能不成熟，生理性黄疸较足月儿重，持续时间长，同时肝糖原贮存少、肝合成蛋白质不足，易发生低血糖和低蛋白血症。

4．血液系统　新生儿出生时血液中红细胞数和血红蛋白相对较高，血红蛋白中胎儿血红蛋白约占70%～80%，出生5周后降至55%。足月儿出生时白细胞较高，第3天开始下降。胎儿血红蛋白对氧的亲和力较强，氧离曲线左移，不易将氧释放到组织，因此，当缺氧时发绀不明显。

早产儿白细胞和血小板稍低于足月儿。由于早产儿红细胞生成素水平低下，先天性储备少，血容量迅速增加，生理性贫血出现早，并且胎龄越小，贫血时间持续越长，程度越严重。早产儿维生素K贮存不足，导致凝血因子缺乏，易引起出血，特别是肺和颅内出血。

5．泌尿系统　新生儿一般在生后24小时排尿，如生后48小时仍不排尿，需要检查原因。新生儿出生时肾小球滤过率低，浓缩功能差，排钠能力也低，不能有效处理过多的水和溶质，易造成水肿或脱水。且因碳酸氢盐的肾阈值低，肾处理酸碱负荷能力不足，因此新生儿易发生代谢性酸中毒。

早产儿肾浓缩功能更差，易出现低钠血症，特别是牛乳喂养时，因蛋白质含量和酪蛋白比例均高，易引起晚期代谢性酸中毒。

6．神经系统　新生儿脑相对较大，占体重的10%～20%（成人仅占2%）。脊髓相对较长，大脑皮质兴奋性低，睡眠时间长，觉醒时间一昼夜仅为2～3小时。新生儿和小婴儿具有特殊的神经反射，如觅食反射、吸吮反射、握持反射、拥抱反射和交叉伸腿反射。正常情况下，生后数月这些反射消失。新生儿当发生神经系统疾病、损伤和颅内出血时这些反射可消失，新生儿巴氏征、克氏征等病理反射呈阳性反应属正常现象。

早产儿神经系统的功能和胎龄有密切关系，胎龄越小，反应越差。因此神经系统检查可作为估计胎龄的依据。早产儿易发生缺氧，导致缺氧缺血性脑病。早产儿脑室管膜下存在发达的胚胎生发层基质，该组织是一个未成熟的毛细血管网，易导致颅内出血。

7．能量和体液代谢　新生儿需要的热量取决于维持基础代谢和生长的能量消耗，每日基础热量消耗大约为209kJ/kg，加上活动及生长需要等，每日共需热量为418～502kJ/kg。

液体需要量与体重、日龄、环境温度、湿度等有关。生后第一天需水量为 60 ～ 100ml/kg，以后每日增加 30ml/kg，直至每日 150 ～ 180ml/kg。足月儿每日钠需要量约 1 ～ 2mmol/kg，小于 37 周的早产儿约 3 ～ 4mmol/kg；新生儿生后 10 天内血钾水平较高，一般不需补充，以后日需量约 1 ～ 2mmol/kg。早产儿因皮质醇及降钙素分泌较高，且终末器官对甲状旁腺反应低，常有低钙血症。

8．体温调节　新生儿体温调节功能差，皮下脂肪薄，体表面积相对较大，易散热，因此新生儿的体温易随环境温度的变化而变化。室温过高时，足月儿能通过皮肤蒸发和出汗散热，若体内水分不足，可使新生儿体温增高发生“脱水热”。室温过低，则可至低体温或寒冷损伤综合征。

早产儿体温调节功能更差，缺少棕色脂肪组织，基础代谢低，产热少，体表面积相对大，皮下脂肪少，易散热。因此体温易随环境温度的变化而变化，易出现体温偏低或不升。

9．免疫系统　新生儿的特异性和非特异性免疫功能均不成熟，皮肤黏膜薄嫩，易擦伤；脐部为开放性伤口，细菌容易繁殖并进入血液循环。血清补体含量低，白细胞吞噬作用差；免疫球蛋白 IgG 可通过胎盘，但年龄越小，含量越低；IgA、IgM 不能通过胎盘，特别是分泌型 IgA（SIgA）缺乏，使新生儿易患感染性疾病，尤其是呼吸道和消化道感染。早产儿免疫系统更不成熟，易发生重度感染。

考点：比较正常足月儿和早产儿的特点。

10．新生儿常见的几种特殊生理状态

（1）生理性体重下降：新生儿出生几天内，由于进食少，水分丢失、排出胎便而出现体重下降，但一般不超过 10%，约在生后 10 天左右恢复到出生体重。

（2）生理性黄疸　参见本章第三节。

（3）乳腺肿大和假月经：男、女足月新生儿在生后 3 ～ 5 天均可出现乳腺肿大，似蚕豆或鸽蛋大小。其原因与母亲的内分泌影响有关，切勿强行挤压，以免感染。一般生后 2 ～ 3 周内消退，不必特殊处理；有些女婴生后 5 ～ 7 天阴道流出少量血性分泌物，可持续 1 ～ 3 天。系因妊娠后期母亲雌激素进入胎儿体内，出生后突然中断，形成类似月经的出血，一般不需处理。

（4）口腔改变：新生儿上腭中线和齿龈切缘上常有黄白色米粒大小的小颗粒，民间称为“马牙”或“板牙”，是上皮细胞堆积或黏液腺分泌物积留所致，又称为“上皮珠”，生后数周至数月自行消失，不可刮擦或挑破，以免发生感染。新生儿面颊部的脂肪垫俗称“螳螂嘴”，对吸吮有利，不应挑割，以免感染。

考点：新生儿的特殊生理状态。

二、正常足月儿的护理

【常见护理诊断】

1．有体温改变的危险　与体温调节中枢发育不完善有关。

2．有感染的危险　与新生儿免疫功能低下和皮肤黏膜屏障功能差有关。

3．知识缺乏　与家长缺乏正确喂养及护理新生儿的知识有关。

【预期目标】

1．新生儿不发生体温升高或降低。

2．新生儿不发生感染。

3．家长能说出喂养和护理新生儿的要点。

【护理措施】

1．新生儿室条件　干净、清洁、整齐、安静，阳光充足，空气流通，温度 22 ～ 24℃，湿度 55% ～ 65%，床与床之间的距离为 60cm。

2．保持呼吸道通畅

（1）娩出后的护理：新生儿娩出后，开始呼吸前，应迅速清除口、鼻腔的黏液及羊水，保持呼吸道通畅，以免引起窒息或吸入性肺炎。

（2）经常检查新生儿鼻孔是否通畅，清除鼻孔内的分泌物。

（3）保持新生儿适宜的体位，一般以右侧卧位为好。仰卧时应避免颈部前屈或过度后仰。婴儿俯卧时应有专人看护，防止发生窒息。

（4）避免包被、奶瓶、母亲的乳房或其他用物遮盖新生儿口鼻腔或按压胸部。

3．保暖

（1）新生儿体温调节功能不完善，因此应有足够的保暖措施，保暖方法有母亲怀抱、热水袋、婴儿温箱和远红外辐射床等。使用因条件和人而异，最好使婴儿处于中性温度的环境中。“中性温度”又称“适中温度”，是指能维持新生儿正常体温而能量消耗最少的温度。正常足月新生儿在穿衣盖被情况下，室内中性温度为 24 ～ 25℃，相对湿度为 55% ～ 60%。此外，医护工作人员在接触婴儿时，手、仪器、物品等均应预热，以免导致传导散热。注意集中各项护理操作，暴露婴儿的时间不宜太长。

（2）监测体温变化，及时调整中性温度，以维持新生儿体温在正常范围波动。

4．喂养

（1）正常足月儿提倡尽早哺乳，以防低血糖，正常新生儿一般生后半小时即可抱至母亲处哺乳，以促进乳汁分泌。提倡母乳喂养，无法母乳喂养者以配方乳为宜。喂乳量根据新生儿的体重、日龄及耐受能力而定，以不发生胃潴留及呕吐为宜，遵循从少量渐增的原则，以吃奶后安静、无腹胀和理想的体重增加（15 ～ 30g/d，生理性体重下降期除外）为标准。确认无母乳者，先试喂 5% ～ 10% 的葡萄糖水，若无消化道畸形，吸吮吞咽能力良好的婴儿可给予配方乳。人工喂养者，应注意乳具专用和清洁、消毒。

（2）定时测量体重，以了解营养状况和发育情况。

5．预防感染　新生儿抵抗力较低，要求严格执行消毒隔离制度，因此医疗护理操作时严格遵守无菌原则。

（1）建立和严格遵守消毒隔离制度：进入新生儿室需更衣、换鞋、洗手，护理每个新生儿前后均要洗手，治疗器具使用后用消毒液擦洗。每季度对工作人员做一次咽拭子培养，对带菌者及患感染性疾病者暂时调离新生儿室。

（2）脐部护理：新生儿娩出后 1 ～ 2 分钟内结扎脐带断端，并将残端无菌包扎。每日用 95% 乙醇或 10% 碘酊涂擦脐带残端，使其干燥，每天换消毒纱布。脐带脱落前，应每天检查脐部有无渗血，若渗血较多，应重新结扎。同时观察脐部有无脓性分泌物和异味，脐周有无红肿等，以便及时发现感染表现。如有脓性分泌物时，可先用 3% 过氧化氢清洗，再用 3% 碘酊消毒脐部，或局部使用抗生素。若有肉芽形成，可用 5% ～ 10% 硝酸银溶液点灼。

（3）皮肤护理：出生后，将头皮、耳后、腋下及皮肤皱褶处的血迹和较多的胎脂轻轻拭去。因胎脂对新生儿有保护作用，不必洗去，在生后数小时开始胎脂会逐渐被吸收。用干毛巾吸干羊水，擦干皮肤后，用预先温热好的包被包裹婴儿，然后放入中性温度环境中，以保持体温稳定。脐带脱落后每天洗澡至少 1 次，每次大便后用温水洗净臀部，以免发生尿布皮炎。

(4) 黏膜护理：口腔黏膜不宜擦洗，每次喂乳后喂少量温开水洗净口腔。不可挖婴儿的鼻腔和耳道，以免损伤黏膜，若鼻腔有分泌物，可以用消毒棉签蘸水轻轻拭去。

(5) 眼部护理：清洁眼部分泌物时，应由眼睑内侧向外侧擦拭，必要时用 0.25% 的氯霉素眼药水滴眼。

(6) 病情观察：每天应观察新生儿的精神、哭声、面色、皮肤、吸乳、大小便及睡眠情况，如有异常应警惕疾病的发生。

考点：正常足月儿的护理诊断与护理措施。

【特色护理】

1．产后缺乳

(1) 大葱 30g，加水 300ml，煎煮 30 分钟，用药液洗乳房，再用纱布蘸药液推擦按摩乳房 10 余次。每日 2 次。

(2) 通草、桔梗、葱白各 12g。将药物水煎取汁，熏洗乳房，每日 2 次。

2．乳腺炎　葱白 250g，切碎，沸水冲，趁热熏洗。

3．马牙　生香附、生半夏各等分。烘干，共研为细末，鸡蛋清调成膏，敷双足涌泉穴。

4．奶癣　荆芥、防风、白鲜皮、苦参、地肤子、艾叶各 15g，蜀椒 45g。将药物煎水去渣后，熏洗患处，每日 2 次。

5．红臀　黄连、黄芩、黄柏、大黄各 15g，雄黄 6g，明矾 9g。将药物浓煎备用，患儿每次大便后，温开水洗净患处，药棉蘸药轻擦患处。

6．痱子　鲜苦瓜、苦瓜叶，榨汁，擦洗患部。

7．湿疹

(1) 马铃薯（土豆）适量捣烂如泥，敷患处，纱布包，保留 4 ～ 6 小时，再换 1 次。

(2) 鸡子黄熬油搽之，甚效。

【健康教育】

1．向家长介绍新生儿喂养、保暖、预防感染、预防接种、促进发育等知识。教会母亲母乳喂养或人工喂养的方法。

2．鼓励母亲参与到孩子日常护理中，通过哺乳，抚摸皮肤，与孩子眼神交流、说话等增加母婴的密切交往，促进母婴相依感情的建立，从而促进婴儿体重增长和智能的发育。

2．强调新生儿出院后继续照顾的重要性，为新生儿建立健康登记卡，并转送当地儿童保健机构，以便儿童保健机构人员进行家庭访视。

三、早产儿的护理

【常见护理诊断】

1．体温调节无效　与早产儿体温中枢发育不完善有关。

2．有窒息的危险　与早产儿呼吸中枢发育不完善、咳嗽反射弱、呼吸道分泌物不易排出有关。

3．婴儿喂养困难　与早产儿不能有效地吸吮及吞咽有关。

4．有感染的危险　与早产儿机体免疫功能极不成熟、免疫力低下有关。

5．潜在的并发症：出血　与维生素 K 缺乏和肝内维生素 K 依赖凝血因子合成不足有关。

6．知识缺乏　与家长缺乏早产儿护理知识有关。

【预期目标】

1．早产儿体温保持在正常范围。

2．早产儿不发生窒息。

3．早产儿获得充足营养及水分，体重逐渐增加。

4．早产儿不发生感染。

5．早产儿不发生出血或发生时被及时发现。

6．家长焦虑程度减轻，并学会护理早产儿。

知识链接

适中温度（neutral temperature）

适中温度又称中性温度，是指能维持正常体核及皮肤温度的最适宜的环境温度，在此温度下，机体耗氧量最少，蒸发散热量最少，新陈代谢最低。

适中温度对新生儿的影响最大，特别是早产儿及低出生体重儿。根据体重及出生日龄不同，其适中温度也不同。

【护理措施】

1．体温调节无效的护理

（1）保暖：早产儿室温保持在 24℃，晨间护理时增加到 27 ～ 28℃，相对湿度为 55% ～ 65%，使早产儿体温保持恒定。体温过低的早产儿应放置暖箱内，温箱温度要根据体重和出生时间来决定，使早产儿处于适中温度下。待体重增至 2000g 以上，体温能保持正常，吸吮良好即可出暖箱，若无暖箱也可选用热水袋、热炕、电热毯等方法保持体温，但注意防止烫伤及温度过高。

（2）防止热量丧失：护理早产儿时，护理人员的双手必须温暖，护理操作集中进行，避免将早产儿放在冷的台面，防止体热丧失。因头部占体表面积 20.8%，散热量大；更衣前先预热衣被，带上绒布帽，吸氧时氧气必须加温、加湿。

（3）观察体温：每 4 小时测体温 1 次，体温稳定后可改为每日 2 次。

2．防止窒息的护理

（1）早产儿咳嗽反射较弱，黏液在气管内不易咳出，易引起呼吸道阻塞，应及时清除呼吸道分泌物，保持呼吸道通畅。喂奶速度易慢，喂奶右侧卧位，以免溢乳时乳汁误入气管引起窒息。

（2）呼吸暂停时可采用拍打足底、托背呼吸、放置水囊床垫等方法，帮助早产儿恢复规律的自主呼吸。严重呼吸暂停、发绀时立即给氧，吸氧的浓度以 30% ～ 40% 为宜，间歇给氧较好。用氧浓度过高、时间过长，可引起视网膜病变或眼晶状体后纤维增生而失明，故应避免。

（3）注意观察呼吸活动及皮肤颜色。备好氧气、吸痰器、新生儿呼吸复苏囊、直接喉镜、气管导管和急救药品等，若发生异常情况可及时进行抢救。

3．婴儿喂养困难的护理　根据早产儿的生活能力可采用下列喂养方式，见表 6-2。

（1）直接母乳喂养：出生体重较大且吸吮能力强的可直接喂哺母乳，但应避免疲劳。

（2）奶瓶喂养：用于体重较大且有吸吮力的早产儿，奶头应较软，奶孔大小适宜，奶孔过大可引起呛咳、窒息，过小易使婴儿疲劳。

（3）滴管喂养：用于吸吮能力差，但有吞咽能力的早产儿。

（4）胃管喂养：适用于吸吮和吞咽能力都差的早产儿，注意胃管的深度和确认是否在胃内，每次灌注奶液前应检查胃潴留情况，然后缓慢注入奶液，最后用 2 ～ 3ml 温开水冲洗胃管，此法有助于保持早产儿体力。喂哺时和喂哺后应观察有无发绀、呛咳、溢乳、呕吐等异常反应。必要时可于喂奶前后吸氧。每天应详细记录出入量、准确测量体重，以便分析、调整营养。早产儿还需补充一些维生素和矿物质。出生后立即肌内注射维生素 K_1 1mg/d，连续 3 天，预防出血症。2 周后开始补充维生素 D 1000IU/d。4 周后补充铁剂，此外，还应补充维生素 A、C、E。

表 6-2　早产儿喂乳量与间隔时间

出生体重（g）	＜ 1000	1000 ～ 1499	1500 ～ 1999	2000 ～ 2499
开始量（ml）	1 ～ 2	3 ～ 4	5 ～ 10	10 ～ 15
每天隔次增加量（ml）	1	2	5 ～ 10	10 ～ 15
喂乳间隔时间（h）	1	2	2 ～ 3	3

4．预防感染的护理　因早产儿较足月新生儿免疫能力差，预防感染的措施较足月儿要更严格。对早产儿应实行保护性隔离，医疗器械使用前后必须严格消毒；室内应有空调及通风设备，保持恒温、恒湿及新鲜空气。其余措施同正常新生儿护理。

5．密切观察病情　早产儿各器官系统功能不成熟，护理人员应加强巡视，密切观察病情变化。如发现异常表现，如体温低、呼吸不规则或呻吟、面部或全身青紫或苍白、烦躁不安、反应低下、惊厥发生、黄疸出现早或程度重、拒食等，应及时报告医生，并协助查找原因，进行处理。

考点：早产儿的护理诊断与护理措施。

【健康教育】

1．鼓励父母尽早探视及参与照顾早产儿，提供父母接触、拥抱及与早产儿说话和照顾早产儿的机会，耐心解答父母提出的有关问题，讲解早产儿所使用的设备和治疗方法，以减少他们的焦虑和恐惧。

2．指导并示范护理早产儿的方法。向家长阐明保暖、喂养及预防感染等护理的重要性及注意事项。建议母亲护理早产儿前后必须洗手，减少他人的探视，家中有感染性疾病病人避免接触早产儿。

3．指导早产儿出院后应定期到医院门诊检查，指导生后 2 周开始使用维生素 D 制剂，出生后一个月补充铁剂，预防佝偻病和贫血；按期预防接种；以后定期进行生长发育监测。

第三节 几种常见新生儿疾病的护理

一、新生儿窒息

案例

患儿，女，生后1小时，因生后不哭，面色发绀1小时入院，生后1分钟Apgar评分为1分，生后5分钟评分为3分。入院体查：全身发绀，刺激反应差，不哭，口吐白沫，呼吸浅表，不规律。

请思考：①宝宝发生了什么健康问题？②我们应如何对她进行急救？

新生儿窒息（asphyxia of newborn）是指胎儿娩出1分钟，仅有心跳而无呼吸或未建立规律呼吸的缺氧状态，为新生儿死亡和致残的主要原因之一，国内发病率为3% ~ 10%。

【护理评估】

（一）健康史

窒息的本质就是缺氧，凡造成胎儿或新生儿缺氧的因素均可引起窒息。

1．孕母因素 孕母患全身慢性或严重疾病，如心肺功能不全、严重贫血、糖尿病、高血压等，多胎妊娠，孕母吸毒、吸烟或孕母高龄等。

2．胎盘因素 前置胎盘、胎盘早剥、胎盘老化等。

3．脐带因素 脐带脱垂、绕颈、打结、过短或牵拉等。

4．胎儿因素 早产儿、巨大儿、先天畸形、羊水或胎粪吸入、宫内感染、呼吸道阻塞等。

5．分娩因素 头盆不称、宫缩无力、臀位及采用高位产钳、胎头吸引和臀位助产术；子宫过度收缩，产程中应用药物不当，如麻醉剂、镇静剂、止痛剂、抗高血压药和催产药等。

知识链接

新生儿窒息有哪些病理生理改变?

室息早期，因低氧血症和酸中毒导致血流重新分配，胃肠道、肺、肾、肌肉、皮肤等器官血流减少，而心、脑、肾上腺等重要器官的血流供应得到保证。若严重窒息，缺氧持续存在，发生严重代谢性酸中毒，导致全身各重要器官受累，包括脑损伤、呼吸衰竭、循环衰竭、坏死性肠炎、肾损害及低血糖等生化和血液改变。同时，可引起肛门括约肌松弛，胎粪排出，污染羊水，若患儿因缺氧出现真性呼吸，可吸入被胎粪污染的羊水。

（二）身体状况

1．胎儿缺氧 早期胎动增加，胎儿心率加快≥160次/分钟；晚期胎动减弱甚至消失，胎儿心率减慢或不规则，羊水被胎粪污染。

2．新生儿窒息诊断和分度 参见Apgar评分标准（表6-3）。评分分别于生后1分钟、5

分钟、10 分钟进行，4 ～ 7 分为轻度窒息，0 ～ 3 分为重度窒息。其中，1 分钟评分是窒息诊断和分度的依据，5 分钟和 10 分钟评分有助于判断复苏效果和预后。

表 6-3 新生儿 Apgar 评分标准

体征	0 分	评分标准		评分 1 分钟	评分 5 分钟
		1 分	2 分		
皮肤颜色	青紫或苍白	躯干红，四肢青紫	全身红		
心率（次 / 分钟）	无	＜ 100	＞ 100		
弹足底或插鼻管反应	无反应	有些动作，如皱眉	哭，喷嚏		
肌张力	松弛	四肢略屈曲	四肢能活动		
呼吸	无	慢，不规则	正常，哭声响		

3．机体各器官受累及表现

（1）呼吸系统：发生羊水或胎粪吸入综合征、肺透明膜病、呼吸暂停等。

（2）循环系统：轻症时有传导系统和心肌受损；严重者出现心源性休克和心力衰竭。

（3）泌尿系统：急性肾衰竭时有少尿、蛋白尿、血尿素氮及肌酐增高；肾静脉栓塞时可见肉眼血尿。

（4）消化系统：应激性溃疡、坏死性小肠结肠炎、黄疸加重等。

（5）中枢神经系统：缺氧缺血性脑病和颅内出血。

考点：新生儿窒息的身体状况；Apgar 评分的分度标准。

（三）辅助检查

血气分析显示呼吸性酸中毒和代谢性酸中毒，pH 减低，$PaCO_2$ 升高，PaO_2 下降，BE 值下降。头颅 B 超或 CT 检查可帮助诊断缺氧缺血性脑病和颅内出血。

（四）心理和社会支持状况

因患儿家长缺乏新生儿窒息的相关知识，会产生焦虑、恐惧心理，或在早期忽视病情。

（五）治疗原则

1．早期处理　预测估计胎儿娩出后有窒息危险时，应先做好抢救和复苏的准备工作，包括技术、设备、药品和人员安排等，以便分秒必争地进行抢救。

2．按 ABCDE 复苏方案进行　① A（air way）：开放气道；② B（breathing）：建立呼吸；③ C（circulation）：维持正常循环；④ D（drugs）：药物治疗；⑤ E（evaluation）：评价。

3．支持疗法

（1）维持良好的通气功能是支持疗法的重点，保持 $PaO_2 > 60 \sim 90$mmHg（7.98 ～ 10.64kPa）、$PaCO_2$ 和 pH 在正常范围内。

（2）维持脑和全身良好血液灌注是支持疗法的关键措施。

（3）纠正低血糖。

（4）保暖和监护。

4．复苏后处理　进一步评价新生儿状况。继续对重要脏器复苏，如治疗脑水肿、保护心脏、控制惊厥、纠正酸中毒等。

考点： 新生儿窒息治疗原则。

【常见护理诊断】

1．自主呼吸受损　与羊水、气道分泌物吸入导致低氧血症和高碳酸血症有关。

2．体温过低　与缺氧有关。

3．焦虑（家长）　与病情的程度预后有关。

【预期目标】

1．患儿能维持有效的呼吸。

2．无感染的发生，并减少其他并发症。

3．体温及其他生命体征恢复正常。

4．家长了解疾病的相关知识，消除恐惧心理。

【护理措施】

1．立即按 A、B、C、D、E 程序进行复苏　其步骤不能颠倒。A 是根本，B 是关键，评估贯穿于整个复苏过程。

（1）A 畅通气道：新生儿出生后先吸净口腔、咽喉及鼻腔中的分泌物，时间不超过 10 秒钟，保持呼吸道通畅。

（2）B 建立呼吸：弹足底或刺激皮肤以引起啼哭，建立呼吸，应在生后 20 秒内完成。经刺激后若出现正常呼吸，心率＞ 100 次 / 分钟，给予保暖观察。Apgar 评分 3 ～ 7 分者，给予面罩给氧。若评分在 3 分以下，无自主呼吸或心率＜ 100 次 / 分钟，应进行正压人工呼吸，一般采用自动充气式气囊进行。正压人工呼吸的频率是 40 ～ 60 次 / 分钟。正压人工呼吸 30 秒后若心率＜ 60 次 / 分钟，应进入下一步胸外按压。

（3）C 维持循环：胸外按压：使新生儿仰卧于硬垫上，垫上肩垫，颈部轻度仰伸，用拇指法或双指法有节奏地按压胸骨下 1/3 部位，按压频率为 100 ～ 120 次 / 分钟，按压深度为胸廓压下 1 ～ 2cm，按压有效可摸到颈动脉和股动脉搏动。

（4）D 用药：若心率仍＜ 80 次 / 分钟，给予 1 ： 1000 肾上腺素 0.1 ～ 0.3ml/kg，静脉或气管滴入。同时，根据病情用药以扩充血容量和纠正酸中毒。

（5）E 评价：复苏后至少监护 3 天，注意病情观察，监护体温、呼吸、心率、血压、尿量、皮肤颜色和神经系统症状等。注意喂养、大小便情况、预防感染等问题。

2．保暖　在复苏全过程中，注意应做好保暖工作，维持患儿肛温 36.5 ～ 37℃。

3．对症支持治疗　在呼吸道分泌物未吸净前，不要刺激婴儿啼哭或加压给氧；给氧时压力避免过高，以免引起气胸或肺大泡；保证营养和液体的供给；各项操作严格执行无菌操作技术，凡气管插管疑有感染可能者，应用抗生素预防感染；技术动作要迅速、熟练，且操作要轻柔，以避免创伤。

4．家庭支持　耐心细致的解答病情，告知患儿目前的情况和可能的预后，帮助家长树立信心。

考点： 新生儿窒息的护理措施；ABCDE 复苏程序。

【护理评价】

1．患儿临床表现是否逐渐改善或消失。

2．呼吸道是否保持通畅，体温及其他生命体征是否逐渐恢复正常。

3．能否减少并发症的发生。

4．家长是否了解相关的知识，恐惧心理是否消除。

【健康教育】

安慰家长，耐心细致地解答病情；介绍有关的医学基础知识，减轻家长的恐惧心理，得到家长的最佳配合。

二、新生儿缺氧缺血性脑病

案例

患儿，男，生后12小时，因出生后反复抽搐而入院。入院查体见：刺激易激惹，前囟门张力高，四肢肌张力高，呼吸不规则。

请思考：①该患儿可能的医疗诊断是什么？②需要做哪些辅助检查帮助确诊疾病？③应怎样做好健康教育工作？

新生儿缺氧缺血性脑病（hypoxic-ischemic encephalopathy，HIE）是指因各种围生期高危因素引起的缺氧和脑血流减少或暂停而导致胎儿或新生儿脑损伤。是新生儿窒息后的严重并发症，其脑损伤的部位与胎龄有关，足月儿主要累及脑皮质、矢状窦旁区，早产儿则易发生脑室周围白质软化。

HIE是引起新生儿急性死亡和慢性神经系统损伤的主要原因之一，病情重，病死率高。

【护理评估】

（一）健康史

1．孕母患全身慢性或严重疾病，如心肺功能不全、严重贫血、糖尿病、高血压等，多胎妊娠，孕母吸毒、吸烟或孕母高龄等。前置胎盘、胎盘早剥、胎盘老化等。

2．脐带脱垂、绕颈、打结、过短或牵拉等。

3．早产儿、巨大儿、先天畸形、羊水或胎粪吸入、宫内感染、呼吸道阻塞等。

4．头盆不称、宫缩无力、臀位及采用高位产钳、胎头吸引和臀位助产术；子宫过度收缩，产程中应用药物不当，如麻醉剂、镇静剂、止痛剂、抗高血压药和催产药等。

（二）身体状况

新生儿缺血缺氧性脑病主要表现为意识障碍、肌张力及原始反射的改变、惊厥、脑水肿、颅内压增高等神经系统症状。惊厥常发生在12～24小时内，脑水肿、颅内压增高在24～72小时最明显。根据意识、肌张力、原始反射改变、有无惊厥、病程及预后等，临床上分为轻、中、重三度（表6-4）。

表 6-4　HIE 临床分度

体征	轻度	中度	重度
意识	兴奋	嗜睡	昏迷
肌张力	正常	减低	松软
拥抱反射	活跃	不完全	消失
吸吮反射	正常	减弱	消失
惊厥	可有肌阵挛	常有	多见，频繁发作
中枢性呼吸衰竭	无	有	严重
瞳孔改变	正常或扩大	常缩小，对光反射迟钝	不对称或扩大
前囟张力	正常	正常或稍饱满	饱满，紧张
病程及预后	症状在 72 小时内消失，预后好	症状在 14 天内消失，可能有后遗症	症状可持续数周，病死率高，存活者有后遗症

考点：新生儿缺氧缺血性脑病的临床分度。

（三）辅助检查

1．血生化检查　肌酸磷酸激酶升高，正常值＜ 10U/L。

2．神经元特异性烯醇化酶（NSE）　正常值＜ 6μg/L，神经元受损时此酶活性增高。

3．B 超　可见脑室及其周围出血。

4．CT 扫描　有助于了解水肿范围、颅内出血类型，对预后的判断有一定的参考价值，最适合的检查时间为生后 2 ～ 5 日。

5．脑电图检查　脑电图可以根据脑损害程度显示不同程度的改变。轻度脑电图正常；中度可见癫痫样波或电压改变；重度脑电图及影像诊断明显异常。

（四）心理和社会支持状况

由于发病早，家长没有心理准备，且对本病的病程进展及预后感到茫然，会表现出焦虑、恐惧、悲伤、愤怒。对孩子存活后遗留的神经系统后遗症，表现出的厌恶甚至遗弃，会带来一些社会性问题。

（五）治疗原则

1．控制惊厥　减轻脑水肿。首选苯巴比妥钠，20mg/kg，于 15 ～ 30 分钟内静脉滴入；若不能控制惊厥，1 小时后可加用 10mg/kg，12 ～ 24 小时后给维持量。肝功能不全者改用苯妥英钠，顽固性抽搐者加用地西泮或水合氯醛。

2．对症支持治疗　给氧，改善通气，保持脑组织、全身血液供应，维持血糖、血压正常。

3．降低颅高压　治疗脑水肿。控制入量，可用呋塞米静脉推注，严重者可用 20% 甘露醇。

4．早期康复治疗　促进脑功能恢复。

【常见护理诊断】

1．低效性呼吸型态　与缺血缺氧导致呼吸中枢损害有关。

2．营养失调　低于机体需要量。

3．体温过低　与缺氧、环境温度改变有关。

4．潜在并发症　颅内高压、呼吸衰竭。

5．恐惧（家长）　与病情危重程度及预后有关。

【预期目标】

1．患儿能有效、平稳地呼吸。

2．体温及其他生命体征平稳。

3．减少并发症的发生。

4．家长了解疾病相关知识，消除恐惧心理，进行早期康复。

【护理措施】

1．吸氧　选择适宜的给氧方式，维持血氧饱和度的稳定。

2．合理喂养　保证足够热量供应。不能经口喂养者，可鼻饲喂养，保证患儿的生理需要量。

3．密切观察病情　观察体温、呼吸、心率、血压、尿量、神志、瞳孔、前囟张力、肌张力等症状。遵医嘱给予脱水药物，避免外渗，观察用药反应，认真填写护理记录。执行无菌操作技术，操作前后勤洗手，减少探视次数，防止交叉感染。

4．早期康复　有功能障碍者，固定肢体在功能位；病情平稳后，早期开展动作训练，给予感知刺激的护理干预措施，促进脑功能恢复。

考点：新生儿缺氧缺血性脑病的护理诊断与护理措施。

【护理评价】

1．患儿呼吸道是否通畅，生命体征是否逐渐恢复到正常。

2．能否减少并发症的发生。

3．家长是否了解相关知识。

【健康教育】

积极推广新法接生，防止围生期窒息是预防本病的关键措施。指导家长早期康复干预的方法，促进患儿早日康复；指导患儿家长做好居家照顾及长期追踪。

三、新生儿呼吸窘迫综合征

案例

患儿，女，生后10小时，因生后出现呼吸困难，发绀10小时入院。患儿系33周早产儿。入院查体：早产儿貌，呆钝，面色灰白或青紫，四肢松弛，呼吸困难，可见吸气性三凹征。查X线胸片提示“白肺”。

请思考：①该患儿发生了什么？②应从哪些方面加强对患儿的护理？

新生儿呼吸窘迫综合征（neonatal respiratory distress syndrome，NRDS）又称新生儿肺透明膜病（hyaline membrane disease of the newborn，HMD ），是指新生儿由于缺乏肺泡表面活性物质引起的呼吸系统疾病，以出生后不久即出现进行性呼吸困难和呼吸衰竭等症状为主要临床表现，早产儿多见。

本病预后随着肺表面活性物质的应用得到很大改观，病死率下降，但有并发症和缺氧性颅内出血者，预后极差。预防要点是避免早产；测定胎肺成熟度及促胎肺成熟后分娩；出生后气管滴入表面活性物质、防止窒息等。

考点： 新生儿呼吸窘迫综合征的概念。

知识链接

什么是肺泡表面活性物质？

肺泡表面活性物质是由肺泡Ⅱ型上皮细胞分泌的，其主要成分是二棕榈酰卵磷脂，以单层分子垂直排列于肺泡液－气界面，能够降低肺泡表面张力，保持大小肺泡容积的稳定性，防止肺泡萎陷，有利于肺扩张。

肺泡表面活性物在胎龄 18 ～ 20 周时出现，35 ～ 36 周后达到成熟水平，因此，本病多见于早产儿。在缺氧、剖宫产、糖尿病孕妇的婴儿和肺部严重感染情况下，肺表面活性物质的生成受到影响，使本病发病增高。

【护理评估】

（一）健康史

患儿发生本病前常有早产、宫内窘迫及宫内感染、母亲患糖尿病、产时窒息、分娩未发动前行剖宫产等病史。患儿出生时呼吸、心搏正常，哭声尚好，一般在 6 小时内出现症状。病重者多在 3 天内死亡，若能度过 3 天，肺成熟度逐渐增强，无并发症者，则可逐渐康复。

（二）身体状况

起病后患儿出现进行性呼吸困难和发绀，伴烦躁不安、鼻翼扇动、三凹征、呼气性呻吟，或以后出现呼吸不规则、呼吸暂停、面色青灰，肌张力低下，最后进入衰竭。早期胸部尚隆起，随肺不张加重而下降，呼吸音低，肺底部偶闻少许湿啰音。心率快、心音由强变弱，甚至出现充血性心力衰竭。由于病情加重或使用呼吸机，患儿吸吮母乳困难。

考点： 新生儿呼吸窘迫综合征的健康史和身体状况。

（三）辅助检查

1．胃液振荡试验（泡沫稳定试验） 用试管取新生儿胃液 1ml 加 95% 乙醇 1ml，振荡 15 秒后静置 15 分钟，若沿管壁有一圈泡沫为阳性，可初步排除新生儿肺透明膜病。阴性表明肺泡表面活性物质不足。

2．血气分析 动脉血二氧化碳分压（$PaCO_2$）增高，氧分压降低，pH 减低，剩余碱降低。

3．X 线检查 早期两侧肺野透明度普遍性降低，有小颗粒或网状阴影，以后出现支气管充气症，最后两肺密度增加，呈“白肺”改变。

（四）心理和社会支持状况

患儿出生不久突然发生此病，家长完全没有心理准备，难以承受此种压力，表现十分悲伤、沮丧及内疚。或因对本病的治疗及预后知识缺乏而出现焦虑及恐惧等心理变化。

（五）治疗原则

纠正缺氧，纠正酸中毒和水、电解质紊乱，使用表面活性物质和抗生素。

【常见护理诊断】

1．低效性呼吸型态　与肺不张、气体交换减少有关。

2．婴儿喂养困难　与呼吸困难、发绀或气管插管使用人工呼吸机有关。

3．知识缺乏　与家长缺乏本病治疗、预防及预后的知识有关。

【预期目标】

1．患儿出生 72 小时能恢复自主呼吸。

2．患儿能获得所需的营养及水分。

3．家长焦虑、恐惧程度减轻。

【护理措施】

1．低效性呼吸型态的护理

（1）保持呼吸道通畅：采用湿化或雾化吸入，室内湿度保持 60% 以上，及时清除呼吸道分泌物，每 2 小时翻身一次。

（2）保暖：置患儿于适中温度环境中，使患儿皮肤温度保持在 36 ～ 37℃之间，以减少氧的消耗。

（3）供氧及辅助呼吸：根据病情及血气分析结果，选择用氧方法及调节用氧量，使血氧分压维持在 50 ～ 80mmHg（6.7 ～ 10.7kPa）之间。若频发呼吸暂停，则应协助医生做好气管插管、使用人工呼吸机的护理。供氧期间应防止氧中毒的发生。

（4）协助医生治疗：尽早将肺泡表面活性物质由气管导管直接滴入肺内，可减轻症状及提高治愈率；按医嘱静脉滴注 5% 碳酸氢钠，每次 3 ～ 5ml/kg，以纠正酸中毒，使肺血管扩张，增加肺血流量。为预防肺部感染，按医嘱给予抗生素。

（5）严密观察病情：重症患儿应送入监护室，用监护仪监测呼吸、心率、血压及血气等。若有变化及时通知医生。

2．婴儿喂养困难的护理　患儿因呼吸困难或各种导管的置入，常不能吸吮母乳，应按医嘱静脉补液，供给充足能量及水分，生后第 1 ～ 2 天液量控制在每日 60 ～ 80ml/kg，以后逐渐增至每日 80 ～ 200ml/kg，用生理维持液。能量不足应输血浆或清蛋白或静脉全营养液。已排胎粪并有肠鸣音者，可用鼻饲管喂养。病情缓解后及早恢复母乳喂养。

考点：新生儿呼吸窘迫综合征的护理诊断与护理措施。

【健康教育】

1．向家长解释机械通气对治疗疾病的必要性，消除家长的恐惧感，争取家长的合作。

2．向家长说明，若患儿无并发症，预后较好，度过 3 天后存活机会增加，用恰当的语言宽慰、开导他们，使家长的焦虑程度减轻。

3．向家长讲解本病预防的重要性。对要求剖宫产的孕妇，应耐心向其解释剖宫产应在分娩发动后才能施行，以避免本病的发生。指导糖尿病母亲在分娩前 1 ～ 7 天口服地塞米松预防。

四、新生儿颅内出血

案例

患儿，男，生后8小时，因呻吟、尖叫3小时入院。入院体查：呻吟不止，刺激反应差，前囟门隆起，面色苍白，四肢肌张力低下。查血常规可有贫血，血红蛋白、血小板、血细胞比容下降。头颅CT提示有出血。

请思考：①该患儿有哪些健康问题？②我们应采取哪些护理措施？③如何对患儿家长进行健康教育？

新生儿颅内出血（intracranial hemorrhage of the newborn）是新生儿期最严重的脑损伤性疾病。主要是因缺氧、早产、外伤引起，以早产儿多见，病死率高，存活者常留有神经系统后遗症。

【护理评估】

（一）健康史

1．产前　母亲患心力衰竭、严重贫血、妊娠期高血压疾病、前置胎盘、胎盘早剥、胎儿脐带脱垂或脐绕颈，出生时产程延长以及分娩过程中产妇使用吗啡类药物等，使患儿在宫内、产程中及产后缺氧，导致缺氧缺血性颅内出血。

2．产时　急产、头盆不称、胎位异常、高位产钳或负压吸引助产等致病因素使头颅受挤压变形，脑血管破裂造成产伤性颅内出血。

3．产后　快速输注高渗液体、机械通气不当，早产儿因颅骨软，而在使用面罩加压吸氧、头皮静脉穿刺、气管插管时操作不当，导致医源性颅内出血。

（二）身体状况

因出血部位及出血量不同，症状出现早晚及症状轻重各有差异。一般于生后数小时至1周左右出现症状。患儿出现烦躁不安、易激惹、双眼凝视、斜视、眼球震颤、脑性尖叫或惊厥等兴奋状态，以及嗜睡、昏迷、肌张力低下、拥抱反射消失等抑制状态。一般先出现兴奋随后出现抑制，病重者可直接进入抑制状态。若并发颅内压增高时，生命体征改变、呕吐频繁、前囟隆起、意识障碍。发生脑疝时瞳孔不等大、固定和散大、对光反射消失、四肢肌张力增高、意识障碍加深，早期呼吸增快，继而减慢、不规则或暂停，出现发绀。幸存者常有脑性瘫痪、运动和智能障碍、视力或听力障碍、共济失调、癫痫等后遗症。

考点：新生儿颅内出血的身体状况。

（三）辅助检查

1．脑脊液检查　急性期常为均匀血性，红细胞呈皱缩状，糖定量降低且与血糖的比值＜0.6，以5～10天最明显，同时乳酸含量低，蛋白含量明显升高。1周后脑脊液常表现黄色，一般可持续4周左右。

2．影像学检查　B超对诊断早产儿脑室及脑室周围出血较敏感，对蛛网膜下隙出血伴有脑室出血或扩张的诊断有帮助。CT和MRI几乎对所有类型的出血均可做出诊断，特别是MRI同时可以不用造影剂进行颅内血管显像，明确有无血管畸形，但其扫描时间长、价格较贵，不适于快速诊断。

（四）心理和社会支持状况

家长对本病的严重性、预后缺乏知识，如果孩子致残，家长可能会出现焦虑、内疚、悲伤、愤怒、失望等反应。有的家长甚至会做出遗弃孩子的选择来摆脱自身的痛苦，而带来一系列的社会问题。

（五）治疗原则

1．支持疗法　控制惊厥，降低颅内压，保暖，保持安静。

2．纠正贫血　补充凝血因子。

3．恢复脑功能　使用恢复脑细胞的药物。

4．出血后脑积水治疗　如有颅内高压治疗无效，头围增大超过 2cm，B 超显示脑积水征象者先做腰穿，放出脑脊液。若无效，可行脑室引流。一般仅能持续 7 天。若头围继续增大，行脑积水分流术。

5．药物预防　应用苯巴比妥、酚磺乙胺（止血敏）、维生素 E 等。

考点： 新生儿颅内出血的治疗原则。

【常见护理诊断】

1．低效性呼吸型态　与呼吸中枢受抑制有关。

2．有窒息的危险　与惊厥、昏迷有关。

3．体温调节无效　与感染、体温调节中枢受损有关。

4．家庭应对无效　与家长长期表现出的内疚、焦虑、失望感有关。

5．潜在并发症　颅内压增高。

【预期目标】

1．维持正常呼吸，纠正缺氧状态。

2．保持呼吸道通畅，避免患儿发生窒息的情况。

3．使患儿体温在正常范围内波动。

4．家长对患儿的康复有信心，积极配合治疗。

【护理措施】

1．保持患儿安静　减少噪声及不良光线的刺激，减少搬动和刺激以使其绝对静卧，一切操作要轻、稳、集中进行，静脉穿刺最好使用留置针，减少反复穿刺操作，避免引起患儿烦躁。尽量避免头皮静脉穿刺，以防加重颅内出血。

2．保持呼吸道通畅　及时清除呼吸道分泌物，根据缺氧情况给予不同形式的给氧方法，以改善呼吸功能。避免压迫胸部，影响呼吸。症状好转时及时停用氧气。

3．维持体温稳定　体温过高时给予物理降温，体温过低时用远红外辐射床、暖箱或热水袋保暖，使患儿体温波动在正常范围，避免体温波动过大。

4．用药的护理　对颅内压增高者用地塞米松每日 0.5 ~ 1.0mg/kg，分 4 次静脉滴注，速度不宜太快。呼吸节律不整、瞳孔不等大时可使用甘露醇每次 0.25 ~ 0.5g/kg，选用维生素 K_1、酚磺乙胺、卡巴克洛等止血。严重患儿可少量多次输新鲜血浆或全血。

5．营养　根据病情选择喂养方式，必要时鼻饲喂养或静脉高营养，保证热量供给。

6．密切观察病情　监测生命体征改变、意识形态、眼部症状、肌张力及囟门张力改变等，定期测量头围。如发生惊厥，应注意观察惊厥发生的时间、部位。做好病情记录，并及时与医生取得联系。

考点： 新生儿颅内出血的护理诊断与护理措施。

【健康教育】

1．向家长讲解本病的严重性、预后及可能出现的后遗症，并给予心理上的安慰，减轻他们的焦虑、悲伤。

2．向家长解释患儿病后及早进行功能训练和智能开发，可减轻后遗症症状，为家长提供心理、社会的支持，改变家庭的应对能力。指导家长对有后遗症的患儿进行智能开发和引导，对瘫痪患儿进行皮肤护理及肢体运动功能的训练，以恢复功能。

五、新生儿黄疸

案例

患儿，男，生后20天，因发现皮肤黄染10余天入院，患儿系足月儿，母乳喂养。入院体查：足月儿貌，全身皮肤、巩膜中重度黄染，肝脾未及。入院查肝功能总胆红素240μmol/L，直接胆红素35μmol/L，转氨酶正常。

请思考：①该患儿出现了什么健康问题？②最有可能的病因是什么？③应怎样进行护理？

新生儿黄疸（neonatal jaundice）又称新生儿高胆红素血症，是因胆红素（大部分为未结合胆红素）在体内积聚而引起皮肤、巩膜或其他器官黄染的现象。分为生理性和病理性黄疸，重者可致中枢神经系统受损，导致胆红素脑病，引起死亡或严重后遗症。

新生儿胆红素代谢特点：

（一）胆红素生成相对较多

新生儿每日生成的胆红素为8.8mg/kg，是成人的两倍以上，主要是未结合胆红素，其原因为：①胎儿时期处于氧分压偏低的环境，红细胞代偿性增多，而出生后氧分压提高，使过多的红细胞破坏；②新生儿红细胞寿命比成人短20～40天，形成胆红素的周期缩短；③其他来源的胆红素生成较多。

（二）联结的胆红素量少

胆红素进入血循环，与白蛋白联结后，运送到肝脏进行代谢。与白蛋白联结的胆红素，不能透过细胞膜及血-脑脊液屏障引起细胞和脑组织损伤。早产儿胎龄越小，白蛋白含量越低，其联结的胆红素的量就越小。

（三）肝功能不成熟

主要由于：①肝细胞摄取胆红素的能力差：新生儿出生5天内，肝细胞缺乏摄取胆红素所必需的Y蛋白和Z蛋白，5～10天后才达到成人水平；②肝细胞形成结合胆红素的能力差：肝细胞内尿苷二磷酸葡萄糖醛酸转移酶的含量和活力不足，不能将未结合的胆红素有效的转换成结合胆红素，此酶7天才接近正常；③新生儿肝排泄胆红素能力差，可出现暂时性肝内胆汁淤积。

（四）肝肠循环增加

刚出生的新生儿，正常菌群尚未建立，不能将进入肠道的胆红素还原成粪胆原、尿胆原；

而肠内 β- 葡萄糖醛酸苷酶活性较高，易将肠道内结合胆红素分解为未结合胆红素，重新吸收入血液而达肝，加重肝负担。若胎粪排出延迟，则肠壁吸收胆红素更多。

【护理评估】

（一）健康史

新生儿黄疸常在饥饿、便秘、缺氧、低体温、脱水、酸中毒、颅内出血、头颅血肿、母乳性黄疸及患某些疾病（新生儿溶血症、新生儿肝炎、先天性胆道畸形）等病因作用下，使生理性黄疸加重而发展至病理性黄疸。

（二）身体状况

1．生理性黄疸　足月儿一般在生后 2 ～ 3 天出现，4 ～ 5 天最明显，10 ～ 14 天消退，早产儿可延迟至 3 ～ 4 周。巩膜先出现黄染，继而出现皮肤黄染，重者胃内容物、眼泪及脑脊液呈黄色，一般状况良好，肝功能正常。

国外将生理性黄疸界限定为足月儿血清胆红素 < 221μmol/L（12.9mg/dl），早产儿 < 257μmol/L（15 mg/dl），但亚洲足月儿生理性黄疸的血清胆红素值高于西方足月儿，也有小早产儿血清胆红素 < 171μmol/L（10mg/dl）发生胆红素脑病的报道。

知识链接

什么是胆红素脑病？

胆红素脑病也叫"核黄疸"。当新生儿发生高胆红素血症，游离胆红素 > 342μmol/L（20mg/dl）时，可通过血脑屏障，沉积于基底神经核、丘脑、丘脑下核等部位，抑制脑组织对氧的利用，导致脑损伤，出现中枢神经系统症状。其病死率高，存活者多留有神经系统后遗症。

2．病理性黄疸　①生后 24 小时内出现黄疸；②血清胆红素足月儿 > 221μmol/L（12.9 mg/dl），早产儿 > 257μmol/L（15mg/dl），或每日上升 > 85μmol/L（5mg/dl）；③黄疸退而复现；④黄疸持续时间足月儿 > 2 周，早产儿 > 4 周；⑤血清结合胆红素 > 26μmol/L（> 1.5mg/dl）。

导致病理性黄疸的常见病有：

（1）新生儿肝炎：多数由病毒引起，以巨细胞病毒为常见，其他如乙肝病毒、风疹病毒、疱疹病毒、甲肝病毒等都可引起。一般起病慢，常在生后 1 ～ 3 周或更晚出现黄疸，可伴有厌食、呕吐、体重不增等；随黄疸加重，大便可由黄变浅黄，灰白色。轻症 4 ～ 6 周渐恢复，重症可渐发展为肝硬化，因肝性脑病死亡，病死率 13%。

（2）新生儿败血症：以大肠埃希杆菌及金黄色葡萄球菌为多见。细菌毒素可抑制葡萄糖醛酸转移酶的活力，并使红细胞破坏增加而致黄疸，感染早期以未结合胆红素为主，晚期以结合胆红素为主。黄疸随感染发展而加重，随感染控制而消失。

（3）胆道闭锁：可有胆总管、肝管或肝内胆管发育不全，狭窄或闭锁。临床上以肝内胆管闭锁多见。表现为生后 2 ～ 3 周黄疸渐加重。皮肤呈黄绿色。尿色深黄，大便由浅黄渐转变白色。肝明显增大，质地硬，于 3 ～ 4 个月发展为胆汁淤积性肝硬化，应早期手术治疗。主要为结合胆红素增加。

（4）母乳性黄疸：常与生理性黄疸重叠出现，患儿一般状态良好，可持续 4 ～ 12 周。胆红素可高达 342μmol/L，尚无发生核黄疸的报道。停止母乳 24 ～ 72 小时胆红素即可明显下降。其原因可能是母乳中含有 β- 葡萄糖醛酸苷酶活性高，使胆红素回吸收增加所致；也有人认为由于母乳喂养的婴儿，缺乏使胆红素转为粪胆原、尿胆原的细菌所致。

（5）新生儿溶血病：是指因母子血型不合，母亲的血型抗体通过胎盘进入胎儿循环，发生同种免疫反应导致胎儿、新生儿红细胞破坏而引起的溶血。在已发现的人类 26 个血型系统中，以 ABO 血型不合最常见，Rh 血型不合较少见。

考点：新生儿生理性黄疸和病理性黄疸如何鉴别。

（三）辅助检查

1．血清胆红素　足月儿＞ 221μmol/L（12.9 mg/dl）；早产儿＞ 257μmol/L（15mg/dl）。

2．不同病因则出现相应的辅助检查异常。

（四）心理和社会支持状况

由于家长对新生儿病因、并发症、预后等知识缺乏，表现出担忧、焦虑或忽视，后者常使黄疸较重的患儿未得到及时治疗及护理帮助。而既往有过死胎或新生儿生后死于溶血病的家庭，一旦患儿黄疸加重，父母就会感到恐惧。

（五）治疗原则

1．对因治疗　针对不同病因进行相应治疗。

2．提倡早期喂养　诱导建立正常肠道菌群并保持大便通畅，减少肠肝循环。注意保暖并提供足够热量。

3．光照疗法　是降低血清未结合胆红素简单有效的方法。

4．换血疗法　符合下列条件之一者即应进行：①产前已明确诊断，出生时脐血总胆红素＞ 68μmol/L（4mg/dl），血红蛋白低于 120g/L，伴水肿、肝脾大和心力衰竭者；②生后 12 小时内胆红素上升每小时＞ 12μmol/L(0.7mg/dl)；③总胆红素已达到 342μmol/L(20mg/dl) 者；④不论血清胆红素水平高低，已有胆红素脑病的早期表现者。早产儿、合并缺氧和酸中毒者或上一胎溶血严重者，指征应放宽。

5．药物治疗　可供给白蛋白、肝酶诱导剂，及时纠正酸中毒，纠正缺氧，防止低血糖、低体温。

考点：新生儿病理性黄疸的治疗原则。

【常见护理诊断】

1．潜在并发症　胆红素脑病。

2．知识缺乏　与患儿家长缺乏黄疸的护理相关知识有关。

3．黄疸　与血清胆红素浓度增高有关。

【预期目标】

1．患儿不发生胆红素脑病或发生时能被及时发现。

2．家长焦虑减轻，恐惧消失。

【护理措施】

1．密切观察病情　观察黄疸出现的时间、颜色、范围及程度等，以协助医生判断病因，并估计血清胆红素浓度，判断其发展情况；监测生命体征、哭声、吸吮和肌张力等变化；观察大小便次数、量及性质。

2．保暖、合理喂养　低体温和低血糖时胆红素与白蛋白的结合受到阻碍，应注意保暖，体温维持在 36 ~ 37℃之间，患儿黄疸期间常表现食欲差、吸吮无力，护士应协助耐心喂养，保证热量供应，必要时静脉点滴 10% 葡萄糖，防止发生低血糖。

3．降低血清胆红素浓度　胆红素过高可致胆红素脑病，对新生儿生命和健康有很大的威胁，必须积极预防，以减少新生儿死亡率和致残儿童的发病率。

4．做好光照疗法的护理　蓝光照射皮肤能降低血清未结合胆红素。

5．做好换血疗法的护理　对严重黄疸需要换血的患儿，可减少换血次数，提高疗效。换血疗法用于严重新生儿溶血症所致高胆红素血症。通过换血及时清除血清中特异的血型抗体、致敏的红细胞，减轻溶血，降低血清胆红素浓度，防止胆红素脑病的发生。护士应协助医生做好换血前用品、环境、药物的准备，术中操作和换血后的护理。

6．协助医生做好预防缺氧、感染、脱水、低血糖、酸中毒的护理　并遵医嘱输入血浆或白蛋白等药物。

考点：新生儿黄疸的护理诊断与护理措施。

【特色护理】

1．瓜蒂 15g，赤小豆 9g，黄米 6g。共研极细末，贮瓶备用，勿泄气。每取本散少许，交替吹入鼻中，每日 3 次，待鼻中流出黄水，以出尽为度。功用：清热利湿，活血化瘀，解毒退黄。

2．苦丁香、白胡椒、白丁香各等分，共研细末，每用少许吹入鼻中，以流出黄水为度。

3．栀子 15g，研为细末，加面粉约 1/3 量，用醋或水调膏，纱布包裹，敷神阙穴。

4．茵陈、黄芩、白术各 50g，研粉备用。取药粉适量加水调成膏，敷于病人肚脐内，外盖纱布，胶布固定，每日 1 次。

【健康教育】

1．使家长了解病情，取得家长配合。

2．介绍蓝光疗法及换血疗法的治疗作用，说明本症病因的复杂性，病因不同其预后也不同，使家长在心理上有充分的准备，从而消除家长的担忧，并积极配合医疗护理工作。

3．对曾因新生儿溶血病有过死胎、流产史的家庭，应使父母了解产前检查及宫内治疗的重要性，从而消除他们的恐惧。

六、新生儿败血症（附：脐炎）

案例

患儿，日龄 3 天，足月顺产，生后第 2 天出现黄疸，渐加重伴不吃、不哭、不动，查体：重度黄染，精神萎靡，心、肺检查无明显异常，肝肋下 2.5cm，脾肋下 1cm，脐部少许脓性分泌物。

请思考：①该患儿最可能患了什么疾病？②为了更加明确诊断，你还需进一步做什么检查？③写出该患儿的处理原则。④应怎样进行正确的护理？

新生儿败血症（neonatal septicemia）是病原体侵入新生儿血液循环并在其中生长、繁殖、产生毒素而造成的全身感染。是新生儿期常见的严重感染性疾病，有时在体内产生多发感染病灶，形成严重病症。其发病率和死亡率较高，尤其是早产儿。

本病的致病菌以金黄色葡萄球菌最常见，其次是大肠埃希杆菌，近年表皮葡萄球菌等条件致病菌有增多趋势。感染途径分产前感染、产时感染和产后感染，其中产后感染最常见。临床表现为严重的全身中毒症状，累计多个系统，如黄疸、肝（脾）增大、出血倾向、休克、中毒性肠麻痹以及多器官迁徙性病灶。

知识链接

新生儿败血症的分型

新生儿败血症可分为早发型和晚发型两种。早发型多于生后7天内起病，常因母亲垂直传播所致，发生在出生前和出生时，病原菌以 G^- 杆菌多见，尤其以大肠埃希杆菌最常见，病死率高。晚发型于出生7天后起病，与周围生活环境有关，发生在出生时或出生后，病原菌以金黄色葡萄球菌为主，病死率较早发型低。

考点：新生儿败血症的主要致病菌。

【护理评估】

（一）健康史

1．产前　常因母孕期有细菌感染经胎盘血行感染胎儿；羊水穿刺及宫内输血消毒不严而致胎儿感染。

2．产时　因胎膜早破、产程延长，细菌上行污染羊水；胎儿娩出时吞入、吸入产道细菌发生吸入性肺炎再发展为败血症；细菌可由产钳损伤处侵入；急产或助产时消毒不严而引起感染。

3．产后　产后感染是最常见的。细菌从脐部、破损的皮肤、黏膜、呼吸道、消化道侵入血液；或吸痰器、超声雾化吸入器、暖箱内水箱的水被细菌污染使新生儿感染，或是各种导管插管破坏皮肤黏膜屏障后，细菌侵入血液循环而致感染。

（二）身体状况

1．一般状况　拒乳、不哭、不动、反应低下、精神萎靡、嗜睡、面色苍白、体温不稳定、呼吸改变、体重不增或下降。

2．其他状况

（1）生理性黄疸消退延迟或退而复现、突然加重，体重极低早产儿易发生胆红素脑病；有时黄疸可能是本病的主要表现，伴肝（脾）增大。

（2）有皮肤淤点、淤斑等出血倾向，严重者甚至发生弥散性血管内凝血，出现呕血、便血或肺出血。

（3）出现皮肤花纹、脉搏细速、尿少或无尿、血压下降等休克征象。

（4）出现呕吐、腹泻、腹胀，甚至中毒性肠麻痹征象。

（5）并发化脓性脑膜炎、肺炎最多见，以及深部脓肿、化脓性关节炎、骨髓炎、尿路感染、蜂窝组织炎等。

考点：新生儿败血症的健康史及身体状况。

（三）辅助检查

1．白细胞　外周血白细胞计数波动范围大，一般白细胞总数和中性粒细胞增多，若白细胞总数＜ 5.0×10^9/L、中性粒细胞中杆状核占比例≥ 0.2，粒细胞内出现中毒颗粒或空泡有诊断价值。

2．细菌培养　有助于明确诊断和合理选用抗生素。争取使用抗生素前做药敏试验和血培养。但血培养阳性率较低，且在取血时易受表皮葡萄球菌等杂菌污染，因此血培养阴性亦不能排除本病。如有化脓病灶，可直接涂片检菌和脓液培养。

3．其他　有条件的单位可做病原菌抗原检测和分子生物学检测。可检查 C 反应蛋白、血沉、尿常规等。

（四）心理和社会支持状况

家长因未能及早寻医治疗使孩子病情加重而感到自责、负罪感；或是就诊中患儿所出现的症状不典型，致使治疗效果不理想，而使家长对医护人员感到不满及不信任，出现抱怨情绪。

（五）治疗原则

1．抗生素的选用　宜早期、足量、联合运用有效抗生素，应静脉给药。病原菌明确者可按药敏试验用药。若病原菌不明应联合应用针对革兰阳性球菌和革兰阴性杆菌的抗生素。疗程一般 10 ～ 14 天，有并发症者应治疗 3 周以上。

2．及时处理局部病灶　如脐炎、脓疱疮等。

3．对症及支持疗法　注意保暖、供氧、纠正酸中毒及电解质紊乱；保证能量及水的供给；必要时输注新鲜血或血浆；亦可静注免疫球蛋白。

考点：新生儿败血症的治疗原则。

【常见护理诊断】

1．有体温改变的危险　与感染、环境变化有关。

2．皮肤完整性受损　与脐炎、脓疱疮等感染灶有关。

3．营养失调：低于机体需要量　与吸吮无力、纳差及摄入量不足有关。

4．潜在并发症　肺炎、脑膜炎、坏死性小肠结肠炎等。

【护理措施】

1．维持体温稳定

（1）患儿体温易受环境因素影响波动较大，应每 1 ～ 2 小时监测体温 1 次。体温高时应调节环境温度，松开包被，供给充足的水分，必要时温水浴，体温即可下降。体温不升时，应及时用热水袋或暖箱以使患儿恢复正常体温。

（2）除环境因素影响外，应用抗生素，使有效抗生素进入体内。应用青霉素类药物，一定要现配现用，确保疗效；用氨基甙类药物，注意药物稀释浓度及对肾、听力的影响，按时检查尿液。

2．清除局部感染灶　注意观察全身皮肤黏膜情况，及时发现局部感染灶，并积极处理，以切断感染源。脐部感染时，应每日 1 ～ 2 次清创换药，可用 3% 过氧化氢清洗后，用无菌棉棒擦干后再涂以 2% 碘酊。皮肤有小脓疱时可用无菌针头刺破，刺破前后用 75% 乙醇消毒。有口腔溃破时用 4% 硼酸水冲洗，有鹅口疮时涂制霉菌素。其他皮肤有破损时，均应据情及时处理，防止感染蔓延扩散。遵医嘱保证抗生素有效进入体内，杀灭病原菌，控制感染，注意药物毒副作用。

3．防止交叉感染　由于消毒不严的雾化器、吸痰器、呼吸机及各种管道可造成医源性感染，引起患儿感染。因此，要求医护人员要严格执行消毒隔离制度，室内物品定期更换，每日消毒。对感染患儿与非感染患儿采取隔离管理。工作人员在护理患儿前后应加强手的清洁消毒。患儿所用器械、用具、衣物、床褥均应高压消毒处理，避免发生医源性感染。

4．保持营养供给　有吸吮及吞咽能力的患儿，继续母乳喂养，但主张少量多次，耐心喂哺；吸吮及吞咽能力差者，可管饲喂乳；病情危重者，遵医嘱静脉补充能量。每天测量体重 1 次。必要时输注鲜血、血浆或免疫球蛋白，以增加营养，提高抗菌能力。

5．密切观察病情　加强巡视，及时记录病情变化，注意观察患儿生命体征、神志、面色、皮肤、前囟、哭声等情况，有无脑性尖叫，惊厥等，以便及时发现脑膜炎、感染性休克、DIC、核黄疸等表现。积极控制感染，遵医嘱正确使用抗生素，应注意保护静脉，有计划地更换穿刺部位；密切观察病情，如面色青灰、突然尖叫、频繁呕吐、前囟饱满、两眼凝视等化脓性脑膜炎的征象，应及时报告医生，重新评估患儿的身心状况，调整护理计划。

考点：新生儿败血症的护理诊断与护理措施。

【健康教育】

告诉家长若孩子发生脐部、皮肤、呼吸道及消化道感染时，应及时彻底地进行治疗。指导家长正确喂养和护理患儿。做好患儿家长的心理护理，向家长解释使用抗生素治疗本病需较长时间才能控制感染，树立家长对患儿康复的耐心和信心。

附：脐炎

脐炎（omphalitis）是指细菌入侵脐带残端，在其繁殖所引起的急性炎症。最常见的病原菌为金黄色葡萄球菌，其次为大肠埃希杆菌、铜绿假单胞菌、溶血性链球菌等。

病情轻者，脐部和脐周皮肤轻度红肿，或伴有少量浆液脓性分泌物。严重者脐部和脐周皮肤明显红肿，脓性分泌物多，伴有臭味。炎症可引起腹壁蜂窝织炎、皮下坏疽、腹膜炎、门静脉炎、败血症，甚至发展为门静脉高压、肝硬化。

正常新生儿生后 12 小时脐部除金黄色葡萄球菌感染外，还可有表皮葡萄球菌、大肠埃希杆菌、链球菌感染等。分泌物培养阳性，并不表示存在感染，临床诊断脐炎，必须具有脐部炎症临床表现。

脐炎治疗原则：病情轻者局部用 2% 碘酒及 75% 乙醇清洗，每日 2 ～ 3 次；严重者抗生素抗感染；形成脓肿，切开引流。

七、新生儿寒冷损伤综合征

案例

患儿，男，34 周早产，生后 8 天，因反应差，拒奶 2 天入院。入院体查：T 35.5℃，肩部、双下肢、臀部、会阴部可扪及硬性水肿。

请思考：①宝宝出现了什么异常？②应从哪些方面加强对患儿的护理？

新生儿寒冷损伤综合征（neonatal cold injure syndrome）简称新生儿冷伤，亦称新生儿硬肿症，系指新生儿时期由多种原因引起的皮肤和皮下脂肪变硬及水肿，常伴有低体温及多器官功能低下。早产儿多见。

【护理评估】

（一）健康史

应询问患儿的胎龄、日龄、体重、分娩史、是否早产、生后保暖情况，有无寒冷环境或保温不当使新生儿散热增加的病史，有无缺氧和其他感染病史。

导致本病的主要因素有：

1．内因　与新生儿体温调节和皮下脂肪组成的特点有关。

（1）新生儿体温中枢发育不成熟，体温易随环境温度波动。

（2）新生儿体表面积较大，且血流丰富易于散热。

（3）新生儿缺乏寒战反应产热，靠棕色脂肪产热，早产儿棕色脂肪含量少，在感染、窒息时棕色脂肪的产热过程受到抑制。

（4）新生儿皮下脂肪中的饱和脂肪酸含量多、熔点高，当受寒、体温降低时易凝固。

2．外因　以寒冷、窒息和感染最多见。

（1）环境寒冷或保温不当：超过新生儿体温调节限度，引起交感神经兴奋，儿茶酚胺增加，引起外周小血管收缩，出现肢端发冷和微循环障碍，进一步影响心功能、呼吸功能、DIC 和凝血机制的改变。低体温和低环境温度常导致缺氧、代谢性酸中毒和各种能量代谢紊乱，严重时可发生多器官功能损害。

（2）感染：新生儿严重感染时，能量消耗增加，摄入不足，产热不够，不能维持正常体温。

（3）摄入不足：新生儿尤其早产儿和低出生体重儿能源储备少，如不予补充则可使能源耗竭。

（4）其他：缺氧、肺炎、颅内出血、心力衰竭、休克、红细胞增多症等。都可以作为直接原因或诱因而引起发病。

（二）身体状况

主要发生在寒冷季节或重症感染时。多在生后 1 周内发病，以低日龄的新生儿和早产儿多见。低体温和皮肤硬肿是本病的主要表现。

1．一般表现　反应低下，吸吮差或拒乳、哭声低弱、活动减少，心率减慢，可出现呼吸暂停。

2．低体温　新生儿低体温指体温＜ 35℃ 。轻度为 30 ～ 35℃ ；重度＜ 30℃，可出现四肢甚至全身冰冷。

3．皮肤硬肿　患儿皮肤颜色暗红、发凉、硬肿，紧贴皮下组织不易捏起，触之如硬橡皮样，有水肿者压之呈轻度凹陷。硬肿发生顺序是：小腿→大腿外侧→整个下肢→臀部→面部→上肢→全身。

4．多器官功能衰竭　严重者出现休克、肺出血、消化道出血、急性肾衰竭等多器官功能衰竭。

5．病情分度　根据体温、硬肿范围及器官功能受损程度，可将本病分为轻、中、重三度。新生儿寒冷损伤综合征临床分度见表 6-5。

表 6-5　新生儿寒冷损伤综合征临床分度

分度	肛温	腋 - 肛温差	硬肿范围	全身情况及器官功能改变
轻度	≥ 35℃	正值	＜ 20%	无明显改变
中度	＞ 30℃	0 或负值	25% ～ 50%	反应差、功能明显低下
重度	＜ 30℃	负值	＞ 50%	功能衰竭、休克、DIC、肺出血

考点：新生儿寒冷损伤综合征的临床分度。

（三）辅助检查

根据病情检测血常规、动脉血气和血电解质、血糖、尿素氮、肌酐、DIC 筛查试验。必要时做心电图及 X 线胸片检查等。

（四）心理和社会支持状况

评估患儿家长对本病病因、性质、护理、预后知识的了解程度；因病情重且死亡率高，家长会产生焦虑、恐惧心理，甚至失望。评估其家庭居住环境、经济状况等，并给予心理支持。

（五）治疗原则

1．复温　是低体温患儿治疗的关键。复温原则是逐步复温，循序渐进。

2．保证热量和体液均衡供给　纠正酸中毒和微循环障碍，供给充足的热量有助于复温和维持正常体温，但有明显心肾功能损害者，注意严格控制输液速度和液体入量。

3．控制感染　根据血培养和药敏试验结果应用抗生素。

4．纠正器官功能紊乱　对心力衰竭、休克、凝血障碍、弥漫性血管内凝血、肾衰竭和肺出血等，应给予相应治疗。

考点：新生儿寒冷损伤综合征的治疗原则。

【常见护理诊断】

1．体温过低　与寒冷、早产、感染、窒息有关。

2．有感染的危险　与持续低体温使机体免疫功能降低，并发肺炎或败血症等有关。

3．皮肤完整性受损　与皮肤硬肿、水肿有关。

4．知识缺乏　与家长缺乏了解本病病因及预防的知识有关。

5．潜在并发症：弥漫性血管内凝血（DIC）　与持续低体温使血细胞比容增高，血浆容量下降，白细胞和血小板减少，红细胞变形、破碎易凝集。体温＜ 29℃时，凝血酶原时间延长，纤溶活性增加等引起凝血障碍和 DIC。

【预期目标】

1．12 ～ 24 小时患儿体温升至正常。

2．患儿不发生 DIC 或发生时能被及时发现。

3．患儿不发生感染。

4．家长能说出本病的预防要点，并学会家庭简易保暖方法。

【护理措施】

1．体温过低的护理

（1）复温：是护理低体温患儿的关键。

1）肛温＞ 30℃，腋 - 肛温差≥ 0，产热良好的轻中度患儿，温水浴后将患儿用预热的暖衣包裹，移进预热至30℃的暖箱内，根据患儿体温恢复情况，将暖箱温度调至30～34℃范围内，每小时测体温1次，以期望在6～12小时内恢复正常体温。当肛温升至35～36℃后，暖箱温度调至该患儿的适中温度。条件较差的单位可采用提高室温、采用热水袋、热炕、电热毯或母亲怀抱等方法取暖。

2）肛温＜30℃，腋-肛温差＜0，产热衰竭的重度硬肿患儿，应将其置入比其体温高1～2℃的预热暖箱中，每小时提高箱温0.5～1℃，箱温不超过34℃，以期12～24小时恢复正常体温。有条件还可辅以恒温水浴疗法，水温39～40℃，脐带用消毒纱布和橡皮膏包扎固定。每次15分钟，每日1～2次，浴后擦干放入暖箱。用远红外抢救台快速复温时，床面温度从30℃开始，每15～30分钟提高体温1℃，随体温升高逐步提高床温，最高33℃；为防止空气对流的影响，可在暖床和婴儿上方覆盖无色透明的塑料薄膜。为防止塑料薄膜烫伤患儿，勿直接接触患儿。体温正常后将患儿置入已预热的适中温度暖箱内。家庭可因地制宜采用温水浴（水温38～40℃）后，包裹温暖小棉被、外置热水袋（水温从40℃渐增至60℃），并提高室温至24～26℃，或电热毯、热炕、母怀取暖，但要防止患儿被烫伤及闷捂。持续低体温对机体的损害极大，正确的复温可防止多器官功能的受损。

（2）提高能量及水分：病重者按医嘱静脉补充营养及液体，亦可用静脉高营养液、血浆、鲜血等。有明显心、肾功能损害者，应严格控制速度及液量，静脉滴入的液体应加温至35℃左右。待消化道功能正常后再开始喂乳，首选母乳，早期每日供给能量约210kJ/kg，水分50ml/kg。随体温恢复及日龄增长可增至420～504 kJ/kg，水分为100～200ml/kg。哺喂时要耐心少量多次，能吸吮的患儿可经口喂养，若吸吮无力者可用滴管、鼻饲或静脉营养的方法。重者可输血及血浆。严格控制输液速度，最好应用输液泵，以免发生心力衰竭和肺出血。保证能量的供给，可使产热增多，是复温及维持正常体温的重要措施之一。

（3）供氧：吸入的氧气必须加温、加湿。因新生儿棕色脂肪产热需要氧的参与，当疾病引起的缺氧、酸中毒和休克时，棕色脂肪产热过程受抑制，出现体温过低。故吸氧能使棕色脂肪分解产热，有助于体温恢复正常。

（4）观察病情：①监测体温，复温过程中用肛温表测量肛温，每2小时1次，体温正常6小时后改为每4小时1次，同时测腋温，计算腋-肛温差值，便于估计病情的进展和程度，还可作为调节暖箱温度的依据；②观察心率、呼吸，并做记录；③注意一般状态、反应、哭声、吸吮力、尿量；④观察暖箱及室内温度、湿度并及时调整，详细记录护理记录单，病情有特殊变化及时与医生联系。

2．预防弥漫性血管内凝血的护理

（1）按医嘱使用药物，硬肿常伴凝血障碍，可早期预防性给予维生素K_1、酚磺乙胺。

（2）严密观察有无出血倾向及肺出血的表现，一旦发生，及时通知医生，同时备好抢救物品及药物，并对患儿进行重新评估，按DIC护理。

3．预防感染的护理　因新生儿硬肿症低体温时，机体免疫力降低，容易发生感染，感染又加重硬肿。防止感染的发生能改变本病的预后。故应做好消毒隔离，硬肿症患儿应与感染者分开，防止发生交叉感染；若有感染的发生，选择适当的抗生素。

考点：新生儿寒冷损伤综合征的护理诊断与护理措施。

【特色护理】

1．姜，辣椒各 15g。水煎，浸浴局部，每日 1 次。

2．丹参 30g，红花、桂枝各 10g。酒浸，擦浴局部。

3．肉桂、花椒、皂角刺、半枝莲、艾叶各 30g，细辛、黄柏各 20g，吴茱萸 15g，甘草 10g。水煎取汁，熏洗患部 20 分钟，每日 2 次。用于寒凝血瘀型冻疮。

【健康教育】

向家长、社区群体进行新生儿寒冷损伤综合征预防知识的普及和宣教。讲解出生后新生儿的保暖、喂养、预防感染等护理工作的重要性和方法。指导或示范家庭简易保暖方法。

八、新生儿低血糖

案例

患儿，男，生后 4 小时，因孕 34 周早产入院。入院查血糖 1.8mmol/L。

请思考：①该患儿发生了什么健康问题？②最关键的护理措施是什么？

目前多数学者认为新生儿低血糖（neonatal hypoglycemia）是全血血糖＜ 2.2mmol/L（40mg/dl），不应考虑出生体重、胎龄和生后日龄。

新生儿低血糖分为暂时性和持续性两种。

1．暂时性低血糖　指低血糖持续时间较短、不超过新生儿期。

（1）葡萄糖储存不足：主要见于①早产儿：肝糖原储存主要发生在妊娠的最后 3 个月，因此，胎龄越小，糖原储存越少；②围生期窒息：低氧、酸中毒时儿茶酚胺分泌增多，刺激肝糖原分解增加，加之无氧酵解使葡萄糖利用增多；③小于胎龄儿：除糖原储存少外，糖异生途径中的酶活力也低；④其他：如低体温、败血症、先天性心脏病等。常由于热能摄入不足，而葡萄糖利用增加所致。

（2）葡萄糖利用增加（即高胰岛素血症）：主要见于①糖尿病母亲娩出的婴儿：由于胎儿在宫内高胰岛素血症，而出生后母亲血糖供给突然中断所致；② Rh 溶血病：红细胞破坏致谷胱甘肽释放，刺激胰岛素浓度增加。

2．持续性低血糖　指低血糖持续至婴儿或儿童期。

（1）高胰岛素血症：主要见于胰岛细胞增生症、Beckwith 综合征、胰岛细胞腺瘤。

（2）内分泌缺陷：如先天性垂体功能不全、皮质醇缺乏、高血糖素缺乏、生长激素缺乏等。

（3）遗传代谢性疾病：①糖类疾病：如糖原类疾病Ⅰ型、Ⅲ型；②脂肪酸代谢性疾病：如中链酰基辅酶 A 脱氢酶缺乏；③氨基酸代谢缺陷：如支链氨基酸代谢障碍、亮氨酸代谢缺陷等。

【护理评估】

（一）健康史

应询问患儿的胎龄、日龄、体重、分娩史、是否早产、生后保暖情况，有无寒冷环境或保温不当使新生儿散热增加的病史，有无缺氧和其他感染病史、先天性心脏病史，孕妇是否有糖尿病史。

（二）身体状况

1．大多数低血糖者无症状或无特异性症状。

2．少数表现为反应差或者烦躁、喂养困难、嗜睡、青紫、哭声异常、颤抖、震颤，甚至惊厥等非特异性症状，经静脉注射葡萄糖后上述症状消失，血糖恢复正常，称“症状性低血糖”。

考点：新生儿低血糖的身体状况。

（三）辅助检查

血糖测定，必要时测定胰岛素、高血糖素、TSH、T_4、生长激素、皮质醇，行胰腺B超或CT检查，肝活检。

（四）心理和社会支持状况

1．介绍病情，从而消除家长的担忧，并积极配合医疗护理工作。

2．对妊娠合并糖尿病孕妇，宣传产前检查的重要性，从而消除他们的恐惧。

（五）治疗原则

1．无症状的低血糖口服葡萄糖，稳定24小时后逐渐停用。

2．无效改为静脉输注葡萄糖，有症状者都应静脉输注葡萄糖。

3．必要时静脉输注氢化可的松以及手术治疗。

【常见护理诊断】

1．营养失调　低于机体需要量　与摄入不足、能量消耗有关。

2．潜在并发症　呼吸暂停。

【预期目标】

1．患儿不发生呼吸暂停。

2．患儿不发生感染。

3．家长能说出本病的预防高危因素，高危儿定期测定血糖。

【护理措施】

1．喂养　出生后尽早喂养，早产儿、窒息儿尽快静脉输注葡萄糖。

2．静脉输注　静脉输注葡萄糖，必要时静脉输注氢化可的松。

3．密切观察病情　观察生命体征，注意有无震颤、多汗、激惹、烦躁、呼吸暂停，定期测定血糖，及时调整葡萄糖输注量及速度，输液泵控制并每小时记录一次。

考点：新生儿低血糖的护理诊断与护理措施。

【健康教育】

1．预防高危因素，高危儿定期测定血糖。

2．出生后早期喂养。

3．不能进食者，静脉滴注葡萄糖。

九、新生儿低钙血症

案例

患儿，男，生后5小时，因生后四肢抖动2小时入院。系35周早产儿。入院查体一般情况可，查血钙低。

请思考：①该患儿最可能的医疗诊断是什么？你能拟出护理诊断吗？②治疗原则怎样？③应怎样进行护理？

新生儿低钙血症（neonatal hypocalcemia）是指血清总钙＜1.8mmol/L（7mg/dl）或血清游离钙＜0.9mmol/L（3.5mg/dl）。

本病是新生儿惊厥的常见原因之一，主要与暂时的生理性甲状旁腺功能低下有关。

【护理评估】

（一）健康史

应询问患儿的胎龄、日龄、体重、分娩史，有无窒息和感染、产伤病史，孕妇是否有妊高症病史。

（二）身体状况

1．症状多出现在生后5～10天。主要表现为烦躁不安、肌肉震颤。

2．手足抽搦，喉痉挛较少见。

3．惊厥发作时常伴有呼吸暂停和发绀，发作间期一般情况良好，但肌张力稍高，腱反射亢进，踝阵挛可呈阳性。

4．早产儿生后3天内易出现低钙血症。

考点：新生儿低钙血症的身体状况。

（三）辅助检查

血清游离钙＜0.9mmol/L（3.5mg/dl），血清总钙＜1.8mmol/L（7mg/dl），血清磷＞2.6mmol/L（8mg/dl），碱性磷酸酶多正常，必要时检查血镁。心电图QT间期延长（早产儿＞0.2秒，足月儿＞1.9秒）。

（四）心理和社会支持状况

1．介绍病情，从而消除家长的担忧，并积极配合医疗护理工作。

2．对妊高症孕妇，宣传产前检查的重要性，从而消除他们的恐惧。

（五）治疗原则

1．抗惊厥。

2．补充镁。

3．减少肠道内磷吸收。

4．调节饮食。

【常见护理诊断】

1．营养失调：低于机体需要量　与摄入不足、能量消耗有关。

2．潜在并发症　惊厥。

【预期目标】

患儿不发生惊厥。向家长宣传喂养知识，尽量母乳喂养或应用钙磷比例适当的配方乳。

【护理措施】

1．饮食调节 尽量母乳喂养或应用钙磷比例适当的配方乳。

2．抗惊厥

（1）静脉输注 10% 葡萄糖酸钙，症状不缓解，加用镇静剂。①输注方法：10% 葡萄糖酸钙每次 2ml/kg，5% 葡萄糖液稀释 1 倍后静脉推注。必要时间隔 6 ~ 8 小时给药 1 次。②注意事项：静脉推注钙剂速度宜慢，1ml/min，应保持心率＞ 80 次 / 分钟，每日最大量 6ml/kg，避免药物外渗。③疗程：惊厥停止后口服葡萄糖酸钙或氯化钙 1 ~ 2g/d 维持治疗，病程长者可口服钙盐 2 ~ 4 周，维持血钙 2 ~ 2.3mmol/L（8.0 ~ 9.0mg/dl）。

（2）惊厥仍不能控制，应检查血镁。血镁＜1.4mg/dl，肌内注射 25% 硫酸镁，每次 0.4ml/kg。

3．减少肠道内磷的吸收

4．密切观察病情 观察生命体征，注意有无烦躁不安、肌肉震颤。

考点： 新生儿低钙血症的护理诊断与护理措施。

【健康教育】

1．饮食调节 尽量母乳喂养或应用钙磷比例适当的配方乳。

2．讲解惊厥有关知识，预防意外。

小结

新生儿期特别是围生期是小儿病死率最高的时期，故一般把围生期死亡率作为衡量一个国家妇幼卫生保健工作水平的重要指标之一。因此，应加强此时期的护理和保健工作。同时，要注意把握新生儿的分类方法，提高对各类型新生儿的认识。

正常新生儿和早产儿无论在外观特点还是生理功能上都有明显的差异，要将二者区别对待。尤其要加强对早产儿的护理，促进其正常发育。

新生儿疾病种类繁多，并且病情复杂，易发生新生儿窒息、缺氧缺血性脑病、颅内出血等疾病，这些疾病是导致儿童致残的重要原因之一。由于各系统发育不成熟，在外界致病因素的影响下，新生儿易出现呼吸窘迫综合征、病理性黄疸、败血症及寒冷损伤综合征等。在新生儿疾病早期往往缺乏典型临床表现，而病情进展快，因此加强监护和及时治疗都特别重要。要能够全面地对患儿病情进行评估，并采取合理的护理措施，达到恢复新生儿健康的目的。

（李 萌 王 雁）

第七章　营养障碍性疾病患儿的护理

学习目标

1. 归纳营养不良、维生素D缺乏性佝偻病、维生素D缺乏性手足搐搦症的概念、身体状况、护理诊断及护理措施。
2. 说出上述疾病的治疗原则及健康教育；常见营养障碍性疾病的中医特色护理方法。
3. 知道上述疾病的健康史、辅助检查及心理状况评估。知道肥胖症、锌缺乏症患儿的护理。

第一节　营养不良

案例

女婴，5个月，体重4kg。腹部皮下脂肪0.3cm，人工喂养。体检：神志清，精神烦躁不安，皮肤弹性差，肌肉明显松弛。

请思考：①该患儿最可能的医疗诊断是什么？②患儿存在的护理诊断有哪些？③应该采取什么样的护理措施？

营养不良（malnutrition）是指因喂养不当或疾病引起能量和（或）蛋白质不足或吸收障碍所致的一种慢性营养缺乏症。临床特点为体重明显减轻、皮下脂肪减少和皮下水肿，常伴有各个器官功能紊乱。

营养不良是当今世界儿童患病及死亡的主要原因之一。在我国目前以轻、中度营养不良常见，多见于3岁以下的婴幼儿。

临床上分为3型：消瘦型（marasmus）热能供应不足为主，又称婴儿萎缩症（athrepsia）；水肿型（puffiness）蛋白质供应不足为主，又称夸希奥科病（Kwashiorkor）；消瘦-水肿型介于两者之间。

营养不良的病理生理包括：①体温偏低：是由于长期能量供给不足所致。②低血糖：是因糖原储存不足或消耗过多引起，重者昏迷甚至猝死。③胆固醇下降、肝脂肪浸润及变性：是由于脂肪大量消耗以补充能量的不足，故血清胆固醇下降；脂肪代谢主要在肝内进行，当体内脂肪消耗过多，超过肝的代谢能力，可致肝脂肪浸润及变性。④血清总蛋白和白蛋白下降、低蛋白性水肿：是由于蛋白质摄入不足或消耗过多，体内蛋白质处于负氮平衡，当血清总蛋白浓度＜40g/L，白蛋白浓度＜20g/L时，可发生低蛋白水肿。⑤水盐代谢异常时易出现低渗性脱水、酸中毒、低钙血症、低钾血症。ATP合成减少可影响细胞膜上钠-钾-ATP酶的转运而使钠在细胞内潴留，细胞外液一般为低渗状态，在肠胃功能紊乱时易出现低渗性脱水、酸中毒、低钾、低钠、低钙和低镁血症。此外，重度营养不良的患儿常伴消化、循环、神经、免疫等多系统功能受损。

考点： 营养不良的概念及分型。

知识链接

水肿发生的机制

影响组织液生成回流的因素：毛细血管内压、血浆胶体渗透压、组织胶体渗透压、组织静水压和淋巴回流。血浆胶体渗透压主要取决于血浆白蛋白，白蛋白降低，血浆胶体渗透压下降。

【护理评估】

（一）健康史

1．喂养不当　是造成婴幼儿营养不良的主要原因，婴幼儿生长发育迅速，必须供给足够的营养物质，尤其是具有优良生物利用价值的蛋白质才能满足需要。如长期母乳不足而未及时添加其他乳品；或人工喂养调配不当如牛奶或奶粉调配浓度过低；或仓促断奶后不再给吃乳制品，或断奶后辅食添加不当，随大人进食等。较大儿童的营养不良多为婴儿期营养不良的继续，或因长期不良的饮食习惯如偏食、挑食、吃零食过多等引起。

2．疾病　消化系统疾病如先天性畸形（唇裂、腭裂、幽门狭窄）或迁延性、慢性腹泻、肠吸收不良综合征、过敏性肠炎等影响食物的摄取、消化和吸收；消耗性疾病如长期发热、烧伤、肾病综合征、甲状腺功能亢进、恶性肿瘤、急慢性传染病等使蛋白质消耗或丢失过多。

3．需要量增加　双胎、多胎及早产儿，急慢性传染病（如麻疹、伤寒、肝炎、结核）的恢复期，生长发育快速时期营养素相对不足也可引起。

（二）身体状况

1．体重改变　营养不良患儿最早出现的症状是体重不增，继之体重下降。

2．皮下脂肪变薄　首先是腹部，其次为躯干、臀部、四肢，最后是面颊。严重者皮下脂肪消失，貌如“老人”状。腹部皮褶厚度是判断营养不良的重要指标。测量方法：平脐锁骨中线处，检查者拇指和示指相距3cm，垂直捏起皮肤和皮下脂肪，测量其厚度，正常为0.8cm。

3．其他　病程持久时身高（长）也会低于正常，出现皮肤苍白、干燥无弹性；肌肉松弛，运动功能发育迟缓；表情淡漠，精神萎靡；食欲低下，消化功能紊乱；心音低钝，血压下降，四肢发凉；严重患儿血浆白蛋白明显降低而出现水肿。不同程度营养不良的临床表现见表7-1。

表 7-1 婴幼儿不同程度营养不良的临床表现

	营养不良分度		
	Ⅰ度（轻）	Ⅱ度（中）	Ⅲ度（重）
体重低于正常均值	15% ~ 25%	25% ~ 40%	＞ 40%
腹部皮褶厚度	0.8 ~ 0.4 cm	＜ 0.4 cm	消失
身高（长）	正常	低于正常	明显低于正常
消瘦	不明显	明显	皮包骨样
皮肤	干燥	干燥、苍白	明显苍白、无弹性，可出现淤点
肌张力	正常	明显低下，肌肉松弛	肌肉萎缩
精神状态	正常	烦躁不安	萎靡，反应低下，抑制与烦躁交替

营养不良患儿易出现各种并发症，最常见的为营养性贫血，主要与铁、叶酸、维生素 B_{12}、蛋白质等造血物质缺乏有关，尤其是缺铁性贫血；也可出现多种维生素和微量元素缺乏，尤以维生素 A 和锌缺乏常见；由于免疫功能低下，还易继发各种感染性疾病，如支气管肺炎、尿路感染、中耳炎等，尤其是婴儿腹泻，可加重营养不良，形成恶性循环。最严重的并发症是自发性低血糖，若不及时治疗会导致死亡。

根据患儿身高及体重减少情况，将营养不良分为三型：

1．体重低下型（underweight） 患儿体重低于同年龄、同性别参照人群值的均数减 2 个标准差。此指标主要反映患儿过去和（或）现在有营养不良，不能区分急、慢性。

2．生长迟缓型（stunting） 患儿身高（长）低于同年龄、同性别参照人群值的均数减 2 个标准差。此指标主要反映患儿过去或长期慢性营养不良。

3．消瘦型（wasting） 患儿体重低于同性别、同身高（长）参照人群值的均数减 2 个标准差。此项指标主要反映儿童近期、急性营养不良。

考点：营养不良的健康史及身体状况。

（三）辅助检查

血清白蛋白浓度降低为最突出的表现，但不够灵敏。胰岛素样生长因子 1（IGF-1）水平降低由于其出现在身高（长）、体重等体格发育指标改变之前，且受其他因素影响较小，故被认为是早期诊断蛋白质营养不良灵敏可靠的指标。多种血清酶活性降低如淀粉酶、转氨酶、胆碱酯酶等，治疗后可迅速恢复正常。血糖、血浆胆固醇浓度下降。多种电解质、维生素及微量元素缺乏。生长激素分泌反而增多。

（四）心理和社会支持状况

评估患儿家庭经济状况及父母对疾病性质、发展、预后以及防治的认识程度。父母因担忧患儿病情而产生焦虑，因自己缺乏疾病相关知识或经济条件差导致患儿出现此状况而内疚。

（五）治疗原则

早发现，早治疗，采取综合性治疗措施。包括积极治疗危及生命的合并症，调整饮食、补充营养物质、促进消化、改善代谢功能、祛除病因和治疗原发病。

1．积极处理并发症

（1）自发性低血糖：一旦发生，立即静脉注射 25% ~ 50% 葡萄糖，避免患儿死亡。

（2）腹泻：营养不良患儿很容易发生腹泻，从而导致水电解质紊乱威胁到生命，应及时正确补液。

(3) 感染：营养不良患儿免疫力低下，容易发生各种感染。若感染发生应使用抗生素控制感染。

2．调整饮食　根据患儿消化能力逐渐调整饮食。

3．促进消化　可以服用各种消化酶增加食欲。

考点：营养不良的治疗原则。

【常见护理诊断】

1．营养失调：低于机体需要量　与能量、蛋白质摄入不足和（或）需要、消耗多有关。

2．有感染的危险　与营养素缺乏、机体免疫力低下有关。

3．生长发育改变　与营养物质缺乏、不能满足生长发育有关。

4．潜在并发症　低血糖、贫血、维生素缺乏。

5．知识缺乏　与患儿家长缺乏正确的喂养知识有关。

【预期目标】

1．根据饮食调整原则增加营养素摄入，逐渐恢复正常体重。

2．患儿不发生感染等并发症。

3．患儿体重、身长（高）等体格发育指标达到同年龄、同性别正常小儿水平。

4．患儿不发生低血糖、贫血、维生素缺乏等并发症。

5．家长了解营养不良的原因，能正确选择婴幼儿食品，科学合理喂养小儿。

【护理措施】

1．调整饮食　原则是由少到多，由稀到稠，由一种到多种，逐步调整。根据患儿营养不良的程度、消化功能和对食物的耐受力，选择食物的种类和量。

(1) Ⅰ度（轻度）营养不良：因其消化吸收功能尚好，可在原膳食的基础上逐步增加。能量每日 250 ~ 330kJ（60 ~ 80kcal）/kg，蛋白质每日 3g/kg 开始，以后根据消化情况能量逐步增至每日 585kJ（140kcal）/kg，蛋白质每日 3.5 ~ 4.5g/kg。体重接近正常后，再恢复到正常需要量。

(2) Ⅱ、Ⅲ度（中、重度）营养不良：患儿消化吸收功能较差，对食物耐受力弱。能量和营养物质的供给，应由更低量逐渐增加。能量从每日 167 ~ 251kJ（40 ~ 60kcal）/kg 开始逐渐增加至每日 500 ~ 727kJ（120 ~ 170kcal）/kg。蛋白质则从每日 1.5 ~ 2.0g/kg 开始，逐步增加至每日 3.0 ~ 4.5g/kg。不宜过早给予高蛋白质食物，否则可引起腹胀和肝大。待患儿体重恢复时，能量供给调整至正常生理需要量。

(3) 食物的选择：应选择既容易消化吸收又含有高热能和高蛋白质的食物。鼓励母乳喂养。无母乳或母乳不足者，可给予配方奶粉或稀释牛奶，少量多次喂哺，待消化吸收好，逐渐增加牛奶量及浓度。还可给予豆浆、蛋类、鱼粉、肉末、肝泥等高蛋白食物。富含维生素及矿物质的食物也要适当补充。

(4) 效果观察：每日记录进食情况，每周称体重一次，每月测身长及皮下脂肪厚度一次。

2．促进消化　给予各种帮助消化的酶如胃蛋白酶、胰酶，还可给 B 族维生素口服，以提高食欲。按医嘱给蛋白同化类固醇制剂如苯丙酸诺龙肌内注射，每次用 0.5 ~ 1.0mg/kg，每周 1 ~ 2 次，连用 2 ~ 3 周，以促进机体蛋白质的合成和增进食欲。食欲差者可用胰岛素 2 ~ 3 单位，每天一次皮下注射，注射前先服用葡萄糖 20 ~ 30g，每 1 ~ 2 周为一疗程，这样可降低血糖，增加饥饿感，提高食欲。还可给予锌制剂，每日口服锌元素 0.5 ～ 1.0mg/kg，可提高味觉敏感度，促进食欲。

3．预防感染　营养不良患儿抵抗力较低，容易发生各种感染，故应实施保护性隔离，防止交叉感染。保持室内环境舒适卫生，定期消毒，避免到公共场所以防呼吸道感染。保持皮肤清洁、干燥，勤晒被褥，防止皮肤感染。注意饮食卫生，餐具消毒，养成饭前便后洗手的好习惯，做好口腔护理。增强患儿的免疫力。

4．观察病情　密切观察病情，尤其是在夜间或清晨时。患儿容易发生低血糖而出现面色灰白、体温不升、脉搏缓慢、神志不清乃至呼吸暂停等危重表现，一旦发现立即静脉注射 25% ～ 50% 的葡萄糖溶液进行抢救。维生素 A 缺乏引起的干眼病患儿，出现暗适应差，眼结合膜及角膜干燥等症状时，可用生理盐水湿润角膜然后涂抗生素眼膏，加服或注射维生素 A 制剂。腹泻、呕吐的患儿易引起酸中毒，严重病例可发生低血压、心力衰竭，须及时报告医生，并做好抢救准备。

考点：营养不良的护理诊断及护理措施。

【特色护理】

1．大黄 9g，牵牛子 12g，莱菔子 10g，共研碎，纱布包握手中，婴幼儿用绷带固定。

2．六月雪 30g，研细末，做成香佩，戴在小儿胸腹部。

3．元明粉、胡椒粉各等分，同研和匀。取适量，撒入脐中，外以纱布覆盖，胶布固定，每日 1 次。功用：消食导滞。

4．炒神曲、炒麦芽、焦三鲜各 10g，炒莱菔子 6g，炒鸡内金 5g。共研细末，加淀粉 3g，用白开水调成稠糊状，备用。每取本膏适量，于睡前敷于患儿脐孔中，外以胶布固定。次晨取下，每日 1 次，5 次为一个疗程。功用：消食和胃，散瘀化积，理气化痰，补中健脾。

【护理评价】

经过治疗和护理后，患儿体重是否达到标准体重，家长是否掌握了正确喂养小儿的方法。在住院期间是否发生并发症或发生了处理是否得当。

【健康教育】

1．对家长进行知识宣教，精心护理患儿　根据家长的文化程度及理解力，讲解营养不良的常见原因、对患儿的病情观察及护理方法。营养不良患儿精神多抑郁，多给患儿抚爱。对食欲差者不可强迫喂养，对低体温者注意保暖。长期卧床者应勤翻身以免发生褥疮。

2．加强对婴幼儿的营养指导　鼓励母乳喂养，如母乳不足应及时补充乳制品，强调整个婴儿期主食均应是乳制品。在乳制品的基础上逐渐添加辅食。纠正小儿的不良饮食习惯。

3．作好婴幼儿生长监测　生长监测图是评价婴幼儿生长发育及早发现营养不良的一种好方法。如发现异常，应及时找出原因予以矫治。

4．做好疾病防治工作　定期进行预防接种，防治传染病。对患有消化道先天畸形的患儿应及时手术治疗。对迁延性腹泻及反复呼吸道感染应及早治疗。

5．其他　合理安排生活作息制度，保证充足睡眠，坚持户外活动等增强体质的措施对预防营养不良的发生均很重要。

第二节 小儿肥胖症

肥胖症（obesity）是由于小儿长期能量摄入超过人体的消耗，使体内脂肪积聚过多，体重超过一定范围的营养障碍性疾病。体重超过同性别、同身高正常小儿均值的 20% 即可称为肥胖。

在我国小儿肥胖症呈逐步增多趋势，分为单纯性肥胖和继发性肥胖，前者占肥胖症的 95% ～ 97%。肥胖可发生于任何年龄，最常见于婴儿期、5 ～ 6 岁和青春期等 3 个阶段。肥胖不仅影响小儿的健康，还是成人肥胖症、高血压、冠心病、糖尿病、痛风、胆石症等疾病以及猝死的诱因，应引起全社会和家庭的重视。

肥胖的主要病理改变是脂肪细胞的体积增大和（或）数量增多。在小儿出生前 3 个月、出生后第 1 年和 11 ～ 13 岁，这三个阶段引起的肥胖均为脂肪细胞数目增多而引起，治疗较困难且易复发。而其他阶段引起的肥胖主要为脂肪细胞体积增大引起，治疗效果较好。

肥胖患儿可发生一系列代谢及内分泌改变：①有低体温倾向，对环境温度变化的反应不敏感。②血脂水平高，易并发冠心病、动脉硬化、高血压、胆石症等疾病。③易发生痛风症，与嘌呤代谢异常，血尿酸水平增高有关。④内分泌改变，如血清生长激素减少，男性雄性激素水平下降，女性雌激素水平增高等。

考点：肥胖的概念及常见年龄。

【护理评估】

（一）健康史

1．能量摄入过多　是本病的主要原因。肥胖通常是由于较长期摄入食物过多而非由于突击性的过食。当能量摄入超过其消耗，体脂存贮便增加。在处理烦躁或好哭的婴儿时，长期或不加判断的使用奶瓶喂养可形成婴儿遇到困难时找寻食物来缓解。同样，如果过早地给予含高能量的固体食物可导致快速增重及肥胖。家长的动机因素对肥胖儿童超量喂养起着重要作用。溺爱是一个不可忽视的因素。

2．小儿活动过少　虽然摄入不多，但消耗过少也可导致肥胖。大多肥胖小儿不喜欢运动，造成恶性循环。

3．遗传　目前认为肥胖多与基因遗传有关。父母均肥胖的后代发生肥胖者高达 70% ～ 80%；父母亲之一肥胖者，后代肥胖发生率约为 40% ～ 50%；父母亲均正常的后代肥胖发生率仅 10% ～ 14%。

4．其他　包括疾病（如调节饱食及饥饿感的中枢失去平衡而致多食）、精神创伤（如亲属病故，学习成绩落后等）、进食过快、心理因素等均可导致小儿肥胖。

（二）身体状况

1．患儿有食欲旺盛，喜食甜食和高脂食物的特性　不爱活动，或活动后容易出现疲惫感。

2．严重肥胖者因脂肪过度堆积而限制胸廓扩展及膈肌运动　导致肺通气不良，引起低氧血症、发绀、红细胞增多，严重时心脏扩大、心力衰竭甚至死亡，称肥胖 - 换气不良综合征（Pickwickian syndrome）。

3．体格检查发现患儿体态肥胖，皮下脂肪增多分布均匀　重度肥胖者可因胸腹、臀部、大腿脂肪过多致皮肤出现白色条纹或紫色条纹。可有假性乳房增大，男性肥胖患儿由于会阴部、大腿内侧脂肪过多，阴茎可隐匿在脂肪组织中而被误诊为阴茎发育不良。少数肥胖患儿因体重过重，走路时双下肢负荷过重而出现扁平足以及膝外翻。由于肥胖小儿性发育较早，故身高最终低于正常小儿。

4．分度　儿童肥胖症分为4度：体重超过同性别、同身长（高）正常小儿体重均值20%～29%为轻度肥胖；超过30%～39%为中度肥胖；超过40%～59%为重度肥胖；超过60%以上为极度肥胖。

知识链接

最大耗氧量

最大耗氧量：是指人体在大量肌肉群参与的激烈运动中，达到极量运动时的每分钟耗氧量，是综合评定人体有氧代谢能力的主要指标。心肺功能愈好，供给的氧即愈多，劳动效率亦愈高。因此它可以反映运动时的心肺功能状况和体育训练的水平。

（三）辅助检查

血清甘油三酯、胆固醇可增高，严重肥胖患儿β脂蛋白也增高。血生长激素水平减低，生长激素刺激试验的峰值也较正常儿童为低。常有高胰岛素血症。

（四）心理和社会支持状况

肥胖儿童常常表现出明显的社会心理障碍。社会的歧视无论在学校、工作单位及社会环境均非常普遍。患儿因体态肥胖，怕别人讥笑而不愿与其他小儿交往，可出现自卑、胆怯、孤独等心理上的障碍。家长早期常对本病缺乏认识，早期不予重视或有错误认识，孩子胖了就是健康，随着年龄增加才开始产生焦虑情绪。

（五）治疗原则

采取综合措施如控制饮食，加强运动，消除心理障碍，配合药物治疗等。饮食疗法和运动疗法是两项最主要的措施，其目的是减少热能性食物的摄入和增加机体对热能的消耗，使体重逐步下降。药物或外科手术治疗均不宜用于小儿。

【常见护理诊断】

1．营养失调：营养供给高于机体需要量　与摄入能量过多和（或）运动过少有关。

2．社交障碍　与肥胖造成心理障碍或行动不便有关。

3．自我形象紊乱　与肥胖引起自身形体改变有关。

4．知识缺乏　与患儿及家长缺乏科学营养知识有关。

【预期目标】

1．肥胖儿能摒弃不良的摄食习惯，并坚持运动，控制体重增长。

2．肥胖儿能自愿参与正常的社交活动。

3．肥胖儿正确认识自身体态改变，消除因肥胖带来的自卑心理。

4．通过宣传合理营养的重要性，让父母及小儿认识到肥胖不等于健康，并掌握合理喂养的方法。

【护理措施】

1．饮食调整　满足小儿的基本营养及生长发育需要前提下限制患儿每日热能的摄入。选择低碳水化合物、低脂肪和高蛋白食物。对每日摄入的热量严格进行计算和控制：5岁以下的肥胖儿每日摄入的热量应为2500～3350kJ（600～800kcal），5岁以上为3350～5020kJ（800～1200kcal）。让患儿选择体积大热能低的蔬菜类食品，如青菜、萝卜、黄瓜、番茄等，同时注意补充维生素及矿物质。限制高热量食物或加工很细的碳水化合物如精白面粉、含淀粉多的土豆、脂肪、油煎食品、糖、巧克力、奶油制品等。应限制任何甜饮料。培养良好的饮食习惯，提倡少量多餐，避免过饱，不吃零食和夜宵。

2．运动疗法　是减轻体重的重要措施之一，在限制饮食的同时，通过增加运动量，促使热能消耗，以减轻体重。选择患儿喜欢又容易坚持的运动项目，如散步、晨间跑步、踢球、游泳等，每日坚持1～2小时。运动量应以运动后轻松愉快、不感到疲劳为原则。如运动后出现疲惫不堪，心慌气促以及食欲大增，提示活动量过度。

3．心理护理　解除患儿的精神负担，消除因肥胖带来的自卑心理。帮助建立信心，自觉接受和坚持正确的治疗，鼓励患儿参与正常的社交活动。

考点：肥胖的护理诊断与护理措施。

【特色护理】

1．山楂15g，菊花12g，炒决明子15g。将3味药共切细，放入茶杯内，冲入开水，加盖闷泡15分钟，代茶饮用。

2．荷叶15g，防己10g，柏子仁15g，泽泻10g。水煎后，洗浴全身，每次30分钟，隔日1次。用于高脂血症见肥胖、水肿、腹胀者。

3．海藻30g，昆布30g，苍术30g，泽泻30g、荷叶30g。水煎后，洗浴全身，每次30分钟，隔日1次。用于高脂血症见肥胖、乏力、嗜睡者。

4．何首乌、泽泻、丹参、绿茶各10g。将药物放入盛有开水的保温瓶内，浸泡20分钟后，取汁倒入茶杯，代茶饮用。每日1剂，分数次饮服。

5．普洱茶200g，泽泻500g，山楂500g，白芥子200g，昆布200g，杉脂100g，半夏200g，陈皮200g，月见草300g。将药物烘干，共研细末，装入枕芯，制成药枕，令病人枕之。

【护理评价】

1．肥胖儿改正了不良的摄食习惯，并坚持运动，体重恢复正常。

2．肥胖儿自愿参与社交活动。

3．肥胖儿正确认识自身体态改变，对自身的形象建立信心。

4．父母及小儿认识到肥胖不等于健康，并掌握合理喂养的方法。

【健康教育】

1．向患儿家长讲述科学喂养的知识，宣传健康儿童标准的知识，培养儿童良好的饮食习惯，避免营养过剩。创造条件和机会增加患儿的活动量。对患儿实施生长发育监测，定期门诊观察。

2．讲述肥胖症疾病的相关知识，不仅会影响生长发育改变，还为成年后高血压、冠心病、痛风和糖尿病埋下隐患。

第三节 维生素 D 缺乏性佝偻病

案例

患儿 4 个月，腹泻半月。近 1 周来夜间因睡眠不安，多汗。体检：营养发育差，枕后有秃发，按之有乒乓球感。血钙 2.0mmol/L，钙磷乘积 30。腕部 X 线检查：临时钙化带稍模糊，骨骺端增宽，骨密度降低。

请思考：①此儿可能患了什么疾病？②健康史是什么？③该如何进行正确护理？

维生素 D 缺乏性佝偻病（rickets of vitamin D deficiency）简称佝偻病，是由于小儿体内维生素 D 缺乏导致钙、磷代谢失常，产生的一种以骨骼病变为特征的全身慢性营养性疾病。

本病主要见于 2 岁以下的婴幼儿。我国是佝偻病多发地区，尤以北方和冬季高发，为我国儿科需要重点防治的“四大”疾病之一。

维生素 D 的代谢：①维生素 D 的来源：内源途径，由阳光中的紫外线照射人体皮肤，使皮肤内的 7- 脱氢胆固醇转变为胆骨化醇（维生素 D_3），此途径为人类维生素 D 的主要来源。外源途径，是通过食物如蛋黄、动物肝等获得，也可从药物或胎盘母体得到维生素 D。②转化：维生素 D_2 和维生素 D_3 对人的作用相同，但都无生物活性。需经过肝 25- 羟化酶和肾 1- 羟化酶作用转化为 1，25- 二羟维生素 D［1，25-（OH）$_2$D］，才能发挥有效的生物活性。③ 1，25-（OH）$_2$D 的主要生理功能：通过促进小肠和肾小管对钙、磷的重吸收及直接促进骨的矿化作用（沉积和重吸收）。1，25-（OH）$_2$D 与甲状旁腺激素（PTH）和降钙素协同作用，主要维持体液和组织中钙、磷平衡。此外，1，25-（OH）$_2$D 是一个类固醇激素，具有调节免疫功能。

维生素 D 缺乏性佝偻病的发病机制：当维生素 D 缺乏时，血钙和血磷降低，刺激甲状

知识链接

甲状旁腺激素

甲状旁腺激素（PTH）：血清钙降低时，PTH 合成及分泌迅速增加，高浓度游离钙则抑制 PTH 的合成。甲状旁腺激素可加速旧骨溶解，溶解骨钙、磷到细胞外液，使血钙升高以保持细胞外液钙浓度的恒定，但 PTH 同时也抑制肾小管对磷的重吸收，增加尿磷。PTH 作用的结果可升高血钙，降低血磷。

旁腺分泌增加，动员骨钙释出，维持血钙正常或接近正常水平。但骨质变软，出现颅骨软化、鸡胸、漏斗胸、下肢畸形等表现。因甲状旁腺素可抑制肾小管对磷的再吸收，从而使尿磷排出增加，导致血磷降低，钙磷乘积下降（< 40），碱性磷酸酶增多，骨样组织钙化受阻，成骨细胞代偿性增生，局部骨样组织堆积，因而出现方颅、肋骨串珠和手、足镯征等畸形。

【护理评估】

（一）健康史

1．日光照射不足　体内维生素 D 的主要来源是皮肤内的 7- 脱氢胆固醇，但必须要经过紫外线的照射才能生成。紫外线不能通过普通玻璃窗，如小儿缺少户外活动，或者居住在多烟雾尘埃区、高层建筑群区，紫外线被阻挡。我国北方寒冷季节长，日光照射时间短，易患佝偻病。

2．维生素 D 摄入不足　母乳及牛乳等天然食物中维生素 D 的含量少，不能满足小儿生长发育所需，若不及时补充，易发生本病。但母乳中钙磷比例适宜为 2 ：1，钙的吸收率较高，相对牛奶喂养，母乳喂养的婴儿不易患佝偻病。

3．先天维生素 D 储备不足　胎儿可以从母体中获得维生素 D，若母亲在怀孕期间缺乏维生素 D 或未足月，那么这些孩子就存在先天维生素 D 不足的问题，更容易患本病。

4．需要量多　早产儿、双胎儿、婴儿生长过速，需要维生素 D 增加，如添加不合理易患佝偻病。青春期生长加速，如日照少，饮食不合理，可有晚发性佝偻病。

5．疾病与药物的影响　胃肠道或肝胆疾病影响维生素 D 及钙磷的吸收和利用。肝、肾严重损害影响维生素 D 的羟化作用。长期大量服用抗惊厥药物可加速维生素 D 的分解。服用糖皮质激素可对抗维生素 D 对钙转运的调节。

（二）身体状况

本病多见于 3 个月至 2 岁的婴幼儿，主要表现为非特异性神经精神症状，生长中的骨骼改变、肌肉松弛。临床上将其分为初期、激期、恢复期和后遗症期 4 个时期。

1．初期（活动早期）　多见于 3 个月左右的婴儿，主要表现为非特异性神经精神症状，如易激惹、烦躁、夜间啼哭、睡眠不安。常伴多汗，与室温和季节无关，尤其因头部多汗而刺激头皮，致婴儿常摇头擦枕，出现“枕秃”（图 7-1）。此期常无明显骨骼改变，血生化检查血钙正常或略低、血磷降低，碱性磷酸酶正常或稍高，血清 1，25- 二羟维生素 D 下降。

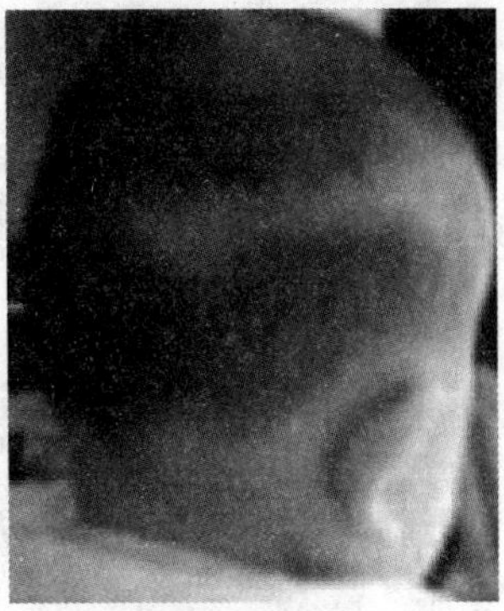

图 7-1　枕秃

2．激期（活动期）　除有神经精神症状外，主要表现为骨骼改变和运动功能以及智力发育迟缓。

（1）骨骼改变：①头部：颅骨软化见于 3 ～ 6 个月婴儿，重者可有乒乓球样感，即用手指轻压枕骨或顶骨后部可感觉颅骨内陷，手放松时又复原；方颅以 7 ～ 8 个月患儿多见（图 7-2），即额骨和顶骨双侧骨样组织增生呈对称性隆起，严重时呈十字状或鞍状颅形；前囟扩大及闭合延迟，重者可延迟至 2 ～ 3 岁方才闭合；乳牙萌出延迟、牙釉质发育不良。②胸部：多见于 1 岁左右小儿。肋骨串珠是在肋骨与肋软骨交界处呈钝圆形隆起，上下排列如串珠状，尤其以第 7 ～ 10 肋最明显（图 7-3）；哈里森沟（Harrison-groove）为膈肌附着部位的肋骨长期受膈肌牵拉而内陷，形成一条沿肋骨走向的横沟；鸡胸是由于第 7、8、9 肋骨与胸骨相连处软化内陷，致胸骨柄前突；漏斗胸是因胸骨剑突部向内凹陷而形成（图 7-4）。严重胸廓畸形会影响呼吸功能，故佝偻病患儿易并发呼吸道感染。③四肢：佝偻病手镯（图 7-5）或脚镯（图 7-6）。在腕、踝部肥厚的骨骺形成钝圆形环状隆起，多见于 6 个月以上小儿。膝内翻（“O”型腿）（图 7-7）或膝外翻（“X”型腿）（图 7-8）畸形见于小儿开始行走即 1 岁后，由于骨质软化，因负重可出现下肢弯曲而形成。④其他：脊柱后突或侧弯畸形因常久坐而形成；三角骨盆和扁平骨盆由于韧带松弛和骨质疏松引起。

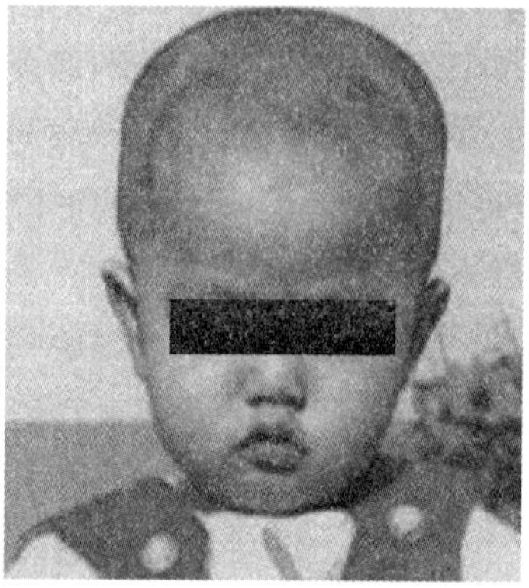

图 7-2　方颅

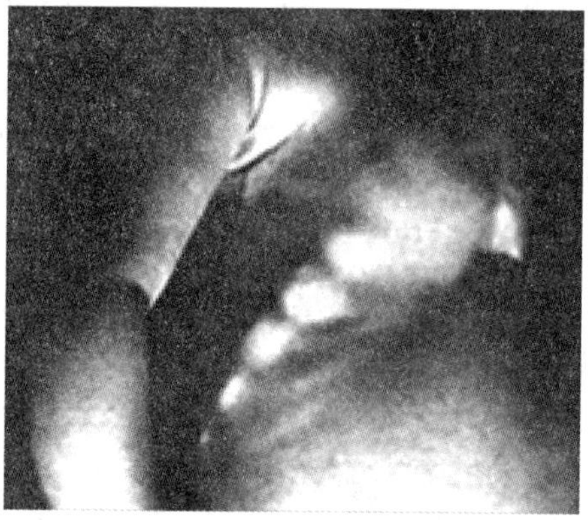

图 7-3　肋骨串珠

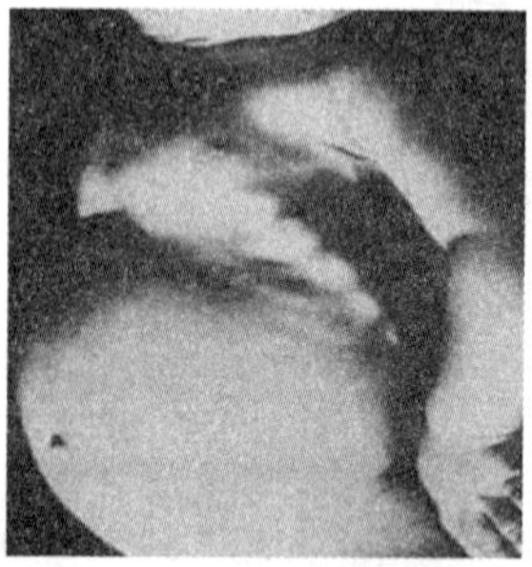

图 7-4　漏斗胸或鸡胸

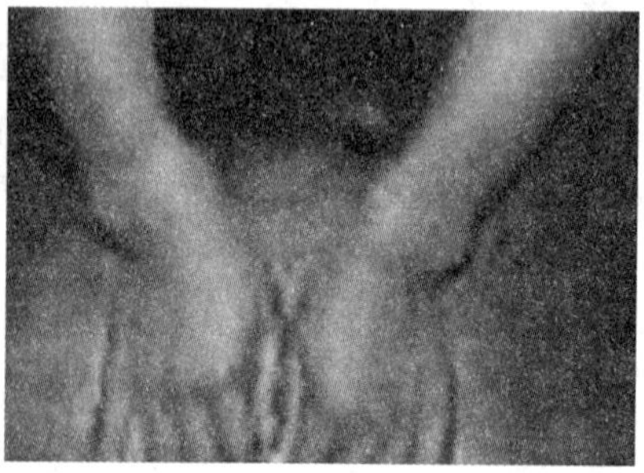

图 7-5　佝偻病手镯

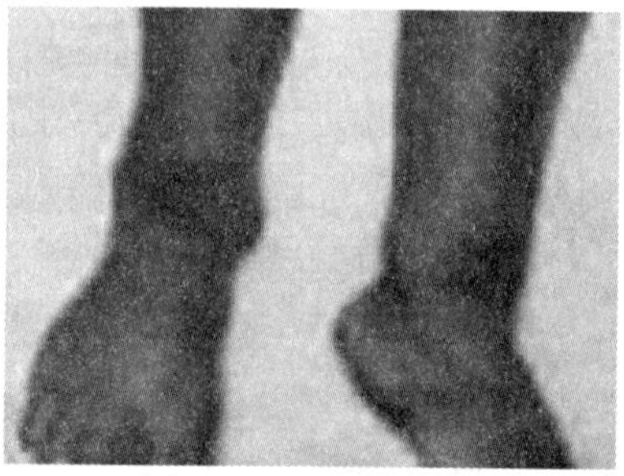

图 7-6　佝偻病脚镯

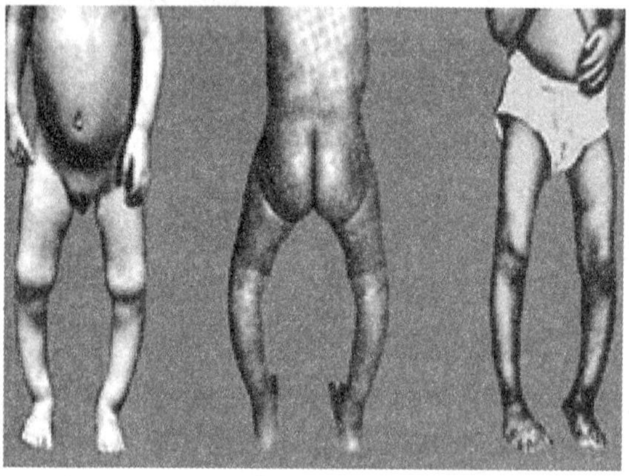

图 7-7　"O"型腿

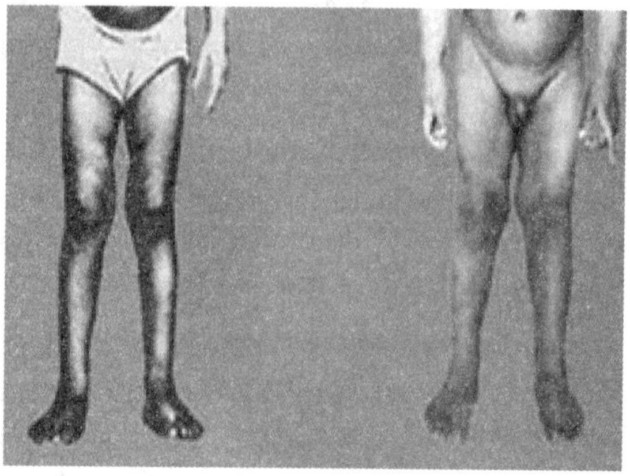

图 7-8　"X"型腿

（2）运动功能受限：重症佝偻病患儿，运动功能发育亦受影响，如坐、立、行等运动功能落后。患儿肌肉韧带松弛，肌张力低下，头颈软弱无力，腹部膨隆如蛙腹。

（3）神经精神发育迟缓：重症患儿表情淡漠，条件反射形成缓慢，语言发育落后。

（4）免疫功能低下：常并发感染。

（5）血生化：血钙减低、血磷明显降低，碱性磷酸酶明显增高，钙磷乘积降低，血清 1，25- 二羟维生素 D 下降，甲状旁腺素升高。

3．恢复期　经适当治疗后神经精神症状首先好转，其他临床症状逐渐减轻或接近消失。血清钙、磷浓度和钙磷乘积数天内恢复正常，碱性磷酸酶约 1 ～ 2 个月恢复正常。X 线检查骨骼异常明显改善。

4．后遗症期　多见于3岁以后小儿，临床症状消失，血生化及骨骼X线检查正常，只遗留不同程度的骨骼畸形。

考点： 佝偻病的健康史及身体状况。

（三）辅助检查

1．生化检查　25-(OH)D_3(正常10～80μg/L）和1,25-(OH)$_2D_3$(正常0.03～0.06μg/L）水平在初期就已明显降低，是可靠的早期诊断指标。血钙低，血磷浓度降低，钙磷乘积低于30，碱性磷酸酶增高。甲状旁腺激素升高。

2．X线检查　初期X线检查可正常或仅见长骨临时钙化带稍模糊。激期骨骺端临时钙化带消失，呈杯口状、毛刷样改变，骨密度减低，骺软骨带明显增宽，可有骨干弯曲或青枝骨折。

（四）心理和社会支持状况

知识链接

碱性磷酸酶

碱性磷酸酶（alkaline phosphatase，ALP或AKP）现多用ALP，广泛分布于人体各脏器器官中，血清中的ALP主要来自肝和骨骼。生长期儿童血清内的大多数来自成骨细胞和生长中的骨软骨细胞，少量来自肝。①生理性增高：处于生长期的儿童和青少年，孕妇和进食脂肪含量高的食物后均可以升高。②病理性升高：骨骼疾病 、肝胆疾病、其他疾病如甲状旁腺功能亢进。③病理性降低：见于重症慢性肾炎、儿童甲状腺功能不全、贫血等。

婴幼儿小儿心理问题不明显。年长儿重症常留有骨骼畸形，容易引起自卑等不良心理活动，影响社会交往。家长因担心后遗症而焦虑和内疚等。

（五）治疗原则

治疗目的在于控制活动期，防治骨骼畸形，促进患儿健康发育。可以通过药物和食物合理补充维生素D及钙，适当活动，进行理疗或手术矫正畸形等方式实现目标。

【常见护理诊断】

1．营养失调：低于机体需要量　与日光照射不足，维生素D摄入少有关。

2．潜在并发症　骨骼畸形，维生素D中毒。

3．有感染的危险：尤其呼吸系统感染　与胸廓畸形影响肺的扩张及免疫功能下降有关。

4．知识缺乏　与患儿家长缺乏佝偻病的预防及护理知识有关。

【预期目标】

1．患儿维生素D缺乏的表现减轻或消失，25-（OH）D_3和1，25-（OH）$_2D_3$、血钙、血磷等恢复正常。

2．患儿不发生感染、维生素D中毒及骨骼畸形，或发生时能及时发现并合理治疗。

3．家长能说出本病的预防和护理要点。

【护理措施】

1．补充维生素 D 和钙

（1）增加日光照射：指导家长带小儿定期进行户外活动，活动时间由短到长，从数分钟增加至 1 小时以上。夏季气温太高，应避免太阳直射，可在阴凉处活动，尽量多暴露皮肤。冬季室内活动时开窗，使紫外线能够透过。

（2）饮食调整：增加富含维生素 D 及矿物质的食物，如动物肝、蛋、蘑菇等。提倡母乳喂养，或喂哺维生素 D 强化牛奶或奶粉。

（3）按医嘱给维生素 D 制剂：以口服为主，一般剂量为每日 2000 ~ 4000IU，连用 1 个月后改预防量，每日 400IU。当重症佝偻病有并发症或无法口服者可采用突击疗法，肌内注射维生素 $D_2$20 万 ~ 30 万 IU 一次，3 个月后改口服预防量。

维生素 D 中毒：发病机制是过量维生素 D 引起持续高钙血症，钙盐沉积于各组织器官，影响其功能，血清钙浓度增高，超过 3mmol/L。其治疗要点如下：①立即停用维生素 D 和钙剂。②降血钙：可用呋塞米（速尿）静脉注射，加速钙排泄。口服泼尼松或氢氧化铝、依地酸钠，以减少肠黏膜对钙的吸收。还可用降钙素皮下或肌内注射。③保持水电解质平衡。

注意观察维生素 D 过量的中毒表现，如畏食、恶心、呕吐、腹泻、便秘、烦躁、倦怠、低热等，若上述症状发生应立即停服维生素 D，报告医生。服用维生素 D 制剂时应注意以下 3 点：①鱼肝油中既含维生素 D 也有维生素 A，大剂量使用可能发生维生素 A 中毒，故最好使用单纯的维生素 D 制剂。②对于 3 个月以下小婴儿或有手足搐搦症病史的患儿，在用大剂量维生素 D 之前 2 ~ 3 日先服用钙剂，每天 1 ~ 3g，防止发生低钙抽搐。③如需要注射给药，注意维生素 D 是油剂，要选择较粗的针头，注射部位要深，以保证药物的充分吸收。

（4）钙剂：维生素 D 治疗期间应同时补充钙剂，常用的钙剂有葡萄酸钙、醋酸钙等。

2．预防骨骼畸形和骨折　为患儿选用柔软、宽松的衣服。避免过久或过早的坐、站、走，以免发生骨骼畸形。严重佝偻病患儿肋骨、长骨易发生骨折，护理操作时应动作轻柔。对已有骨骼畸形者可采取主动和被动运动的方法矫正。如遗留胸廓畸形，可让小儿做俯卧位抬头展胸运动；下肢畸形可进行肌肉按摩，“X”型腿按摩内侧肌肉，“O”型腿按摩外侧肌肉，以增加肌张力，矫正畸形。严重者可进行外科手术矫治，指导家长正确使用矫形器具。

3．预防感染　保持室内空气清新，温、湿度适宜，阳光充足。避免受凉，少到公共场所，减少呼吸道感染的机会。严格无菌操作，避免交叉感染。

考点：佝偻病的护理诊断及护理措施。

【特色护理】

1．柏子仁、防风、天南星各 100g。共研细末，贮瓶备用。每取本散适量，以猪胆汁调合成膏，分搓 2 饼，分敷囟门：肚脐。药层应时常以温开水调之，不得令干。

2．半夏、川乌、川芎、桂心、细辛、百合、白芨、柏子仁、朗黎树根各 15g。研为末，用煨大蒜和酒，捣成饼子。用绯绢贴，炙手频频熨摩。

3．苍术 9g，放入砂锅内，加水 500ml，煎沸 20 分钟，取汁代茶饮用。每日 1 剂，分数次温服。连服 15 天为一个疗程。休息 5 天再饮下一个疗程。一般饮 10 ~ 20 个疗程获效。

【护理评价】

通过补充维生素 D 和钙剂，使患儿的症状和体征逐渐消失或减轻。家长能说出佝偻病的病因、护理方法及预防措施。患儿不发生维生素 D 中毒。

【健康教育】

1．讲述有关佝偻病的预防及护理知识。

（1）多晒太阳：鼓励孕妇多进行户外活动和晒太阳，可以促进内源性维生素 D 的生成。

（2）饮食：提倡母乳喂养，及时添加辅食，选择含维生素 D、钙、磷和蛋白质丰富的食物，以增加外源性维生素 D 的形成。

（3）维生素 D 制剂：足月儿出生 2 周后每日给予维生素 D 400 ~ 800IU，直至 2 周岁。早产儿、双胎儿、低出生体重儿头 3 个月预防量应加倍。不能坚持口服者，也可肌内注射维生素 D_3 10 万 ~ 20 万 IU。在预防用药的同时，告知家长过量服用会中毒。

2．示范和指导练习　教授户外活动、日光浴，服用维生素 D，预防感染及骨骼畸形，按摩肌肉矫正畸形的方法。

考点： 佝偻病的健康教育。

第四节　维生素 D 缺乏性手足搐搦症

案例

4 个月患儿，人工喂养。平时多汗，夜间惊啼。突然出现两眼上翻，面肌颤动，神志不清，一日数次，发作后入睡，醒后活泼如常，不发热。查血钙 1.3mmol/L。

请思考：①此患儿可能发生了什么病？②该患儿护理诊断有哪些？③紧急处理措施是什么？

维生素 D 缺乏性手足搐搦症（tetany of vitamin D deficiency）又称佝偻病性低钙惊厥，多见于 6 个月以内的小婴儿。由于维生素 D 缺乏而甲状旁腺反应迟钝，使血钙降低，导致神经肌肉兴奋性增高，从而出现惊厥、喉痉挛或手足抽搐等症状。

本病的直接原因是血钙浓度降低，当总钙浓度低于 1.75 ~ 1.88mmol/L（7 ~ 7.5mg/dl）或血清离子钙浓度＜ 1mmol/L（4mg/dl）时，即可导致神经肌肉兴奋性增高，出现症状。正常血清中钙浓度为 2.25 ~ 2.75mmol/L（9 ~ 11mg/dl），维生素 D、甲状旁腺素和降钙素三者进行调节而保持相对稳定。血清钙以三种形式存在：离子型、与蛋白质结合型及复合型，其中离子型钙是钙的唯一生理活性形式。钙离子在血中浓度受下列因素影响：①血 pH：pH 增高离子钙浓度降低；②血浆蛋白浓度：血浆蛋白增加离子钙浓度减少；③血磷浓度：血磷增加时抑制 25-（OH）D 转化为 1，25-（OH）$_2$D，从而使离子钙下降。

考点： 维生素 D 缺乏性手足搐搦症的概念。

【护理评估】

（一）健康史

发病原因与佝偻病相同。维生素 D 缺乏时下列因素可导致诱发手足搐搦症：①维生素 D 缺乏致使钙吸收减少，血钙下降，而甲状旁腺反应迟钝，骨钙不能游离入血，导致血钙继续下降。②春季开始，接触日光增多，或开始大剂量使用维生素 D 治疗时，大量钙沉积于骨而致血钙暂时下降，而肠道吸收钙相对不足，促发本病。③发热、感染、饥饿时，组织细胞分解释放磷，使血磷升高，可出现低钙抽搐。人工喂养儿食用含磷过高的奶制品，导致高血磷、低血钙症状。

知识链接

血　钙

血钙以离子钙和结合钙两种形式存在，其中，离子钙生理功能最重要。结合钙大部分是与白蛋白结合，小部分与磷酸根、碳酸氢根等结合。

因为血浆蛋白结合钙不能透过毛细血管壁故称为不扩散钙。枸橼酸等钙化合物以及离子钙可以透过毛细血管壁，则称为可扩散钙。

影响血清钙离子（Ca^{2+}）的浓度主要因素是 H^+ 浓度、磷酸盐离子浓度和蛋白质浓度。磷酸盐与血浆蛋白越多，钙离子减少；氢离子浓度越高钙离子越多。

（二）身体状况

1．典型症状　除了不同程度佝偻病表现外，有以下典型症状之一。

（1）惊厥：最为常见，多见于小婴儿。表现为突发两眼上翻，四肢抽搐，面肌颤动，神志不清。每次发作时间持续数秒至数分钟不等，发作持续时间长者可因消耗氧量增加而引起缺氧，出现发绀。发作次数可数日 1 次或一日数次。发作后入睡，醒后活泼如常。一般不发热。症状轻症者仅有短时间的两眼上翻和面肌抽动，神志清楚。

（2）手足抽搐：为本病特有的症状，常见于 6 个月以上婴幼儿和儿童。表现突发为手腕屈曲，手指僵直，拇指内收贴紧掌心，呈“助产士手”（图 7-9）。踝关节僵直，足趾弯曲向下呈“芭蕾舞足”（图 7-10）。发作停止后活动自如。

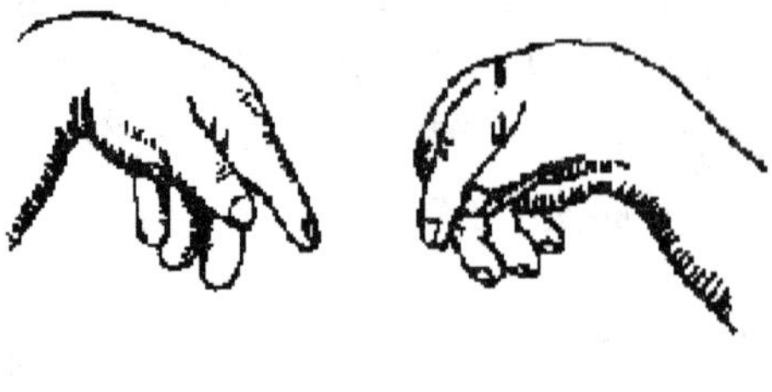

图 7-9　助产士手

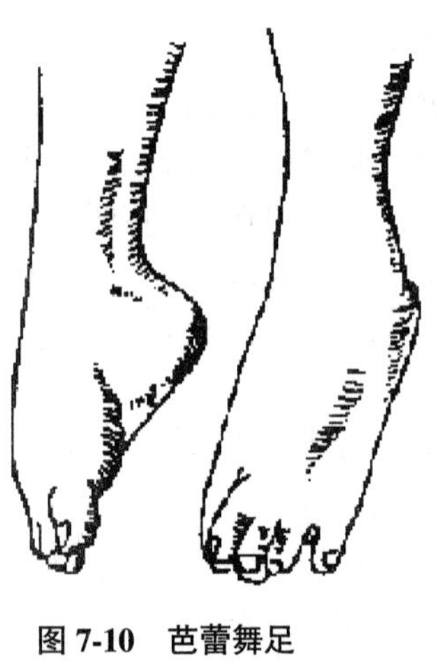

图 7-10　芭蕾舞足

（3）喉痉挛：为最严重的表现。主要见于2岁以下的婴幼儿。喉部肌肉、声门突发痉挛，出现呼吸困难，吸气时喉鸣。有时候可由于窒息而猝死。

2．隐性型　只有体征而无上述症状时，可称为隐性手足搐搦症。

（1）面神经征（Chvostek's sign）：以手指尖或叩诊锤轻击患儿颧弓与口角间的面颊部（面神经传出处），出现眼睑和口角抽动者为阳性，新生儿可呈假阳性。

（2）陶瑟征（Trousseau's sign）：用血压计袖带包裹上臂，打气使血压维持在收缩压与舒张压之间，5分钟之内出现该手搐搦为阳性。

（3）腓反射（Peroneal reflex）：以叩诊锤叩击膝下外侧腓骨头之上（腓神经处），引起该足向外侧收缩者为阳性。

考点：维生素D缺乏性手足搐搦症的健康史及典型症状。

（三）辅助检查

血钙降低（低于1.75～1.88mmol/L），血磷正常或升高，尿钙检查阴性。

（四）治疗原则

1．急救处理　保持呼吸道通畅，立即吸氧。快速控制惊厥，解除喉痉挛，可用地西泮静脉或肌内注射，或用10%水合氯醛保留灌肠。

2．补充钙剂　可用葡萄糖酸钙或乳酸钙。

3．维生素D　惊厥停止后给予维生素D治疗。

【常见护理诊断】

1．有窒息的危险　与惊厥、喉痉挛发作有关。

2．有受伤的危险　与惊厥、手足抽搐或静脉注射钙剂有关。

3．营养失调：低于机体需要量　与维生素D缺乏有关。

4．知识缺乏　家长缺乏有关惊厥和喉痉挛的抢救知识。

【护理措施】

1．预防窒息的急救护理

（1）就地抢救，保持呼吸道通畅：惊厥、喉痉挛发作时，首先就地抢救，不必抱起患儿跑抢救室。注意保持呼吸道通畅，解开衣领，颈部伸直，头后仰，头转向侧位，清除口鼻分泌物，以免吸入分泌物或呕吐物造成窒息，吸氧。喉痉挛者需立即将舌头拉出口外，对已出牙的小儿，应在上、下牙齿间放置牙垫，避免舌咬伤，立即通知医生。准备好气管插管用具，必要时行气管插管或气管切开。保持室内安静，减少刺激，密切观察患儿的呼吸及神志变化。

（2）控制惊厥、喉痉挛：遵医嘱立即用镇静剂。常用地西泮（安定）肌注或静推，每次0.1～0.3mg/kg；或10%水合氯醛，每次40～50mg/kg，保留灌肠；或立即肌注苯巴比妥钠，约8mg/kg。静脉使用镇静药时需缓慢静推，避免速度过快或剂量过大，出现呼吸抑制。

2．防止受伤的护理　创造安全的环境，如床旁加护栏、选用软质材料制作的玩具等。惊厥发作时不宜摇晃患儿，更不能强行约束患儿肢体，以免骨折或脱位。不能强行撬开患儿牙关，以防止患儿受伤。

3．应用钙剂的护理　常用10%葡萄糖酸钙5～10ml，加入10%～25%葡萄糖液10～20ml稀释后静脉注射或滴注，时间不得少于10分钟。若注射过快，可引起血钙骤升发生呕吐甚至心跳骤停。必要时每日可重复2～3次，直至发作停止。注射时必须选用较大血管及避免药液外渗，以免造成组织坏死。若发生药液渗出，局部可热敷或用25%硫酸镁湿敷，严重者，可用0.25%普鲁卡因封闭。注射时听心率，如＜80次/分，则立即停止。惊厥、喉痉挛发作停止后，可口服10%氯化钙每次5～10ml，用3～5倍糖水稀释，减少对胃肠道的刺激。每日3次，连服3～5天后改服10%葡萄糖酸钙，避免长期服用氯化钙引起高氯性酸中毒。

4．补充维生素D　症状控制后按维生素D缺乏性佝偻病补充维生素D，使钙磷代谢恢复正常。

考点：维生素D缺乏性手足搐搦症的护理诊断及护理措施。

【特色护理】

1．生半夏3g，皂角15g。共研极细末，贮瓶备用。每取本散少许吹入鼻中取嚏，不应，再吹一次。功用：通窍开关，醒神止抽，适用于小儿发搐。

2．赤蜈蚣1条，全蝎1个。共研极细末，贮瓶备用。功用：开窍通络，熄风止抽，适用于小儿发搐。

【护理评价】

患儿入院后，没有发生惊厥和喉痉挛，或发生时能及时处理，未引起受伤及窒息。家长能说出本病的病因及预防方法，惊厥、喉痉挛发作时能正确救护。

【健康教育】

1．告诉家长此病的预防与维生素D缺乏性佝偻病的预防知识相同。

2．向家长宣教惊厥、喉痉挛发作时的处理方法：使患儿平卧，松开衣领，头偏向一侧，以保持呼吸道通畅。避免摇晃孩子，可以用指压人中、合谷、百会和十宣穴位控制惊厥，同时呼叫医护人员。

3．解释本病不是颅内疾病，一般不会影响患儿智力，无后遗症，以减轻家长的心理压力，树立信心，取得配合。

4．指导家长患儿出院后按医嘱给小儿补充维生素D和钙剂。强调口服钙剂最好在两餐之间服用，避免与乳类、铁剂等同服以免影响钙的吸收。

第五节　锌缺乏症

锌为人体不可缺少的微量元素之一，是多种酶的组成成分，广泛地参与各种代谢活动。我国自20世纪70年代末以来，全国各地有大量关于小儿锌缺乏病的报道。近年来锌缺乏症有上升趋势，儿童缺锌的主要表现为生长发育迟缓，食欲减退，免疫功能低下。青春期缺锌还可出现性成熟障碍。

【护理评估】

（一）健康史

引起缺锌的原因有以下几方面。

1．摄入不足　动物性食物含锌较多，且易于吸收，植物性食物含锌少，而且粮食在精制的过程中丢失了大量的锌，故长期以精粮、素食为主者容易缺锌。

2．需要量增加　恶性肿瘤、营养不良恢复期对锌的需要量增多。

3．吸收障碍　各种原因所致腹泻皆可减少锌的吸收，尤以慢性腹泻明显，如脂肪泻、肠道吸收不良综合征等可使锌吸收障碍。食物中的成分及比例不当，如纤维素及钙过多亦可影响锌的吸收。

4．丢失过多　如烧伤、慢性失血、组织损伤、糖尿病、多汗、肾病及长期服用青霉胺等使锌丢失过多，均可致锌缺乏。

（二）身体状况

1．厌食　为缺锌的主要症状之一，缺锌时味蕾功能减退，味觉发生异常，患儿常有食欲下降甚至厌食、异食癖等。

2．生长发育落后　锌缺乏使核酸及蛋白质的合成发生障碍，并抑制垂体生长激素的分泌，引起发育停滞、骨骼发育落后、第二性征发育不全，故患儿身材矮小。缺锌可影响小儿智能发育，精神萎靡，认知能力不良，精神发育迟缓等。

3．其他　锌缺乏时，脾、胸腺萎缩，免疫功能减低，易发生各种感染，尤其以呼吸道感染最常见。此外，患儿伤口愈合延迟，常出现口腔溃疡，毛发脱落，暗适应力减低。

考点：锌缺乏症的健康史与身体状况。

（三）辅助检查

1．空腹血清锌　低于正常，在正常低限 10.0 ~ 10.7μmol/L（65 ~ 70μg/dl）以下。避免血标本被污染，取血后应立即分离血浆并测定。

2．餐后血清锌浓度反应试验（PZCR）　高于 15%，则为锌缺乏。

3．头发锌测定　一般认为发锌低于 70μg/g（70ppm）可作为缺锌的标准，但只能作为慢性缺锌的参考指标。

（四）心理和社会支持状况

评估家长有无因小儿食欲减退、长期厌食、生长发育缓慢而产生的焦虑情绪。

（五）治疗原则

针对病因，治疗原发病；给予含锌量较多的食物，如牡蛎、鱼、动物肝等动物性食品；必要时补充锌制剂。

【常见护理诊断】

1．营养失调：低于机体需要量　与锌摄入不足、需要量增加、吸收障碍、丢失过多有关。

2．生长发育改变　与锌缺乏影响核酸及蛋白质合成、生长激素分泌减少有关。

3．有感染的危险　与锌缺乏使免疫功能低下有关。

4．知识缺乏　与患儿家长缺乏科学的儿童喂养知识有关。

【护理措施】

1．改善营养、促进生长发育　人初乳中含锌量较高，应尽可能让新生儿吃到初乳。随年龄增长按时添加辅食，供给含锌量较多的食物如肝、鱼、瘦肉等，培养小儿不挑食、不偏食的饮食习惯。必要时按医嘱补充锌制剂：每日口服锌剂（按元素锌计）0.5 ~ 1.0mg/kg，相当于葡萄糖酸锌 3.5 ~ 7mg/kg，连用 2 ~ 3 个月。

2．避免感染　保持室内空气清新，注意口腔护理，防止交叉感染。

考点：锌缺乏症的护理诊断与护理措施。

【护理评价】

家长是否了解锌对机体的重要意义，引起患儿缺锌的原因是否已除去；患儿的生长发育是否逐渐跟上同龄儿；患儿食欲及饮食习惯是否恢复正常；是否做到安全补锌，预防复发。

【健康教育】

1．让家长了解导致患儿缺锌的原因、表现和危害，以配合治疗和护理。

2．提倡母乳喂养，人工喂养儿最好给予一些强化了适量锌的婴儿配方奶或奶粉，但要注意其锌含量，以免长期锌入量过多导致中毒。

小结	营养不良是指因喂养不当或疾病引起能量和（或）蛋白质不足或吸收障碍所致的一种慢性营养缺乏症。喂养不当是主要原因。营养不良患儿最早出现的症状是体重不增。最常见的并发症为营养性贫血。治疗及护理该患儿的要点是调整饮食及补充营养物质，促进消化和改善代谢功能。 肥胖症能量摄入过多是主要原因。主要应控制饮食，加强运动，解除精神心理障碍。 维生素D缺乏性佝偻病的主要病因是维生素D摄入不足，如同时伴有甲状旁腺激素分泌不足可出现维生素D缺乏性手足搐搦症，否则表现为维生素D缺乏性佝偻病。佝偻病主要表现为非特异性神经精神症状，生长中的骨骼改变、肌肉松弛。临床上分为初期、激期、恢复期和后遗症期4期。治疗要点是合理补充维生素D。 维生素D缺乏性手足搐搦症最常见的表现为惊厥，最危险的症状为喉痉挛。治疗要点是迅速控制惊厥、喉痉挛，防止窒息及损伤。 儿童缺锌的主要表现为生长发育迟缓，食欲减退，免疫功能低下。

（尚庆娟　王　雁）

第八章　呼吸系统疾病患儿的护理

学习目标	
学习目标	1. 归纳上呼吸道感染、急性感染性喉炎、支气管炎、支气管肺炎的概念、身体状况、护理诊断及护理措施。 2. 说出上述疾病的治疗原则与健康教育；常见呼吸系统疾病的中医特色护理方法。 3. 知道上述疾病的健康史、辅助检查及心理状况评估。

呼吸系统疾病是小儿最常见的疾病，资料显示此类疾病占住院患儿的1/4，占门诊患儿的60% ～ 70%，尤以急性上呼吸道感染、支气管炎、支气管肺炎居多，而肺炎占婴儿病死率的首位。这与小儿呼吸系统的解剖、生理特点密切相关。

第一节　小儿呼吸系统的特点

（一）解剖特点

呼吸系统以环状软骨下缘为界，划分为上呼吸道和下呼吸道。上呼吸道包括鼻、鼻窦、咽、咽鼓管、会厌和喉；下呼吸道包括气管、支气管、毛细支气管、呼吸性细支气管、肺泡管及肺泡。

1．上呼吸道

（1）鼻：婴幼儿鼻腔相对短小，没有鼻毛。鼻黏膜柔嫩并且血管丰富，炎症时黏膜肿胀充血，容易造成鼻塞，导致呼吸困难或出现张口呼吸，从而影响吸乳。

（2）鼻窦：鼻窦口相对较大，其黏膜与鼻腔黏膜相延续，急性鼻炎时常累及鼻窦。婴儿出生后6个月即可患鼻窦炎，以上颌窦和筛窦最常见。

（3）鼻泪管：婴幼儿鼻泪管较短，开口处瓣膜发育不全，鼻腔感染时容易上行引起结膜炎。

（4）咽：咽部狭窄而且垂直，婴幼儿咽鼓管较短、宽、直，呈水平位，故鼻咽炎时易致中耳炎。腭扁桃体至1岁末逐渐增大，4 ～ 10岁达高峰，14 ～ 15岁时逐渐退化，故扁桃体炎常见于年长儿，1岁以内少见。

（5）喉：小儿喉部呈漏斗形，相对狭窄，软骨柔软，黏膜血管和淋巴管丰富，炎症时易出现局部充血、水肿，引起声音嘶哑和吸气性呼吸困难。

2．下呼吸道

（1）气管、支气管：婴幼儿气管和支气管管腔相对狭窄，黏膜柔嫩，血管丰富。软骨柔软，缺乏弹力组织，支撑作用小。黏液腺分泌不足，气道较干燥，纤毛运动差，清除能力弱，易感染导致呼吸道阻塞，且感染后痰液黏稠不易咳出；右侧支气管较短粗，为气管直接延伸，发生气管异物时易坠入右侧支气管，引起右侧肺段不张或肺气肿。

（2）肺：婴幼儿肺弹力纤维发育差，血管丰富，毛细血管和淋巴组织间隙较成人宽，间质发育旺盛，肺泡数量较少，使其含血量相对较多而含气量少，故易于肺部感染，引起间质性炎症、肺不张或肺气肿等。

3．胸廓

婴幼儿胸廓较短，肋骨呈水平位，呈桶状，膈肌位置较高，使心脏呈横位。胸腔较小而肺相对较大，呼吸肌发育差，呼吸时胸廓扩展不充分，肺通气和换气受限，易致缺氧和二氧化碳潴留而出现发绀。小儿纵隔相对较大，纵隔周围组织松软，弹性较好，在胸腔积液或积气时易致纵隔移位。

（二）生理特点

1．呼吸频率与节律　小儿肺容量和潮气量相对比成人小，新陈代谢较旺盛，需氧量高，但呼吸系统发育不完善，只有通过加快呼吸频率才能满足生理需要。年龄越小，呼吸频率越快。婴幼儿呼吸中枢发育不成熟，易出现呼吸节律不齐，尤以早产儿最明显。病理情况下，易出现中枢性呼吸衰竭。

2．呼吸类型　婴幼儿呼吸肌发育差，呼吸时胸廓活动范围小而膈肌活动明显，呈腹膈式呼吸，故为婴幼儿测量呼吸时重点观察腹部起伏。随着年龄增长呼吸肌逐渐发育完善，站立行走后，膈肌下降，肋骨由水平位逐渐倾斜，胸廓的前后径增大，遂出现胸腹式呼吸。

3．呼吸功能

（1）肺活量：指一次深吸气后的最大限度呼气量，小儿为 50 ～ 70ml/kg，为成人肺活量的 1/3。在安静情况下，年长儿仅用肺活量的 12.5% 进行呼吸，而婴幼儿则需用 30% 左右，说明婴幼儿的呼吸储备量较低。

（2）潮气量：指安静呼吸时每次吸入或呼出的气体量。年龄愈小潮气量愈小。

（3）气道阻力：气道阻力大小取决于管腔大小和气体流速等。小儿气道管径细小，气道阻力大于成人，但随着年龄增大、气道管腔的发育阻力可逐渐减低。

4．血气分析　婴幼儿的肺活量不易检查，血气分析是准确和可靠的呼吸功能测定指标，主要包括血氧饱和度（SaO_2）、氧分压（PaO_2）、二氧化碳分压（$PaCO_2$）和 pH 等。可以通过这些项目了解血氧饱和度水平和血液酸碱平衡状态。小儿动脉血液气体分析正常值见表 8-1。

表 8-1　小儿动脉血气分析正常值

年龄	pH	PaO_2（kPa）	$PaCO_2$（kPa）	HCO_3^-（mmol/L）	BE（mmol/L）	SaO_2（%）
新生儿	7.35 ～ 7.45	8 ～ 12	4.00 ～ 4.67	20 ～ 22	-6 ～ + 2	90 ～ 97
～ 2 岁	7.35 ～ 7.45	10.6 ～ 13.3	4.00 ～ 4.67	20 ～ 22	-6 ～ + 2	95 ～ 97
＞ 2 岁	7.35 ～ 7.45	10.6 ～ 13.3	4.67 ～ 6.00	22 ～ 24	-4 ～ + 2	96 ～ 98

考点：小儿呼吸系统的生理特点。

（三）免疫特点

小儿呼吸道的特异性和非特异性免疫功能均较差。婴幼儿体内免疫球蛋白含量低，尤以分泌型 IgA（SIgA）为低，且肺泡巨噬细胞功能不足，乳铁蛋白、干扰素、溶菌酶、补体等的数量及活性不足。婴幼儿鼻前庭无鼻毛，咳嗽反射、气道平滑肌收缩功能及纤毛运动功能均较差，不能有效地阻挡和清除吸入的尘埃及异物颗粒，故易患呼吸道感染。

知识链接

如何提高儿童免疫力

提高孩子对传染病的抵抗力的方法有两种，一是预防接种；二是增强孩子的体质，提高孩子对一般传染病的抵抗力，具体做法有以下几种：①提供足够的营养。维生素A和维生素C缺乏是造成小儿反复呼吸道感染的一个常见原因。②保证充足的睡眠。这也是增强体质的重要方面。③进行体育锻炼。户外活动不仅可以使皮肤合成维生素D，从而促进钙的吸收，而且对肌肉、骨骼、呼吸、循环系统的发育以及全身的新陈代谢都有良好的作用。

第二节　急性上呼吸道感染

案例

3岁小儿，咽红、咽峡部位有数个大小不一的疱疹，部分已破溃形成溃疡，体温39.5℃。

请思考：①此患儿最可能的医疗诊断是什么？②首选的护理诊断是什么？③应如何进行护理？

急性上呼吸道感染（acute upper respiratory infection，AURI）简称“上感”，俗称“感冒”，是由各种病原引起的上呼吸道的急性感染性疾病。是小儿最常见的疾病，包括流行性上感和一般类型的上感，多由病毒感染引起，病原体主要侵犯鼻、咽、扁桃体及喉部而引起炎症。若炎症局限于某一组织，则按炎症部位命名，如急性鼻炎、急性咽炎、急性扁桃体炎、急性喉炎等，也可统称为上呼吸道感染。

该病一年四季均可发生，以冬春季多见，可散发或流行，主要通过空气飞沫传播。

【护理评估】

（一）健康史

1．病原体　本病的病原体主要是病毒和细菌引起，但90%以上为病毒，主要有呼吸道合胞病毒（RSV）、鼻病毒、流感病毒、副流感病毒、腺病毒、单纯疱疹病毒、柯萨奇病毒、EB病毒等。部分病人病毒感染后可继发细菌感染，最常见是溶血性链球菌，其次为肺炎球菌等。

2．易感因素　婴幼儿时期更易患呼吸道感染，主要与其呼吸道的解剖、生理及免疫特点有关。患有营养不良、维生素D缺乏性佝偻病、贫血、先天性心脏病等疾病的小儿易患本病。环境因素如气候变化、空气污浊、护理不当等易诱发本病。

知识链接

柯萨奇病毒

柯萨奇病毒（Coxsachievirus）是一种肠病毒（enteroviruses）分为A和B两类，是一类常见的经呼吸道和消化道感染人体的病毒，感染后人会出现发热、打喷嚏、咳嗽等感冒症状。妊娠期感染可引起非麻痹性脊髓灰质炎性病变，并致胎儿宫内感染和致畸。

（二）身体状况

症状轻重不一，与发病年龄、机体抵抗力、病变部位及病原体的不同等有关。婴幼儿起病较急，全身症状重而局部症状不明显。年长儿全身症状较轻，局部症状明显。

1．一般类型上感

（1）症状：轻症主要是鼻咽部症状，多在受凉后1～3天出现流涕、咽部不适、鼻塞、喷嚏、轻咳和不同程度发热。可伴有头痛、乏力、食差、全身酸痛等，年长儿多见。重症可骤然起病，高热、畏寒，可伴有呕吐、腹痛、腹泻、烦躁，甚至高热惊厥，婴幼儿多见。

（2）体检：可见咽部充血，扁桃体肿大，下颌淋巴结肿大伴触痛。肠病毒感染患儿可出现不同形态的皮疹。肺部体征常成阴性。病程3～5天，如体温持续不退或病情加重，应考虑有并发症发生。

2．两种特殊类型上感

（1）疱疹性咽峡炎（herpangina）：是柯萨奇A组病毒感染引起，好发于夏秋季。表现为急起高热、咽痛、厌食、流涎、呕吐等。体检可见咽充血，悬雍垂、咽腭弓、软腭等处有数个至数十个2～4mm大小灰白色的疱疹，周围有红晕，疱疹破溃后形成小溃疡。病程1周左右。

（2）咽-结合膜热（pharyngo-conjunctival fever）：病原体是腺病毒3、7型，好发于春夏季，可在集体儿童机构中流行，也可散发。临床以发热、咽炎、眼结合膜炎同时存在为特征，表现为高热、咽部疼痛、眼刺激痛，体检常有颈部或耳后淋巴结肿大，咽部充血、眼结膜充血，有时伴胃肠道症状。病程1～2周。

3．并发症　婴幼儿免疫力较差，如处理不及时或不正确，炎症可波及邻近器官和向下蔓延，引起鼻窦炎、中耳炎、颈淋巴结炎、咽后壁脓肿、气管炎、支气管炎、肺炎等，其中肺炎是婴幼儿最严重的并发症。年长儿若患溶血性链球菌感染可致急性肾炎、风湿热等并发症，此外病毒性上感还可能引起心肌炎。

考点：上呼吸道感染的健康史与身体状况。

（三）辅助检查

病毒感染者白细胞计数可正常或偏低，淋巴细胞比例相对增高。细菌感染者白细胞计数增高，中性粒细胞增高。

（四）心理和社会支持状况

患儿常因发热、咳嗽、鼻塞等不适感引起烦躁、哭闹。家长在患儿起病初期多不重视，当患儿出现高热、惊厥等严重表现后，家长担心病情恶化，会产生焦虑、内疚等情绪。了解家长对该病病因、预防及护理知识的认识程度。两种特殊类型的上呼吸道感染具有流行性，且很多急性传染病的早期常以上呼吸道感染症状为主，因此，还应注意评估流行病学情况。

（五）治疗原则

1. 一般治疗　多休息，保持室内空气新鲜，饮食宜清淡，多饮水。

2. 对症治疗　高热时给予物理或药物降温。可以用对乙酰氨基酚或布洛芬，不宜使用复方氨基比林、阿司匹林等。体温过高可能发生惊厥，此时可选用地西泮、苯巴比妥或水合氯醛等镇静。

3. 抗感染治疗　抗病毒药物常用利巴韦林，中药治疗有一定效果。有继发细菌感染或发生并发症者可选用抗生素，如确定为链球菌感染，应用青霉素，疗程为 10 ～ 14 天。

考点：上呼吸道感染的治疗原则。

【常见护理诊断】

1. 体温过高　与呼吸道感染有关。

2. 舒适度改变　与鼻塞、头痛、咽痛有关。

3. 潜在并发症　高热惊厥、中耳炎、肾炎或风湿热等。

【预期目标】

患儿体温恢复正常，疼痛消失，无并发症发生。

【护理措施】

1. 维持体温正常

（1）适宜环境：室温保持在 18 ～ 20℃，湿度 50% ～ 60% 左右，以湿化气道、利于呼吸道分泌物排出。保持室内安静、空气新鲜，每日通风 1 ～ 2 次，每次 15 ～ 30 分钟，应避免让冷风直接吹到患儿躯体，防止患儿病情加重。定期进行空气消毒，以免病原体播散。衣、被厚薄要合适，不宜保暖过度。及时更换污湿的衣服，避免再着凉，保持皮肤清洁。

（2）体温观察：高热的患儿衣被不宜过厚，要松解衣服或襁褓，以利散热。体温超过 38.5℃时应酌情给予物理降温，如头部冷敷、温水浴、冰枕袋或在颈部及腹股沟处放置冰袋、冷盐水灌肠等，降温处理后 30 分钟应复测体温，并记录于体温单上。

（3）保证休息：患儿需要适当休息，尤其是高热患儿，应卧床休息，有利于机体康复和减少并发症的发生。各种检查、治疗和护理操作要集中进行，以保证患儿安静休息。

（4）饮食护理：患儿发热、食欲减退，偶有呕吐，故须少食多餐。食物宜清淡，给予患儿易消化、高营养的流质或半流质饮食，多食新鲜蔬菜及水果。多喂温开水，保证患儿摄入充足水分，以促进毒素排泄和调节体温，必要时按医嘱静脉补充营养和水分。

（5）按医嘱用药：必要时按医嘱给予退热剂，如口服对乙酰氨基酚，布洛芬等。每 4 小时测体温 1 次，体温骤升或骤降时要随时测量并记录。使用抗病毒的药物，如利巴韦林（三氮唑核苷、病毒唑）或阿昔洛韦（Acyclovir）。合并细菌感染者可使用抗生素。

2. 促进舒适度

（1）鼻部护理：应及时清除鼻腔分泌物，当分泌物量多时，取头侧位，以保持一侧鼻腔通畅，有利于呼吸。若分泌物结痂时，可用棉签蘸生理盐水或冷开水，将痂物轻轻拭去，并用少许油类（凡士林等）涂抹鼻翼周围的皮肤，以减轻皮肤疼痛。鼻塞严重妨碍吮乳和睡眠者，可在喂乳前 15 分钟及临睡前用 0.5% 的麻黄碱溶液滴鼻，每次 1 ～ 2 滴，每日 2 ～ 3 次，麻黄碱可使鼻腔黏膜血管收缩，鼻腔通畅，但不能用药过频，以免出现心悸等不良反应或产生依赖。滴药时宜取头低位，以免药液经鼻咽部咽下引起呛咳。保持安静，避免哭闹，因上呼吸道感染时通气不畅，过度活动或哭闹可加重病情。避免同时捏着两个鼻孔擤鼻涕，以防引起鼻窦炎或中耳炎。喂乳时遇到患儿咳嗽或呕吐，应暂停喂哺，将患儿头偏向一侧，防止窒息或吸入性肺炎。

（2）口腔护理：保持口腔清洁，宜食清淡的食物。不宜进食辛辣、过烫食物。咽痛者可用温淡盐水或复方硼砂液漱口，或含服润喉片。注意观察咽部变化如充血、水肿、化脓等情况，年长儿可用咽喉喷雾剂等。

3．观察病情，防治并发症　密切观察体温，尤其是有高热惊厥史的患儿，当高热患儿体温超过 38.5℃要警惕，出现兴奋、烦躁、惊跳等惊厥先兆表现，应立即通知医生，按医嘱给予镇静处理，同时采取降温措施。惊厥发作时要就地抢救，保持呼吸道通畅。如怀疑有咽后壁脓肿时，要注意防止脓肿破溃后脓液流入气道引起窒息。另外，要经常观察患儿口腔黏膜及皮肤有无皮疹，注意咳嗽的性质及有无神经系统症状等，以便能及早发现传染病。继发细菌感染或发生并发症时使用抗生素，若确诊为溶血性链球菌感染或既往有肾炎、风湿热病史者，应使用青霉素，疗程 10 ～ 14 天。

4．心理护理　病程长约 1 ～ 2 周，小儿常因发热及各种不适而烦躁不安，哭闹较甚，父母常因小儿的症状不能短期内消除而焦虑不安，以致多次到院就诊。对此，医护人员应表示同情，耐心向家长解释本病的原因、症状、转归及有关用药，病情观察的相关知识，使他们对本病有正确的认识，从而消除紧张、焦虑的情绪。

考点：急性上呼吸道感染的护理诊断、护理措施。

【特色护理】

1．葱白 60 g，生姜 9 g。上药捣烂，冲入沸水一大杯，趁热熏口鼻，一日数次。适用于小儿感冒初起。

2．老姜一块，切成 2 片，泡开水内，先取 1 片趁热沿督脉从上向下推擦，冷却即换，直擦至皮肤发红为止。然后再在肘窝、腘窝部推擦，方法同上。适用于风寒外感。

3．银花、连翘各 6g，桔梗 5g，荆芥穗 3g，薄荷 5g，炒牛蒡子 5g，淡豆豉 3g，淡竹叶 3g。共研为细末，取药末适量，纱布包裹，敷神阙穴。再用纱布覆盖，以胶布固定。适用于风热感冒。

4．紫苏叶 90g，艾叶 90g，葱白 90g。上方水煎 5 分钟，连渣倒入盆内，采用足熏洗法，先熏后洗，待周身出微汗时，擦干腿足，避风休息，每次 10 ～ 20 分钟，每日 2 次。用于流行性感冒。

5．四季葱白适量，捣烂绞汁取 10ml，再加入蒸馏水 90ml，贮入着色玻璃瓶中，备用。用时摇匀，用滴管吸入适量，滴入两鼻孔各 1 滴，每日 3 次。预防感冒，效果较好。

知识链接

神阙穴定位方法

神阙穴标准定位：仰卧位，在腹中部，脐中央。穴下为皮肤、结缔组织、壁腹膜。浅层主要有第十胸神经前支的前皮支和腹壁脐周静脉网。深层有第十一胸神经前支的分支。

【护理评价】

患儿体温是否恢复正常，舒适度是否得到促进，是否发生并发症。

【健康教育】

1．指导家庭护理　上呼吸道感染患儿多在门诊诊治，要及时给予家长家庭护理的知识指导。让患儿多饮水，饮食宜清淡，少食多餐，给予易消化、高营养的流质或半流质饮食。注意休息，避免剧烈的活动，以减少氧和能量的消耗。教会家长患儿鼻塞时的处理方式。指导防治中耳炎的方法，如不要捏住患儿双侧鼻孔用力擤鼻涕，以免鼻咽腔压力增加使炎症经咽鼓管向中耳侵犯引起中耳炎，已发生中耳炎，可用1%～3%过氧化氢清洗，而后用生理盐水和干棉签擦净，再滴抗生素药水，至症状消失止。讲解观察并发症的早期表现，如高热持续不退或退而复升、耳痛或外耳道流脓、淋巴结肿大、呼吸困难、咳嗽加重等，应及时就医。

2．介绍预防措施　强调增加小儿抵抗力是预防上感的关键。①婴儿期提倡母乳喂养，及时添加辅食，平时加强体格锻炼，提高小儿对气候骤变的适应能力。②居室空气应保持新鲜，要清洁，气温骤变时注意随时增减衣服，避免受凉。③在上感的高发季节少去人多的公共场所，有流行性感冒发生期间，可用食醋熏蒸法对居室空气进行消毒（即用食醋2～10ml/m^3加水1～2倍，加热熏蒸到全部气化），还可以给易感儿服用板蓝根、连翘或金银花等中药汤剂预防。④积极防治营养不良及佝偻病等疾病，必要时可按医嘱用左旋咪唑等增强免疫功能的药物。

考点：急性上呼吸道感染的预防。

第三节　急性感染性喉炎

案例

患儿3岁，突发声音嘶哑，犬吠样咳嗽，并伴有低热。一般白天症状轻，夜间入睡后因喉部肌肉松弛，分泌物阻塞导致症状加重。查体呼吸音粗，可见吸气性喉鸣和三凹征。咽部充血，间接喉镜检查可见喉部及声带充血、水肿。

请思考：①该患儿最可能的医疗诊断应该是什么？②有哪些护理问题？③应怎样进行护理？

急性感染性喉炎（acute infectious laryngitis）为喉部黏膜急性弥漫性炎症。大多为上呼吸道感染的一部分。以犬吠样咳嗽、声嘶、喉鸣，吸气性呼吸困难为临床特征。冬春季节发病较多，婴幼儿多见。

【护理评估】

（一）健康史

1．病原体　由病毒或细菌感染引起，亦可并发于麻疹、百日咳和流感等急性传染病。常见的病毒为副流感病毒、流感病毒和腺病毒，常见的细菌为金黄色葡萄球菌、链球菌和肺炎链球菌。由于小儿喉部解剖特点，炎症时易充血、水肿而出现喉梗阻。

2．易感因素　当患儿有特异性体质、免疫功能失调、营养不良时易致急性感染性喉炎发作。常为上呼吸道感染的一部分。有时可在麻疹或其他急性传染病的病程中并发。

（二）身体状况

起病急，症状重，可有不同程度的发热，声音嘶哑，犬吠样咳嗽，吸气性喉鸣和三凹征。严重时可出现发绀、烦躁不安、面色苍白、心率加快。咽部充血，间接喉镜检查可见喉部、声带有不同程度的充血、水肿。一般白天症状轻，夜间入睡后加重，喉梗阻者若不及时抢救，可窒息死亡。

临床上按吸气性呼吸困难的轻重，将喉梗阻分为四度：Ⅰ度：患者仅于活动后出现吸气性喉鸣和呼吸困难，肺呼吸音及心率无改变；Ⅱ度：于安静时亦出现喉鸣和吸气性呼吸困难，肺部听诊可闻喉传导音或管状呼吸音、心率加快；Ⅲ度：除上述喉梗阻症状外，患儿因缺氧而出现烦躁不安、口唇及指趾发绀，双眼圆睁，惊恐万状，头面部出汗，肺部呼吸音明显降低，心率快，心音低钝；Ⅳ度：患儿渐现衰竭、昏睡状态，由于无力呼吸，三凹征可不明显，面色苍白，肺部听诊呼吸音几乎消失，仅有气管传导音，心音低钝，心律不齐。

考点：急性感染性喉炎患儿的健康史、身体状况。

（三）辅助检查

胸部X线检查可无异常改变，或有肺纹理增粗，肺门阴影增深。由病毒引起的急性感染性喉炎周围血白细胞总数正常或偏低，由细菌引起或合并细菌感染者，白细胞总数及中性粒细胞多增高。

（四）心理和社会支持状况

评估家长对该病的了解程度、护理知识的掌握程度。本病常为上呼吸道感染的一部分。有时可在麻疹或其他急性传染病的病程中并发。患本病前常有上呼吸道感染史，应询问既往健康情况。

（五）治疗原则

保持呼吸道通畅，控制感染，对症治疗。病毒感染者可用利巴韦林或抗病毒的中药。如为细菌感染可选用广谱抗生素。应用抗生素同时给予肾上腺皮质激素，以减轻喉头水肿，缓解症状，常用泼尼松，每日1～2mg/kg，分次口服；重症可用地塞米松静脉推注。烦躁不安者可给予镇静剂异丙嗪。有严重缺氧征象或有Ⅲ度喉梗阻者及时行气管切开。

考点：急性感染性喉炎患儿的治疗原则。

【常见护理诊断】

1．低效性呼吸型态　与喉头水肿有关。

2．体温过高　与细菌或病毒感染有关。

3．有窒息的危险　与喉梗阻有关。

4．知识缺乏　家长缺乏急性感染性喉炎的有关知识。

【预期目标】

患儿喉头水肿解除，呼吸通畅；体温维持正常。

【护理措施】

1．改善呼吸功能，保持呼吸道通畅

（1）保持室内空气新鲜，温湿度适宜，以减少对喉部的刺激，减轻呼吸困难。

（2）患儿取半卧位或舒适的体位，及时吸氧，保持安静，用1%～3%的麻黄碱（麻黄素）和肾上腺皮质激素超声雾化吸入，以迅速消除喉头水肿，恢复气道通畅。

（3）遵医嘱给予抗生素、激素治疗，以控制感染，减轻喉头水肿，缓解症状。

（4）密切观察病情变化，根据患儿三凹征、喉鸣、青紫及烦躁等的表现正确判断缺氧的程度，及时抢救喉梗阻，随时做好气管切开的准备，以免因吸气性呼吸困难而窒息致死。

2．维持正常体温，促进舒适

（1）密切监测体温变化，若体温超过38.5℃时可给予物理降温或遵医嘱给予药物降温，以防惊厥发生。

（2）保证充足的水分和营养供给。保持口腔清洁，婴幼儿可在进食后喂适量开水清洁口腔。

考点：急性感染性喉炎患儿的护理诊断与护理措施。

【特色护理】

1．金银花、麦冬各10g，胖大海2～3枚，沸水冲泡，代茶饮。功用：疏风清热、解毒利咽。

2．绿茶、橄榄各6g，胖大海3枚，蜂蜜1匙。将橄榄入水煎煮片刻，以此冲泡绿茶、胖大海，闷盖2～3分钟，调入蜂蜜。频饮。功用：清热解毒、利咽化痰。

3．鲜丝瓜榨汁，频饮。功用：除热利肠。

【护理评价】

患儿呼吸是否平稳，咳嗽是否消失，体温是否维持正常。

【健康教育】

1．向患儿家长介绍急性感染性喉炎的基本知识和护理要点，如注意休息、多饮水，给清淡、易消化食物，观察病情等。

2．介绍本病的预防要点，关键是预防上呼吸道感染，积极清除上呼吸道感染病灶。指导患儿及家长适当开展户外活动，增强机体抵抗力。根据气温变化增减衣服，避免受凉或过热。居住环境要经常通风，且维持一定的温度和湿度，避免吸入有害粉尘和刺激性气体。在呼吸道疾病流行期间，避免到人多拥挤的公共场所，以免交叉感染。积极预防佝偻病、营养不良、贫血和各种传染病，按时预防接种，增强机体免疫能力。

第四节　急性支气管炎

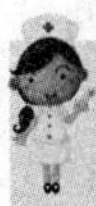

案例

患儿1岁，咳嗽、咳痰2周，无低热、盗汗、消瘦。查体呼吸音粗，两肺闻及不固定的湿啰音。胸片示两肺阴影，血象白细胞计数增高，中性粒细胞增多。

请思考：①该患儿最可能的医疗诊断应该是什么？②有哪些护理问题？③应怎样进行护理？

急性支气管炎（acute bronchitis）是指各种病原引起的支气管黏膜的急性炎症，多累及气管，故又称急性气管支气管炎。大多发生于上呼吸道感染之后，亦可为麻疹、百日咳等传染病的早期临床表现。发热、咳嗽、肺部闻及不固定的散在的干、湿啰音为其临床特点。

【护理评估】

（一）健康史

1．病原体　凡能引起上感的病原体均可引起支气管炎，可为病毒或细菌，或为病毒感染的基础上继发细菌感染，因此混合感染多见。

2．易感因素　当患儿有特异性体质、免疫功能失调、佝偻病、营养不良、鼻窦炎及先天性心脏病时易致支气管炎反复发作。患本病前常有上呼吸道感染史，应询问既往健康情况。

（二）身体状况

起病可急可缓，一般先有上呼吸道感染症状，而后以咳嗽为主要表现，开始为刺激性干咳，随后分泌物逐渐增加，出现痰液，如为细菌感染痰可呈黄色。婴幼儿全身症状较重，常有发热、呕吐、腹泻、精神不振等症状。体检肺部呼吸音粗糙，可闻及不固定散在的干、湿性啰音。啰音的特点是随体位变化和咳嗽而改变或消失，一般无气促和发绀。

哮喘性支气管炎（asthmatic bronchitis）　婴幼儿时期可发生一种特殊类型的支气管炎，也称喘息性支气管炎，是一组有喘息表现的婴幼儿急性支气管感染。除具备上述临床表现外，其特点为：①多见于3岁以下，有湿疹或过敏史的患儿。②有类似哮喘的表现，如咳喘明显，呼气性呼吸困难，昼轻夜重。肺部叩诊呈鼓音或过清音，听诊两肺布满哮鸣音及少量粗湿啰音。③有反复发作倾向，多数患儿随年龄增长而发作渐少，至6岁左右痊愈，少数患儿可发展为支气管哮喘。④本病复发大多与感染有关。

考点：喘息性支气管炎的概念及特点。

（三）辅助检查

胸部X线检查可无异常改变，或有肺纹理增粗，肺门阴影增深。由病毒引起的急性支气管炎周围血白细胞总数正常或偏低，由细菌引起或合并细菌感染者，白细胞总数及中性粒细胞多增高。

（四）心理和社会支持状况

评估家长对该病的了解程度、护理知识的掌握程度；哮喘性支气管炎易反复发作，少数患者可发展成支气管哮喘，家长是否有焦虑等；患儿因呼吸困难或住院环境陌生是否有恐惧心理。

（五）治疗原则

主要是控制感染和对症治疗。病毒感染者可用利巴韦林或抗病毒的中药。如为细菌感染可选用抗生素。同时给予止咳、化痰、平喘等综合对症治疗，可口服复方甘草合剂或急支糖浆等止咳祛痰，服用氨茶碱止喘，也可进行超声雾化吸入。一般不单纯使用镇咳剂，也不宜用镇静剂，以免抑制咳嗽反射，影响痰液咳出。

考点：急性支气管炎的治疗原则。

【常见护理诊断】

1．清理呼吸道无效　与分泌物过多，痰液黏稠不易咳出有关。

2．体温过高　与细菌或病毒感染有关。

3．知识缺乏　家长缺乏急性支气管炎的有关知识。

【预期目标】

患儿痰液排出，呼吸平稳；体温维持正常。

【护理措施】

1．保持呼吸道通畅

（1）保持室内空气新鲜，避免对流风，室温 18 ～ 20℃，湿度 55% ～ 65%，以减少对支气管黏膜的刺激，利于排痰。避免烟尘及刺激性气体。

（2）患儿取半卧位或舒适的体位，注意经常给患儿更换体位，定时拍背，指导并鼓励患儿有效咳嗽，促进呼吸道分泌物排出，减轻症状。

（3）鼓励患儿多饮水，以防止痰液黏稠不易咳出。饮食以清淡为宜。

（4）使用超声雾化吸入法湿化气道，按医嘱加入庆大霉素、利巴韦林（病毒唑）、糜蛋白酶、维生素 K_1 等消除炎症、分解痰液以促进排痰，每次 20 分钟，每日 1 ～ 2 次。经以上处理仍不能排痰者，可用负压吸引痰液。

（5）遵医嘱给予抗生素、化痰止咳剂、平喘剂，并观察用药后的反应。

（6）对哮喘性支气管炎患儿，注意观察有无缺氧症状，必要时给予氧气吸入。

2．维持正常体温

（1）密切监测体温变化，若体温超过 38.5℃时可给予物理降温或遵医嘱给予药物降温，以防惊厥发生。

（2）保证充足的水分和营养供给。保持口腔清洁，婴幼儿可在进食后喂适量开水清洁口腔。

考点：急性支气管炎的护理诊断与护理措施。

【特色护理】

1．山栀、桃仁各 6g，苦杏仁、白胡椒、糯米各 7 粒。上药共研为末，调鸡蛋清涂纱布上，贴于背部 3、4 胸椎，宽度达两边肺俞穴，每日 1 次，6 次为一个疗程。用于急性支气管炎。

2．苍术、麻黄各 50g，鸡蛋 1 个。加水 500ml，以文火煎药煮蛋约 30 分钟，趁热以蛋滚熨肺俞穴及双足涌泉穴，蛋凉再煎，反复滚熨 5 次，注意不要烫伤嫩皮。功用：温肺散寒、止咳平喘。

3．麻黄、苏叶、荆芥、白芷、薄荷、金银花、黄芩各 10g，细辛 3g，冰片 3g（分冲兑服）。水煎，每日 1 剂。煎沸后入壶中。将壶嘴对准患儿口鼻，接近蒸气，反复吸之，每次 15 分钟，冷则加热后再吸，以不烫而又能充分吸入蒸汽为宜。每 4 小时吸一次。功用：辛温通窍、消炎止咳。

知识链接

肺俞穴定位方法

肺俞穴位于第三胸椎棘突旁开 1.5 寸，属膀胱经。取定穴位时，一般采用正坐或俯卧姿势，肺俞穴位于人体的背部，当第三胸椎棘突下，左右旁开二指宽处。此穴的主治疾病为：肺经及呼吸道疾病，如肺炎、支气管炎、肺结核等。

【护理评价】

患儿痰液是否排出，呼吸是否平稳，咳嗽是否消失，体温是否维持正常。

【健康教育】

1．向患儿家长介绍支气管炎的基本知识和护理要点，如注意休息、多饮水，给清淡、易消化食物，观察病情等。

2．向家长讲解哮喘性支气管炎和支气管哮喘的关系，说明哮喘性支气管炎多数是可以痊愈的，消除家长的恐惧。解释支气管炎患儿的预后估计，减轻家长的焦虑。

3．介绍本病的预防要点，关键是预防上呼吸道感染，积极清除上呼吸道感染病灶。指导患儿及家长适当开展户外活动，增强机体抵抗力。根据气温变化增减衣服，避免受凉或过热。居住环境要经常通风，且维持一定的温度和湿度，避免吸入有害粉尘和刺激性气体。在呼吸道疾病流行期间，避免到人多拥挤的公共场所，以免交叉感染。积极预防佝偻病、营养不良、贫血和各种传染病，按时预防接种，增强机体免疫能力。

第五节　肺炎

案例

患儿8个月，突发高热3天，烦躁，咳嗽频繁，喘憋。发病前4天有皮肤破损及感染史，肺部有散在中、细湿啰音。胸部X线检查可见斑点状结节阴影，血象白细胞总数增高，核左移。

请思考：①该小儿最可能的医疗诊断是什么？②患儿目前存在哪些护理问题？③应如何进行护理？

肺炎（pneumonia）是由不同病原体或其他因素所引起的肺部炎症，临床上以发热、咳嗽、气促、呼吸困难和肺部固定湿啰音为主要表现。

本病是目前我国住院小儿死亡的第一位原因，被我国卫生部列为儿童保健需要重点防治的“四病”之一。一年四季均可发生，尤以冬、春季及气温骤变时多见，常继发于上呼吸道感染、急性支气管炎，也可为原发感染。

目前，小儿肺炎常用的分类方法有：①病因分类：分为病毒性肺炎（呼吸道合胞病毒、腺病毒、流感病毒等）、细菌性肺炎（肺炎链球菌、流感嗜血杆菌、葡萄球菌、大肠埃希杆菌等）、支原体肺炎、衣原体肺炎、真菌性肺炎、吸入性肺炎及过敏性肺炎等。②病理分类：分为支气管肺炎、大叶性肺炎、间质性肺炎等。③病程分类：分为急性肺炎（病程＜1个月）、迁延性肺炎（病程1～3个月）、慢性肺炎（病程＞3个月）。④病情分类：分为轻症肺炎（以呼吸系统症状为主，常无全身中毒症状）和重症肺炎（除呼吸系统表现外，还有累及其他系统及伴有全身中毒症状）。⑤临床表现典型与否分类：分为典型性肺炎（指由肺炎链球菌、金黄色葡萄球菌、流感嗜血杆菌、大肠埃希杆菌等引起的肺炎）和非典型肺炎（由肺炎支原体、衣原体、军团菌、病毒等引起的肺炎），临床上若病原体明确，则以病因分类，有利于指导治疗，反之则按病理分类。

病原体一般由呼吸道入侵，少数经血行入侵，引起小支气管、肺泡、肺间质的炎症。支气管因炎症使管腔黏膜水肿而狭窄甚至阻塞，造成通气障碍。肺泡炎症使肺泡壁充血、水肿、增厚，加之肺泡腔内充满炎性渗出物，造成换气障碍。通气和换气障碍导致缺氧和二氧化碳潴留，因而引起机体代谢紊乱及器官功能障碍。重症肺炎常伴有毒血症，引起不同程度的中毒症状。从而造成一系列病理生理改变。①循环系统：缺氧和二氧化碳潴留，使肺小动脉反射性收缩，肺循环压力增高，形成肺动脉高压。同时病原体和毒素侵袭心肌，引起中毒性心肌炎。肺动脉高压和中毒性心肌炎可诱发心力衰竭。②中枢神经系统：缺氧和高碳酸血症使脑血管扩张、血管通透性增加、血流减慢，导致脑水肿和颅内压增高。病原体毒素作用可导致中毒性脑病。③消化系统：低氧血症和病原体产生的毒素可引起胃黏膜屏障功能破坏，使胃肠功能紊乱，消化能力下降。严重者可引起中毒性肠麻痹和消化道出血。④水、电解质和酸碱平衡紊乱：严重缺氧时体内有氧代谢障碍、高热、进食少，酸性代谢产物增加，可引起代谢性酸中毒；而 CO_2 潴留和 H_2CO_3 增加又可引起呼吸性酸中毒。故重症肺炎常有混合性酸中毒。利尿剂和激素治疗可导致低血钾，从而出现低钾性酸中毒。

考点：小儿肺炎的概念及分类方法。

【护理评估】

（一）健康史

1．病原体 引起肺炎的主要病原体为细菌、病毒、支原体、真菌等。发达国家小儿肺炎以病毒为主，最常见的是呼吸道合胞病毒，其次为腺病毒、流感病毒等。发展中国家则以细菌为主。以肺炎链球菌多见，其他有葡萄球菌、链球菌等。近年来肺炎支原体、衣原体和流感嗜血杆菌感染有增多趋势。

2．机体因素 小儿呼吸系统发育不完善，呼吸道的解剖、生理特点及呼吸道免疫功能差等特点，是小儿易患肺炎的重要因素。

3．环境因素 婴幼儿患营养不良、维生素 D 缺乏性佝偻病、贫血、先天性心脏病及免疫功能低下等疾病时易患肺炎，且病情重、迁延不愈、死亡率高。

（二）身体状况

1．支气管肺炎（bronchopneumonia） 是小儿时期最常见的肺炎类型。多见于 3 岁以下婴幼儿。

（1）轻症肺炎：以呼吸系统症状为主，大多起病急。主要表现为发热、咳嗽、气促及肺部闻及固定的湿啰音，无全身中毒症状及其他系统功能的损害。①发热：热型不一，多为不规则发热，但小婴儿及重度营养不良小儿可不发热，甚至体温不升。②咳嗽：早期为刺激性干咳，以后有痰，新生儿可表现为口吐白沫。③气促：一般发生在发热、咳嗽之后，表现为呼吸频率增快，每分钟可达 40 ～ 80 次。同时出现呼吸困难，出现鼻翼扇动、唇周发绀，严重者出现三凹征、抽泣样呼吸或点头样呼吸。④肺部听诊：早期常无明显异常或仅有呼吸音粗糙，随病情进展可听到固定的中、细湿啰音，以脊柱两旁及两肺底多见；病灶较大者可出现肺实变体征。

新生儿及小婴儿表现不典型，新生儿感染性肺炎分为宫内感染性肺炎、产时感染性肺炎和产后感染性肺炎 3 种。其临床表现差别较大，宫内感染的患儿多在娩出后 24 小时内发病，出生时多有窒息史，复苏后可出现呼吸快、呻吟、体温不稳定等；产时感染的患儿因病原体不同其表现有较大差异，易发生全身感染；产后感染患儿先有上感表现，常出现呼吸急促、口周发绀、鼻翼扇动、口吐白沫、体温升高或降低、呛乳、吐乳等。肺部体征不明显，严重者在脊柱两旁仔细检查可闻及细湿啰音。新生儿肺炎病情多较严重，表现不典型，死亡率较高。

（2）重症肺炎：除呼吸系统症状加重外，全身中毒症状明显，可累及循环、神经及消化系统等。①循环系统：常见心肌炎和心力衰竭，心肌炎主要表现为面色苍白、心动过速、心律不齐、心音低钝，心电图显示 ST 段下移和 T 波低平或倒置。心力衰竭时表现为心率突然增快，安静状态下超过 180 次 / 分钟，呼吸突然加快，超过 60 次 / 分钟；突发极度烦躁不安，明显发绀，面色苍白或发灰；心音低钝，有奔马律、颈静脉怒张，指（趾）甲微血管充盈时间延长；肝短期内迅速增大，右肋下超过 3cm 以上；尿少或无尿，颜面或下肢水肿等。重症革兰阴性杆菌肺炎可发生微循环衰竭、休克、DIC。②神经系统：轻度缺氧常表现烦躁或嗜睡，脑水肿时出现意识障碍、呼吸不规则甚至停止、惊厥、前囟隆起、脑膜刺激征阳性、瞳孔对光反射迟钝或消失等。③消化系统：轻症者主要是胃肠道功能紊乱，出现食欲减退、呕吐、呛奶、腹泻等。重者可发生中毒性肠麻痹，表现为腹胀、肠鸣音消失。也可出现消化道出血，以呕吐咖啡渣样物、大便潜血阳性或黑便等症状为主。

（3）并发症：若病原体致病力强或延误诊治，在肺炎治疗过程中，中毒症状或呼吸困难突然加重，体温持续不退或退而复升，提示脓胸、脓气胸、肺大泡及肺脓肿等并发症发生。

2．几种不同病原体所致肺炎的特点

除肺炎链球菌肺炎外，小儿临床还常见呼吸道合胞病毒肺炎、腺病毒肺炎、葡萄球菌肺炎及肺炎支原体等几种不同病原体所致的肺炎，各类肺炎的特点见表 8-2。

表 8-2　几种不同病原体所致肺炎的特点

	呼吸道合胞病毒肺炎	腺病毒肺炎	葡萄球菌肺炎	肺炎支原体肺炎
好发年龄	＜2 岁，2 ～ 6 个月多见	6 个月～ 2 岁	新生儿及婴幼儿	婴幼儿及年长儿
临床特点	起病急，干咳，低中度发热，喘憋为突出表现，很快出现呼吸困难及缺氧症状。肺部听诊以哮鸣音为主，肺底可闻及细湿啰音	起病急骤，全身中毒症状明显，发热呈稽留热；频繁咳嗽，可出现喘憋、呼吸困难、发绀等。高热 3~7 天后出现肺部体征	起病急，发展快，全身中毒症状明显，发热为弛张热型，皮肤常见猩红热样皮疹；易并发脓胸、脓气胸等。肺部体征出现较早，可闻及中细湿啰音	起病缓慢，常有发热，可持续 1 ～ 3 周，以刺激性咳嗽为突出表现。肺部体征不明显，少数可闻及干、湿啰音
胸部 X 线	小点片状薄阴影，不同程度梗阻性肺气肿及支气管周围炎	可见大小不等的片状阴影或融合成大病灶，多见肺气肿	小片浸润阴影、很快出现肺脓肿、肺大泡或胸腔积液	支气管肺炎改变；间质性肺炎改变；均匀实变影
血常规	白细胞总数大多正常	白细胞数大多正常或偏低	白细胞总数及中性粒细胞增多	白细胞总数正常或增多
治疗	抗病毒	抗病毒	苯唑西林钠等抗生素	大环内酯类抗生素

考点：小儿肺炎的身体状况；几种不同病原体所致肺炎的特点。

（三）辅助检查

1．血常规　外周血白细胞检查细菌感染时白细胞总数可增多，以中性粒细胞增多为主。病毒感染时正常或减少。

2．胸部 X 线检查　可见肺纹理增粗，沿支气管走向分布的小斑、片状阴影，以肺的中、下野和中、内带居多，可融合成片，可伴有肺气肿或肺不张。

3．病原学检查 鼻咽拭子或气管分泌物可作病毒分离或细菌培养。用免疫荧光法及IgM抗体捕获试验等可快速进行病原诊断。血清冷凝集试验在50%～70%的支原体肺炎患儿中可呈阳性。

（四）心理和社会支持状况

肺炎患儿一般需住院治疗，可因环境陌生、休息、睡眠和饮食不佳而情绪烦躁，或畏惧注射而精神紧张。病程长者，情绪抑郁，加之发热、咳嗽等不适与父母分离以及各种检查和治疗等刺激，可产生焦虑和恐惧，表现为哭闹、易激惹等。家长因缺乏疾病护理知识及家庭正常生活秩序被打乱，也会出现自责、焦虑、不安。要注意评估患儿及家长对疾病的认知程度，了解患儿以往有无住院的经历。

（五）治疗原则

主要是采用控制感染，改善通气功能，对症治疗，防止并发症等综合处理措施。

1．控制感染 根据不同病原体选用敏感的抗生素控制感染。用药原则为早期、联合、足量、足疗程，重症患儿宜静脉给药。抗生素用至体温正常后5～7天，临床症状消失后3天。支原体肺炎至少使用2～3周。葡萄球菌肺炎在体温正常后2～3周才可停药，一般总疗程6周以上。抗病毒可选用利巴韦林、干扰素、聚肌胞等药物。

2．对症治疗 止咳、平喘、保持呼吸道通畅，纠正水电解质与酸碱平衡紊乱，改善低氧血症。必要时吸氧。有中毒性肠麻痹者，可以使用禁食、胃肠减压、注射新斯的明等方法。

3．激素的使用 中毒症状明显或严重喘憋、脑水肿、呼吸衰竭、感染性休克者，可用糖皮质激素，常用地塞米松0.1～0.3mg/（kg·d）。

4．并发症的治疗 若出现脓胸、脓气胸应及时进行穿刺引流，经反复穿刺抽脓不畅或发生张力性气胸时，立即采用胸腔闭式引流。

5．控制心力衰竭 一旦出现心率和呼吸突然加快，发绀明显，肝大等心力衰竭的表现，应保持安静，给予吸氧、强心、利尿和使用血管活性药物。

考点：小儿肺炎的治疗原则。

【常见护理诊断】

1．气体交换受损 与肺部炎症导致通气、换气障碍有关。

2．清理呼吸道无效 与呼吸道分泌物增多、痰液黏稠及排痰能力不足有关。

3．体温过高 与肺部感染有关。

4．潜在并发症 心力衰竭、中毒性脑病、中毒性肠麻痹、脓胸、脓气胸、肺大泡。

【预期目标】

患儿气促、发绀消失，呼吸平稳。患儿能及时清除痰液，保持呼吸道通畅。体温恢复正常。住院期间不发生并发症。

【护理措施】

1．改善呼吸功能

（1）生活环境：宜保持室内安静、舒适，空气流通，居室温度应保持在18～20℃、湿度50%～60%为宜，有利于呼吸道的湿化及分泌物的排出。病室定时通风，每天用紫外线消毒1次。不同病原体肺炎患儿应分室居住，以免交互感染。

（2）休息：保证患儿安静休息，尽量减少活动，避免哭闹，以减少氧的消耗。采取半卧位，或抬高床头30°～60°，应经常帮患儿翻身，以利分泌物排出，减轻肺部淤血和防止肺不张。

（3）吸氧：患儿有低氧血症的表现，如呼吸困难、喘憋、口唇发绀、面色苍白等情况应立即按医嘱给氧。一般采用鼻导管法给氧，氧流量为每分钟0.5～1L（即滤过瓶中气泡每分钟出现100～200个），氧浓度不超过40%。缺氧明显者可用面罩给氧，氧流量为每分钟2～4L，氧浓度为50%～60%。新生儿或鼻腔分泌物多者，可用面罩、鼻塞、头罩或氧帐。若出现呼吸衰竭时，则应使用人工呼吸器，以改善通气状况，纠正缺氧。氧气应湿化，以免损伤气道纤毛上皮细胞和痰液变黏稠。

吸氧注意事项：①吸氧前应先清除鼻内分泌物。②吸氧过程中应经常检查导管是否通畅（可取出鼻导管，将其插入水中观察有无气泡）。③应每日更换鼻导管1次，两侧鼻孔应交替使用，以免一侧长时间吸入冷空气，使鼻黏膜干燥出血。④湿化瓶内蒸馏水应每日更换1次，要让氧气加温、加湿。⑤氧浓度不宜过高，持续时间不宜过长，以免发生晶体后纤维增生而造成失明。

2．保持呼吸道通畅

（1）饮水和饮食：鼓励患儿多饮水，以避免呼吸道干燥，稀释痰液使之容易咳出。哺喂时应耐心、细心，防止呛咳引起窒息。母乳喂养婴儿可延长喂哺时间，喂哺过程中可让患儿休息片刻。人工喂养者选用开孔大小合适的奶嘴喂养，避免开孔过小，增加患儿的耗氧量。也不宜开孔过大，乳汁流速过快造成呛咳。呼吸困难较严重者，喂哺同时应给予吸氧。断乳的患儿给予高蛋白、高热量、高维生素的清淡流质或半流质饮食，少食多餐，每次进食不宜过饱，以免膈肌抬高影响呼吸。病情严重不能经消化道喂养者，可按医嘱静脉补充营养。

（2）翻身拍背：经常协助患儿更换体位，一般每2小时1次。同时，用手轻拍患儿背部，促使痰液排出。方法是五指并拢、掌指关节略屈，轻拍背部，自下而上、由外向内，边拍边鼓励患儿咳嗽。若呼吸道分泌物较多而导致排出不畅时，可进行体位引流，使呼吸道分泌物借助重力和震动易于排出。

（3）超声雾化吸入：对痰液黏稠不易咳出者，可按医嘱给予超声雾化吸入，以稀释痰液有利于咳出。可在雾化吸入器中加入庆大霉素、利巴韦林（病毒唑）、糜蛋白酶、地塞米松等药物，雾化吸入每次20分钟，每日2次。因雾化吸入必须深吸气才能达到最佳效果，故应对患儿进行指导。

（4）吸痰：分泌物过多影响呼吸时给予吸痰，注意保护黏膜，且吸痰不能过频和过慢（过频可刺激黏液产生增多，过慢可妨碍呼吸使缺氧加重）。吸痰不能在哺乳后1小时内进行，以免引起呕吐。吸痰时患儿多因刺激而咳嗽、烦躁，故吸痰后宜立即吸氧。

（5）药物：按医嘱给予解痉、祛痰等药物，以保持呼吸道通畅。

3．维持体温正常　新生儿或小婴儿易出现体温过低，应注意保暖，保证体温在正常范围。对体温高于38.5℃的患儿积极采取降温措施以防高热惊厥的发生，可以使用以下几种降温方法：①调节室内温度及湿度，对小婴儿（特别是新生儿）可采取松解包被予以降温。②让患儿多饮水，以保持体内液体平衡。③给予物理降温。④按医嘱给退热剂进行药物降温。无论使用何种降温方式，在采取降温措施后30分钟应复测体温并做好记录。可以根据肺炎患儿体温的变化情况判断病情或是否发生并发症，故严密观察体温变化非常重要，轻症肺炎每天测量体温2次，重症肺炎每天测量4次。

4．加强病情观察，防治并发症

（1）预防及处理心力衰竭：①保持安静，各项护理操作集中进行，减少刺激，使患儿耗氧量减少，减轻心脏负荷。②控制输液速度，肺炎时因缺氧导致肺动脉高压，使心脏负荷增加，在输液过程中若速度过快会进一步加重心脏负担，诱发肺水肿和心力衰竭，故输液时滴速宜慢，静脉输液的滴速应控制在每小时 5ml/kg。③密切观察病情，注意监测患儿的呼吸、脉搏、面色及精神状态，若出现心率突然加快、气促明显、发绀加重、极度烦躁不安以及肝在短时间内迅速增大等心力衰竭的表现，应及时通知医生，同时做好给氧、强心、利尿等抢救准备。若患儿出现口吐粉红色泡沫痰，考虑肺水肿，可以给患儿吸入 20% ~ 30% 乙醇湿化的氧气，每次吸入时间不宜超过 20 分钟。

（2）密切观察中毒性脑病的表现：若患儿出现烦躁、惊厥、昏迷、呼吸不规则、瞳孔改变等，提示颅内压增高，应立即报告医生共同抢救。

（3）腹胀护理：肺炎患儿消化功能降低，可因进食易产气的食物、便秘及低血钾等原因引起腹胀。重症时可因中毒性肠麻痹而出现严重腹胀，从而限制膈肌运动，影响患儿的呼吸。有以下一些处理方法：①可用中药或松节油进行腹部热敷。②肛管排气，可将肛管插入肛道 8 ~ 10cm 处，另一端放于盛水的瓶中观察排出气泡的多少，再轻轻按摩腹部及改变体位帮助排气。③若是低钾血症引起者可按医嘱补充氯化钾。④由中毒性肠麻痹引起者，应按医嘱禁食，或皮下注射新斯的明以促进肠蠕动。⑤必要时进行胃肠减压，以减轻腹胀，缓解呼吸困难。

（4）密切观察脓胸或脓气胸的表现：若患儿发热持续不退或退而复升，呼吸困难，频繁咳嗽，中毒症状加重，咳出大量脓性痰提示可能并发了肺脓肿。若病情突然加重，出现剧烈咳嗽、胸痛、发绀、呼吸困难、脉率加快、烦躁不安，患侧呼吸运动受限等，考虑并发脓胸或脓气胸的可能，应及时报告医生，并积极配合医生做好胸腔穿刺或胸腔闭式引流的准备。

5．用药护理

（1）肺炎的治疗主要是抗感染：WHO 推荐了 4 种第一线抗生素，即青霉素、氨苄西林、阿莫西林、复方新诺明，其中青霉素是首选药。我国卫生部对轻症肺炎推荐用头孢氨苄（先锋霉素Ⅳ）。支原体肺炎、衣原体肺炎用大环内酯类抗生素均有效。

（2）静脉用药时要注意药液的配伍禁忌：密切观察有无药物不良反应。口服用药时应确保服入用量，喂药时防止呛咳，对婴幼儿可试用小匙或注射器喂药，不宜强行喂药。长期应用广谱抗生素时，应预防真菌感染。

（3）使用青霉素类药物注意事项：①用前必须做皮试，防止过敏性休克。②注射液应临用前新鲜配制，配制后如需放置应冷藏，宜于当天用完。③若为静脉注射，药液应在 1 小时内输完，因青霉素稀释后在室温下易分解而降低效价，特别是在葡萄糖溶液中效价降低比在盐水中快，故青霉素应加入盐溶液中静脉滴入为宜。

6．加强心理护理　护士应主动关心患儿，做到耐心、态度亲切、和蔼，以减少分离性焦虑。对年长儿可用患儿能理解的语言，说明住院和静脉注射对疾病治疗的重要性。对婴幼儿应经常怀抱，使其得到充分的抚爱和心理满足。主动与家长沟通，及时向家长介绍患儿的病情，耐心解答问题，给予家长心理支持。

考点： 小儿肺炎的护理诊断与护理措施。

【特色护理】

1．天花粉、黄柏、乳香、没药、樟脑、大黄、生天南星、白芷各等分。上药均研为细末，以温食醋调成膏状，置于纱布上贴于胸部，每 12 小时更换 1 次。有清热泻火，活血化瘀的作用，适用于小儿支气管肺炎。

2．栀子 30g，雄黄 9 g，细辛、没药各 15g。上药共研为末，醋调敷于听诊啰音明显的区域。要经常保持敷药湿润，如干燥，再用醋调湿敷患部。适用于迁延性肺炎，湿鸣音长久不消者。

【护理评价】

患儿能否及时清除痰液以保持呼吸道通畅。患儿呼吸困难、发绀是否消失，呼吸是否平稳。体温是否恢复正常。

【健康教育】

1．向患儿家长介绍肺炎的有关知识，安慰其不必过分紧张，指导患儿适当休息，解释安静休息对疾病康复的重要性。解释要经常怀抱小婴儿，给年长儿说明住院和积极治疗对疾病痊愈的重要性，鼓励患儿积极与医护人员合作，教会家长拍背协助排痰的方法。

2．指导合理喂养，婴儿时期提倡母乳喂养，指导婴儿家长哺乳的方法及注意事项，鼓励患儿多饮水。帮助断乳的患儿家长选择营养丰富、易消化的饮食，要少食多餐，避免吃得过饱影响呼吸。

3．指导家长正确用药，说明使用抗生素必须足疗程及按医嘱准时给药的重要意义。

4．出院时做好预防宣教，如保护环境和家庭卫生、不随地吐痰及良好的个人卫生习惯。要加强体格锻炼，多进行户外活动，提高机体抗病能力，天气变化时应注意随时增减衣服。积极防治上呼吸道感染，呼吸系统感染的高发冬、春季节避免去人多的公共场所。按时预防接种和健康检查。积极治疗佝偻病、贫血、营养不良、先天性心脏病及各种急性传染病等，以减少肺炎的发生。

考点： 小儿肺炎的健康教育。

小结	
小结	因小儿呼吸系统解剖和生理特点，小儿易发生各种呼吸道感染性疾病。 急性上呼吸道感染是最常见的儿科疾病，由各种病原引起的上呼吸道的急性感染性疾病。多由病毒感染引起，病原体主要侵犯鼻、咽、扁桃体及喉部而引起炎症。 急性感染性喉炎为喉部黏膜急性弥漫性炎症。以犬吠样咳嗽、声嘶、喉鸣，吸气性呼吸困难为临床特征。 急性支气管炎是指各种病原引起的支气管黏膜的急性炎症，多累及气管。发热、咳嗽、肺部闻及不固定的散在的干、湿性啰音为其临床特点。 小儿肺炎是儿童需要重点防治的“四病”之一，由不同病原体或其他因素所引起的肺部炎症，临床上以发热、咳嗽、气促、呼吸困难和肺部固定湿啰音为主要表现。 呼吸系统疾病的主要护理措施包括：保持居室清洁卫生，空气流通；有发热和呼吸急促的患儿应注意休息；饮食以清淡、易消化及富含维生素为主，保证热量和水分的供给；保持呼吸道通畅，防止或减轻缺氧发生；重症患儿还应注意健康宣教及心理护理。

（于丽丽　王　雁）

第九章　消化系统疾病患儿的护理

学习目标	1. 归纳小儿口炎、小儿腹泻的概念、身体状况、护理诊断及护理措施；小儿液体疗法及护理。 2. 说出上述疾病的治疗原则及健康教育；常见消化系统疾病的中医特色护理方法。 3. 知道上述疾病的健康史、辅助检查及心理状况评估。

第一节　小儿消化系统的特点

（一）口腔

是消化道的起端，具有吸吮、吞咽、咀嚼、消化、感觉和语言等功能。足月新生儿出生时已具有较好的吸吮和吞咽功能，早产儿则较差；新生儿及婴幼儿口腔黏膜薄嫩，血管丰富，因此易受损伤和发生局部感染；3个月以下婴儿唾液腺发育不够完善，唾液分泌少，唾液中淀粉酶含量不足，故不宜喂食淀粉类食物；3～4个月时唾液分泌开始增加，5～6个月时明显增多，但婴儿口腔容量小且不能及时吞咽所分泌的全部唾液，因此常出现生理性流涎。

（二）食管

新生儿和婴儿食管呈漏斗状，腺体缺乏，弹力组织及肌层尚不发达，食管下段括约肌发育不成熟，控制能力差，常发生胃食管反流，一般在9个月时症状消失。

（三）胃

婴儿胃呈水平位，幽门括约肌发育较好而贲门括约肌发育不成熟，且婴儿胃容量较小（新生儿30～60ml，1～3个月90～150ml，1岁时250～300ml），故易发生溢乳。胃排空时间因食物种类不同而异，水为1.5～2小时，母乳2～3小时，牛乳3～4小时。早产儿胃排空慢，易发生胃潴留。

（四）肠

婴儿肠道相对较长，吸收面较大，黏膜血管丰富，有利于消化吸收。但婴幼儿尤其是未成熟儿由于肠壁薄，通透性高，肠黏膜屏障作用差，肠内毒素、过敏原及不完全分解产物可经肠黏膜吸收进入血液循环，引起全身性感染或变态反应性疾病。另外，小儿因肠黏膜肌层发育差，肠系膜柔软而长，固定功能差，肠活动度大，易发生肠套叠和肠扭转。

（五）肝

年龄越小，肝相对越大，正常婴幼儿肝可在右肋缘下1～2cm处扪及，6～7岁后则不能触及。小儿肝血管丰富，肝细胞再生能力强，但肝功能不成熟，解毒能力差，故在感染、缺氧、中毒等情况下易发生肝充血肿大和变性。婴儿期胆汁分泌较少，影响脂肪的消化和吸收。

（六）胰腺

出生时胰液分泌量少，3 ~ 4 个月后逐渐增加，6 个月以内婴儿胰液中淀粉酶含量低，1 岁后才接近成人，故 3 个月以下的小儿不宜喂淀粉类食物。新生儿及婴幼儿胰脂肪酶和胰蛋白酶的活性都低，故对脂肪及蛋白质的消化和吸收都不够完善。婴幼儿时期胰液及其消化酶的分泌易受天气和疾病的影响而受抑制，容易发生消化不良。

（七）肠道细菌

胎儿肠道无细菌，生后数小时细菌很快从口、鼻、肛门侵入肠道，主要分布在结肠和直肠，一般情况下胃内几乎无菌。肠道菌群受食物成分影响，单纯母乳喂养儿以双歧杆菌为主，人工喂养和混合喂养儿肠内的大肠埃希杆菌、嗜酸杆菌、双歧杆菌及肠球菌所占比例几乎相等。正常肠道菌群对侵入肠道的致病菌有一定的拮抗作用，婴幼儿肠道正常菌群脆弱，易受许多内外界因素影响致菌群失调，导致消化功能紊乱。

知识链接

肠道细菌与人体健康

对于人体而言，正常存在于肠道中的细菌大致可分为三类。一类是有益细菌，如各种双歧杆菌、乳酸杆菌等，数量最多，对人体有益无害，它们的作用主要表现在：①合成各种维生素；②参与食物的消化作用；③加快肠道蠕动，消除便秘；④抑制致病菌群的生长；⑤分解有害、有毒物质，有利于延缓衰老和预防癌变。另一类细菌为中间类型，如大肠埃希菌、肠球菌等，正常情况下，它们益多害少。还有一类为致病菌，如产气荚膜梭菌、假单胞菌等，它们害多利少。

（八）健康小儿粪便

1．胎粪　是由胎儿肠道脱落的上皮细胞、消化液及吞下的羊水组成。新生儿最初排除的胎粪为深墨绿色、黏稠、无臭味，多数在出生后 12 小时内开始排出，2 ~ 3 天后逐渐过渡为正常粪便。如出生 24 小时内无胎粪排除，应注意检查有无肛门闭锁等消化道畸形。

2．母乳喂养儿粪便　为金黄色，糊状，不臭，呈酸性反应，每日 2 ~ 4 次，一般在添加辅食后次数减少。

3．人工喂养儿粪便　为淡黄色，较干稠，呈碱性或中性，含乳凝块较多、量多，有臭味，每日 1 ~ 2 次，易发生便秘。

4．混合喂养儿粪便　与人工喂养者相似，但质地较软、颜色较黄。添加谷类、蛋、肉、蔬菜等辅食后，粪便性状逐渐接近成人，每日 1 次。

第二节　口　炎

案例

患儿为顺产后 8 天的早产儿，其母亲患有白色念珠菌性阴道炎。近日在口腔黏膜上可见白色乳凝块样物，以颊黏膜最多，不易擦掉，无明显哭闹，进食可。

请思考：①该患儿最可能的医疗诊断是什么？②患儿存在哪些护理问题？③应如何进行正确的护理？

口炎（stomatitis）是指口腔黏膜的炎症，若病变仅局限于舌、齿龈、口角亦可称为舌炎、齿龈炎或口角炎等。多由病毒、细菌、真菌等感染引起，也可由物理化学刺激和口腔卫生不良等引起。可单独发生，亦可继发于急性感染、腹泻、营养不良、维生素 B 或维生素 C 缺乏等全身性疾病。全年均可发病，多见于婴幼儿。

【护理评估】

（一）健康史

1．鹅口疮（thrush，oral candidiasis）　又名雪口病，由白色念珠菌感染导致。多见于新生儿、营养不良、腹泻、长期应用广谱抗生素或激素的患儿。新生儿多由产道感染或因哺乳时奶头不洁及使用污染的奶具感染。

2．疱疹性口炎（herpetic stomatitis）　由单纯疱疹病毒 I 型感染引起，全年均可发病，多见于 1 ～ 3 岁小儿。传染性强，在卫生条件差的家庭和集体托幼机构感染容易传播。

3．溃疡性口炎（ulcerative stomatitis）　主要由链球菌、金黄色葡萄球菌、肺炎链球菌、绿脓杆菌或大肠埃希杆菌等感染引起。以婴幼儿多见，常发生于急性感染、长期腹泻等机体抵抗力降低时。

（二）身体状况

1．鹅口疮　一般无全身症状，患处不痛、不流涎、不影响吃奶。在口腔黏膜上出现白色乳凝块样小点或小片状物，病变可逐渐融合成大片，不易擦去，周围无炎症反应。若强行剥离后，局部黏膜潮红、粗糙、可有溢血。最常见于颊黏膜，其次是舌、牙龈、上腭，重症整个口腔均被白色斑膜覆盖，甚至可蔓延到咽、喉、食管、肠道、气管、肺等，出现呕吐、吞咽困难、声音嘶哑或呼吸困难。

2．疱疹性口炎　起病时发热可达 38 ～ 40℃，局部疼痛，患儿可表现流涎、拒食、烦躁、颌下淋巴结肿大。在齿龈、唇内、舌和颊黏膜等口腔黏膜上出现单个或成簇小疱疹，周围有红晕，疱疹迅速破裂后形成溃疡，上面覆盖黄白色渗出物。多个小溃疡可融合成不规则的大溃疡，有时累及上腭及咽部。口唇可红肿裂开，近口角及唇周皮肤可有疱疹。体温多在 3 ～ 5 天后恢复正常，病程约 1 ～ 2 周。

3．溃疡性口炎　口腔各部位均可发生，常见于舌、唇内及颊黏膜处，可蔓延到唇及咽喉部。开始时口腔黏膜充血水肿，随后形成大小不等的糜烂或溃疡，上有纤维素性炎性渗出物形成的假膜，常呈灰白色或黄色，边界清楚，易拭去，露出溢血的创面，但不久又被假膜覆盖。患处疼痛，出现流涎、拒食、局部淋巴结肿大，常有发热，可达 39 ~ 40℃。轻者约一周左右体温恢复正常，溃疡逐渐痊愈，严重者可出现脱水和酸中毒。

考点：口炎的健康史及身体状况。

（三）辅助检查

1．外周血白细胞检查　细菌感染时白细胞和中性粒细胞总数增多；病毒感染时正常或减少。

2．病原学检查　溃疡性口炎：取渗出物涂片染色可见大量细菌；鹅口疮：取白膜少许放玻片上加 10% 氢氧化钠一滴，在显微镜下可见真菌的菌丝和孢子。

（四）心理和社会支持状况

了解家长是否缺乏小儿喂养和卫生管理知识；评估患儿家长能否掌握正确的上药及物理降温的方法。

（五）治疗原则

1．局部药物治疗　鹅口疮：用 2% 碳酸氢钠溶液清洗口腔后局部涂抹 10 万 ~ 20 万 U/ml 制霉菌素鱼肝油混悬溶液，每日 2 ~ 3 次；疱疹性口炎：局部可涂碘苷（疱疹净），亦可用锡类散、冰硼散等中药；溃疡性口炎：3% 过氧化氢溶液清洗溃疡面后可涂 2.5% ~ 5% 金霉素鱼肝油。

2. 对症及支持治疗　发热时可给予物理降温等；继发细菌感染时使用抗生素；重视口腔卫生，多饮水，保持口腔清洁；加强营养，适当增加维生素 B_2 和维生素 C。

考点：口炎的治疗原则。

【常见护理诊断】

1．口腔黏膜改变　与口腔黏膜感染有关。

2．疼痛　与口腔黏膜糜烂、溃疡有关。

3．体温过高　与口腔感染有关。

4．营养失调　与疼痛引起拒食有关。

5．知识缺乏　患儿及家长缺乏本病的预防和护理知识。

【护理目标】

患儿疼痛消失，并逐渐恢复日常进食；体温维持正常；家长熟悉口腔黏膜的正确护理方法。

知识链接

口腔健康标准

1981 年世界卫生组织制定的口腔健康标准是："牙齿清洁、无龋洞、无疼痛感、牙齿颜色正常、无出血现象。"

【护理措施】

1．口腔护理　根据病原体选用相应溶液清洗溃疡面，较大儿童可用含漱剂。鼓励患儿多饮水，进食后漱口，以保持口腔黏膜湿润和清洁。对流涎者，及时清除流出物，保持皮肤干燥、清洁，避免引起皮肤湿疹及糜烂。

2．正确涂药　为了确保局部用药达到目的，涂药前应先将纱布或干棉球放在颊黏膜腮腺管口处或舌系带两侧，以隔断唾液，然后用干棉球将病变部黏膜表面吸干净后再涂药，涂药后嘱患儿闭口 10 分钟，再取出隔离唾液的纱布或棉球，并嘱患儿不可立即漱口、饮水或进食。

3．发热护理　监测体温，体温超过 38.5℃时，予松解衣服、物理降温，必要时给予药物降温。

4．饮食护理　以高热量、高蛋白、含丰富维生素的温凉流质或半流质为宜，避免摄入刺激性食物和酸性饮料。对因口腔黏膜糜烂、溃疡引起疼痛影响进食者，于进食前局部涂 2% 利多卡因。对不能进食者，应给予肠道外营养，以确保能量与水分供给。患儿使用的食具应煮沸消毒或高压灭菌消毒。

考点：口炎的护理诊断及护理措施。

【特色护理】

1．鹅口疮

(1) 用吴茱萸 4g 研末，取米醋适量调匀。每天晚上布包敷患儿足底涌泉穴，第二天早上取去。连敷 3 次可愈。

(2) 金银花 15g，甘草 3g。上药共煎水，用纱布浸湿后蘸冰硼散拭擦白屑，每日 4 次。

(3) 五倍子 12g，冰片 3g。将上药共研细末过筛，把药粉吹涂患处，每日 2 次。

(4) 做好口腔护理，以一枝黄花液或野蔷薇花液、绿茶液、银花甘草液清洗口腔，局部用冰硼散、青黛散用蜜调成糊状，涂拭患处，每日 2 ~ 3 次；或进食后 1 小时涂 1% 龙胆紫，每日 2 次。

2．疱疹性口炎　局部涂锡类散、冰硼散等中药。

3．溃疡性口腔炎

(1) 鸡蛋 3 只，将鸡蛋煮熟，取蛋黄放入铁勺内，先用文火烤至蛋黄变黄，以后用武火烤至出油，去渣取油，装瓶中备用。用时局部先用淡盐水洗干净，然后将蛋黄油涂患处，每日 2 次。

(2) 细辛 6 g，研为细末，分作 5 包。先用 1 包，以米醋调成糊状，外敷脐部。每天用 1 包，连用 5 天。适用于口腔炎，口腔黏膜和舌头上糜烂疼痛。

(3) 莱菔子、白芥子、地肤子各 10g，食醋适量。上药用砂锅文火炒至微黄，共研细末，用醋调成膏。把药膏分涂于 2cm 见方的纱布上，贴于患儿两足涌泉穴，胶布固定。

【护理评价】

患儿疼痛是否减轻或消失；体温能否维持正常，逐渐恢复日常进食；家长是否熟悉口腔黏膜正确涂药方法。

【健康教育】

1．从小培养儿童良好的卫生习惯，纠正吮指、不刷牙等不良习惯；年长儿应教导其进食后漱口。宣传均衡营养对提高机体抵抗力的重要性，避免偏食、挑食，培养良好的饮食习惯。

2．食具专用，做好清洁消毒工作。患急性感染、腹泻等疾病时适当补充维生素 C 和 B

族维生素。

第三节　小儿腹泻

案例

患儿，男，8个月，人工喂养。秋季腹泻伴呕吐3天入院。大便15～20次/天，蛋花样便，无臭味。伴低热及流涕，偶有呕吐，1天来尿量减少。

请思考：①该患儿导致腹泻最可能的病原体是什么？②根据患儿目前身心状况，列出其主要的护理诊断及相应的护理措施。③应怎样对患儿家长进行健康教育？

小儿腹泻（infantile diarrhea）或称腹泻病，是一组由多种病原、多种因素引起的，以大便次数增多和大便性状改变为特点的临床综合征，严重者可引起脱水和电解质紊乱。

本病是我国儿童保健需要重点防治的“四病”之一，其发生率仅次于呼吸道感染。发病年龄以6个月至2岁多见，其中1岁以内约占半数，是造成小儿营养不良、生长发育障碍的主要原因之一。一年四季均可发病，但夏秋季发病率最高。

分类：①按病程分类，急性腹泻病程＜2周、迁延性腹泻病程2周～2个月、慢性腹泻病程＞2个月；②按病情分类，轻型腹泻病（无脱水，无中毒症状）、重型腹泻病（重度脱水或有明显中毒症状）；③按病因分类，感染性腹泻病（霍乱、痢疾、其他普通感染）、非感染性腹泻病（饮食性、过敏性、症状性、其他）。

考点： 小儿腹泻的概念及分类。

小儿腹泻病主要发病机制：①病毒性肠炎：病毒侵入肠道后，使小肠绒毛细胞受损，导致小肠黏膜回吸收水、电解质能力下降，肠液在肠腔内大量聚集而引起腹泻；同时，发生病变的肠黏膜细胞分泌双糖酶不足且活性低，使肠腔内的糖类消化不完全并被肠道内细菌分解成小分子的短链有机酸，使肠腔的渗透压增高，进一步造成水和电解质的丧失，加重腹泻。②细菌性肠炎：产毒性大肠埃希杆菌主要通过其产生的毒素使水及电解质向肠腔内转移，肠道分泌增加，导致水样腹泻；侵袭性大肠埃希杆菌可侵入肠黏膜组织，产生广泛的炎性反应，导致血便或黏液样便。③非感染性腹泻：主要是由饮食不当引起。当摄入食物的质和量突然改变并超过消化道的承受能力时，食物不能被充分消化吸收而积滞于小肠上部，使局部酸度降低，有利于肠道下部细菌上移和繁殖，使食物发酵和腐败产生短链有机酸，导致肠腔的渗透压升高，并协同腐败性毒素产物刺激肠壁致肠蠕动增加，引起腹泻，进而发生脱水和电解质紊乱。

【护理评估】

（一）健康史

1．易感因素　婴幼儿易患腹泻，主要与下列因素有关。

（1）消化系统发育不成熟：胃酸和消化酶分泌不足，消化酶活性低，对食物变化耐受力差。

（2）生长发育快：对营养物质的需求相对较多，消化道负担较重，容易发生功能紊乱。

（3）机体防御功能差：婴儿血清免疫球蛋白、胃肠道SIgA水平及胃内酸度均较低，对感染的防御能力差。

（4）肠道菌群失调：正常肠道菌群对入侵的致病微生物有拮抗作用，新生儿出生后尚未建立正常肠道菌群或因使用抗生素时，使肠道菌群失调，易患肠道感染。

（5）人工喂养：由于不能从母乳中获得 SIgA、巨噬细胞和粒细胞等免疫因子，加上食物、食具易被污染等因素，人工喂养儿肠道感染发生率明显高于母乳喂养儿。

2．感染因素

（1）肠道内感染：可由病毒、细菌、真菌、寄生虫引起。

1）病毒：80% 婴幼儿腹泻是由病毒感染引起，以轮状病毒最为常见，其次为埃可病毒、柯萨奇病毒、腺病毒、冠状病毒等。

2）细菌（不包括法定传染病致病菌）：以致腹泻大肠埃希杆菌为主，包括致病性大肠埃希杆菌（EPEC）、产毒性大肠埃希杆菌（eETEC）、侵袭性大肠埃希杆菌（EIEC）、出血性大肠埃希杆菌（EGEC）和黏附－集聚性大肠埃希杆菌（EAEC）。其他有空肠弯曲菌、耶尔森菌、沙门菌、变形杆菌、金黄色葡萄球菌等。

3）真菌：以白色念珠菌多见，其次是曲菌和毛霉菌等。

4）寄生虫：蓝氏贾第鞭毛虫、阿米巴原虫和隐孢子虫等感染均可引起腹泻。

（2）肠道外感染：因发热和病原体毒素作用使消化功能紊乱而产生腹泻症状，多见于上呼吸道感染、肺炎、泌尿道感染、皮肤感染或急性传染病时。有时肠道外感染的病原体可同时感染肠道。

3．非感染因素

（1）饮食因素：如喂养不定时、食物的量和质不适宜、食物种类改变太快、过早给予淀粉或脂肪类食品等均可引起腹泻。

（2）气候因素：天气突然变冷，腹部受凉导致肠蠕动增加；天气过热，消化液分泌减少，或天热口渴吃奶过多，均易诱发消化功能紊乱而致腹泻。

（3）过敏因素：因对牛奶、大豆及某些食物成分过敏或不耐受而引起腹泻。

考点：小儿腹泻的健康史。

（二）身体状况

1．急性腹泻

（1）轻型腹泻：多由饮食因素或肠道外感染引起。起病可急可缓，以胃肠道症状为主，主要表现为食欲不振，偶有呕吐或溢乳；大便次数增多，一般每天多在十次以内，每次大便量不多，稀薄或带水，呈黄色或黄绿色，有酸味，常见白色或黄白色奶瓣和泡沫，大便镜检可见大量脂肪球；患儿精神尚好，无明显全身中毒症状，体温大多正常；无脱水及全身中毒症状，多在数日内痊愈。

（2）重型腹泻：多由肠道内感染所致，常急性起病，除有较重的胃肠道症状外，还有全身中毒症状及明显的脱水、电解质紊乱及酸碱平衡失调。

1）胃肠道症状：食欲低下，常伴有呕吐，严重者可吐咖啡样液体；大便次数明显增多，每天十余次至数十次，多为黄绿色水样便或蛋花汤样便，量多，可有少量黏液。大便镜检可见脂肪球及少量白细胞。

2）全身中毒症状：如发热，烦躁不安，精神萎靡或嗜睡，甚至昏迷、惊厥。

3）水、电解质和酸碱平衡紊乱症状：有脱水、代谢性酸中毒、低钾及低钙、低镁血症等。

2．迁延性腹泻和慢性腹泻　迁延性腹泻和慢性腹泻多与营养不良、急性腹泻治疗未彻底或治疗不当有关。表现为腹泻迁延不愈，病情反复，大便次数和性质不稳定，严重时可出现水、电解质紊乱。

3．生理性腹泻　多见于6个月以内婴儿，外观虚胖，常有湿疹，生后不久即出现腹泻，除大便次数增多外，无其他症状，食欲好，生长发育正常。添加辅食后，大便即逐渐转为正常。

4．几种常见急性感染性肠炎的临床特点

（1）轮状病毒性肠炎：好发于秋、冬季，以秋季流行为主，故又称秋季腹泻。多见于6～24个月的婴幼儿，大于4岁少见。起病急，常伴有发热和上呼吸道感染症状，病初即出现呕吐，随后出现腹泻，大便次数多、量多、水分多，呈黄色或淡黄色水样或蛋花汤样便，无腥臭味。常并发脱水、酸中毒及电解质紊乱。本病为自限性疾病，数日后呕吐渐停，腹泻减轻，自然病程约3～8天。

（2）大肠埃希杆菌性肠炎：多发生在5～8月气温较高季节。致病性大肠埃希杆菌肠炎和产毒性大肠埃希杆菌肠炎大便呈蛋花汤样或水样，混有黏液，常伴呕吐，严重者可伴发热、脱水、电解质紊乱和酸中毒；侵袭性大肠埃希杆菌肠炎可排出痢疾样黏液脓血便，常伴恶心、呕吐、腹痛和里急后重，可出现严重的全身中毒症状甚至休克；出血性大肠埃希杆菌肠炎开始为黄色水样便，后转为血水便，有特殊臭味，常伴腹痛，大便镜检有大量红细胞。

（3）抗生素诱发性肠炎：由于使用大剂量抗生素后，导致肠道菌群失调，使肠道内耐药的金黄色葡萄球菌、某些梭状芽孢杆菌和白色念珠菌等大量繁殖，引起肠炎。真菌性肠炎多为白色念珠菌感染所致，常并发鹅口疮，大便次数增多，为黄色稀便，泡沫较多带黏液，有时可见豆腐渣样细块（菌落）。金黄色葡萄球菌肠炎，为葡萄球菌在肠道内大量繁殖，侵袭肠壁而致病，临床上可见黄色或暗绿色海水样便，有腥臭味，可伴有黏液或伪膜排出，少数有血便，严重者可伴有水和电解质紊乱及不同程度中毒症状，如发热、呕吐、腹痛、乏力，甚至休克。

考点：各类腹泻的身体状况。

（三）辅助检查

1．血常规　白细胞总数及中性粒细胞增多提示细菌感染，嗜酸性粒细胞增多考虑寄生虫感染或过敏性病变。

2．大便检查　大便无或偶见少量白细胞者常为侵袭性细菌以外的病因引起，大便有较多的白细胞者常由各种侵袭性细菌感染引起，大便培养可检出致病菌；真菌性肠炎，大便镜检可见真菌孢子及菌丝；病毒性肠炎可做病毒学检查。

3．血液生化检查　血钠测定可了解脱水性质；血钾测定可了解体内缺钾的程度；血气分析可了解体内酸碱平衡紊乱的程度和性质。

（四）心理和社会支持状况

了解家长对疾病的心理反应及认识程度，是否缺乏小儿喂养和卫生管理知识；评估患儿家庭居住环境、经济状况、家长的文化程度。

（五）治疗原则

调整饮食，预防和纠正脱水，合理用药，控制感染，加强护理，预防并发症。

1．调整饮食（参见护理措施）

2．纠正水、电解质和酸碱平衡紊乱（参见本章第四节）

3．药物治疗

（1）控制感染：病毒性肠炎以饮食疗法和支持疗法为主，一般不需使用抗生素。细菌感染者，针对病原选用敏感抗生素。大肠埃希杆菌、空肠弯曲菌、鼠伤寒沙门菌、耶尔森菌感染可选用庆大霉素、卡那霉素、呋喃唑酮、氨苄西林、红霉素等。抗生素诱发性肠炎需停用原来的抗生素，改用万古霉素、抗真菌治疗等。

（2）微生态疗法：有助于恢复肠道正常菌群的生态平衡，抵御病原菌的侵袭。常用双歧杆菌、乳酸杆菌等。

（3）肠黏膜保护剂：能吸附病原体，与肠道黏膜糖蛋白相互作用可增强其屏障功能，阻止病原体的侵袭，如思密达。

（4）对症治疗：一般不使用止泻剂，以免加重中毒症状；腹胀明显者可肌内注射新斯的明或肛管排气；呕吐严重者可肌内注射氯丙嗪或针刺足三里等。

4．预防并发症　因迁延性、慢性腹泻常伴有营养不良和其他并发症，病情复杂，必须采取综合治疗措施，如祛除病因、合理饮食、配合中医辨证论治等。

考点：腹泻的治疗原则。

知识链接

足三里定位方法

足三里穴位于外膝眼下四横指、胫骨边缘。从下往上触摸小腿的外侧，左膝盖的膝盖骨下面，可摸到凸块（胫骨外侧髁）。由此再往外，斜下方一点之处，还有另一凸块（腓骨小头）。这两块凸骨以线连结，以此线为底边向下作一正三角形。而此正三角形的顶点，正是足三里穴。足三里穴在外膝眼下3寸，距胫骨前嵴1横指，于胫骨前肌上。取穴时，由外膝眼向下量4横指，在腓骨与胫骨之间，由胫骨旁量1横指，该处即是。

【常见护理诊断】

1．腹泻　与喂养不当、感染导致胃肠道功能紊乱有关。

2．体液不足　与腹泻、呕吐导致体液丢失过多和摄入量不足有关。

3．体温过高　与感染有关。

4．有皮肤完整性受损的危险　与大便次数增多刺激臀部皮肤有关。

5．潜在并发症　水、电解质及酸碱平衡紊乱。

6．知识缺乏　与家长缺乏喂养知识及相关的护理知识有关。

【预期目标】

1．患儿腹泻、呕吐逐渐减少并恢复正常。

2．脱水、电解质及酸碱平衡紊乱纠正。

3．患儿体温逐渐恢复正常。

4．患儿臀部皮肤保持正常。

5．患儿不发生低钾等并发症。

6．家长能掌握小儿喂养知识及腹泻的预防及护理知识。

【护理措施】

1．腹泻的护理

（1）调整饮食：除严重呕吐者暂禁食 4 ～ 6 小时（不禁水）外，均应继续进食。母乳喂养者继续哺乳，暂停辅食；人工喂养者可喂等量米汤或稀释的牛奶或其他代乳品，腹泻次数减少后，由米汤、粥、面条等逐步过渡到正常饮食。病毒性肠炎多有双糖酶缺乏，应暂停乳类喂养，不宜用蔗糖，可用豆制代乳品或给予发酵奶，以减轻腹泻，缩短病程。腹泻停止后，逐渐恢复营养丰富的饮食，并每日加餐 1 次，共 2 周。

（2）用药护理：根据医嘱给患儿进行药物治疗，并注意观察药效及不良反应。感染是引起腹泻的主要原因，故控制感染是治疗的关键：必须严格执行消毒隔离，感染性腹泻与非感染性腹泻患儿应分室居住以防交叉感染。

2．体液不足的护理　根据医嘱并遵循“补液原则”及时分期、分批输入液体，纠正水、电解质紊乱及酸碱失衡。

3．发热护理　密切观察体温变化，体温过高时，给予物理降温，必要时给予药物降温。

4．维持皮肤完整性（尿布皮炎的护理）　选用吸水性强的、柔软布质或纸质尿布，避免使用不透气塑料布或橡皮布；尿布湿了应及时更换；每次便后用温水清洗臀部并擦干，以保持皮肤清洁干燥；局部皮肤发红处涂以 5% 鞣酸软膏或 40% 氧化锌油并按摩片刻，促进局部血液循环；也可采用暴露法，臀下仅垫尿布，不加包扎，使臀部皮肤暴露于空气中或阳光下；局部皮肤溃疡可用灯泡照射，每次 20 ～ 30 分钟，每日 3 次，照射后局部可涂油膏。

5．密切观察病情

（1）监测生命体征：如神志、体温、脉搏、呼吸、血压等。

（2）观察水、电解质及酸碱平衡紊乱程度：当患儿出现呼吸深长、精神萎靡、口唇樱红，应考虑代谢性酸中毒。在输入液体的过程中，当发现患儿全身乏力、哭声低下或不哭、吃奶无力、肌张力低下、反应迟钝、恶心呕吐、腹胀及听诊肠鸣音减弱或消失时，提示有低血钾存在，及时报告医生并配合医生进行相应处理。

（3）观察大便情况：观察并记录大便次数、颜色、气味、性状、量，及时送检，采集标本时注意应采集黏液脓血部分。做好动态观察，为输液方案和治疗提供可靠依据。

（4）观察有无全身中毒症状：如发热、烦躁不安、精神萎靡、反应低下等。

考点：腹泻的护理诊断、护理措施。

【特色护理】

1．生姜、葱白各 30g。生姜捣烂，葱白切断，水煎 30 分钟，趁热蘸药液推擦患者拇指、小指掌面，每日 2 次。用于寒湿腹泻。

2．无花果叶 60g，洗净后水煎，熏洗双足，每日 2 次，每次 30 分钟。用于湿热腹泻。

3．焦楂曲、鸡内金、芒硝、陈皮、川朴、莱菔子、连翘。共研细末，加青葱管 6 根，大枣（去核）6 枚，共捣烂，加蜂蜜适量调合成膏，备用。取适量，搓成药饼，贴敷脐中。用于小儿伤食型腹泻。

4．炮姜、附子、益智仁、丁香各 15g，水煎后去渣，熏洗全身 20 分钟，每日 2 次。用于五更腹泻。

5．鲜葎草500g，水煎去渣，熏洗双足30分钟，每日2次，15次为一个疗程。用于慢性腹泻。

【护理评价】

患儿大便次数及性状是否恢复正常；患儿脱水、电解质紊乱、酸中毒等症状是否得到纠正；家长是否掌握小儿喂养知识及腹泻的预防措施；患儿有无红臀发生。

【健康指导】

1．宣传母乳喂养的优点，指导合理喂养，避免在夏季断奶，按时逐步添加辅食，防止过食、偏食及饮食结构突然变动。

2．指导患儿家长配制和使用ORS溶液。

3．养成良好的卫生习惯，注意乳品的保存。奶具、食具、玩具、便器应定期清洗和消毒。教育儿童饭前便后洗手，勤剪指甲。

4．及时治疗营养不良、佝偻病等，加强体格锻炼，适当户外活动。

5．气候变化时防止受凉或过热，夏天多喝水。

6．避免长期滥用广谱抗生素。

考点： 腹泻的健康教育。

第四节　小儿体液平衡特点和液体疗法

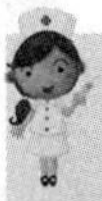

案例

患儿，男，1岁，进食不洁食物后出现腹泻、呕吐3天入院。大便15～20次/天，蛋花样便，有腥臭味。伴低热及流涕，偶有呕吐，1天来尿少，近6小时无尿。检查：精神萎靡、口干、眼窝及前囟明显凹陷，皮肤弹性差，四肢凉，血压65/40mmHg，血清钠126mmol/L，血HCO_3^- 8mmol/L。

请思考：①判断患儿脱水的程度及性质。②判断患儿酸碱平衡紊乱的类型及程度。③根据患儿目前身心状况，列出其主要护理诊断。④在该患儿的补液过程中应注意哪些问题？

一、小儿体液平衡特点

体液是人体的重要组成部分，体液平衡是维持生命的重要条件。正常情况下，体液中水、电解质等各项指标的动态平衡依赖于神经、内分泌、肺、肾等系统及器官的正常调节。小儿由于这些器官系统发育不成熟，易受疾病和外环境的影响而导致体液平衡紊乱。

（一）体液的总量及分布

体液的总量及分布与年龄有关。年龄越小，体液总量所占比例越大，这主要是间质液比例高，血浆和细胞内液的比例和成人相近（表9-1）。

表 9-1 不同年龄小儿的体液分布（占体重的百分比 %）

年龄	细胞内液	细胞外液		体液总量
		血浆	间质液	
新生儿	35	6	37	78
～1岁	40	5	25	70
～14岁	40	5	20	65
成人	40～45	5	10～15	55～60

（二）体液的电解质成分

小儿体液的电解质组成与成人相似，唯有生后数日内的新生儿因受进奶量、环境温度、缺氧等多种因素影响，体内血中钾、氯、磷及乳酸偏高，钠、钙、碳酸氢盐含量偏低。细胞外液和细胞内液的电解质组成有显著的差别。细胞外液阳离子主要为 Na^+，其含量占该区阳离子总量的 90% 以上；阴离子主要为 Cl^- 及 HCO_3^-；细胞内液阳离子主要为 K^+，阴离子以 HPO_4^{2-} 及蛋白质为主。这些离子对维持细胞内、外液渗透压的稳定起着重要作用。临床上常用血钠来判断血浆的渗透压。血浆渗透压（mmol/L）=（血钠 +10）×2。

（三）小儿的水代谢特点

小儿水的需要量大，交换率快，不显性失水较多（为成人 2 倍），因此对缺水的耐受力差，在病理情况下如呕吐、腹泻时则容易出现脱水。

正常情况下，水分排出的多少主要靠肾浓缩和稀释功能调节，由于小儿肾功能发育不成熟，体液调节功能差，因此易出现水、电解质代谢紊乱。

二、小儿常见的水、电解质和酸碱平衡紊乱

（一）脱水

脱水是指水分摄入不足或丢失过多所造成的体液总量尤其是细胞外液量的减少，脱水时除丧失水分外，还伴有钠、钾等电解质的丢失。

1．脱水程度　指患病以后累积的体液损失量，常以损失液体量占体重的百分比来表示。一般根据病史和临床表现综合分析判断，将脱水分为轻、中、重三度（表 9-2）。

表 9-2 不同程度脱水的临床表现

	轻度脱水	中度脱水	重度脱水
失水占体重比例	＜5% （30～50ml/kg）	5%～10% （50～100ml/kg）	＞10% （100～120ml/kg）
精神状态	稍差	萎靡或烦躁不安	昏睡或昏迷
皮肤弹性	稍差	差	极差或消失
口腔黏膜	稍干燥	干燥	极干燥或开裂
前囟和眼窝	稍凹陷	明显凹陷	极度凹陷
眼泪	有	少	无
尿量	稍少	明显减少	极少或无
休克症状	无	无	有

2．脱水性质　指体液渗透压的现状。根据脱水时体液渗透压所发生的不同改变，将脱水分为等渗性脱水、低渗性脱水和高渗性脱水（表 9-3）。临床上以等渗性脱水最常见。

表 9-3　不同性质脱水的鉴别要点

	低渗性脱水	等渗性脱水	高渗性脱水
主要原因	营养不良伴腹泻	呕吐、腹泻	腹泻时补含钠液过多
水、电解质丢失比例	电解质丢失比例大于水	成比例丢失	失水比例大于电解质
血钠浓度（mmol/L）	＜ 130	130 ～ 150	＞ 150
渗透压（mmol/L）	＜ 280	280 ～ 320	＞ 320
主要丧失液区	细胞外液	细胞外液	细胞内液
临床表现	脱水征 + 循环衰竭	一般脱水征	口渴烦躁高热惊厥

考点：脱水的程度、性质。

（二）酸碱平衡紊乱

代谢性酸中毒是小儿最常见的酸碱平衡紊乱类型，是由于代谢紊乱致血浆中 HCO_3^- 的量减少或 H^+ 浓度增高引起。因此本节仅介绍代谢性酸中毒。

1．常见原因　①呕吐、腹泻丢失大量的碱性物质。②摄入热量不足引起体内脂肪分解增加，产生大量酮体。③血容量减少、血液浓缩、血流缓慢、组织灌注不良、缺氧和乳酸堆积。④肾血流量不足，尿量减少，引起酸性代谢产物堆积体内等。因此，腹泻患儿常存在代谢性酸中毒，一般脱水越重，酸中毒越重。

2．临床表现　根据血 HCO_3^- 的测定结果不同，将酸中毒分为轻度（18 ～ 13mmol/L）、中度（13 ～ 9mmol/L）及重度（＜ 9mmol/L）。轻度酸中毒的症状、体征不明显。中度酸中毒即可出现精神萎靡或烦躁不安，呼吸深长，口唇樱桃红色等典型症状。重度酸中毒可致精神萎靡、嗜睡，甚至出现昏迷、惊厥等神经症状，呼气有酮味，也可降低心肌收缩力，使心输出量减少，导致低血压、心力衰竭、肺水肿，甚至出现室颤。新生儿及小婴儿因呼吸代偿功能较差，常可仅出现精神萎靡、拒奶、面色苍白等一般表现，而呼吸改变并不典型。

3．治疗　主要治疗原发病。中、重度酸中毒或补液后仍有酸中毒症状者，应补碱性液体，首选 5% 碳酸氢钠，临床应用时一般应加 5% 或 10% 葡萄糖稀释 3.5 倍成等张液体（1.4% 碳酸氢钠）。

考点：代谢性酸中毒的常见原因、表现与治疗。

（三）低钾血症　正常血清钾在 3.5 ～ 5.5mmol/L 范围内，血钾低于 3.5mmol/L，出现不同程度的缺钾症状，称为低钾血症。

1．常见原因　①钾摄入不足：如进食量减少。②钾丢失过多：如呕吐、腹泻等。③脱水酸中毒的纠正。在脱水、酸中毒时，由于血液浓缩、细胞内的钾向细胞外转移及尿少致排钾减少等原因，虽体内钾总量减少，但血钾多数正常。当输入不含钾的溶液时，随着血钾被稀释、酸中毒纠正后钾从细胞外向细胞内转移、输入的葡萄糖合成糖原消耗钾、利尿后排钾增多以及腹泻继续失钾等，使血钾迅速下降。

2．临床表现　主要有：①神经肌肉兴奋性降低：表现为精神萎靡、反应低下，周身无力，严重者发生弛缓性瘫痪，肌腱反射减弱或消失，腹胀、肠鸣音减弱或消失。②心脏损害：如心率增快、心肌收缩无力，心音低钝、血压降低、心脏扩大、心律失常。心电图显示：ST段下降，T 波低平、增宽，甚至双向或倒置，出现 U 波，Q-T 间期延长。③肾损害：多尿、夜尿、口渴、多饮等。

3．治疗　主要治疗原发病和补充钾盐。氯化钾一般每日 3 ～ 4mmol/kg（10%KCl 2 ～ 3ml/kg）；严重低钾者每日 4 ～ 6mmol/kg（10%KCl 3 ～ 4.5ml/kg）。补钾常以静脉滴入，但如患儿情况允许，口服缓慢补钾更安全。静脉滴注时液体中钾的浓度不能超过 0.3%，静滴时间不短于 8 小时，切忌静脉推注，以免发生心肌抑制导致死亡。

考点：低钾血症的常见原因、表现与治疗。

（四）低钙、低镁血症

腹泻、营养不良或有活动性佝偻病的患儿，当脱水和酸中毒被纠正时，大多有钙缺乏。少数可伴有镁缺乏。低血钙或低血镁时表现为手足抽搐、惊厥，可用 10% 葡萄糖酸钙 5 ～ 10ml 加入等量 5% 葡萄糖液静脉缓慢注射，补钙后症状仍不见好转时，应考虑有低镁血症，应深部肌内注射 25% 硫酸镁 0.1 ～ 0.2ml/kg。

三、液体疗法

（一）常用溶液

1．非电解质溶液　以 5% 和 10% 葡萄糖最为常用。5% 葡萄糖为等渗溶液，10% 葡萄糖为高渗溶液。但葡萄糖输入体内后很快被氧化分解为水和二氧化碳，失去其渗透压的作用，主要用以补充水分和部分热量，故被视为无张溶液。

2．电解质溶液　主要用于补充损失的液体和所需的电解质，纠正体液的渗透压和酸碱平衡失调。

（1）0.9% 氯化钠溶液（生理盐水）：为等渗液，含 Na^+ 及 Cl^- 都为 154mmol/L，其中 Na^+ 的含量与血浆近似，但 Cl^- 的含量较血浆高 1/3，当大量输入时可使血 Cl^- 升高而加重酸中毒的危险。因此，临床常以 2 份生理盐水和 1 份 1.4% 碳酸氢钠混合，使其钠与氯之比为 3 ： 2，与血浆中钠氯之比相近。

（2）碱性溶液：用于纠正酸中毒。①碳酸氢钠溶液：1.4% 的等张溶液，5% 碳酸氢钠为高张溶液，稀释 3.5 倍后即为等渗液；②乳酸钠溶液：经肝代谢，显效缓慢，临床少用。1.87% 的等张溶液，11.2% 的乳酸钠为高渗液，稀释 6 倍即为等渗液。

（3）氯化钾溶液：用于纠正低钾血症，常用 10% 氯化钾溶液，静脉滴注时需稀释成 0.2% ～ 0.3% 浓度，不可直接静脉推注，以免发生心肌抑制而导致死亡。

3．混合溶液　临床应用液体疗法时，常将各种溶液按不同比例配制成混合溶液（表 9-4 和表 9-5），以满足患儿不同病情时输液的需要。

表 9-4　常用混合溶液的配制

溶液种类	0.9% 氯化钠	5% 或 10% 葡萄糖	1.4% 碳酸氢钠
2 ： 1	2 份	—	1 份
1 ： 1	1 份	1 份	—
1 ： 4	1 份	4 份	—

续表

溶液种类	0.9% 氯化钠	5% 或 10% 葡萄糖	1.4% 碳酸氢钠
2 ∶ 3 ∶ 1	2 份	3 份	1 份
4 ∶ 3 ∶ 2	4 份	3 份	2 份
2 ∶ 6 ∶ 1	2 份	6 份	1 份

注：1 ∶ 4 液加入 0.15% 的氯化钾配制成的液体即生理维持液。

表 9-5　几种常用混合液的配制

溶液种类（ml）	0.9% 氯化钠（ml）	5% 或 10% 葡萄糖（ml）	5% 碳酸氢钠（ml）	渗透压或张力	用途
2 ∶ 1（500）	330	120	47	等张	扩容
4 ∶ 3 ∶ 2(500)	220	250	31	2/3 张	纠正低渗性脱水
2 ∶ 3 ∶ 1(500)	165	310	23	1/2	纠正等渗性脱水
2 ∶ 6 ∶ 1(500)	110	375	15	1/3	纠正高渗性脱水

注：为方便配制，加入液体量均为整数，配制的是近似的溶液。

知识链接

溶液的配制方法

主要根据公式：$C_1V_1 = C_2V_2$

C_1 代表稀释前浓度，V_1 代表稀释前体积，C_2 代表稀释后浓度，V_2 代表稀释后体积。

4．口服补液盐（oral rehydration salts，ORS）　是世界卫生组织（WHO）推荐用以治疗急性腹泻合并脱水的一种溶液。目前有多种 ORS 配方，传统的配制方法为氯化钠 3.5g，碳酸氢钠 2.5g，氯化钾 1.5g，葡萄糖 20g，加水至 1000ml 制成。其电解质的渗透压为 220mmol/L（2/3 张），含钾浓度为 0.15%。一般适用于轻、中度脱水无严重呕吐者，在用于补充继续损失量和生理需要量时需适当稀释。

考点：溶液配制的方法。

（二）液体疗法

液体疗法的目的是纠正水、电解质和酸碱平衡紊乱，以恢复机体的正常生理功能。补液时需根据患儿的具体情况拟订补液方案，应遵循以下原则：①三定原则：定输液总量，定溶液性质，定补液速度（表 9-6）；②三先原则：先快后慢，先盐后糖，先浓后淡；③三见原则：见酸补碱，见尿补钾，见惊补钙。

1．累积损失量　指发病以来丢失的水和电解质的总液量。

（1）补液量：根据脱水程度而定。原则上轻度脱水约 30 ～ 50ml/kg，中度脱水 50 ～ 100ml/kg，重度脱水 100 ～ 120ml/kg。实际应用时一般先按上述量的 2/3 给予。

（2）补液种类：根据脱水性质而定。一般低渗性脱水补 2/3 张含钠液，等渗性脱水补 1/2 张含钠液，高渗性脱水补 1/3 ～ 1/5 张含钠液。若临床判断脱水性质有困难，可先按等渗性脱水处理。

（3）补液速度：累积损失量应在开始输液的 8 ～ 12 小时内补足。重度脱水或有循环衰竭者，应先扩容，以改善血循环及肾功能，一般用 2 ∶ 1 液 20ml/kg，总量不超过 300ml，于 30 ～ 60 分钟内静脉推注或快速滴入。

2．继续损失量　指补液开始后，因呕吐、腹泻等继续丢失的液体量。应按实际损失量予以补充，但腹泻患儿的大便较难准确计算，一般按每日 10 ～ 40ml/kg 估计，适当增减。一般用 1/3 ～ 1/2 张液体。

3．生理需要量　指补基础代谢所需的量，每日约为 60 ～ 80ml/kg 。这部分液体应尽量口服补充，口服有困难者，给予 1/5 ～ 1/4 张液体。

生理需要量和继续损失量一同于补完累积损失量后 12 ～ 16 小时内均匀滴入，滴注速度约每小时 5ml/kg。

综合以上三部分，第一天的补液总量为：轻度脱水 90 ～ 120ml/kg，中度脱水 120 ～ 150ml/kg，重度脱水 150 ～ 180ml/kg。脱水纠正后第二天及以后的补液，一般只补继续损失量和生理需要量，于 12 ～ 24 小时均匀输入，能口服者尽量口服。

表 9-6　液体疗法的定量、定性、定速

		累积损失量	继续损失量	生理需要量
定量	轻度脱水	30 ～ 50ml/kg		
	中度脱水	50 ～ 100ml/kg	10 ～ 40ml/kg	60 ～ 80ml/kg
	重度脱水	100 ～ 120ml/kg		
定性	低渗性脱水	2/3 张		
	等渗性脱水	1/2 张液	1/3 ～ 1/2 张液	1/5 ～ 1/4 张液
	高渗性脱水	1/3 张液		
定速		于 8 ～ 12h 内输入（8 ～ 10ml/kg · h）	在补完累积损失后的 12 ～ 16h 内输入（5ml/kg · h）	

考点：补液的原则及补液量的计算。

（三）补液护理

1．补液前准备　补液前应全面了解患儿的病情、输入液体的总量及性质；熟悉常用溶液的成分、作用及配制；向患儿家长解释补液目的及方法，以取得合作；对于患儿亦应做好鼓励和解释工作，以消除其恐惧心理；对不合作的患儿加以适当约束或给予镇静剂。

2．输液过程中注意事项

（1）根据病情及输入液体的性质合理安排 24 小时输液量，并遵循“补液原则”分期分批输入。

（2）严格掌握输液速度，明确每小时的输入量，计算出每分钟输液滴数，防止输液速度过快或过缓。有条件最好使用输液泵，以保证 24 小时的液体总量精确地输入体内。心、肺功能不好应减慢输液速度。

3．密切观察病情

（1）观察生命体征及一般情况，观察是否有心力衰竭和肺水肿的发生。

（2）注意有无输液反应，若发现应及时与医生联系，并寻找原因和采取措施。

（3）观察静脉点滴是否通畅，有无堵塞、肿胀及漏出血管外等。

（4）注意脱水是否改善及尿量情况，评估输液效果。

（5）观察有无出现低钙惊厥。

（6）观察有无酸中毒表现，补充碱性液体时勿漏出血管外，以免引起局部组织坏死。注意酸中毒纠正后，有无低血钾表现，并按照“见尿补钾”的原则，严格掌握补钾的浓度和速度，绝不可静脉推注。

4．记录24小时出入量　液体入量包括静脉输液量、口服液体量及食物中含水量；液体出量包括尿量、呕吐量、大便丢失的水分和不显性失水。婴幼儿大小便不易收集，可用“称尿布法”计算液体排出量。

考点：液体疗法的护理。

小结	小儿口腔黏膜柔嫩，口炎是小儿常见的疾病，鹅口疮、疱疹性口炎、溃疡性口炎的病原体分别是白色念珠菌、单纯疱疹病毒及各种化脓性细菌。三者均可导致口腔黏膜改变。护理时应给予家长正确的饮食指导，加强患儿口腔清洁护理，正确地进行局部涂药，注意防止交叉感染的发生。 小儿腹泻是小儿消化系统的常见疾病，是我国儿童保健需要重点防治的“四病”之一。导致腹泻发生的原因有感染性和非感染性两大类。不同原因所致腹泻的临床表现轻重不同，重者可出现脱水、电解质紊乱和酸碱平衡失调。腹泻病的治疗及护理要点是调整饮食，纠正水、电解质和酸碱平衡紊乱，合理用药，控制感染，加强监护，预防并发症的发生。 小儿体液平衡及代谢特点表明小儿容易发生水、电解质和酸碱平衡紊乱，故液体疗法显得特别重要。要熟悉常用溶液的组成、张力、用途，掌握液体疗法的基本方法，加强液体疗法的护理，达到补其所失、供其所需、纠其所偏，恢复机体生理功能的目的。

（王　雁）

第十章　循环系统疾病患儿的护理

学习目标	1. 归纳先天性心脏病血流动力学及其分类；先天性心脏病、病毒性心肌炎的概念、身体状况、护理诊断及护理措施；法洛四联症的四大解剖畸形。 2. 说出上述疾病的治疗原则、健康教育。 3. 知道上述疾病的健康史、辅助检查及心理状况评估。

第一节　小儿循环系统的特点

一、胎儿血液循环和出生后的改变

心脏的胚胎发育主要在胎儿期第 2 ～ 8 周完成。胚胎第 12 ～ 14 天，原始心脏是一对纵行管道。其外表收缩环把它分为心房、心室、心球 3 部分。由于遗传基因的作用，心管逐渐扭曲生长，从下到上构成静脉窦（以后发育成上、下腔静脉及冠状窦）、共同心房、共同心室、心球（以后形成心室的流出道）和动脉总干（以后分隔为主动脉和肺动脉）。至胚胎第 3 周，由于心管和心包膜的发育不均衡，使心管曲折成 S 形，并发生了两个收缩环。心房转至心室的后上方，心室向前向左，然后向右转成心球（图 10-1）。

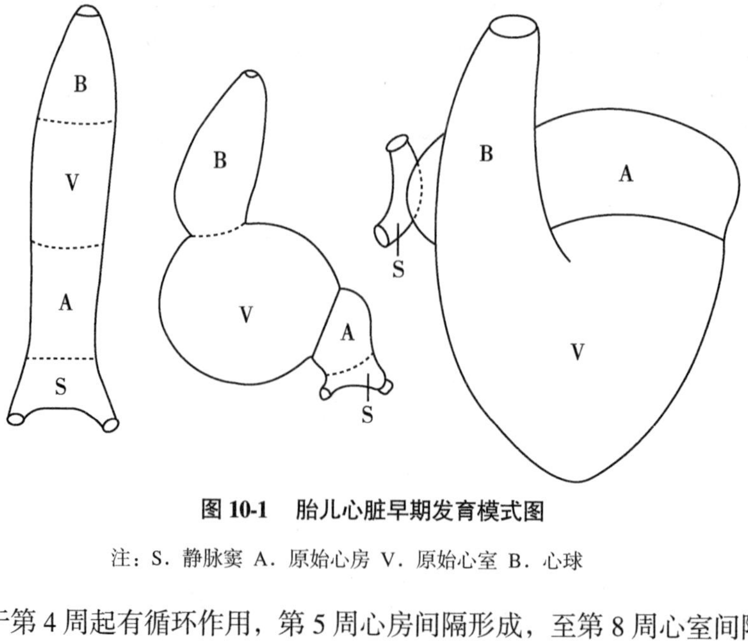

图 10-1　胎儿心脏早期发育模式图

注：S．静脉窦 A．原始心房 V．原始心室 B．心球

胚胎约于第 4 周起有循环作用，第 5 周心房间隔形成，至第 8 周心室间隔发育完成，成

为具有四腔的心脏。在心房间隔形成过程中，二尖瓣及三尖瓣也在此时形成。伴随心脏本身发育的同时，血管也进行发育。动脉干间隔分隔动脉干与心球为两部分，即主动脉和肺动脉。当心球并入右心室时，肺动脉向前向右旋转仍与右心室相连接，同时主动脉向左向后旋转而与左心室相连接。

因此，心脏胚胎发育的关键时期是胚胎第 2 ～ 8 周，此期间如受到某些物理因素、化学因素和生物因素的影响，则易引起先天性心血管发育畸形。

1．正常胎儿血液循环

胎儿心脏在解剖上和功能上都与成人不同。营养和代谢产物的交换，氧与二氧化碳的交换靠胎盘进行。胎儿肺尚无功能，处于萎缩状态，肺循环阻力高于体循环，胎儿心脏的结构和功能适合于这种要求。流于肺内的血量极少，卵圆孔及动脉导管都正常开放。

胎儿时期的营养物质和气体交换是通过脐血管和胎盘与母体之间以弥散方式进行交换的。如图 10-2 所示，由胎盘来的含氧量较多的动脉血由脐静脉进入胎儿体内，至肝下缘分成两支：一支入肝与门静脉汇合后经肝静脉进入下腔静脉；另一支直接经静脉导管入下腔静脉，含着混合血的下腔静脉（以动脉血为主），到右心房后大部分经卵圆孔注于左心房，再经左心室流入升主动脉，主要供应心、脑及上肢（上半身）。而上腔静脉的血几乎完全由右心房进入右心室，与来自下腔静脉的少部分血液一起，右心室的血流入肺动脉，只有少量流到肺，经肺静脉回到左心房，而大部分经动脉导管进入降主动脉，与来自升主动脉的血汇合，此混合血（以静脉血为主）供应腹腔器官及下肢（下半身）。最后血液经脐动脉回到胎盘，再次进行营养和气体交换。故胎儿期供应脑、心、肝和上肢的血液的氧气含量远比下半身高，肝血含氧最丰富，腹腔脏器及下肢血含氧最低（图 10-2)。

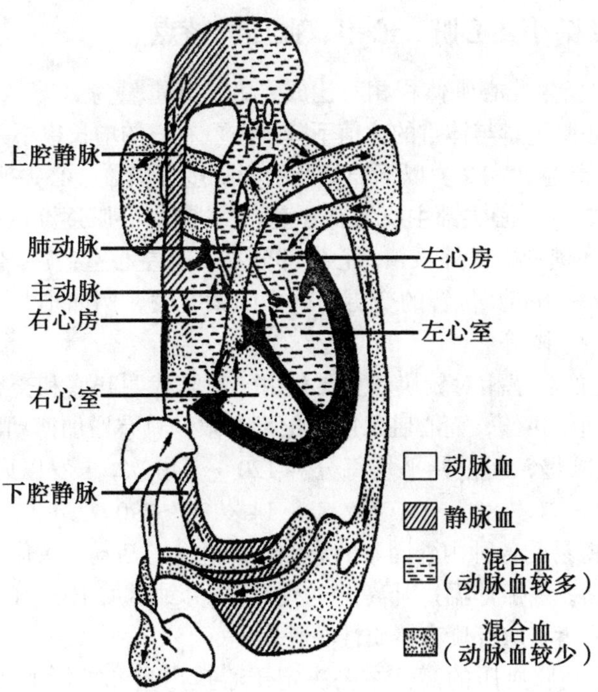

图 10-2　胎儿血液循环示意图

综上所述，胎儿血液循环有以下特点：①胎儿时期的营养和气体交换是通过脐血管和胎盘与母体之间进行交换的；②胎儿时期左、右心脏都向全身供血；肺处于压缩状态，故只有体循环而无有效的肺循环；③静脉导管、卵圆孔、动脉导管是胎儿循环的特殊通道；④除脐静脉是氧合血外，其他都是混合血。

考点：胎儿正常血液循环特点。

2．出生后血液循环的改变

（1）脐带结扎：出生后婴儿脐血管被剪断，脐-胎盘循环终止。新生儿呼吸建立，肺开始进行有效的气体交换，因此由一个循环变成了两个循环，即体循环和肺循环。脐血管在血流停止后 6 ～ 8 周完全闭锁，形成韧带。

（2）卵圆孔关闭：由于肺的扩张，肺内阻力降低，结扎脐带后，体循环阻力升高，因此肺动脉的血流入肺，以至回到左心房的血量增多，左心房压力随之增加，终使卵圆孔的瓣膜关闭。当左心房压力超过右心房时，卵圆孔瓣膜先在功能上关闭，到生后 5 ～ 7 个月，解剖上大多闭合。

（3）动脉导管闭合：同样由于呼吸的建立，肺循环压力小于体循环，流经动脉导管的血流逐渐减少，最后停止，形成功能性关闭。由于血氧含量增高，致使导管壁平滑肌收缩，故导管逐渐闭塞，约 80% 的婴儿于生后 3 ～ 4 个月、95% 的婴儿于生后 1 年内在解剖上关闭，形成动脉韧带。

（4）大小血管建立，动静脉血各行其径。

考点：出生后血液循环的改变。

二、正常各年龄小儿心脏、心率、血压的特点

1．心脏重量　新生儿心脏体积相对比成人大，其重量为 20 ～ 25g，约占体重的 0.8%。随着年龄的增长，心脏重量与体重的比值下降。左、右心的增长也不平衡。

2．心脏位置　新生儿和 2 岁以下婴幼儿的心脏多呈横位，心尖搏动位于左侧第 4 肋间、锁骨中线外侧 1 ～ 2cm ，心尖部主要为右心室；2 岁以后心脏逐渐由横位转为斜位，心尖搏动在左侧第 5 肋间、锁骨中线外 1cm，心尖部分主要是左心室；7 岁以后心尖位置逐渐移到锁骨中线以内 0．5 ～ 1cm。位置的变更与许多因素有关，例如小儿开始起立行走后肺和胸廓的发育以及横膈的下降等。

3．心率　小儿的心率相对较快，主要是由于新陈代谢旺盛和交感神经兴奋性较高。身体组织需要更多的血液供给，而心脏每次搏出量有限，只有增加搏动次数以满足需要。心率随年龄增长而逐渐减慢，新生儿平均每分钟 120 ～ 140 次，1 岁以内 110 ～ 130 次，2 ～ 3 岁 100 ～ 120 次，4 ～ 7 岁 80 ～ 100 次，8 ～ 14 岁 70 ～ 90 次。

小儿心率和脉搏易受各种内外因素的影响，如进食、活动、哭闹、发热等。因此，应在小儿安静时测量脉搏。一般体温每升高 1℃，脉搏每分钟增加 10 ～ 15 次。凡脉搏显著增快，而在睡眠时不见减慢者，应怀疑有器质性心脏病。

4．动脉血压　动脉血压的高低主要决定于心搏出量和外周血管阻力。婴儿由于心搏出量较少，动脉壁弹性较好，故动脉压较低，其后随年龄增长而逐渐升高。新生儿收缩压平均为 60 ～ 70mmHg（8 ～ 9.3kPa），1 岁时 70 ～ 80mmHg（9.3 ～ 10.7kPa）。2 岁以后收缩压可按公式计算，收缩压（mmHg）＝年龄 ×2 + 80mmHg（年龄 ×0.26 + 10.7kPa）。

舒张压为收缩压的 2/3。收缩压高于此标准 20mmHg（2.67kPa）为高血压，低于此标准 20mmHg（2.67kPa）为低血压。正常情况下，下肢的血压比上肢约高 20mmHg（2.67kPa）。测血压时，血压计袖带的宽度应为上臂长度的 2/3。过窄则测得的血压偏高；过宽则测得的血压偏低。

考点：正常各年龄小儿心脏、心率、血压的特点。

第二节　先天性心脏病

案例

3 岁男孩，婴儿期开始发现青紫，逐渐加重，有昏厥及抽搐史。查体：胸骨左缘第 3 肋间有Ⅱ级收缩期杂音，P_2 减弱，有杵状指。

请思考：①该患儿最可能的疾病是什么？②如何对患儿及家长进行健康指导？

先天性心脏病（congenital heart disease，CHD）简称先心病，是指胎儿时期心脏及大血管发育异常而致的先天畸形，是小儿最常见的心脏病。

其发病率约为活产婴儿的 7‰ ～ 8‰，而在早产儿中的发生率为成熟儿的 2 ～ 3 倍。

近半个世纪以来，由于心导管检查、无创性心脏诊断技术如超声心动图、磁共振等的应用，以及在低温麻醉、体外循环下心脏直视手术和心脏介入手术的发展以及术后监护技术的提高，使临床上对先天性心脏病的诊断治疗和预后都有了显著的进步。但先天性心脏病仍为小儿先天发育异常致死的重要原因。

根据左右心腔或大血管间有无直接分流和临床有无青紫，先天性心脏病分为 3 类。

1．左向右分流型（潜伏青紫型）是临床最常见的类型。左、右心或大血管间有异常通道和血液分流。在正常情况下，体循环压力大于肺循环，左心室压力大于右心室，血液自左向右分流而无青紫。当屏气、剧烈哭闹或病理情况下，肺动脉或右心室压力增高并超过左心压力，使氧含量低的血液自右向左分流而出现暂时性青紫，又称潜伏青紫。常见的有室间隔缺损、房间隔缺损、动脉导管未闭等。

（1）室间隔缺损（ventricular septal defect，VSD）：是由于胚胎期室间隔发育不全所致，是最常见的先天性心脏病（图 10-3）。根据缺损位置不同分为 3 种，干下型、膜部和肌部缺损。①干下型缺损位于室上嵴上方，肺动脉瓣下方；②膜部缺损是缺损最常见的部位，位于室上嵴下方的室间隔膜部；③肌部缺损较少见，位于室间隔肌部。

根据缺损的大小可分为 3 种，①小型缺损，缺损直径＜ 5mm；②中型缺损，缺损直径 5 ～ 15mm；③大型缺损，缺损直径＞ 15mm。

室间隔缺损主要是左、右心室之间有一异常通道。因左心室压力高于右心室，室间隔缺损引起的分流是自左向右，所以一般无青紫。缺损小时分流量小，临床可无症状。随病情进展或分流量大时，体循环血流量减少，肺循环血流量增加，产生肺动脉高压。此时左向右分流量显著减少，最后出现双向分流或逆向分流而呈现青紫。当肺动脉高压显著时，血液自右向左分流，临床出现持久性青紫，称为艾森曼格（Eisenmenger）综合征。

(2) 房间隔缺损 (atrial septal defect, ASD): 女性较多见 (图 10-4)。由于小儿时期症状多较轻，不少患儿到成年时才被发现。根据解剖部位的不同可分为卵圆孔未闭，第一孔未闭型缺损，第二孔未闭型缺损，以后者常见。房间隔缺损可合并其他心血管畸形。

出生后随着肺循环血量的增加，左心房的压力超过右心房，分流自左向右，分流量的大小取决于缺损的大小和两侧心室顺应性。分流造成右心房和右心室负荷过重而产生右心房和右心室增大，肺循环血量增多，体循环血流量减少。分流量大时可产生肺动脉高压。当显著肺动脉高压时，右心房压力高于左心房，即可出现右向左分流，出现持续性青紫。

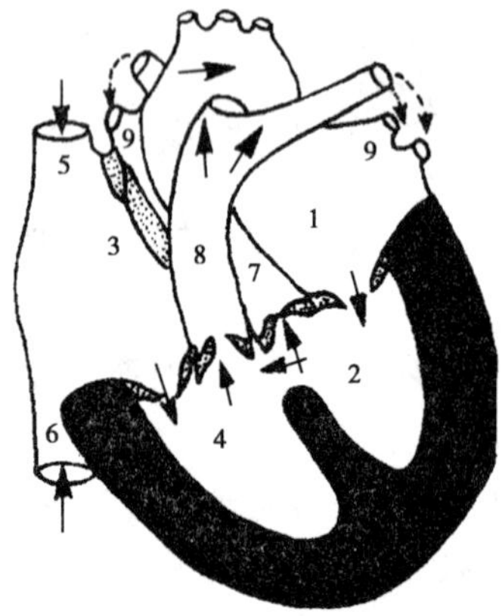

图 10-3　室间隔缺损血液循环示意图

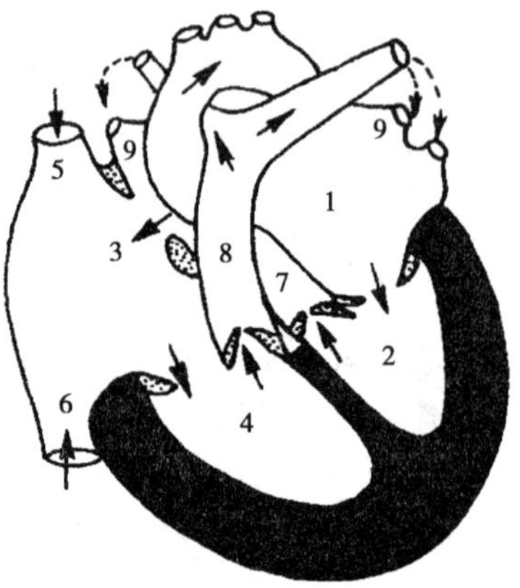

图 10-4　房间隔缺损血液循环示意图

注：1. 左心房　2. 左心室　3. 右心房　4. 右心室　5. 上腔静脉　6. 下腔静脉　7. 主动脉　8. 肺动脉　9. 肺静脉

(3) 动脉导管未闭 (patent ductus arteriosus, PDA): 亦为小儿先天性心脏病常见的类型之一，女性较多见。动脉导管是胎儿时期肺动脉与主动脉之间的正常通道，是胎儿循环的重要途径。动脉导管于生后数小时至数天在功能上关闭，多数婴儿于生后几个月在解剖上亦完全关闭。若持续开放并出现左向右分流者即为动脉导管未闭。未闭的动脉导管大小、长短和形态不一，一般分为 3 型：①管型；②漏斗型；③窗型 (图 10-5)。

由于主动脉血液流入肺动脉，故周围舒张压下降而致脉压增大，临床上出现周围血管征。由于主动脉压力高于肺动脉，故无论收缩期或舒张期，血液均自主动脉流向肺动脉。故肺循环血量增多，回流到左心房和左心室的血流量也增多，出现左心房、左心室扩大，室壁增厚。长期大量血液流向肺循环冲击造成肺动脉管壁增厚，肺动脉压力增高，可致右心室肥大和心力衰竭。当肺动脉压力超过主动脉时，即产生右向左分流，肺动脉的静脉血分流入降主动脉，患儿呈现下肢青紫明显，左上肢轻度青紫，右上肢正常，称为差异性青紫。

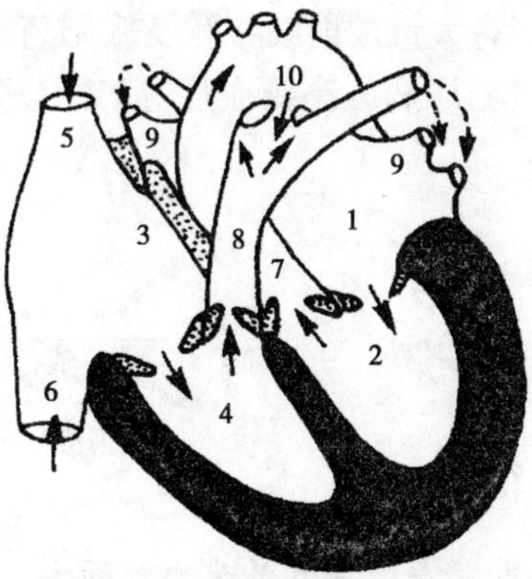

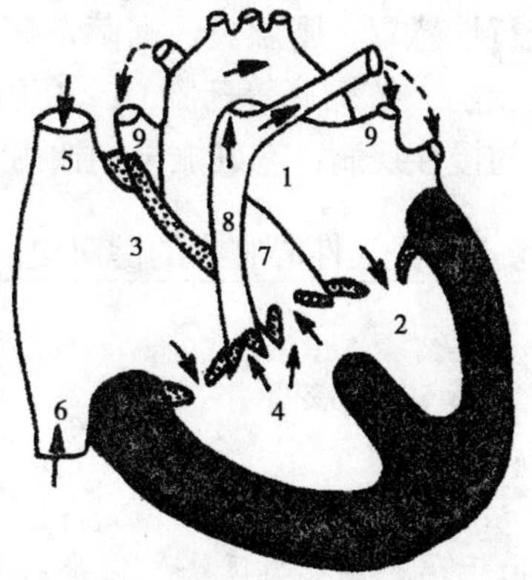

图 10-5　动脉导管未闭血液循环示意图　　　**图 10-6　法洛四联症血液循环示意图**

注：1. 左心房　2. 左心室　3. 右心房　4. 右心室　5. 上腔静脉　6. 下腔静脉　7. 主动脉　8. 肺动脉　9. 肺静脉　10. 动脉导管

2. 右向左分流型（青紫型）这是临床病情重、病死率高的类型。由于心脏构造的异常，右心压力增高并超过左心，使血液经常自右向左分流，或大动脉起源异常，使大量静脉血流入体循环，出现持续性青紫。常见的有法洛四联症、大动脉错位等。

法洛四联症（tetralogy of Fallot，TOF）是存活婴儿中最常见的青紫型先天性心脏病，其发病率约占先天性心脏病总数的 10%。法洛四联症由以下四种畸形组成：①肺动脉狭窄：以漏斗部狭窄多见；②室间隔缺损：多属高位膜部缺损；③主动脉骑跨：主动脉骑跨于左、右两心室之上，随着主动脉发育，右跨现象可逐渐加重；④右心室肥厚：为肺动脉狭窄后右心室负荷增加的结果。以上四种畸形中以肺动脉狭窄最重要，对患儿的病理生理和临床表现有重要影响（图 10-6）。

考点：法洛四联症四个畸形的组成。

由于肺动脉狭窄，①血液进入肺循环受阻，引起右心室代偿性肥厚，右心室压力增高，超过左心室时，产生右向左分流，静脉血进入骑跨的主动脉，出现青紫。②进入肺循环进行气体交换的血流量明显减少，加重青紫的程度。③主动脉骑跨在两心室之上，部分右心室血和左心室血同时射入主动脉，使主动脉的血液为动 - 静脉混合血，引起组织器官缺氧，使青紫更为严重。由于缺氧，刺激骨髓代偿性产生过多的红细胞，血液黏稠度增加，血流缓慢，容易形成脑血栓。

3. 无分流型（无青紫型）指心脏左、右两侧或动、静脉之间无异常通道和血液分流，故无青紫现象，只有在心力衰竭时才出现青紫。常见的有肺动脉狭窄、主动脉缩窄、右位心等。

考点：先天性心脏病的分类。

【护理评估】

（一）健康史

先天性心脏病的病因研究近年来有了重大进展。先天性心血管畸形主要由遗传与环境因素及其相互作用所致。遗传因素主要是单基因和染色体异常，如：21- 三体综合征的患儿中

40% 合并有心血管畸形且以房室间隔缺损最多见；环境因素中重要的是：①宫内感染，如风疹、流行性感冒，腮腺炎，柯萨奇病毒感染等；②孕妇有大量放射线接触及服用药物史（抗癌、降糖药、抗癫痫等药物）；③患代谢紊乱性疾病（糖尿病、高钙血症等）；④引起子宫内缺氧的慢性疾病；⑤妊娠早期饮酒，吸食毒品等。

考点：先天性心脏病的健康史。

知识链接

先天性风疹综合征

由于孕早期感染风疹，风疹病毒通过胎盘感染胎儿，导致胎儿的先天性畸形。出生的新生儿可为未成熟儿、先天性心脏病、白内障、耳聋、发育障碍等，称为先天性风疹，或先天性风疹综合征。先天性风疹综合征所致的损害除少数为暂时性外，大多为进行性或永久性的病变，并且无特效疗法。风疹一年四季均可发病，春季发病率较高。故孕早期感染风疹病毒，应终止妊娠。

虽然先天性心脏病的病因尚未完全明确。在心脏胚胎发育时期，任何因素使心脏的某一部分发育停顿或异常，即可造成先天性畸形。但加强孕期保健，避免与发病有关的高危因素，对预防小儿先天性心脏病有重要意义。目前在妊娠早、中期可通过胎儿超声心动图、染色体及基因诊断等方法，对先天性心脏病进行早期诊断和干预。

护理评估中，应了解母亲妊娠史，尤其妊娠初期 2 ~ 3 个月内有无感染史，接触放射线、用药史及吸烟、饮酒史；母亲是否患有代谢性疾病，家族中是否有先天性心脏病患者。了解发现患儿心脏病的时间，详细询问有无青紫、出现青紫的时间；小儿发育情况，与同龄儿相比活动耐力是否下降，有无喂养困难，声音嘶哑、苍白多汗、反复呼吸道感染，是否喜欢蹲踞，有无阵发性呼吸困难或突然头痛昏厥等。

（二）身体状况

1．左向右分流型

（1）症状

1）乏力、气促：因体循环血量减少和低氧，患儿活动耐力差，易感疲乏、多汗、活动后气促，食欲不振、消瘦。

2）反复呼吸道感染：由于肺循环血量增多，易患呼吸道感染，且病情反复发作。

3）声音嘶哑：有时因扩大的肺动脉压迫喉返神经引起声音嘶哑。

4）青紫：见于屏气、剧烈哭闹或病理情况时。

（2）体征

1）体格发育迟缓：见于缺损较大、分流量严重者。营养状况落后于同龄儿。

2）心脏体征：①室间隔缺损：胸骨左缘第 3、4 肋间可闻及Ⅲ ~ Ⅳ级响亮粗糙的全收缩期吹风样杂音，向四周广泛传导，可扪及收缩期震颤，肺动脉瓣第二音增强。②房间隔缺损：胸骨左缘第 2 ~ 3 肋间可听到Ⅱ ~ Ⅲ级喷射性收缩期杂音，特征性的听诊为肺动脉瓣区第二音亢进和固定分裂（分裂不受呼吸影响）。③动脉导管未闭：胸骨左缘第 2 肋间或左锁骨中线处闻有粗糙响亮的连续性机器样杂音，向左锁骨下、颈部和背部传导，最响处可扪及震颤，肺动脉瓣区第二音增强。婴幼儿期因肺动脉压力较高，主、肺动脉压力差在舒张期不显著，因而往往仅听到收缩期杂音。

3）周围血管征：动脉导管未闭患儿因动脉脉压增大引起。表现为股动脉枪击音、水冲脉、指甲毛细血管床搏动等。

（3）并发症：支气管肺炎、充血性心力衰竭及亚急性细菌性心内膜炎。

考点：左向右分流型心脏病的症状、体征和并发症。

2．右向左分流型

（1）症状

1）青紫：为主要表现。其程度和出现的早晚与肺动脉狭窄程度有关。在吃奶、哭闹、活动后即可出现气促和青紫加重。

2）阵发性缺氧发作：患儿在吃奶、哭闹、大便时出现阵发性呼吸困难，青紫加重，重者可突然出现昏厥和抽搐，这是由于肺动脉漏斗部在狭窄的基础上，突然发生该处肌肉痉挛，引起一时性肺动脉梗阻，使脑缺氧加重所致。每次发作可持续数分钟至数小时，常能自行缓解。年长儿常诉头晕、头痛。

3）蹲踞现象：不会行走的婴儿常喜欢大人抱起时双下肢屈曲状。可行走的患儿于行走或活动时，因气急而主动下蹲片刻再行走，是一种无意识的自我缓解缺氧和疲劳的体位。导致蹲踞现象的原因是蹲踞时下肢屈曲，体循环阻力增加，减少了静脉回心血量，减轻了心脏负荷；同时下肢动脉受压，增加体循环阻力，减少了右向左的分流量，使缺氧症状暂时缓解。

（2）体征

1）全身皮肤发绀：多见于毛细血管丰富的浅表部位，如唇、鼻尖、球结合膜、耳垂、指（趾）甲等。

2）生长迟缓：患儿体格发育多落后，重者智能发育也落后。

3）杵状指（趾）：由于患儿长期缺氧，致使指、趾端毛细血管扩张增生，局部软组织和骨组织也增生肥大，随后指、趾端膨大如鼓槌状称杵状指。

4）心脏体征：心前区可稍隆起，胸骨左缘第2～4肋间常听到Ⅱ～Ⅲ级粗糙喷射性收缩期杂音，一般以第3肋间最响，其响度取决于肺动脉狭窄程度。狭窄重，流经肺动脉的血少，杂音则短而轻；漏斗部痉挛时杂音暂时消失。肺动脉第二音减弱或消失。

（3）并发症：由于长期缺氧，红细胞增加，血液黏稠度高，血流缓慢，而引起脑血栓，若为细菌性血栓，则易形成脑脓肿。常见并发症还有亚急性细菌性心内膜炎。

考点：右向左分流型心脏病的症状、体征和并发症。

附表：常见先天性心脏病的症状体征见表10-1。

表10-1　常见先天性心脏病的症状体征

	室间隔缺损	房间隔缺损	动脉导管未闭	法洛四联症
症状	①潜伏青紫 ②肺循环充血（咳嗽气促易患肺炎） ③体循环缺血（苍白乏力发育差）	同左	同左	①持续青紫 ②缺氧显著（气促、活动无耐力、蹲踞、杵状指、晕厥等）

续表

	室间隔缺损	房间隔缺损	动脉导管未闭	法洛四联症
心脏杂音	胸骨左缘第3、4肋间Ⅲ～Ⅳ级响亮粗糙的全收缩期吹风样杂音	胸骨左缘第2～3肋间Ⅱ～Ⅲ级喷射性收缩期杂音	胸骨左缘第2肋间或左锁骨中线处粗糙响亮的连续性机器样杂音	胸骨左缘第2～4肋间Ⅱ～Ⅲ级粗糙喷射性收缩期杂音
震颤	有	无	有	可有
P_2	亢进	亢进，固定分裂	亢进	减弱或消失

（三）辅助检查

1．血液检查　法洛四联症患儿周围血红细胞计数增多，血红蛋白和红细胞压积增高。

2．X线检查

左向右分流型先天性心脏病，可见肺野充血、肺动脉段明显凸出、肺门血管影增粗、搏动增强，称“肺门舞蹈”。

法洛四联症可见右心室增大，肺动脉段凹陷，心尖上翘呈“靴形”心，肺门血管影缩小，肺纹理减少、透亮度增加（表10-2）。

表10-2　常见先天性心脏病的X线表现

	室间隔缺损	房间隔缺损	动脉导管未闭	法洛四联症
房室增大	中型：左室增大 大型：右室增大	右房、右室大 心影呈梨形	左室大 左房可大	右室大 心影呈靴型
肺动脉段	凸出	凸出	凸出	凹陷
肺野	充血	充血	充血	清晰
肺门“舞蹈”	有	有	有	无

3．心电图　心电图能反映心脏位置，心房、心室有无肥厚以及心脏传导系统的情况。

室间隔缺损：小型缺损者正常。中型缺损者左心室肥大，大型缺损者左、右心室肥大。

房间隔缺损：典型心电图表现为电轴右偏和不完全性右束支传导阻滞。部分病例有右房和右室增大。

动脉导管未闭：导管细的心电图正常。导管粗和分流量大的可有左心室肥大和左心房肥大，合并肺动脉高压时右心室肥大。

法洛四联症：心电轴右偏，右心室肥大，也可右心房肥大。

4．超声心电图　超声心动图是一项无痛、非侵入性检查方法，能显示心脏内部结构的精确图像，明确缺损部位。其效果如同X线心血管造影术，使人能直观循环的血流，被称为“无创伤性心血管造影术”。二维超声心动图可提示缺损的位置和大小。多普勒彩色血流显像可直接见到分流的位置、方向和区别分流的大小，还能确诊多个缺损的所在。

室间隔缺损：示左心室、左心房和右心室内径增大，主动脉内径缩小。

房间隔缺损：示右心房和右心室内径增大。

动脉导管未闭：示左心房和左心室内径增宽，主动脉内径增宽。

法洛四联症：示右心室内径增大，流出道狭窄。

5．其他　心血管造影、心导管检查，以确定畸形部位、性质等。

（四）治疗原则

包括内科治疗和外科治疗，根治有赖于外科手术治疗。手术分姑息性和根治性手术。根据分流量大小及病情轻重选择合适的手术年龄。

本病内科治疗的目的在于维持患儿正常生活，使之能安全地达到手术年龄，主要措施是控制感染、对症治疗、防止并发症和及时治疗心力衰竭。早产儿动脉导管未闭可于生后 1 周内应用消炎痛治疗，以促使导管平滑肌收缩而关闭导管。

（五）心理和社会支持状况

由于对疾病知识的缺乏，伴随着小儿喂养困难、发育迟缓、活动受限、体弱多病，以及检查和治疗复杂、手术费用的高昂、风险较大、预后难以预测等，家长往往表现出紧张、焦虑、恐惧、悲观的心理。随着年龄的增长，患儿因先天性心血管畸形致生长发育落后，不能按时入托、入学，正常活动、游戏、学习会受到不同程度的限制和影响，会出现抑郁、焦虑、自卑、恐惧等心理。个别家长的弃婴行为，会影响患儿的身心发育，引起诸多社会问题。

评估患儿是否因患先天性心脏病生长发育落后，正常活动受限而出现抑郁、焦虑等心理问题。评估家长是否因缺乏先天性心脏病的相关知识及应对措施而出现焦虑、恐惧等心理问题。

【常见护理诊断】

1．活动无耐力　与先天性心脏病体循环血量减少或血氧饱和度下降有关。

2．营养失调：低于机体需要量　与喂养困难及体循环减少，组织缺氧有关。

3．生长发育异常　与体循环血量减少或血氧下降影响生长发育有关。

4．有感染的危险　与肺充血及异常分流致心内膜损伤有关。

5．潜在并发症　呼吸道感染、感染性心内膜炎、心力衰竭、昏厥、脑血栓等。

6．焦虑或恐惧　与疾病的反复发作和担心预后有关。

7．知识缺乏　患儿和家长缺乏先天性心脏病的相关知识。

【预期目标】

1．患儿能进行适当的活动，学会掌握活动量，无心悸、气促等表现。

2．患儿获得充足的营养和能量，满足生长发育的需要。

3．患儿生长发育状况改善，无感染。

4．患儿家长熟悉本病的知识，获得心理支持，焦虑或恐惧减轻。

【护理措施】

1．建立合理的生活制度

（1）保持环境安静，保证睡眠、休息。安排好患儿作息时间，重症应卧床休息，减少耗氧，每日测脉搏或心率 2 ~ 4 次。应多拥抱患儿，减少哭闹，保持患儿舒适，减少不良刺激。护理操作集中进行，避免引起情绪激动和烦躁。

（2）根据病情适当安排活动量，减轻心脏负担。除重症患儿需要卧床休息外，应在医护人员或家长监护下进行适当的活动，但不要做过激活动，运动量不要过大，不参加体育竞赛。在活动和游戏期间护士应注意对患儿耐受程度的评估，方法是活动前先测量生命体征，包括脉搏（速率、节律）、血压、呼吸（速率、节律、费力程度）；活动后即刻测量生命体征；患儿休息 3 分钟后再测生命体征，若血压、呼吸恢复至活动前水平，脉率增快每分钟不超过 6 次，则说明活动适度，若患儿出现苍白、精神恍惚、发绀、眩晕、胸闷、心悸等症状时，要及时记录其程度，立即停止活动，卧床休息，抬高床头，并通知医生。

（3）法洛四联症患儿在游戏或走路时，常出现蹲踞现象，是机体耐受力低的表现，是患儿为缓解缺氧所采取的一种被动体位和自体保护性动作。当患儿蹲踞时，不要强行拉起，应让患儿自然蹲踞和起立，可劝其休息。

2．合理喂养，保证营养需求　注意营养搭配，供给充足能量、蛋白质和维生素，保证营养需要。喂养困难者，要耐心喂养，可少量多餐，避免呛咳和呼吸困难；预防充血性心力衰竭，患儿饮食应少量多餐，适当限制盐的摄入，采用无盐或低盐饮食，给予适量的蔬菜类粗纤维食品，以保持大便通畅，必要时可给予开塞露通便，以免加重心脏负担；持续青紫时因低氧血症代偿性红细胞增多，血液黏度相应增加，易形成血栓，尤其是发热、脱水患儿，应多饮开水，增加液体的摄入量。同时监测生长发育各项指标，及时发现异常情况，及时就诊。

3．注意病情观察，防止并发症发生

（1）监测患儿体温，预防感染：先天性心脏病患儿，除严重心力衰竭，均需按时接受预防接种，预防各种传染病；应避免到公共场所、人群集中的地方，以免交叉感染；按气温改变随时增减衣物，避免着凉，预防感冒，防止肺部感染；在接受小手术（如拔牙、扁桃体切除术）时，术前、术后均应按医嘱给足量抗生素，严格执行无菌操作技术；一旦发生感染应积极应用抗生素治疗，发生感染性心内膜炎时应选用有杀菌作用的抗生素，疗程 4 ～ 6 周。

（2）注意观察呼吸、脉搏、心率、心律的变化：及时发现心力衰竭，出现呼吸困难、端坐呼吸、心率增快、水肿、肝大等心力衰竭表现，应立即置患儿半卧位、吸氧，并报告医生，严格控制输液速度和量，按心力衰竭护理。

（3）预防脑血栓：法洛四联症患儿血液黏稠度高，在夏天、发热、出汗、吐泻时，体液量减少，加重血液浓缩，易形成血栓，尤其是脑血栓，因此要注意供给充足的液体，必要时可静脉输液。

（4）观察缺氧发作情况：法洛四联症患儿因活动、哭闹、便秘可引起缺氧发作，出现阵发性呼吸困难，甚至昏厥、抽搐，应限制患儿活动量，重症卧床休息，间歇吸氧，一旦缺氧发作，应将患儿置于膝胸位，吸氧、镇静（吗啡首选）、纠正酸中毒。给予新福林提高动脉血压，或普萘洛尔（心得安）减轻右室流出道梗阻，减少右向左分流，重者皮下注射吗啡。

4．心理护理　对先天性心脏病患儿护理人员应有爱心和耐心，应多拥抱、抚摸患儿，建立良好的护患关系。对患儿进行必要的心理咨询，有针对性地向患儿及家长进行卫生知识宣传，解释病情和检查、治疗经过，使患儿及家长积极配合。

考点：先天性心脏病的护理诊断、护理措施。

【健康教育】

1．向患儿及家长介绍先天性心脏病发生的原因、主要表现、护理要点以及手术适宜年龄。

2．建立合理的生活制度，使患儿劳逸结合；教会家长评估患儿活动耐受力的方法和限制活动的指征。

3．指导家长合理安排患儿饮食，耐心喂养。可给予高蛋白、高维生素、高能量的食物，以满足生长发育的需要，同时要强调多食含膳食纤维较多的蔬菜、水果等，以保证大便通畅，一般若 2 日不排便，应给予开塞露通便。

4．强调预防感染的重要性，加强护理，按时预防接种，按医嘱合理用药。

5．指导家长注意观察心力衰竭及脑缺氧的表现，以便及时就诊。

6．定期带患儿到医院复查，调整心功能到最好状态，使患儿能安全等到手术年龄。

7．虽然引起先天性心脏病的原因尚未完全明确，但加强孕妇的保健，特别是在妊娠早期适量补充叶酸，积极预防风疹、流感等病毒性疾病以及避免与发病有关的高危因素，对预防先天性心脏病具有积极意义。

考点：先天性心脏病的健康教育。

第三节　病毒性心肌炎

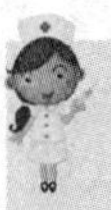

案例

6岁男孩，半月前患了感冒，家长给他吃了些治疗感冒的药，感冒症状基本消失了。但近两周来，活动后他就出现乏力、胸闷、憋气现象，有时还伴有发热。

请思考：①患儿可能得的什么病？②需进一步做哪些辅助检查？③应该如何进行护理？

病毒性心肌炎是病毒侵犯心脏所致，临床表现以心肌炎性病变为主，有时可累及心包或心内膜。症状轻重不一，多数预后良好，重症者可发生心力衰竭、心源性休克，甚至猝死。

【护理评估】

（一）健康史

引起儿童心肌炎的常见病毒有柯萨奇病毒（B组和A组）、埃可病毒、脊髓灰质炎病毒、腺病毒、传染性肝炎病毒、流感和副流感病毒、麻疹病毒、单纯疱疹病毒以及流行性腮腺炎病毒等。

（二）身体状况

病毒性心肌炎临床表现轻重不一，预后大多良好。典型病例病前数日或1～3周有轻重不等的呼吸系统和消化系统症状，患儿感觉心前区不适、胸闷、心悸、头晕及乏力等。少数重症患儿可发生心力衰竭、严重心律紊乱、心源性休克，甚至猝死。体检有心脏轻度肿大、伴心动过速、心音低钝及奔马律，有心包炎者可闻及心包摩擦音。部分患儿呈慢性进程，演变为扩张性心肌病。

考点：病毒性心肌炎的健康史与身体状况。

（三）辅助检查

1．心电图　可见各种心律失常：包括各种期前收缩，室上性和室性心动过速，房颤和室颤，二度或三度房室传导阻滞。心肌受累明显时可见T波降低、ST-T段的改变。

2．心肌损害血生化指标　血清磷酸激酶（CPK）及同工酶在早期多有增高，其中以来自心肌的同工酶（CK-MB）为主；血清乳酸脱氢酶（LDH）同工酶增高在心肌炎早期诊断中有提示意义。心肌肌钙蛋白（cTnI或cTnT）的变化对心肌炎诊断的特异性更强。

3．超声心动图　可显示心房、心室的扩大，心室收缩功能受损程度，探查有无心包积液。

4．病原学诊断　疾病早期可从咽拭子、咽冲洗液、粪便、血液中分离出病毒，但需结合血清抗体测定才更有意义。利用聚合酶链反应或病毒核酸探针原位杂交，自血液或心肌组织中查到病毒核酸可作为某一型病毒存在的依据。

（四）心理和社会支持状况

了解家长对疾病的心理反应及认识程度；能否配合医院的治疗和护理要求；评估患儿家庭居住环境、经济状况、家长的文化程度。

（五）治疗原则

病毒性心肌炎治疗要点主要是减轻心脏负荷，改善心肌代谢及心功能，促进心肌修复。

1．休息　急性期需卧床休息，减轻心脏负荷。

2．药物治疗

（1）抗病毒药物：对于仍处于病毒血症阶段的早期病人，可选用抗病毒治疗，但疗效不确定。

（2）改善心肌营养：大剂量维生素 C、辅酶 Q_{10}、1，6 二磷酸果糖有益改善心肌能量代谢，促进受损细胞的修复。

（3）大剂量丙种球蛋白：通过免疫调节作用减轻心肌细胞损害。

（4）皮质激素：通常不主张使用。发生心源性休克、严重心律紊乱、心力衰竭时使用肾上腺皮质激素。

考点：病毒性心肌炎的治疗原则。

【常见护理诊断】

1．活动无耐力　与心肌受损、收缩无力及组织供氧不足有关。

2．潜在并发症　心律失常、心力衰竭、心源性休克。

【预期目标】

1．患儿活动耐力提高。

2．患儿住院期间不发生心律失常、心力衰竭、心源性休克或发现及时得到有效控制。

3．家长和患儿能积极配合治疗。

【护理措施】

1．减轻心脏负荷　主要是休息。有心功能不全及心脏扩大的患儿应绝对卧床至心功能改善、心脏大小恢复正常，逐渐恢复活动量以不出现心悸为宜。一般急性期休息到热退后 3 ～ 4 周，总休息时间 3 ～ 6 个月。

2．饮食　宜高营养、易消化、富含维生素、低盐饮食，避免刺激性食物及暴饮暴食。

3．严密观察病情　密切观察并记录心率、脉搏的强弱和节律，注意体温、呼吸、血压及精神状态的变化。对心律失常者应持续进行心电监护。发现多源性期前收缩、室性期前收缩、完全性房室传导阻滞、心动过速、心动过缓时应及时报告医生并采取紧急措施。

4．对症及用药护理　胸闷、气促者应给予吸氧。烦躁不安者可遵医嘱给镇静剂。心力衰竭者应控制静脉输液速度和量，以免加重心脏负担。心源性休克者应遵医嘱及时补充血容量。应用洋地黄药物时应密切观察并记录心律、心率。

考点：病毒性心肌炎的护理诊断与护理措施。

【护理评价】

1．患儿活动耐力是否提高。

2．患儿是否出现心律失常、心力衰竭、心源性休克，出现后能否及时得到有效控制。

3．家长和患儿对本病的了解程度。

【健康指导】

向患儿及家长介绍本病的治疗原则、预后，减少其焦虑和恐惧心理。强调休息的重要性，注意预防呼吸道、消化道感染。指导用药，如常用抗心律失常药物名称、剂量、用药时间及不良反应等。出院后嘱其避免疲劳、继续服药、门诊定期随访。

小结	先天性心脏病是小儿时期最常见的心脏病，可分为左向右分流型、右向左分流型及无分流型三大类。左向右分流型又叫潜伏青紫型，包括室间隔缺损、房间隔缺损、动脉导管未闭等；其共同特点是流经肺循环的血流量增加易致呼吸道感染。法洛四联症是存活的右向左分流型先天性心脏病中最常见者，由肺动脉狭窄、室间隔缺损、主动脉骑跨、右心室肥厚四种畸形组成，其中以肺动脉狭窄最为重要，由于流经肺循环的血容量减少导致缺氧可致青紫、乏力、生长发育落后。其内科治疗及护理的目的是防治感染、心力衰竭、血栓形成、缺氧发作，确保患儿安全到达适合手术的年龄。 病毒性心肌炎是病毒侵犯心脏所致，主要表现为心前区不适、胸闷、心悸、头晕及乏力等，重症者可发生心力衰竭、心源性休克或猝死。本病治疗护理主要采取注意休息、加强营养、减轻心脏负担、改善心肌代谢和心功能、促进心肌修复等综合措施。

（常 青）

第十一章　泌尿系统疾病患儿的护理

学习目标	1. 归纳急性肾小球肾炎、肾病综合征及泌尿道感染的概念、身体状况、护理诊断、护理措施。 2. 说出上述疾病的治疗原则、健康教育；急性肾小球肾炎的中医特色护理方法。 3. 知道上述疾病的健康史、辅助检查及心理状况评估。

第一节　小儿泌尿系统的特点

一、解剖特点

1. 肾　位于腹膜后脊柱两侧，左右各一，形似蚕豆。小儿年龄越小，肾相对越大，婴儿期肾位置较低，上极约平第 12 胸椎，下极位于髂嵴以下第 4 腰椎水平，2 岁后才达髂嵴以上，且右肾稍低于左肾，故 2 岁以内小儿腹部触诊常可扪及肾。婴儿肾表面呈分叶状，至 2 ～ 4 岁时分叶完全消失，若此后持续存在，可视为分叶畸形。

2. 输尿管　婴幼儿输尿管长而弯曲，管壁肌肉及弹力纤维发育较差，易受压扭曲而致梗阻和尿潴留，诱发泌尿道感染；此外，婴幼儿输尿管和膀胱结合处瓣膜发育不良，容易发生反流而造成泌尿道感染。

3. 膀胱　婴儿膀胱位置相对较高，尿液充盈时，其顶部常在耻骨联合之上，腹部触诊时易扪及；随着年龄增长逐渐下降入盆腔内。

4. 尿道　女婴尿道较短，新生女婴尿道仅长 1cm（性成熟期 3 ～ 5cm），外口暴露，在肛门前方，因此容易受到污染而发生上行性感染。男婴尿道长约 5 ～ 6cm，虽然较女婴长，但常有包茎，尿垢积聚时也易引起上行性感染。

考点： 小儿易患尿路感染的解剖原因。

二、生理特点

1. 肾功能　新生儿出生时肾单位数量已达成人水平，其储备能力不足，调节功能尚未成熟，故其肾功能不完善。小儿肾功能一般到 1 ～ 1.5 岁时接近成人水平。故小儿用药种类的选择和剂量需慎重。

（1）肾小球滤过率（GFR）：新生儿出生时滤过率仅为成人的 1/4，平均约为 20ml/（min· 1.73m^2），生后 3 ～ 6 个月为成人的 1/2，6 ～ 12 个月为成人的 3/4，故不能排出过多的水和溶质，容易发生水钠潴留，表现为水肿。

（2）肾小管重吸收及排泄功能：新生儿生后数周近端肾小管重吸收功能发育逐渐成熟，钠吸收与成人相似，但排钠能力较差，若输入钠过多，使细胞外液扩张，容易发生钠潴留和水肿。低体重儿肾保钠能力差，若输入不足，可致低钠血症。新生儿葡萄糖肾阈较成人低，大量口服或静脉输入时易出现糖尿。生后头 10 天内的新生儿，排钾能力差，因此血钾偏高。

（3）浓缩和稀释功能：新生儿及婴幼儿浓缩尿液功能不足，排出溶质所需的液量相对较多，婴儿每由尿中排泄 1mmol/L 溶质至少需水 14ml，成人仅需 0.7ml，故入量不足时易发生脱水甚至诱发急性肾功能不全。新生儿及婴幼儿稀释尿液的能力接近成人，尿液可稀释至 40mmol/L，但因 GFR 低，入液量过多或过快时易出现水肿。

（4）酸碱平衡：新生儿及婴幼儿因肾保 HCO_3^- 的能力差，分泌 NH_3 和 H^+ 的能力低，故缓冲酸能力有限，易致酸中毒。

（5）肾的内分泌功能：肾不仅是一个排泄器官，也具有内分泌功能，可分泌肾素、促红细胞生成素、肾利钠肽、前列腺素、血管紧张素、醛固酮和 1，25-（OH）$_2D_3$ 等近 10 种激素和生物活性物质。胎儿在宫内处于低氧环境，胎肾合成促红细胞生成素较多，出生后随血氧分压增高而分泌减少。

2．小儿排尿特点

（1）排尿次数：大多数新生儿在生后 24 小时内排尿，99% 在 48 小时内排尿；出生后头几天因进食少，每日仅排尿 4 ～ 5 次，1 周后因进水量增多，代谢旺盛，而膀胱容量较小，每日排尿增至 20 ～ 25 次，1 岁时每日排尿控制在 15 ～ 16 次，学龄前期和学龄期每日排尿 6 ～ 7 次。

（2）每日尿量：新生儿生后 48 小时正常尿量为每小时 1 ～ 3ml/kg，每小时＜ 1.0ml/kg 为少尿，每小时＜ 0.5ml/kg 为无尿。正常每日尿量（ml）约为：(年龄 –1）×100+400，婴儿尿量每日 400 ～ 500ml，幼儿 500 ～ 600ml，学龄前期 600 ～ 800ml，学龄期 800 ～ 1400ml，青春期 1000 ～ 1600ml，若 24 小时尿量婴幼儿＜ 200ml，学龄前儿童＜ 300ml，学龄儿童＜ 400ml 时即为少尿，当每日尿量＜ 50ml 时即为无尿。

（3）排尿控制：正常排尿机制在婴儿期由脊髓反射完成，以后建立脑干 - 大脑皮质控制。一般 3 岁左右小儿已能控制排尿。若 3 岁后仍不能控制膀胱逼尿肌收缩，被称为不稳定膀胱，常表现为白天尿急、尿频或尿失禁及夜间遗尿。

考点：小儿排尿特点。

3．小儿尿液特点

（1）尿色及酸碱度：出生后最初 2 ～ 3 天尿色偏深，稍混，呈强酸性，放置后有红褐色沉淀，为尿酸盐结晶。正常婴幼儿尿液为淡黄色透明，但在寒冷季节尿排出后变为白色混浊，是由于尿中盐类结晶析出所致。尿酸盐加热后可溶解，以此可与脓尿或乳糜尿鉴别。小儿尿液多接近中性或弱酸性，pH 平均在 5 ～ 7 之间，一般在 6 左右。

（2）尿渗透压和尿比重：新生儿尿渗透压平均为 240mmol/L，比重为 1.006 ～ 1.008，1 岁以后接近成人水平，儿童渗透压通常为 500 ～ 800mmol/L，尿比重范围在 1.003 ～ 1.030，通常为 1.011 ～ 1.025。尿渗透压（mmol/L）大致等于（尿比重 –1.000）×40000。

（3）尿蛋白：正常健康小儿尿中含有微量蛋白，尿蛋白定性试验阴性，定量每天≤ $100mg/m^2$，一次性尿蛋白（mg/dl）/ 肌肝（mg/dl）≤ 0.2，尿蛋白主要来自血浆，白蛋白占 2/3，若尿蛋白超过 150mg/d 或每小时＞ $4mg/m^2$，定性试验则表现为异常阳性。

（4）尿沉渣和 Addis 计数：正常清洁新鲜尿液离心后沉渣镜检，红细胞＜ 3 个 /HP，白细胞< 5 个 /HP，透明管型偶见。12 小时尿细胞计数（Addis count）正常为：红细胞< 50 万个，白细胞< 100 万个，管型< 5000 个。

考点： 小儿尿液特点。

第二节　急性肾小球肾炎

案例

患儿，3 岁，以“水肿 2 天”为主诉入院。患儿 2 天前无明显诱因下出现双眼睑水肿，晨起后为著，午后减轻，伴尿量减少，约为平时的 1/2，尿色加深，浓茶样，现患儿水肿渐渐加重，今晨起诉头晕较著，收住入院。入院时神志清，精神稍差，呼吸平稳，T37.2℃，P92 次 / 分钟，R21 次 / 分钟，Bp160/110mmHg，双眼睑、颜面及下肢轻中度水肿，压之无凹陷，移动性浊音（-），尿道口无充血。尿常规显示：WBC +/HP，RBC+++/HP，BCD+++，Pr++。

请思考：①该患儿最可能的医疗诊断是什么？②列出患儿主要护理诊断。③治疗原则是什么？④主要护理措施有哪些？

急性肾小球肾炎（acute glomerulonephritis，AGN）简称急性肾炎，是一组由多种病原体感染后引起的免疫反应性肾小球疾病，临床主要表现为急性起病，水肿、少尿、血尿、高血压，严重者可有循环充血、高血压脑病及肾衰竭。

该病多见于 5 ~ 14 岁的儿童，特别是 6 ~ 7 岁，小于 2 岁者少见，男女性别比为 2 ∶ 1，本病以夏秋季节多见，大多数患儿常呈良性自限过程，预后良好。少数发展为慢性肾炎。

病因和发病机制：急性肾炎常继发于呼吸道或皮肤感染，通常因 A 组 β 溶血性链球菌感染所致，被称为急性链球菌感染后肾小球肾炎，目前认为急性肾炎主要与链球菌中的“致肾炎菌株”感染有关。

A 组 β 溶血性链球菌感染后导致肾炎的发病机制，是链球菌的某些抗原成分刺激机体产生抗体，抗原抗体结合形成免疫复合物，随血流到达肾，引起的肾小球毛细血管炎症病变，包括循环免疫复合物及原位免疫复合物两种学说。免疫复合物沉积于肾小球的基底膜，并激活补体系统引起免疫反应和炎症反应。各种免疫损伤使肾小球基底膜损伤断裂，血液成分漏出毛细血管，尿中出现蛋白、红细胞、白细胞和各种管型。同时，细胞因子刺激肾小球内皮和系膜细胞增生、肿胀，严重时可有新月体形成，导致肾小球毛细血管狭窄或闭塞，使肾小球毛细血管血流量减少，滤过率降低，致使体内水钠潴留，细胞外液和血容量增多。临床出现水肿、少尿、高血压等表现，严重者可出现严重循环充血、高血压脑病和急性肾功能不全。急性链球菌感染后肾小球肾炎典型的病理表现是弥漫性、渗出性和增生性肾小球肾炎，电镜下可见肾小球基底膜上皮侧“驼峰状”沉积，为本病的特征性改变。

考点： 急性肾小球肾炎的病因及发病机制。

【护理评估】

（一）健康史

1．病原体　最常见的病原体是 A 组 β 溶血性链球菌，其他细菌如肺炎球菌、金黄色葡萄球菌、伤寒杆菌等，病毒如柯萨奇病毒 B_4 型、腮腺炎病毒、乙肝病毒，还有疟原虫、肺炎支原体和白色念珠菌等引起的急性肾炎，临床较少见。

2．机体因素　绝大多数患儿在急性肾炎发病前 1 ～ 4 周有前驱感染史，在秋冬季节以呼吸道感染，尤以咽扁桃体炎多见，也可见于猩红热病后，呼吸道感染至肾炎发病约 1 ～ 2 周；夏季以皮肤感染多见，见于病前 2 ～ 4 周。

（二）身体状况

急性肾炎临床表现轻重悬殊，轻者无临床症状，仅在尿检时发现异常，重者可呈急进性过程，病期 2 周内因病情进展迅速而危及生命。

1．典型表现

（1）水肿：为最常见和最早出现的症状。70% 的患儿水肿为就诊的主要原因，一般初为晨起眼睑及颜面水肿，重者逐渐向下发展至躯干、下肢，遍及全身，呈非凹陷性。一般为轻、中度水肿。水肿的原因为肾小球滤过率降低，水钠潴留所致。

（2）少尿：水肿同时伴尿量明显减少，严重者可出现无尿。水肿一般于病程 2 ～ 3 周内消退，尿量随之增多。

（3）血尿：几乎所有病例起病都有血尿，轻者表现为镜下血尿，30% ～ 50% 的患儿伴有肉眼血尿，尿色呈浓茶色或烟灰水样（酸性尿），也可呈鲜红色或洗肉水样（中性或弱碱性尿）。肉眼血尿多持续 1 ～ 2 周消失，转为镜下血尿，镜下血尿可持续数月，为最晚消失的表现。血尿同时伴有不同程度的蛋白尿，一般为轻、中度，约 20% 的患儿可达肾病水平。

（4）高血压：因水钠潴留，血容量增多，约 30% ～ 80% 的患儿有血压增高，血压一般在 120 ～ 150/80 ～ 110mmHg（16 ～ 20/10.7 ～ 14.4kPa），多数患儿在病程 1 ～ 2 周随尿量增多而恢复正常。

2．严重表现　少数患儿在起病早期（1 ～ 2 周内）出现下列严重症状，若不及时发现及治疗，可危及生命。

（1）严重循环充血：常在病程第 1 周内出现，由于肾小球滤过率急剧减少，体内严重水钠潴留，使血容量增多而出现循环充血。患儿常表现为胸部不适，烦躁不安，呼吸急促，阵发性咳嗽，端坐呼吸，咯粉红色泡沫痰，双肺布满湿啰音，心率增快，心脏扩大，甚至出现奔马律，肝大，颈静脉怒张，少数患儿病情可急剧恶化于数小时内死亡。上述表现类似心力衰竭，但研究结果显示并非心肌泵功能衰竭，故称为严重循环充血。

（2）高血压脑病：部分患儿由于血容量增多，血压骤升，超过脑血管代偿性收缩机制，脑血流灌注量增多而至脑水肿表现。常发生在疾病早期，患儿诉剧烈头痛、恶心呕吐、复视、视物模糊，甚至一过性失明，严重者出现惊厥和昏迷。

（3）急性肾衰竭：常在病程早期出现尿少、无尿，引起暂时性氮质血症、电解质紊乱和代谢性酸中毒，甚至尿毒症症状，一般持续 3 ～ 5 日，不超过 10 天，应及时处理高钾血症和低钠血症。尿量逐渐增多后，病情好转。少数患儿若病情持续数周不恢复，则愈后严重。

3．预后 急性链球菌感染后肾炎为自限性疾病，预后良好。病程一般在 2 周左右，随着尿量增多、水肿消退、肉眼血尿消失、血压正常而逐渐恢复。主要死因是急性肾衰竭。

考点：急性肾小球肾炎的典型表现和严重表现。

（三）辅助检查

1．尿常规　尿蛋白 + ～ +++，尿沉渣镜检可见大量红细胞，常见透明、颗粒或红细胞管型。

2．血常规　可有轻度贫血，与细胞外液容量增多有关；外周血白细胞正常或轻度升高，与原发感染灶是否存在有关。

3．血生化

（1）血清抗链球菌抗体：如抗链球菌溶血素 O（ASO）增高率为 50% ～ 80% ，常于链球菌感染后 2 周左右升高，提示新近链球菌感染，是诊断链球菌感染后肾炎的依据。皮肤感染者 ASO 常不升高。

（2）血沉增快：常提示疾病活动，一般病后 2 ～ 3 个月恢复正常。

（3）血清总补体（CH_{50}）及 C_3：在疾病早期 90% 以上病例明显下降，多数在 6 ～ 8 周时恢复正常。

（4）血清抗脱氧核糖核酸酶抗体：皮肤感染的患儿中阳性率可高达 90% 以上，是目前最有协助诊断价值的指标之一。

（5）少尿期有轻度氮质血症：尿素氮和肌酐暂时升高，肾小管功能正常。

（四）心理和社会状况

需了解患儿及家长的心态及对本病的认识程度。患儿年龄较小者，对卧床休息往往难以配合；而年长儿已开始关注社会对自己的认同和态度，除住院治疗、饮食限制、卧床休息等自身压力外，还有来自家庭及社会的压力，如中断学业，担心成绩受影响，不能与同伴玩耍，会出现紧张、焦虑等心理，表现为抱怨、烦躁等。家长及亲友因缺乏对本病的了解，往往会担心转为慢性肾炎而影响患儿将来的健康，会产生焦虑、失望的心理，表现为对患儿过度的关心和怜悯，而忽略对患儿的心理支持，从而使患儿产生自卑心理。

（五）治疗原则

本病为自限性疾病，无特异性治疗方法。主要是休息、控制钠及水的入量、清除残留感染病灶及利尿、降压等对症治疗及防止严重表现。

1．控制链球菌感染和清除病灶　一般用青霉素肌注 7 ～ 10 天；青霉素过敏者改用红霉素。

2．对症治疗

（1）利尿剂：多数患儿于起病后 1 ～ 2 周自发利尿，不必使用利尿剂，经控制水钠摄入仍少尿水肿者，一般用氢氯噻嗪口服，重者用呋塞米肌注或静脉注射。

（2）降压药：凡经休息、控制水钠、利尿而血压仍高者应予以降压药，降压药首选硝苯地平，为钙离子通道阻滞剂，其次为卡托普利，为血管紧张素转换酶抑制剂。硝苯地平为口服或舌下含服；卡托普利首次服用时应注意有无低血压的发生，硝苯地平和卡托普利交替口服效果更佳。

（3）高血压脑病：首选硝普钠。硝普钠通常静脉滴注 5 分钟内起效，快速降压时严密监测血压、心率及药物的不良反应，随时调节滴速，以每分钟 1g/kg 的速度静滴，最大速度不得超过 8g/kg，以防发生低血压，药液应新鲜配制，放置 4 小时后即不能使用，整个输液系统须用黑纸包裹或用特制的输液管，以免药物遇光分解。硝普钠的主要不良反应为头痛、恶心呕吐及情绪不稳定。同时，惊厥者予以地西泮止痉及呋塞米脱水等。

（4）严重循环充血：应严格控制水、钠入量，呋塞米利尿以促进液体排出。

(5) 急性肾衰竭：维持水、电解质平衡，必要时透析治疗。

知识链接

急性肾小球肾炎的针灸疗法

中医认为本病病因主要为感受外邪所致，并与肺、脾、肾三脏功能不足有关。因此，主穴可取肺腧、风门、水分、三焦俞、足三里、三阴交。配穴可取阴陵泉、脾俞、肾俞。

考点：急性肾小球肾炎的治疗原则。

【常见护理诊断】

1．体液过多　与肾小球滤过率下降有关。

2．活动无耐力　与水肿、血压升高有关。

3．潜在的并发症　严重循环充血、高血压脑病、急性肾衰竭。

4．知识缺乏　与家长及患儿缺乏本病的治疗和护理知识有关。

【预期目标】

1．患儿尿量增加、水肿消退、肉眼血尿消失、血压维持在正常范围。

2．患儿住院期间无高血压脑病、无严重循环充血、无急性肾功能不全等情况发生，或发生时得到及时处理。

3．家长及患儿了解限制活动及饮食调整的重要意义，积极配合治疗及护理。

【护理措施】

1．休息、控制活动量

(1) 一般起病2周内卧床休息，可减轻心脏负担，使肾血流量增加，减少水钠潴留，减轻水肿，减少并发症的发生。

(2) 肉眼血尿消失、水肿消退、血压正常，即可下床轻微活动。

(3) 血沉正常及尿内红细胞＜10个/HP，可以上学，但应避免剧烈活动。

(4) Addis计数正常可恢复正常生活。

2．饮食护理

(1) 有水肿、高血压者应限盐限水，每日食盐量1～2g，严重病例钠盐限制于每日60mg/kg；有氮质血症者应限蛋白，每日宜给优质动物蛋白0.5g/kg；有肾功能不全时，禁食高钾食物如柑橘、香蕉等；供给高糖饮食以满足小儿能量的需要；除非严重少尿和循环充血，一般不必严格限水。当尿量增加、水肿消退、血压正常后，应恢复正常饮食。

(2) 与患儿及家长共同制定食谱，在不违反原则的前提下尽量满足患儿要求，利用糖、醋来满足味觉需要，在做菜时不放盐，吃时蘸适量盐水或盐。

(3) 待尿量增加、水肿消退、血压正常后，可逐步恢复到正常的饮食，以保证患儿正常生长发育的需要。

3．协助减轻及消除水肿

(1) 准确记录24小时出、入水量。

(2) 腰部（肾区）热敷及保暖，每日1次，每次约15～20分钟。

(3) 评估并记录患儿水肿变化情况，每日或隔日测体重一次，最好在早餐前测量。

（4）按医嘱用利尿药，如氢氯噻嗪和呋塞米。使用利尿剂前后注意观察体重、尿量、水肿变化并做好记录。

4．病情观察

（1）预防高血压脑病的发生：根据病情测量血压，必要时做血压监测并遵医嘱服用降压药。若患儿突然血压升高，出现剧烈头痛、恶心呕吐、一过性失明、惊厥等，提示高血压脑病发生，应立即配合医生救治。

（2）预防严重循环充血的发生：患儿应卧床休息，室内保持安静，以免加重心脏负担，密切观察患儿呼吸、心率的变化，若患儿出现烦躁、呼吸增快、不能平卧、咳粉红色泡沫痰、青紫、心率加快等表现，应让患儿半卧位、吸氧，立即报告医生，遵医嘱给予强心药。

（3）预防急性肾功能不全的发生：记录24小时出入量，观察尿色、尿量，并按医嘱取晨尿送检，以了解病情变化。患儿尿量增加，体重下降，肉眼血尿消失，提示病情好转；若尿量持续减少，除限盐限水外，还需限制蛋白质及含钾食物的摄入，出现头痛、恶心呕吐、惊厥等，应警惕急性肾功能不全的发生，及时报告医生，并做好透析准备。

考点：急性肾小球肾炎的护理诊断与护理措施。

【特色护理】

1．麻黄、羌活、柴胡、苏梗各15g，苍术12g。水煎后去渣，熏洗全身以取汗，每日1次。用于急性肾小球肾炎之水肿。

2．生地20g、山楂50g、红糖15g。将药物放入砂锅中，水煎取汁，调入红糖，代茶饮用。每日1剂，分数次饮服。用于急性肾小球肾炎之高血压。

3．槐花、菊花、绿茶各3g。将药物放入茶杯，冲入开水，加盖闷泡5分钟，代茶饮用。每日1剂，频频冲泡饮服。用于急性肾小球肾炎之高血压。

4． 白茅根15g，小蓟15g，食糖适量。将药物放入大茶缸内，冲入开水，加盖闷泡5分钟，代茶饮用。每日1剂，频频冲泡饮服。用于急性肾小球肾炎之血尿。

【护理评价】

患儿尿量是否增加，水肿是否消退，血压是否维持在正常范围；患儿住院期间是否未发生高血压脑病、严重循环充血、急性肾功能不全等情况，或发生时得到了及时处理；家长及患儿是否掌握休息及饮食调整的方法，积极配合治疗及护理。

【健康教育】

1．根据患儿及家长的理解程度，选择适当的方式介绍患儿的病情及护理要点，说明急性肾炎为自限性疾病，急性期95%的患儿能完全恢复，增强战胜疾病的信心。

2．强调限制活动和饮食管理是控制病情进展的重要措施，尤以前2周最为关键。

3．做好出院指导，强调出院后要按要求限制患儿活动，定期到医院检查，随访时间为半年。

4．强调预防本病的关键是防治链球菌感染。平常应注意锻炼身体，增强体质，一旦发生上呼吸道或皮肤感染应及时治疗。

第三节　原发性肾病综合征

案例

男孩，5岁，以“水肿”10天为主诉入院。患儿10天前出现眼睑、颜面部水肿，后波及双下肢，呈凹陷性，伴尿量减少，无尿红，少许泡沫尿，同时腹胀明显。查体：患儿神志清，精神稍差，呼吸平稳，T37.4℃，P110次/分钟，R 24次/分钟，BP111/79mmHg，双眼睑、颜面及下肢水肿，呈凹陷性，心肺（-），移动性浊音（+），肾区无叩痛，腹软，肝肋下2cm，脾肋下未及。

请思考：①该患儿最可能的医疗诊断是什么？②列出患儿主要护理诊断。③主要护理措施有哪些？④如何对患儿及家长进行健康教育？

肾病综合征（nephritic syndrome，NS）简称肾病，是一组由多种病因引起的肾小球基底膜通透性增加，导致大量蛋白质从尿中丢失的临床症候群。其临床特征为：大量蛋白尿、低蛋白血症、高脂血症和不同程度的水肿。

考点： 原发性肾病综合征的临床特点。

肾病综合征是小儿常见的泌尿系统疾病，在小儿肾疾病中发病率仅次于急性肾炎。发病年龄以学龄前儿童多见，3～5岁为高发年龄，男女比例为3：1～4：1。近年来研究发现肾病综合征的发病具有遗传基础。

肾病综合征按病因可分为原发性肾病综合征、继发性肾病综合征和先天性肾病综合征三大类。其中90%以上为原发性肾病综合征，中华医学会儿科分会肾脏病学组于2000年11月重新修订小儿肾小球疾病临床分型，按临床表现把原发性肾病综合征分为两型：单纯性肾病（simple type NS）和肾炎性肾病（nephritic type NS），其中以单纯性肾病多见。继发性肾病综合征是指在诊断明确的原发病基础上出现肾病的表现，多继发于过敏性紫癜、系统性红斑狼疮及乙肝相关性肾炎等疾病，先天性肾病综合征属常染色体隐性遗传，在我国较为少见，多于新生儿或生后6个月内起病。本节重点介绍原发性肾病综合征（primary syndrome，PNS）。

病因和发病机制：本病的病因尚未明确，多认为与机体免疫功能异常有关。近年来已研究证实蛋白尿与肾小球毛细血管壁结构或电化学改变有关。①单纯性肾病发病可能与T细胞免疫功能紊乱有关，单纯性肾病时肾小球滤过膜阴离子丢失，致静电屏障遭到破坏，使带阴电荷的中分子血浆白蛋白漏出，如因分子滤过屏障损伤，尿中可丢失多种大中分子量的蛋白。②肾炎性肾病患儿的肾病变中常可见免疫球蛋白和补体沉着，提示与免疫病理损伤有关。先天性肾病与遗传有关。

病理生理：①大量蛋白尿：是本病最根本的病理生理改变，也是本病其他三大特征的基本原因。由于肾小球毛细血管基底膜的通透性增加所致。肾病时由于基底膜结构改变使得血浆中分子量较大的蛋白能从肾小球中滤出，此为非选择性蛋白尿；另一方面，由于基底膜阴电荷位点和上皮细胞表面的阴电荷减少，使带阴电荷的蛋白（如白蛋白）能大量通过基底膜，形成大量蛋白尿，此为选择性蛋白尿。②低蛋白血症：是病理生理改变中的关键环节。

血浆蛋白由尿中大量丢失和从肾小球滤出后被肾小管吸收分解是造成肾病综合征低蛋白血症的主要原因，肝合成蛋白的速度小于蛋白丢失的速度也致血浆蛋白降低。血浆白蛋白下降影响机体内环境的稳定，低蛋白血症还影响脂类代谢。③高脂血症：低蛋白血症同时促进肝合成脂蛋白增加，大分子的脂蛋白难以从肾排出，导致高脂血症，临床表现为患儿血清中总胆固醇、甘油三酯和低密度、极低密度脂蛋白增高，持续高脂血症可促进肾小球硬化和肾间质纤维化。④水肿：机制尚未完全清楚，传统理论认为低蛋白血症使血浆胶体渗透压降低，当白蛋白低于 25g/L 时，水和电解质即由血管内往外渗到组织间隙出现水肿，低于 15g/L 时则同时形成胸腔积液或腹水。此外，由于水和电解质外渗到组织间隙，使有效血容量减少，促使肾素 - 血管紧张素 - 醛固酮分泌增加，最终使远端肾小管对水、钠吸收增加，导致水钠潴留，进一步加重水肿。

本病的预后与转归主要取决其病理类型，我国各地协作组研究结果显示，最主要的病理类型是微小病变型。90% ～ 95% 的微小病变型患儿对首次应用糖皮质激素有效，虽然易复发，但愈后良好，局灶性肾小球硬化及系膜毛细血管性肾小球肾炎预后最差。

考点：原发性肾病综合征的病理生理变化。

【护理评估】

（一）健康史

1．病原体　各种感染均可诱发，尤以上呼吸道感染常见。

2．机体因素　患儿是否为过敏体质；是首发还是复发，家族中有否类似病史；病程的长短，是否诊断明确，治疗方案与治疗效果等。

（二）身体状况

1．单纯性肾病　发病年龄多为 2 ～ 7 岁，男孩多于女孩（2 ～ 4 ∶ 1）。起病缓慢，常无明显诱因。水肿是最突出的表现，主要症状是不同程度的水肿，常始于眼睑，逐渐遍及全身，呈凹陷性，严重时出现胸腔积液、腹水和阴囊水肿。阴囊水肿时皮肤透明发亮，甚至有液体渗出，胸腔积液和腹水可致呼吸困难，水肿严重者可少尿，一般无血尿及高血压。患儿常伴面色苍白、疲倦、厌食等症状。

2．肾炎性肾病　发病年龄多为学龄期。水肿一般不严重，除具备肾病 4 大特征外，凡具有以下 4 项中之一或多项者为肾炎性肾病。①血尿：指在 2 周内进行 3 次以上离心尿检查，尿红细胞超过 10 个 /HP；②反复出现高血压：学龄前儿童＞ 120/80mmHg（16/10.6kPa），学龄儿童＞ 130/90mmHg（17.3/12kPa），并排除糖皮质激素所致者；③持续性氮质血症：尿素氮＞ 10.7mmol/L，并排除血容量不足所致者；④持续低补体血症，总补体（CH_{50}）和血 C_3 反复降低。

3．并发症

（1）感染：为最常见的并发症，是因为肾病患儿免疫功能低下、蛋白质减少、使用肾上腺糖皮质激素（或）免疫抑制剂等原因所致。肾病患儿易患各种感染，常见有呼吸道感染、皮肤感染，泌尿道感染及原发性腹膜炎等，而感染又可促使患儿病情加重，影响激素的疗效。

（2）电解质紊乱：常见的电解质紊乱有低钠血症、低钾血症和低钙血症。因不恰当长期禁盐、大量使用利尿剂以及感染、呕吐、腹泻所致。临床可有厌食、乏力、手足搐搦等表现。

（3）低血容量休克：多于起病初期或复发时，或使用利尿剂大量利尿后发生，表现为视力障碍、意识不清、头痛、抽搐等症状。

(4) 高凝状态和血栓形成：由于：①肝合成凝血因子增加，呈现高纤维蛋白原血症。②抗凝血酶随尿丢失，抗凝物质减少。③高脂血症时血液黏滞度增高，血流缓慢，血小板聚集增加等原因，肾病患儿处于高凝状态，易形成血栓，以肾静脉及肺静脉血栓最常见。栓塞大多无临床症状，仅在大血管栓塞时才出现症状，如肾静脉栓塞时，患儿突发腰痛、肉眼血尿或无尿、少尿，甚至急性肾衰竭；不明原因的咳嗽、胸痛、咯血或呼吸困难而肺部无阳性体征时要警惕肺栓塞。

(5) 急性肾衰竭：部分患儿在起病或复发时并发急性肾衰竭，多为低血容量所致的肾前性肾衰竭。

(6) 生长发育迟缓：常见于频繁复发和长期接受大剂量糖皮质激素治疗的患儿。

考点：原发性肾病综合征的身体状况。

(三) 辅助检查

1．尿液检查　尿蛋白定性多在 (+++ ~ ++++)，24 小时尿蛋白定量 > 0.1g/kg，尿蛋白 / 肌肝 (mg/mg) > 3.5。可见透明管型和颗粒管型，约 15% 的患儿尿内可见较多红细胞，多为肾炎性肾病。

2．血液检查　血清总蛋白及白蛋白明显降低，白、球比例 (白 / 球) 倒置，血清白蛋白 < 30g/L，胆固醇 > 5.7mmol/L；血沉增快；肾炎性肾病患儿可有血清补体 C_3 减少及氮质血症。

3．其他检查　多数患儿存在不同程度的高凝状态，血小板增多，血浆纤维蛋白原增加，尿纤维蛋白裂解产物增多；对怀疑血栓形成者可行彩色多普勒检查，对糖皮质激素治疗耐药或频繁复发者，必要时可行经皮肾穿刺活检。

(四) 心理和社会状况

患儿长时间的治疗和护理活动、饮食的限制，与同伴分离、学习中断等容易产生焦虑心理，出现抑郁、烦躁、隐瞒、否认等表现。用肾上腺糖皮质激素治疗引起形象改变会产生自卑心理。表现为情绪低落、不愿合作等，甚至放弃治疗；年长儿还会因病情反复，担心加重家庭的经济负担而感到自责。患儿因家长及同学的过度关心产生依赖心理。家长因对本病知识的缺乏了解，担心预后及复发而产生焦虑等心理。

(五) 治疗原则

本病较为有效的首选药物为肾上腺糖皮质激素，临床首选泼尼松，开始每日 2mg/kg，尿蛋白转阴再巩固 2 周后开始减量。泼尼松治疗方案分为短程疗法和中长程疗法两种，短程疗法全疗程共 8 周，但因骤然停药容易复发，目前国内很少用。中程疗法疗程为 6 个月，长程疗法疗程为 9 ~ 12 个月。国内初治病例一般采用中长程疗法，对复发、激素耐药及依赖的患儿加用免疫抑制剂，如环磷酰胺、环孢素 A 及雷公藤多甙等。其次是对症治疗，如防治感染、抗凝及纤溶药物疗法、应用免疫调节剂及饮食管理。

考点：原发性肾病综合征的有效治疗药物。

【常见护理诊断】

1．体液过多　与低蛋白血症导致的水钠潴留有关。

2．营养失调：低于机体需要量　与大量的蛋白质从尿中丢失、食欲下降有关。

3．潜在的并发症　药物不良反应、电解质紊乱。

4．有感染的危险　与免疫力低下，激素的应用有关。

5．焦虑　与病程长及病情反复，与同伴分离及形象改变有关。

【预期目标】

1．患儿水肿减轻或消退。

2．营养摄入量达到正常标准。

3．未出现感染。

4．患儿及家长焦虑程度减轻，情绪稳定，能配合治疗及护理。

【护理措施】

1．减轻水肿

（1）适当休息：患儿除胸腔积液、腹水、阴囊水肿等高度水肿、并发感染或严重高血压外，不必严格限制活动，每日定时下床轻活动，即使卧床也要经常变换体位，防止静脉血栓形成。胸腔积液、腹水严重致呼吸困难时，因采取半卧位，可扩大胸腔容量，缓解呼吸困难。病情缓解后，可适当增加活动量，但不要过度劳累，以免病情复发。

（2）利尿：一般不需常规使用利尿剂，当水肿较重或是有胸腔积液、腹水时，或因感染不能使用激素时，可配合使用利尿剂。但需密切观察以防低血容量休克及电解质紊乱的发生。常用利尿剂有氢氯噻嗪、呋塞米及低分子右旋糖酐等。

（3）评估水肿情况：每天记录 24 小时出入水量并测量体重，按压水肿部位根据凹陷程度来判断水肿程度，有腹水者需每日测腹围一次，以观察腹水消长情况。

2．饮食调整

（1）一般患儿不需特别限制饮食，应给优质动物蛋白、少量脂肪、足量碳水化合物及高维生素饮食。

（2）大量蛋白尿期间，蛋白质每日摄入量约 2g 左右，以优质蛋白如乳类、蛋、鱼、家禽等为宜，有氮质血症者应限蛋白，每日宜给优质动物蛋白 0.5g/kg。恢复期应补充蛋白质，因长期用糖皮质激素治疗，使机体出现负氮平衡。

（3）调整钠、水入量，除重度水肿、高血压、尿少外一般不必过分限制，每日食盐量以 1 ～ 2g 为宜，病情缓解不必继续限盐，过分限盐易造成低钠血症及食欲低下。水分一般以不显性失水加尿量计算。待尿量增加、水肿消退、血压正常后，可逐步恢复到正常的饮食，以保证患儿正常生长发育的需要。

（4）注意补充各种维生素及矿物质，在应用糖皮质激素治疗的过程中每日应给予维生素 D 400IU 及适量钙剂，补充富含钾的食物：如香蕉、橘子等。

（5）用免疫抑制剂治疗可引起胃肠道反应；用环磷酰胺期间让患儿多饮水，同时碱化尿液。

（6）调整脂肪入量及吸收：少食动物性脂肪，以植物性脂肪为宜，同时增加富含可溶性纤维的饮食如燕麦、米糠及豆类等。

3．预防感染

（1）保护性隔离：与感染性患儿分住，病房应通风换气，每日消毒，个人物品注意清洁，严格探视制度，避免到人多的公共场所。

（2）向家长及患儿解释预防感染的重要性：肾病患儿由于免疫力低下易并发各种感染，而感染又可导致病情加重或复发，甚至威胁到生命安全。

（3）加强皮肤护理：①患儿平时应注意保持皮肤清洁、干燥，及时更换内衣，应勤剪指甲，以免抓伤皮肤。保持床铺整洁，被褥松软，以免损伤皮肤，经常翻身，防止局部受压过久而产生褥疮；腋窝及腹股沟每天擦洗 1 ～ 2 次，并保持干燥，臀部及四肢水肿严重时，受压部位衬垫棉圈，或用气垫床。②阴囊水肿时用棉垫或吊带托起，皮肤破损处可涂碘伏预防感染。③严重水肿时应尽量避免肌内注射药物，以防药液外渗，导致注射部位皮肤潮湿或糜烂，引发感染，如需静脉注射时，应严格执行无菌操作，尽量一次穿刺成功，注射后按压皮肤至不渗液为止。

（4）密切观察有无感染迹象，检测体温及白细胞计数。

4．观察药物疗效及副作用

（1）激素疗效判断（治疗 8 周进行评价）：①激素敏感：水肿消退，尿蛋白转阴。②激素部分敏感：水肿消退，尿蛋白仍 + ～ ++。③激素耐药：尿蛋白仍在 ++ 以上。④激素依赖：激素敏感，但停药或减量后在 2 周内复发，再次用药或恢复用量后尿蛋白转阴，并重复 2 次以上者。⑤复发或反复：尿蛋白转阴，停用激素 4 周以上，尿蛋白又 ≥ ++ 为复发；如在激素用药过程中出现上述变化为反复。⑥频复发或频反复：半年内复发或反复 ≥ 2 次，1 年内 ≥ 3 次。

（2）观察糖皮质激素的副作用：①注意观察血压变化，每日测血压 1 ～ 2 次。②注意观察患儿大便颜色，注意保护胃黏膜，如给牛奶、面汤或软食，避免空腹吃药，不吃坚硬或有刺激的食物。③注意库欣综合征，如满月脸、多毛、向心性肥胖、皮肤紫纹等表现。

（3）利尿剂：严重的低蛋白血症时，先静脉滴注低分子右旋糖酐后 30 ～ 60 分钟再用呋塞米，可获得满意的疗效。严重水肿的患儿应用利尿剂时应特别注意尿量、血压及电解质情况，因大量利尿可加重血容量不足，导致低血容量休克和静脉血栓，还应注意有无电解质紊乱的发生。

（4）免疫抑制剂：肾病综合征频繁复发的患儿，对激素依赖、无效或治疗中出现严重不良反应的患儿，可加用免疫抑制剂如环磷酰胺、环孢素 A 及雷公藤多甙等。治疗期间注意白细胞下降、脱发、肝功能损伤、胃肠道反应及出血性膀胱炎，远期主要不良反应为性腺损伤。使用时应小剂量、短疗程、间断用药及避免青春期用药，用药期间应多饮水和定期复查血象。

（5）抗凝和溶栓疗法：用药过程中需检测凝血时间及凝血酶原时间，常用药物有肝素、尿激酶及双嘧达莫等。

5．心理支持及减轻焦虑

（1）关心、爱护患儿，多与患儿及家长沟通，鼓励患儿说出内心感受；恢复期可组织一些轻松的娱乐活动，适当安排学习。对学龄期患儿可帮助联系其同学及老师前来探望，督促家长帮其补习功课，给予表扬鼓励。

（2）对由于形象改变而引起焦虑者，应多给予解释，说明药物反应是暂时的，停药后会恢复正常。

考点：肾病综合征的护理诊断与护理措施。

【护理评价】

患儿水肿是否减轻或消退，体液分布是否正常；尿蛋白是否减少或转阴；患儿能否摄入足够的营养物质，以满足其生长发育的需要；患儿住院期间未并发皮肤损伤及各种感染，无电解质紊乱发生；患儿对外形改变造成的影响是否有正确的认识，焦虑程度是否减轻或消失，是否愿意接受治疗和护理。

【健康教育】

1．说明本病的病程长，长期用激素治疗出现的副作用都是暂时的，使家长及患儿树立信心。

2．讲解本病患儿活动及饮食的要求及如何自我观察并发症的早期表现。

3．出院时指导家长遵医嘱继续按要求服用激素；说明感染和劳累是造成复发的主要诱因；强调患儿预防接种要待停药 1 年后方可进行，否则可能引起肾病复发。

4．多与家长和患儿交流，教会家长和较大儿童学会用试纸检测尿蛋白的变化，如何自己观察并发症的早期表现。

5．指导出院后定期门诊随访，让家长了解到肾病的预后主要取决于病理类型，激素治疗无效、耐药或频繁复发时，动员家长配合争取肾穿刺活检，以明确病理类型，以便重新调整治疗方案和评价预后。

第四节　泌尿道感染

案例

女孩，3 岁，以呕吐、腹痛、发热为主诉入院。患儿 2 天前出现发热、寒战，后出现尿频、尿急症状，同时腹痛明显。查体：患儿神志清，精神稍差，呼吸平稳，T 38.4℃，P 110 次 / 分钟，R 24 次 / 分钟，BP 111/79mmHg，心肺（-），尿常规检查：离心尿白细胞≥ 5 个 /HP。

请思考：①该患儿最可能的医疗诊断是什么？②列出患儿主要护理诊断。③主要护理措施有哪些？④如何对患儿及家长进行健康教育？

泌尿道感染（urinary tract infection，UTI）为小儿泌尿系统常见病之一。感染可累及尿道、膀胱、肾盂及肾实质，统称为泌尿道感染。按病原体侵袭的部位不同，分为肾盂肾炎、膀胱炎、尿道炎。肾盂肾炎又称上尿路感染，膀胱炎和尿道炎合称下尿路感染。由于小儿时期感染局限在尿路某一部位者较少，且临床上又难以准确定位，故常不加区别统称为泌尿道感染。可根据有无临床症状，分为症状性泌尿道感染和无症状性菌尿。

小儿 UTI 与成人比较有许多不同，表现为：①新生儿、婴幼儿泌尿系统症状不显著，全身症状较重；②常并有泌尿系统异常，如各种先天畸形和膀胱 - 输尿管反流（VUR）；③婴幼儿的感染途径可为血源性。

考点：小儿 UTI 与成人比较的不同点。

【护理评估】

（一）健康史

1．病原体　多数为细菌、真菌和支原体，病毒也可致病但较少见。除血源性感染外，细菌多数为肠道革兰阴性菌，80% 以上为大肠埃希杆菌。其次为克雷白杆菌、肠杆菌、枸橼酸杆菌、变形杆菌、沙门菌等。革兰阳性菌较为少见。

2．易致病因素　小儿 UTI 常见，其原因有以下几点：①与小儿解剖生理特点有关。小儿输尿管长而弯曲，管壁肌肉及弹力纤维发育较差，易受压扭曲而致梗阻和尿潴留，诱发泌尿道感染；女婴尿道较短，外口暴露在肛门前方，因此容易受到污染而发生上行性感染；男婴尿道虽然较女婴长，但常有包茎，尿垢积聚时也易引起上行性感染；此外，婴幼儿输尿管和膀胱结合处瓣膜发育不良，容易发生反流而造成泌尿道感染。②泌尿道抵抗感染功能缺陷也使细菌易于入侵。除上述因素外，小儿未能控制排便，不及时更换尿布和蛲虫由肛周移行至外阴等也是易致感染的原因。

考点：泌尿道感染健康史。

（二）身体状况

不同年龄组患儿和急、慢性感染的临床表现差异较大。

1．急性感染

（1）新生儿：以全身症状为主，多由血行感染引起。败血症伴黄疸、隐性细菌尿，可有发热、体温不升、皮肤苍白、体重不增、拒奶、腹泻、嗜睡和惊厥等。

（2）婴幼儿期：全身症状重，主要为腹痛、腹泻、呕吐等。部分患儿有排尿中断、排尿时哭闹、夜间原无遗尿而出现遗尿等。

（3）儿童：表现与成人相似，下尿路感染以膀胱刺激症状为主，上尿路感染以发热、寒战、腰痛、肾区叩击痛、肋脊角压痛等为主。大肠埃希杆菌所致的出血性膀胱炎可有血尿。

2．慢性感染

病程多在6个月以上。轻者可无明显症状，也可间歇出现脓尿或菌尿。病程久者可有贫血、乏力、发育迟缓等表现。

考点：不同年龄组和急、慢性感染的身体状况。

（三）辅助检查

1．尿常规　离心尿白细胞≥5个/HP。

2．尿细菌涂片　一滴新鲜混匀尿涂片，革兰染色，每油镜视野≥1个，表明尿内细菌数＞10^5/ml以上，有诊断意义。

3．尿细菌培养　尿细菌培养及菌落计数是诊断尿路感染的主要依据。通常认为中段尿培养尿内菌落数≥10^5/ml可确诊，10^4～10^5/ml为可疑，＜10^4/ml为污染。留尿时，常规清洁消毒外阴，取中段尿及时送检。婴幼儿用无菌尿袋收集尿标本。

考点：泌尿道感染的辅助检查。

（四）心理和社会状况

患儿长时间的治疗和护理活动、饮食的限制，与同伴分离、学习中断等容易产生焦虑心理，出现抑郁、烦躁、隐瞒、否认等表现。用肾上腺糖皮质激素治疗引起形象改变会产生自卑心理。表现为情绪低落、不愿合作等，甚至放弃治疗；年长儿还会因病情反复，担心加重家庭的经济负担而感到自责。患儿因家长及同学的过度关心产生依赖心理。家长因对本病知识的缺乏了解，担心预后及复发而产生焦虑等心理。

（五）治疗原则

急性期应卧床休息，多饮水，勤排尿，勿憋尿，清洁外阴。应早期积极应用抗菌药物疗法，宜选用广谱、强效抗生素，血、尿及肾组织中浓度高、毒性小、不易产生耐药性的药物。新生儿、婴幼儿及重症儿多采用静脉给药，一般病例可口服给药。复发与慢性感染的治疗，其关键在于找出和去除诱因以达彻底治疗。

知识链接

泌尿道感染的针灸疗法

针刺肾俞、三阴交，耳穴肾上腺区，每日一次。或针刺关元、三阴交、膀胱俞等穴，强刺激。或取列缺，用毫针，针尖稍向上斜刺5分，进针时不捻针，待有感应时再行捻转手法，大指向前推捻数次出针。

【常见护理诊断】

1．体温过高　与细菌感染有关。

2．排尿异常　与膀胱、尿道炎症有关。

3．潜在的并发症　药物副作用。

【预期目标】

1．患儿体温恢复正常。

2．患儿炎症消退，排尿恢复正常。

3．患儿及家长焦虑程度减轻，情绪稳定，能配合治疗及护理，预防药物副作用。

【护理措施】

1．维持正常体温

（1）休息：急性期需卧床休息，鼓励患儿大量饮水，通过增加尿量起到冲洗尿道的作用，减少细菌在尿道的停留时间，促进细菌和毒素排出。

（2）饮食：发热患儿宜给予流质或半流质饮食。食物应易于消化，含足够热量、丰富的蛋白质和维生素，以增加机体抵抗力。

（3）降温：监测体温变化，高热者给予物理降温或药物降温。

2．减轻排尿异常

（1）保持会阴部清洁，便后冲洗外阴，小婴儿勤换尿布。

（2）婴幼儿哭闹、尿道刺激症状明显者，可应用654-2等抗胆碱药。

（3）遵医嘱应用抗菌药物，注意药物副作用。口服抗菌药可出现恶心、呕吐、食欲减退等现象，饭后服药可减轻胃肠道症状；服用磺胺药时应多喝水，并注意有无血尿、尿少、尿闭等。

（4）定期复查尿常规和进行尿培养，以了解病情的变化和治疗效果。

考点： 泌尿道感染的护理诊断与护理措施。

【护理评价】

患儿体温过高是否减轻或消退，排尿型态是否恢复正常；患儿能否摄入足够的营养物质，以满足其生长发育的需要；患儿住院期间未并发皮肤损伤及各种感染，无电解质紊乱发生；患儿的焦虑程度是否减轻或消失，是否愿意接受治疗和护理。

【健康教育】

1．向患儿及家长解释本病的护理要点及预防知识，如幼儿不穿开裆裤，为婴儿勤换尿布，便后洗净臀部，保持清洁；女孩清洗外阴时从前向后擦洗，单独使用洁具，防止肠道细菌污染尿道，引起上行性感染。

2．指导按时服药，定期复查，防止复发与再感染。一般急性感染于疗程结束后每月随访一次，除尿常规外，还应做中段尿培养，连续3个月，如无复发可以认为治愈，反复发作者每3～6个月复查一次，共2年或更长时间。

小结	急性肾小球肾炎简称急性肾炎，是一组由多种病原体感染后引起的免疫反应性肾小球疾病，临床主要表现为急性起病，水肿、少尿、血尿、高血压，严重者可有循环充血、高血压脑病及肾衰竭。主要的治疗及护理要点是：对症治疗（利尿、降压等）、严格休息、合理饮食。 肾病综合征简称肾病，是一组由多种病因引起的肾小球基底膜通透性增加，导致大量蛋白质从尿中丢失的临床症候群。其临床特征为：大量蛋白尿、低蛋白血症、高脂血症和不同程度的水肿。主要的治疗及护理重点是：首选药物是糖皮质激素如泼尼松、注意休息及饮食、预防感染、利尿消肿。 泌尿道感染为小儿泌尿系统的常见病之一。感染可累及尿道、膀胱、肾盂及肾实质，统称为泌尿道感染。按病原体侵袭的部位不同，分为肾盂肾炎、膀胱炎、尿道炎。肾盂肾炎又称上尿路感染，膀胱炎和尿道炎合称下尿路感染。主要的治疗及护理要点是：正确使用抗生素、卧床休息、多饮水、勤排尿。

（于丽丽　王　雁）

第十二章　造血系统疾病患儿的护理

学习目标	1. 归纳小儿贫血及生理性贫血的概念；归纳营养性缺铁性贫血和营养性巨幼红细胞性贫血的概念、身体状况、护理诊断、护理措施。 2. 说出正常小儿的造血及血液特点；各年龄期贫血的诊断标准；营养性贫血的治疗原则及健康教育。 3. 知道上述疾病的健康史、辅助检查及心理状况评估。

第一节　小儿造血和血液特点

一、造血特点

小儿造血分胚胎期造血和生后造血。

（一）胚胎期造血　分为 3 个阶段。

1．中胚叶造血期（mesoblastic hematopoiesis）约自胚胎第 3 周，开始出现卵黄囊造血，之后在中胚叶组织中出现广泛的原始造血成分，主要为原始的有核红细胞。自胚胎第 6 ～ 8 周，中胚叶造血开始衰退。

2．肝脾造血期（hepatic hematopoiesis）肝造血开始于胚胎的第 6 ～ 8 周，成为胎儿中期的主要造血部位。4 ～ 5 个月时达高峰，至胚胎 6 个月，肝造血逐渐减退。主要产生有核红细胞，也产生少量粒细胞和巨核细胞。

约在胚胎第 8 周脾开始造血，主要生成红细胞，到第 12 周时出现淋巴细胞和单核细胞，至胚胎 5 个月后脾停止生成红细胞和粒细胞，仅保留造淋巴细胞功能。

胸腺在胚胎第 8 周时出现，开始生成淋巴细胞并维持终身，胚胎期胸腺还有短暂的生成红细胞和粒细胞的功能；淋巴结自胚胎第 4 个月开始具有生成淋巴细胞的功能，并成为终身生成淋巴细胞和浆细胞的器官。

3．骨髓造血期（medullary hematopoiesis）骨髓的造血功能从胚胎 6 个月时才逐渐稳定，并迅速成为造血的主要器官，出生 2 ～ 5 周后成为唯一的造血场所。

（二）生后造血

生后造血为胚胎造血的延续。

1．骨髓造血　生后主要为骨髓造血，生成各种血细胞。婴幼儿所有骨髓均为红髓，全部参与造血以满足生长发育的需要。5 ～ 7 岁开始，长骨中的红髓逐渐被脂肪组织（黄髓）所代替，到成年时红髓仅限于胸骨、颅骨、肋骨、脊柱、骨盆及长骨近端。黄髓具有潜在的造血功能，当造血需要增加时，可转变为红髓而恢复造血功能。小儿在出生头几年，由于缺少黄髓，造血的代偿力低。当造血需要增加，易出现骨髓外造血。

2．骨髓外造血（extramedullary hematopoiesis）在正常情况下，骨髓外造血极少。当发生感染性或溶血性贫血等需要增加造血时，肝、脾和淋巴结恢复到胎儿时期的造血状态。表现为肝、脾、淋巴结肿大，同时外周血中可出现有核红细胞或（和）幼稚粒细胞。当病因去除后，又可恢复到正常的骨髓造血。

考点：骨髓外造血的概念。

二、血液特点

（一）红细胞数和血红蛋白量

由于胎儿期处于相对缺氧状态，红细胞生成素合成增加，故红细胞数和血红蛋白量较高，出生时红细胞数约 $5.0 \sim 7.0 \times 10^{12}/L$，血红蛋白量约 150 ~ 220g/L。出生后随着自主呼吸的建立，血氧含量增加，红细胞生成素减少，骨髓造血功能暂时性降低；胎儿红细胞寿命短且破坏多（生理性溶血）；婴儿生长发育迅速，循环血量迅速增加等因素，红细胞数和血红蛋白量逐渐降低，至生后 2 ~ 3 个月时红细胞数降至 $3.0 \times 10^{12}/L$，血红蛋白量降至 110g/L 左右，出现轻度贫血，称为“生理性贫血（physiologic anemia）”。此种贫血早产儿发生更早，程度更重。“生理性贫血”呈自限性经过，3 个月后由于红细胞生成素的增加，红细胞数和血红蛋白量又逐渐上升，约 12 岁时达到成人水平。

考点：生理性贫血的概念。

（二）白细胞数与分类

初生时白细胞总数为 $15 \times 10^9/L \sim 20 \times 10^9/L$，生后 6 ~ 12 小时达 $21 \times 10^9/L \sim 28 \times 10^9/L$，以后逐渐下降，1 周后平均为 $12 \times 10^9/L$，婴儿期白细胞维持在 $10 \times 10^9/L$ 左右，8 岁后接近成人水平。

出生时中性粒细胞约占 65%，淋巴细胞约占 30%，随着白细胞总数的下降，中性粒细胞比例也相应下降，生后 4 ~ 6 天两者比例约相等（第 1 次交叉）；之后淋巴细胞比例上升约占 60%，中性粒细胞占 35%，至 4 ~ 6 岁时两者又相等（第 2 次交叉）；以后中性粒细胞比例增多，分类逐渐达成人值。嗜酸性粒细胞、嗜碱性粒细胞及单核细胞各年龄期差异不大。

（三）血小板数

血小板数与成人相似，约为 $150 \sim 250 \times 10^9/L$。

（四）血红蛋白的种类

出生时，血红蛋白以胎儿型血红蛋白（HbF）为主，平均 70%。出生后 HbF 迅速被成人血红蛋白（HbA）所替代，1 岁时 HbF 不超过 5%，2 岁时 HbF 不超过 2%，达到成人的水平。

（五）血容量

小儿血容量相对较成人多，新生儿血容量约占体重的 10%，儿童血容量约占体重的 8% ~ 10%，成人血容量约占体重的 7% ~ 8%。

第二节 小儿贫血

一、概述

（一）贫血的概念

贫血（anemia）是指外周血中单位容积内的红细胞数或血红蛋白量低于正常。我国小儿血液学会议暂定：新生儿期血红蛋白（Hb）＜ 145g/L，1 ～ 4 个月时 Hb ＜ 90g/L，4 ～ 6 个月时 Hb ＜ 100g/L 者为贫血。6 个月以上则按世界卫生组织标准：6 个月～ 6 岁 Hb ＜ 110g/L，6 ～ 14 岁 Hb ＜ 120g/L 为贫血。海拔每升高 1000 米，血红蛋白上升 4%。

（二）贫血的程度

根据外周血中血红蛋白量含量或红细胞数将贫血分为轻、中、重、极重四度（表 12-1）。

表 12-1　贫血程度分类

	轻度	中度	重度	极重度
血红蛋白（g/L）	120 ～ 90	90 ～ 60	60 ～ 30	＜ 30
红细胞（10^{12}/L）	4 ～ 3	3 ～ 2	2 ～ 1	＜ 1

（三）贫血的分类

1．病因分类

（1）红细胞和血红蛋白生成不足：①造血物质缺乏（营养性贫血）：如缺铁性贫血，维生素 B_{12} 或叶酸缺乏所致的巨幼红细胞性贫血、维生素 C 缺乏等；②骨髓造血功能障碍：如再生障碍性贫血，骨髓造血功能衰竭及各种原因如放射线、化学物质及药物等所致骨髓抑制；③感染性、炎症性及癌症性贫血，慢性肾病所致的贫血，如儿童风湿热、系统性红斑狼疮、尿毒症等。

（2）红细胞破坏过多（溶血性贫血）：①内在因素：如遗传性球形红细胞增多症等，葡萄糖 -6- 磷酸脱氢酶（G-6-PD）缺乏症，地中海贫血等；②外在因素：如新生儿溶血病，理化因素及脾功能亢进等。

（3）红细胞丢失过多（失血性贫血）：包括急性失血和慢性失血性贫血。

2．形态分类

根据红细胞平均容积（MCV）、红细胞平均血红蛋白（MCH）和红细胞平均血红蛋白浓度（MCHC）的结果，将贫血分为四类（见表 12-2）。

表 12-2　贫血的细胞形态分类

	MCV（fl）	MCH（pg）	MCHC（%）
正常值	80 ～ 94	28 ～ 32	32 ～ 38
大细胞性贫血	＞ 94	＞ 32	32 ～ 38
正细胞性贫血	80 ～ 94	28 ～ 32	32 ～ 38
单纯小细胞性贫血	＜ 80	＜ 28	32 ～ 38
小细胞低色素性贫血	＜ 80	＜ 28	＜ 32

考点：贫血的概念、分度。

二、营养性缺铁性贫血

案例

患儿，男，8个月，长期单纯母乳喂养。查：患儿精神状态稍差，T36.2℃，P138次/分钟，R36次/分钟，面色、结膜、甲床呈苍白，肋下2cm可扪及肝，脾肋下1cm，血常规检查报：RBC 3.0×10^{12}/L，Hb 80g/L，红细胞形态呈小细胞性，染色浅。

请思考：①该患儿最可能的医疗诊断是什么？②应采取哪些治疗措施？③如何进行正确护理？④怎样对家长进行健康教育？

缺铁性贫血（iron deficiency anemia，IDA）是由于体内铁缺乏导致血红蛋白合成减少而引起的一种贫血。临床上以小细胞低色素性贫血、血清铁和铁蛋白减少、铁剂治疗有效为特点。

本病是小儿最常见的一种贫血，遍及全球，以6个月～2岁的婴幼儿发病率最高，对小儿的生长发育危害较大，是我国需要重点防治的小儿疾病之一。

【铁的代谢】

（一）人体总铁量及其分布

正常人体内的含铁总量随着年龄、体重、性别和血红蛋白水平的不同而异。体内总铁量正常成人男性约为50mg/kg，女性约35mg/kg，新生儿约75mg/kg。总铁量的60%～70%合成血红蛋白和肌红蛋白，约30%以铁蛋白及含铁血黄素形式贮存于肝、脾及骨髓中。$<1\%$存在于含铁酶内和以运转铁形式存在于血浆中。

（二）铁的来源

主要有两种途径：①从食物中摄取的铁，每天约1～1.5mg；②衰老的红细胞释放出来的铁几乎全部被再利用。

（三）铁的吸收和运转

食物中的铁主要经十二指肠和空肠上部吸收，肠黏膜细胞对铁的吸收有调节作用，当体内贮铁充足或造血功能减退时铁吸收减少，而在缺铁或造血功能增强时铁的吸收则增多。铁吸收入血后一部分与细胞内的去铁蛋白结合形成铁蛋白，作为储备铁；另一部分与血浆中的转铁蛋白结合后，转运到需铁的组织如骨髓。

（四）铁的贮存与利用

在体内未被利用的铁以铁蛋白及含铁血黄素的形式储存。当机体需要铁时，通过还原酶的作用，使铁蛋白中的Fe^{2+}释出，然后由氧化酶氧化成Fe^{3+}，再与转铁蛋白结合，转运至需铁组织。铁到达骨髓造血组织后即进入幼红细胞，在线粒体中与原叶啉结合形成血红素，血红素再与珠蛋白结合形成血红蛋白。

缺铁时血红素的形成不足，血红蛋白合成减少，新生的红细胞内血红蛋白含量不足，细胞质减少，细胞变小；而缺铁对红细胞的增值、分裂影响较小，故红细胞数量减少的程度不如血红蛋白减少明显，形成小细胞低色素性贫血。

应该指出，并非体内缺铁即可造成贫血，因为储存铁可供造血所需，故缺铁早期无贫血表现，而是要经过三个阶段：①铁减少期（ID）：此阶段体内储存铁减少，但是供红细胞制造血红蛋白的铁尚未减少；②红细胞生成缺铁期（IDE）：此期储存铁进一步耗竭，红细胞生成所需的铁亦不足，但循环中血红蛋白量尚不减少；③缺铁性贫血期（IDA）：此期出现小细胞低色素性贫血和一些非造血系统的症状。

缺铁可影响肌红蛋白的合成，可使体内许多含铁酶的活性降低，如单胺氧化酶、细胞色素C、过氧化酶、核糖核苷酸还原酶、琥珀酸脱氢酶等。由于这些含铁酶与多种生物功能密切相关，如生物氧化、组织呼吸及神经化学反应。因此，缺铁乏时造成酶活性降低，细胞功能紊乱而产生一系列非造血系统的症状，如影响小儿的神经精神行为、消化吸收、肌肉运动等功能。缺铁还可引起皮肤、黏膜上皮损伤，出现口腔炎、舌炎及反甲等。

【护理评估】

知识链接

铁的吸收

铁的吸收率因食物的种类而异。蔬菜、大米等植物中的铁吸收率仅1%左右，而肉类食品中的铁是以血红素的形式存在，其吸收率高，约为10%～22%。若鱼肉或其他肉类与植物食品同时摄入，则可使植物饮食中铁的吸收率增加，但牛奶、蛋等动物食品起不到这种作用。蛋中的铁吸收差，但其含量丰富，仍不失为供给婴儿铁的重要食品。

（一）健康史

1．先天储铁不足　胎儿妊娠最后3个月从母体获得的铁最多，足够其生后4～5个月造血所需，如因早产、多胎、胎儿失血及孕母患严重缺铁性贫血等均可使胎儿储铁减少。

2．铁摄入不足　是导致缺铁性贫血的主要原因。人乳、牛乳及谷物中含铁量均低，吸收率也不同，若不及时添加含铁丰富的辅食，则易发生缺铁性贫血。年长儿挑食、偏食等也可导致铁摄入不足。

3．生长发育快　婴儿期和青春期生长发育较快，血容量也迅速增加；未成熟儿的体重增加更快，如不及时添加含铁丰富的辅食，则易导致缺铁。

4．铁吸收障碍　食物搭配不当可影响铁的吸收，如植物纤维、茶、牛奶、蛋、咖啡等可抑制铁的吸收；慢性腹泻增加铁的排泄。

5．铁的丢失过多　婴儿饮用不加热的鲜牛奶，可因对蛋白过敏而致肠出血，长期小量失血可致缺铁。钩虫病、肠息肉等均可导致铁的丢失过多。

（二）身体状况

任何年龄均可发病，以6个月至2岁最多见。起病缓慢，大部分患儿不能确定发病时间，不少患儿因其他疾病就诊时才发现患有本病。

1．一般贫血表现　面色及皮肤逐渐苍白，以唇、口腔黏膜及甲床最明显。易疲乏无力，不爱活动，体重不增或增加缓慢，常有烦躁不安或精神不振。年长儿可诉头痛、眼前发黑、耳鸣等。

2．骨髓外造血表现　由于骨髓外造血反应，肝、脾、淋巴结轻度肿大，年龄愈小，病程愈长，贫血愈重，肝、脾大也愈明显。

3．非造血系统表现

（1）消化系统症状：食欲减退，少数患儿有异食癖，如喜食泥土、墙皮、生米等。常伴有呕吐、腹泻，部分患儿会出现口腔炎、舌炎及舌乳头萎缩。重者还可出现萎缩性胃炎或吸收不良综合征。

（2）神经系统症状：常有烦躁不安或萎靡不振，易激惹。年长儿常注意力不集中，记忆力减退，上课不专心听讲，智力多数低于同龄儿。

（3）心血管系统症状：贫血明显时心率加快、心脏扩大，严重者可发生心力衰竭。

（4）其他：因细胞免疫功能低下，常合并感染。因上皮组织异常而出现指甲菲薄、反甲等。

考点：缺铁性贫血的健康史及身体状况。

（三）辅助检查

1．血常规　血红蛋白降低比红细胞数减少明显，呈小细胞低色素性。血涂片可见红细胞大小不等，以小细胞为居多，中央淡染区扩大，MCV、MCH 及 MCHC 均下降。网织红细胞数正常或轻度降低，白细胞、血小板一般无特殊变化。

2．骨髓象　幼红细胞增生活跃，以中、晚幼红细胞增生为主。各期红细胞均较小，胞浆量少，边缘不规则，染色偏蓝，胞浆成熟度落后于胞核。粒细胞和巨核细胞系一般无明显改变。

3．有关铁代谢的检查　①血清铁蛋白（serum ferritin，SF）降低，< 12ug/L，SF 可较灵敏地反映体内储存铁的情况，是诊断缺铁 ID 期的敏感指标；②红细胞游离原卟啉（free erythrocyte protoporphyrin，FEP）增高，> 0.9μmol/L，是缺铁 IDE 期的典型表现；③血清铁（SI）、转铁蛋白饱和度（TS）降低，SI < 10.7μmol/L，TS $< 15\%$，总铁结合力（TIBC）增高，> 62.7μmol/L，此三项检查反映血浆中铁含量，常在 IDA 期才有异常；④骨髓可染色铁：骨髓涂片用普鲁士蓝染色镜检，红细胞内铁幼粒细胞数减少，是反映体内储存铁的敏感而可靠的指标。

（四）心理社会状况

本病多发生在婴幼儿时期，因其神经系统受影响而使心理发展出现迟缓。病情较重、病程较长的年长患儿由于成绩下降或智力低于同龄儿而产生自卑、焦虑或恐惧等心理。家长因知识缺乏，对贫血早期的患儿往往不够重视，病情加重时又会产生焦虑、歉疚的心理。

（五）治疗原则

本病的治疗原则是去除病因，合理喂养，补充铁剂，必要时输血治疗，防治感染。

【常见护理诊断】

知识链接

铁剂治疗

多采用口服，剂量以元素铁计算，一般为 6mg/kg，分 3 次口服。疗程至血红蛋白恢复正常后 2～3 个月左右停药。常用口服制剂有硫酸亚铁（含铁 20%），富马酸铁（含铁 30%）、葡萄糖酸亚铁（含铁 11%）等。口服铁剂不能耐受或因长期腹泻、呕吐、胃肠手术等致吸收不良者可采用注射铁剂如右旋糖酐铁。

1．营养失调：低于机体需要量　与铁的供应不足，先天储备不足，丢失或消耗过多有关。

2．活动无耐力　与贫血致组织、器官缺氧有关。

3．有感染的危险　与细胞免疫功能降低有关。

4．知识缺乏　家长及年长儿缺乏营养知识及本病的防护知识。

【预期目标】

1．患儿疲乏无力得到改善，活动耐力逐步增强。

2．家长及患儿配合纠正不良的饮食习惯，合理搭配膳食。

3．指导家长及患儿正确服用铁剂，保证铁的摄入。

4．患儿不发生感染。

【护理措施】

1．增加铁的摄入量

（1）合理安排饮食，补充含铁食物：①告知家长及年长儿不良饮食习惯会导致缺铁性贫血的发生，协助家长纠正患儿的不良习惯。②指导家长合理搭配饮食，及时添加含铁丰富的辅食，如动物血、动物肝、瘦肉，植物性食物如桂圆、银耳、香菇、豆类、紫菜、海带及黑木耳等。维生素C、氨基酸、果糖等有利于铁的吸收，可与含铁食品同时进食；避免与茶、钙剂、咖啡、牛奶、麦麸、植物纤维等可抑制铁吸收的食物同食。③指导家长对早产儿、低出生体重儿及早添加铁剂，2月龄每天给予铁剂不超过2mg/kg，一日总量不能超过15mg。④婴儿提倡母乳喂养，人乳中铁的含量虽少，但吸收率却高达50%，而牛乳仅为10%～25%。婴儿4个月时应添加含铁丰富辅食，6个月后应逐步减少每日乳类的摄入量，以便增加含铁丰富的固体食物。鲜牛乳需经过加热后才能喂养婴儿，以免因过敏而造成肠出血。

（2）正确应用铁剂，观察疗效与副作用

1）口服铁剂：常用的有硫酸亚铁、富马酸铁、葡萄糖酸亚铁等，剂量为元素铁每日4～6mg/kg，分2～3次口服。应用铁剂时应告知家长有胃肠道反应，如恶心、呕吐、腹泻或便秘、胃部不适等，宜从小剂量开始并在两餐间服用，以减少对胃黏膜的刺激。可与维生素C、果汁同服，以利铁剂吸收，忌与抑制铁吸收的食物同服；液体铁剂可使牙齿染黑，可用吸管或滴管服之，以减轻染色；服用铁剂后，大便变黑或成柏油样，停药后恢复，应向家长说明原因，消除紧张情绪。

2）注射铁剂：常用有右旋糖酐铁等，因易发生不良反应甚至过敏性反应致死，一般临床慎用。注射时应选择深部肌内注射，每次更换注射部位，注射后勿按揉，以防药液渗入皮下组织使皮肤染色或刺激。能肌内注射者尽量不用静脉注射。

3）应用铁剂后的观察：①疗效观察：有效者用药3～4天网织红细胞升高，7～10天达高峰；治疗约2周后，血红蛋白逐渐升高，患儿临床症状亦随之好转，若服用3～4周仍无效，应注意查找原因。②疗程：铁剂应服用至血红蛋白正常后2个月左右停药，以补充体内的储存铁。

2．合理安排活动与休息　根据患儿日常生活与活动的耐受力制定休息方式、活动强度及每次活动持续时间，以不感到疲乏为度。一般不需卧床休息，但应避免剧烈运动。生活要有规律，做适合自身的活动，保证足够的睡眠。对重度贫血患儿，应适当限制其活动强度及持续时间，以不感疲乏为度。对易躁、激动的患儿，尽量保持心情愉快，防止因哭闹增加需氧量，有缺氧表现时可给吸氧以保护心脏。

3．预防感染　缺铁性贫血会造成患儿细胞免疫功能缺陷，增加感染的几率，而感染又同时影响铁的吸收加重贫血。应从以下方面注意：

（1）加强消毒隔离：对患儿实施保护性隔离，与感染性疾病患儿分室居住，避免交叉感染，避免去人群聚集的公共场所。

（2）做好口腔护理：通常每日 2 次，预防口腔感染，并鼓励患儿多饮水。

（3）做好皮肤护理：应注意勤洗澡、勤更换，对卧床患儿，要注意定时翻身体并按摩受压部位，防止发生压疮。

知识链接

服铁剂时服用维生素 C

维生素 C 可使三价铁还原成二价铁，使其易于溶解，即使小肠中 pH 增高，仍可保持铁于溶解状态。例如，将维生素 C 60mg 加入米饭中，可使铁的吸收增加 3 倍。故于服用铁的同时，最好服用维生素 C。若于服铁剂前 4 小时服用维生 C，则无此种作用。

考点： 缺铁性贫血的护理诊断与护理措施。

【健康教育】

1．指导家长及患儿正确用药，详细告诉家长口服铁剂的注意事项、服药时间及用药后反应。

2．宣传科学育儿，提倡母乳喂养，出生 6 个月内的婴儿最好保证足量的母乳，按时添加含铁丰富的辅食；人工喂养儿应哺喂强化铁奶粉，并及时添加辅食。贫血纠正后，仍要坚持合理安排小儿膳食，培养良好的饮食习惯。

3．向家长及患儿讲解疾病的有关防治要点及护理知识，对因贫血导致智力低下、成绩差的患儿，家长及学校要注意加强教育和训练，减轻自卑感。

4．做好母亲的保健工作，孕妇及哺乳期妇女应使用含铁丰富的食物。

考点： 缺铁性贫血的健康教育。

三、营养性巨幼红细胞贫血

案例

患儿，女，1 岁 2 个月，乳粉喂养长大，10 个月添加辅食。其母发现患儿近期表情淡漠、站立不稳来诊。查体：T36.2℃。皮肤黄，口唇、甲床苍白，舌及唇时有震颤，肝脾轻度肿大。实验室检查：RBC 3.0×10^{12}/L；Hb 102g/L；RBC 大小不等，以大细胞为主，中央淡染区不明显；WBC 计数减少、细胞体积增大；血小板计数减少，形态较大。

请思考：①请列出患儿的医疗诊断。②请列出患儿的护理诊断。③应怎样进行正确护理。

营养性巨幼红细胞贫血（nutritional megaloblastic anemia，NMA）是由于缺乏维生素 B_{12} 或（和）叶酸所引起的一种大细胞性贫血，主要临床特点为贫血、神经精神症状、红细胞的胞体变大、骨髓中出现巨幼红细胞，用维生素 B_{12} 或（和）叶酸治疗有效。

本病多见于婴幼儿，2 岁以内居多，发病率约占 96% 以上，山区、农牧区患儿多见。

人体所需的维生素 B_{12} 主要从食物中摄取，含维生素 B_{12} 丰富的食物来源于动物性食物，如肉类、肝、肾、海产品、禽蛋等，而植物性食物一般不含维生素 B_{12}，乳类中含量少。食物中维生素 B_{12} 进入胃内后先与胃底壁细胞分泌的糖蛋白结合成 B_{12}- 糖蛋白复合物，然后经回肠黏膜吸收入血，贮存在肝。体内贮量可供数年之需。

绿叶蔬菜、水果、酵母、谷类及动物内脏等均含有丰富的叶酸，但高温加热易遭破坏。肠道细菌也可合成部分叶酸。食物中叶酸主要在空肠及十二指肠中吸收，进入血循环后分布于各组织中，主要贮存于肝。人乳和牛乳均可提供足够的叶酸，够机体出生后 4 个月生理所需。但羊乳中几乎不含叶酸，长期以羊乳喂养婴儿易患巨幼红细胞性贫血。

叶酸吸收入人体后，经叶酸还原酶还原成四氢叶酸，四氢叶酸是 DNA 合成过程中必需的辅酶，而维生素 B_{12} 在叶酸的还原过程中起催化作用，因此，维生素 B_{12} 和叶酸缺乏均可导致四氢叶酸减少，进而引起 DNA 合成障碍。幼红细胞内的 DNA 减少使红细胞的增殖、分裂延迟，细胞核发育落后于细胞质，因其胞浆的血红蛋白合成不受影响，红细胞胞体变大而形成巨幼红细胞。由于红细胞生成速度减慢，且变异的红细胞在骨髓易遭破坏及红细胞的寿命也较短，故造成贫血。粒细胞的核也因 DNA 的成熟障碍而胞体变大，出现巨大幼稚粒细胞和中性粒细胞分叶过多现象。骨髓中巨核细胞分叶过多。

维生素 B_{12} 能促使脂肪代谢产生的甲基丙二酸变成琥珀酸参与三羧酸循环，这一作用与神经髓鞘中脂蛋白的形成有关，因而能保持中枢和外周有髓鞘神经纤维的完整功能，其缺乏时可致周围神经变性、脊髓亚急性联合变性和大脑损伤，而出现神经精神症状。维生素 B_{12} 缺乏还可使中性粒细胞和巨噬细胞吞杀细菌的作用减退而易感染。

【护理评估】

（一）健康史

1．摄入量不足　胎儿可从母体获得维生素 B_{12} 和叶酸，并贮存于肝，如孕妇缺乏维生素 B_{12}，可致婴儿储存不足；出生后单纯母乳喂养或奶粉、羊奶喂养而未及时添加辅食的婴儿易致维生素 B_{12} 和叶酸缺乏。年长儿多因挑食、偏食所致。

2．吸收代谢障碍　严重营养不良、慢性腹泻、胃肠炎、小肠病变或吸收不良综合征使维生素 B_{12} 和叶酸吸收减少。

3．需要量增加　早产儿、婴幼儿生长发育快，对维生素 B_{12} 和叶酸的需要量增加，严重感染使维生素 B_{12} 消耗增加，慢性溶血、恶性肿瘤等对叶酸的需要增加。

4．其他　长期或大量应用某些药物如：新霉素等可致维生素 B_{12} 代谢障碍；广谱抗生素可使正常结肠内部分含叶酸的细菌清除而减少叶酸的供应；抗叶酸制剂（氨甲蝶呤）及某些抗癫痫药（苯妥英钠、苯巴比妥）等均可致叶酸缺乏。

（二）身体状况

1．一般表现　患儿多呈虚胖，伴轻度水肿，毛发稀疏枯黄，严重者皮肤有出血点或淤斑。

2．贫血表现　轻度或中度贫血者占大多数，面色苍黄，全身无力，睑结膜、口唇、指甲等处苍白，常伴肝、脾、淋巴结肿大。

3．神经精神症状　可出现烦躁不安、易怒等。维生素 B_{12} 缺乏者出现表情呆滞、目光发直、嗜睡，对外界反应迟钝，不认亲人、奶瓶，少哭不笑，动作、智力发育落后甚至退步。严重病例可出现肢体、躯干、头部和全身震颤、手足无意识运动，甚至抽搐、共济失调、感觉异常、踝阵挛及巴宾斯基征阳性。

4．消化系统症状　患儿食欲不振，常伴有呕吐、腹泻及舌炎等。

考点：营养性巨幼红细胞贫血的健康史及身体状况。

（三）辅助检查

1．血常规　末梢血红细胞数、血红蛋白量均低于正常，红细胞数的减少比血红蛋白减少更为明显，呈大细胞性贫血，MCV ＞ 94f1，MCH ＞ 32pg。外周血涂片可见红细胞大小不等，以大细胞多见，可见巨幼变的有核红细胞。中性粒细胞呈分叶过多现象，这种分叶过多现象出现在骨髓改变之前，因此具有早期诊断价值。网织红细胞、白细胞、血小板计数常减少。

2．骨髓象　骨髓增生活跃，以红细胞系增生为主，各期红细胞巨幼变，核浆发育不一。可见到大的并有胞浆空泡形成的中性粒细胞，巨核细胞的核有过度分叶现象。

3．血清维生素 B_{12} 和叶酸测定　血清维生素 B_{12} ＜ 100ng/L，血清叶酸＜ 3μg/L。

（四）心理社会状况

此种贫血多发生在婴幼儿时期，贫血严重时不但会影响小儿的体格发育，而且还会影响神经、精神的正常发育，患儿易产生烦躁、抑郁及自卑的心理。同时评估家长对本病防治知识的了解程度，及时给予健康指导。

（五）治疗原则

去除诱因，加强营养，防治感染。单纯维生素 B_{12} 缺乏者，应以维生素 B_{12} 治疗为主，不宜加用叶酸，因叶酸还原过程中会消耗更多的维生素 B_{12} 而加重神经精神症状。维生素 B_{12} 每次肌内注射 100μg，每周 2 ～ 3 次；叶酸为口服片剂，每次 5mg，每日 3 次，需连服数周，直至临床症状好转，血象恢复正常。重度贫血者可输注红细胞制剂，肌肉震颤者可给镇静剂。

考点：营养性巨幼红细胞贫血的治疗原则。

【常见护理诊断】

1．营养失调：低于机体需要量　与维生素 B_{12} 或（和）叶酸的摄入不足、吸收不良等有关。

2．活动无耐力　与贫血致组织、器官缺氧有关。

3．生长发育改变　与营养不足、贫血及维生素 B_{12} 缺乏影响生长发育有关。

4．有受伤的危险　与肢体或全身震颤及抽搐有关。

【预期目标】

1．消除缺乏维生素 B_{12} 和叶酸的原因，家长及患儿纠正不良的饮食习惯。

2．患儿神经精神症状好转，体格、智能发育加快，逐步达到正常同龄儿水平。

3．患儿活动耐力增加，活动量逐步增加，血清维生素 B_{12} 和叶酸达到正常值。

【护理措施】

1．补充维生素 B_{12} 和叶酸

（1）指导哺乳母亲改善营养：及时添加富含维生素 B_{12} 和叶酸的食物。婴幼儿应注意少量多餐，耐心喂养，合理搭配饮食；年长儿要纠正挑食、偏食的不良习惯。震颤严重不能吞咽者可改用鼻饲。

（2）按医嘱给药，并注意观察疗效：一般用药 2 ～ 4 天精神症状即好转。同时服用维生

素C可增加叶酸的吸收，提高疗效。恢复期还应注意多补铁，防止红细胞增加过快出现缺铁。

2．注意休息，适当活动

根据患儿的活动耐受力情况安排适量活动，一般不需卧床，严重贫血者适当限制活动，烦躁、抽搐频繁者必要时可用镇静剂，以防外伤。

3．监测生长发育

评估患儿的体格、智力、运动发育情况，对部分发育落后者应加强锻炼和训练，如做被动体操，训练坐、立、行等运动功能，以促进动作和智力发育。

4．预防感染

应避免交叉感染，少去公共场所，在医院注意实施保护性隔离，做好口腔清洁。

5．防止受伤

因维生素 B_{12} 缺乏患儿可出现全身震颤、抽搐、共济失调等，对于严重震颤患儿可按医嘱给予镇静剂；有抽搐发作时上下门齿间可垫牙垫，防止发生舌咬伤；限制活动防止发生外伤。

考点：营养性巨幼红细胞贫血的护理诊断与护理措施。

【健康教育】

1．向家长介绍本病的临床表现和防治措施，强调预防的重要性。合理用药。

2．加强对家长进行营养知识的宣传，强调饮食多样化的重要性，不能挑食、偏食。

3．指导家长做好生长发育监测和评估。

[附] 其他常见小儿贫血性疾病的特点见表12-3

表12-3 其他常见小儿贫血性疾病比较

疾病	病因	临床表现	实验室检查	治疗	护理
红细胞葡萄糖6-磷酸脱氢酶缺陷症（G-6-PD缺陷症）	G-6-PD缺乏，与遗传有关	常见于吃蚕豆或服用药物后出现黄疸、血红蛋白尿、贫血	RBC、Hb减少，网织红细胞计数增高，血间接胆红素增高，G-6-PD活性下降	去除诱因，碱化尿液，输给G-6-PD正常的红细胞	避免食用蚕豆及其制品，忌服氧化型药物，观察溶血症状，防治感染，高发区进行普查
遗传性球形红细胞增多症	常染色体显性遗传，红细胞膜缺陷	贫血、黄疸、脾大，劳累、受凉、感染等可诱发“溶血危象”	RBC、Hb减少，网织红细胞计数增高，球形红细胞增多	脾切除、抗生素	加强营养，防治感染，注意溶血危象的发生
再生障碍性贫血	原发性或因物理、化学、生物等因素使骨髓造血功能受到抑制	进行性贫血、出血、反复感染，肝、脾、淋巴结一般不肿大	全血细胞、Hb减少，骨髓增生低下	激素、中药、输血、抗生素、造血干细胞移植骨髓	加强营养，防治感染，贫血和出血的护理，去除病因，忌用骨髓抑制剂
地中海性贫血	遗传因素（常染色体不完全显性遗传）致珠蛋白合成障碍	发病早，慢性进行性贫血、肝脾肿大、生长发育不良、轻度黄疸、特殊面容	RBC、Hb减少，网织红细胞计数增高，骨髓红细胞系增生活跃，HbF或HbH增加	输血、脾切除、造血干细胞移植	注意休息与营养，防治感染，开展人群普查与遗传咨询

小结	小儿造血和血液特点与成人不同。小儿造血分为胚胎期造血及生后造血，肝、脾是胚胎期主要造血器官，骨髓是生后主要的造血器官。不同年龄期小儿的血象有所不同。护士应掌握贫血的诊断标准和贫血分度。 铁摄入不足是引起营养性缺铁性贫血的主要原因。临床有贫血、髓外造血表现，以及非造血系统症状。血象血红蛋白降低较红细胞减少明显。铁剂是特效药。护理重点是提倡母乳喂养，并及时添加含铁丰富的辅食。正确应用铁剂。 营养性巨幼细胞性贫血主要由于维生素 B_{12} 或叶酸摄入不足所致。临床可出现神经精神症状。血象红细胞数减少较血红蛋白量降低更明显。护理措施是添加富含维生素 B_{12} 和叶酸的辅食，并注意防止患儿受伤。

（王智杰）

第十三章　神经系统疾病患儿的护理

学习目标	
学习目标	1. 归纳化脓性脑膜炎、病毒性脑炎、脑性瘫痪、注意力缺陷多动症的概念、身体状况、护理诊断、护理措施。 2. 说出上述疾病的健康史、治疗原则、健康教育。 3. 知道上述疾病的辅助检查及心理状况评估；小儿神经系统的特征及常用检查方法。

第一节　小儿神经系统的特点及检查

神经系统的发育是小儿神经精神心理发育的基础。在小儿生长发育过程中，神经系统的发育最早、最迅速，其各器官的发育逐渐成熟，功能渐趋完善。因此，在不同年龄阶段，小儿神经系统的解剖、生理各具特征，神经系统检查的正常标准和异常表现也不相同，加上检查时小儿多不能很好地配合。因此，对小儿神经系统的检查与评价需结合其年龄特点进行，并注意小儿心理的特殊性，减少其不安情绪，尽量取得小儿配合，必要时灵活调整检查顺序。

一、小儿神经系统的特点

（一）脑、脊髓

1．脑的发育　小儿神经系统在生长发育过程中，发育最早，速度快。出生时脑的平均重量为 370 ～ 390g，相当于体重的 1/8 ～ 1/9，6 个月时达 700g 左右，1 岁时 900g 左右，6 岁时 1300g 左右，成人脑重 1500g 左右，相当于体重的 1/35 ～ 1/40。

正在发育中的脑对营养及氧的需求量很大，在基础代谢状态下，婴幼儿脑的氧耗量占机体总耗氧量的 50%，而成人仅占 20%。故小儿对缺氧的耐受性较成人差。长期的营养和氧气的供应不足可引起脑发育障碍。

考点：小儿脑的发育特点及对氧的需求水平。

2．脊髓　出生时发育已较成熟，功能基本具备，但与脊柱的发育不平衡。出生时其末端位置较低，达第三腰椎的下缘。4 岁达第一腰椎，故 4 岁以下小儿进行腰椎穿刺时应以第 3、4 腰椎间隙为穿刺点，以免损伤脊髓。

（二）脑脊液

小儿脑脊液（cerebrospinal fluid，CSF）检查正常值见表 13-1。

表 13-1　小儿脑脊液检查正常值

	婴儿（新生儿）	儿童
总量（ml）	5（新生儿）	100 ~ 150
细胞数	（0 ~ 20）$\times 10^6$/L	（0 ~ 10）$\times 10^6$/L
蛋白总量（g/L）	0.2 ~ 1.2（新生儿）	0.2 ~ 0.4
糖（mmol/L）	3.9 ~ 5.0	2.8 ~ 4.5
氯化物（mmol/L）	110 ~ 122	117 ~ 127
压力（mmH_2O）	30 ~ 80（新生儿）	70 ~ 200

考点：小儿脑脊液的量及各项检查指标的正常标准。

（三）神经反射

1．出生时存在，终生不消失的反射　如角膜反射、结膜反射、瞳孔反射、吞咽反射等，这些反射减弱或消失提示神经系统有病变。

2．出生时存在，以后随年龄增长逐渐消失的反射　觅食反射、吸吮反射、颈肢反射、拥抱反射、握持反射等，这些反射生后缺失或短期内消失或 4 个月后仍存在，均提示病理改变。

3．出生时不存在而以后逐渐出现并保持终身的反射　腹壁反射、提睾反射及各种腱反射等。新生儿期不易引出，到 1 岁以后稳定。这些反射该出现时不出现或减弱提示神经系统异常。

4．病理反射　包括巴宾斯基征、凯尔尼格征和布鲁津斯基征。3 ~ 4 个月前小儿肌张力高，克氏征可为阳性，2 岁以内巴氏征阳性也可为生理现象。但若一侧阳性或 2 岁后出现提示神经系统异常。

5．脑膜刺激征　重点检查克氏征、布氏征和颈阻力。小婴儿应该注意头围、头颅形状、前囟是否闭合及其张力等变化。

考点：小儿神经反射的特点。

二、小儿神经系统的常见检查

（一）一般检查

1．意识及精神状态　根据小儿对外界刺激的反应（声、光、痛觉及语言等）可判断其有无意识障碍及程度，意识障碍可分为：嗜睡、意识模糊、昏睡、昏迷。

2．头颅及脊柱

（1）头颅：首先要观察头颅的大小及外形。婴儿期测量头围的大小可反应头颅大小是否正常，发育颅脑的发育情况。同时应注意囟门、颅缝的情况。

（2）脊柱：有无畸形、异常弯曲、强直，有无叩击痛、脊柱裂等。

（二）颅神经检查　包括控制视、听、嗅、舌及面部运动感觉等功能的 9 对脑神经的功能。

（三）运动检查　应观察小儿粗大与精细运动的发展是否达到该年龄段的正常标准，判断相应肌群的肌力、肌张力，观察动作是否准确、运动是否协调，观察小儿各种运动中的姿势及步态是否存有异常以了解小脑及前庭的功能等。

（四）神经反射检查

（五）感觉检查　可根据患儿对刺激的反应估计，并注意双侧的对比。因婴幼儿难以判断，故多适用于较大儿童。包括浅感觉（痛觉、触觉及温度觉），深感觉（位置觉、振动觉）及皮质（综合）感觉（患儿闭目，用手判断物体的大小、形状及轻重等）。

第二节　化脓性脑膜炎

案例

2 个月男婴，因发热（T 38 ～ 40.3℃）、咳嗽 6 天，精神差、嗜睡、呕吐 1 天，惊厥 2 次入院。查体：T39.2℃（肛），R40 次 / 分，WC4.5kg，头围 38.5cm，嗜睡，咽充血，听诊心肺（-），神经系统：前囟隆起、紧张，颈抵抗（±），Brudzinski sign（±），Kerning sing（+），四肢肌张力偏高，Babinski sign（+）。血象：WBC：19.00×10^9/L，N 0.83；脑脊液：压力↑，混浊、WBC：1200×10^6/L，N 0.72。糖含量 0.6mmol/L（↓），氯化物 113mmol/L（↓），蛋白定量 3.98g/L（↑）；脑脊液培养：肺炎链球菌。医生做出的医疗诊断为：化脓性脑膜炎（肺炎链球菌感染）。

请思考：①不同年龄段儿童化脑的常见致病菌各有哪些细菌？②评估患儿目前状况，列出常见的护理诊断，并做出主要的护理措施。③患儿可能出现哪些并发症？④对患儿家长如何进行健康教育？

化脓性脑膜炎（purulent meningitis）以下简称化脑，是由各种化脓性细菌引起的中枢神经系统急性感染性疾病，临床以急性发热、呕吐、头痛、惊厥、意识障碍、脑膜刺激征和脑脊液脓性改变为特征。

小儿化脓性脑膜炎随诊疗水平的不断发展，预后有明显改善，但病死率仍有 5% ～ 15%，1/3 幸存者遗留各种神经系统后遗症，特别是 6 个月以下婴儿预后更严重。

主要病理改变为软脑膜、蛛网膜和表层脑组织为主的炎症反应。脑膜表面血管极度充血、蛛网膜及软脑膜发炎，大量脓性渗出物覆盖在大脑顶部、颅底及脊髓，并可发生脑室膜炎，导致硬脑膜下积液或（和）积脓、脑积水。早期或轻型病例，炎性渗出物主要在大脑顶部表面，再逐步蔓延到大脑基底部和脊髓表面。炎症还可损害脑实质、脑神经、运动神经和感觉神经而产生相应的临床神经系统体征。

【护理评估】

（一）健康史

1. 病原体　各种化脓性细菌都可引起本病。我国以脑膜炎球菌、肺炎链球菌和流感嗜血杆菌引起的占小儿化脑的 2/3 以上。

致病菌种类具有年龄差异。新生儿和出生 2 个月内以革兰阴性杆菌（大肠埃希杆菌、变形杆菌、绿脓杆菌）和金黄色葡萄球菌为主，2 个月至小儿期以流感嗜血杆菌、脑膜炎球菌和肺炎链球菌为主，12 岁后以脑膜炎球菌或肺炎链球菌多见。

易感菌与季节有关。冬春季节感染的脑膜炎患儿以肺炎链球菌多见，春秋季节以脑膜炎双球菌、B 型流感嗜血杆菌为主。

致病菌侵入脑膜途径：

（1）血行播散是最常见的途径：细菌常经上呼吸道、新生儿皮肤、胃肠道黏膜、脐部等部位感染进入血流形成菌血症。当菌血症时细菌可到达脑膜微血管，小儿免疫功能低下时，细菌穿过血脑屏障到达脑膜。

（2）邻近感染：如乳突炎、中耳炎等扩散到脑膜。

（3）直接感染：如颅骨骨折、皮肤窦道或脑脊髓膜膨出。

2. 易感因素　小儿免疫力低下：新生儿缺乏 IgM 易致革兰阴性杆菌感染、2 ~ 3 个月从母体获得的 IgG 减少；血脑屏障功能差：3 个月开始发育，1 岁渐接近成人。

考点： 化脓性脑膜炎的健康史。

（二）身体状况

小儿化脓性脑膜炎的临床表现主要表现在：

1．神经系统　主要表现有颅内压增高、脑膜刺激征、意识障碍及惊厥等。

（1）颅内压增高：年长儿较明显，表现为头痛、哭闹、咳嗽、用力大便及改变头位时加重，婴儿因颅骨未闭合头痛出现较晚，可出现前囟饱满或隆起、颅缝增宽，可出现中枢性呕吐，较频繁，呈喷射性。可出现生命体征改变，如血压升高、脉率减慢、呼吸由快到慢而不规则等，重症患儿出现呼吸循环功能衰竭、昏迷、去大脑僵直、颅内压增高可发生脑疝而危及生命。

（2）意识障碍：表现为表情淡漠、精神萎靡或烦躁不安、嗜睡、意识模糊、甚至昏迷。也可出现烦躁不安、易激惹迟钝等。

（3）惊厥：约 1/5 ~ 1/3 患儿可出现局部或全身性抽搐，以流感嗜血杆菌和肺炎链球菌感染引起幼儿脑膜炎多见，多伴有意识障碍。

（4）脑膜刺激征：1 岁半以下患儿不明显，颈项强直最常见，患儿有颈抵抗、Kerning 征阳性。

（5）局灶体征：部分患儿出现Ⅱ、Ⅲ、Ⅵ、Ⅶ、Ⅷ脑神经受损或肢体瘫痪。

2．其他症状

（1）发热：多是突起高热，体温可达 39℃以上，但新生儿则可出现体温不升和波动。

（2）全身中毒：婴儿可表现为易激惹、反应低下、腹泻等。年长儿可有头痛、肌肉痛、关节酸痛，皮肤出血点、淤斑或充血性皮疹等。

（3）常见并发症：有硬膜下积液、脑积水、脑性低钠血症、脑室管膜炎及脑实质或脑神经损伤和肢体瘫痪等。

考点： 化脓性脑膜炎的身体状况。

（三）辅助检查

1．脑脊液检查　是确诊本病的主要依据。典型病例外观混浊或脓性似米汤样，压力增高，白细胞显著增多≥ 1000×10^6/L 上，20% 的病例可在 250×10^6/L 以下，分类中性粒细胞为主，糖含量、氯化物均降低，蛋白显著增高，涂片或细菌培养可找到致病菌。

考点： 化脓性脑膜炎的脑脊液检查特点。

2．血象　白细胞总数明显增多，可达 $20\sim40\times10^9$/L 以上，分类以中性粒细胞为主。

当感染严重或不规则治疗者，白细胞总数减少。

3．血培养　对疑似病例均要做血培养，有利于寻找致病菌。

（四）心理和社会支持状况

评估患儿有无意识障碍而出现认知能力下降，年长儿有无因自己颅内有病而产生恐惧，家长有无因担心影响患儿正常生长发育、出现并发症和后遗症而紧张、焦虑的心理，以及对医护人员的敏感态度，此时特别需要心理支持。同时，应重视评估社区卫生保健机构能否对后遗症患儿康复起指导作用等。

（五）治疗原则

本病预后严重，治疗主要是应用抗生素，力求 24 小时内杀灭致病菌控制感染。激素可以防止颅内粘连，同时降低颅内压等处理和对症支持疗法。若治疗及时，处理得当，预后较好，否则可危及生命或留有神经系统后遗症，如脑积水、耳聋、失明、智力障碍等。

1．抗生素治疗　原则是急性期静脉用药，做到及早、足量、足疗程。应选择对病原菌敏感，可穿透血 - 脑脊液屏障抗生素，在脑脊液中达到有效浓度的杀菌药物。急性期应静脉给药 7 ～ 21 天，若有并发症，还应适当延长。停药适应证：脑脊液完全正常 2 周左右，临床症状消失。

肺炎球菌选用青霉素或头孢曲松等；流感嗜血杆菌应选用氨苄西林或头孢三代；脑膜炎双球菌应选青霉素、氨苄西林或头孢三代；肠道革兰阴性杆菌，如大肠埃希杆菌、肺炎杆菌、铜绿假单胞菌选氨苄西林或头孢三代。

2．肾上腺皮质激素　在使用抗生素的同时，可每日静脉滴注地塞米松 0.6mg/kg，连续 3 ～ 5 天。

3．对症及支持疗法

知识链接

化脓性脑膜炎的抗生素疗程

与病原菌种类、治疗早晚、是否有并发症及机体的抵抗力有关。一般认为：流感嗜血杆菌性脑膜炎和肺炎链球菌脑膜炎不少于 2 ～ 3 周，脑膜炎双球菌脑膜炎 7 ～ 10 天，大肠杆菌和金黄色葡萄球菌脑膜炎应达 3 ～ 4 周以上。严格掌握停用指证：即症状消失、热退 1 周以上，脑脊液完全恢复正常。有并发症者应适当延长治疗时间。

（1）急性期严密监测生命体征：定期观察意识、瞳孔变化等，以便及时给予相应的处理。注意热量，检测并维持体内水电解质、酸碱平衡。

（2）及时处理高热、惊厥和休克：高热时先给予物理降温，必要时可药物降温；有惊厥者及时给予抗惊厥药物如地西泮、苯巴比妥等；感染性休克一旦出现，应积极给予扩容、纠酸、血管活性药物等抗休克治疗。

（3）降低颅内压：可用 20% 甘露醇每次 0.5 ～ 1.0g/kg，6 ～ 8 小时 1 次；对于颅内压增高严重者，可加大剂量（每次不超过 2g/kg）同时可加用利尿药物，降颅压时需警惕脑疝的发生；

（4）加强支持疗法：对新生儿或免疫功能低下的患儿，可少量输注新鲜血液或静脉输注丙种球蛋白等。

考点：化脓性脑膜炎的治疗原则。

【常见护理诊断】

1．体温过高 与细菌感染和细菌致病力有关。

2．有受伤的危险 与惊厥和瘫痪有关。

3．营养失调：低于机体需要量 与摄入不足、机体消耗增多有关。

4．潜在并发症 颅内高压症、脑疝。

5．恐惧 与家长担心病情严重危及患儿生命、预后不良有关。

【预期目标】

1．改善患儿体温并维持正常。

2．严防脑疝发生，无惊厥，无受伤。

3．保持体液、电解质、酸碱平衡，营养供给能满足机体的需要。

4．防止口腔溃疡和皮肤破损、褥疮，预防窒息。

【护理措施】

1．维持体温正常

(1) 保持病房安静，空气新鲜，绝对卧床休息。

(2) 每4小时测体温1次，并观察热型及伴随症状。体温超过38.5℃时，及时给予物理降温或药物降温，以减少大脑及组织器官的氧消耗，防止惊厥发生，记录降温效果，及体温变化情况。

(3) 鼓励患儿多饮水，必要时静脉补液。注意保暖，预防受凉，出汗后及时更衣。

(4) 遵医嘱给药。

2．防止受伤

(1) 防止患儿意外伤害：躁动不安或惊厥时防止发生坠床和舌咬伤。

(2) 协助患儿生活护理：洗漱、进食、大小便及个人卫生等。

(3) 做好口腔护理，呕吐后帮助患儿及时漱口，保持口腔清洁，及时清除呕吐物，减少不良刺激，预防误吸和窒息。

(4) 做好皮肤护理，及时清除大小便，保持臀部干燥，适当使用气垫等抗压力器材，预防褥疮的发生。

3．保证营养热量摄入 根据患儿个体热量需要制定饮食计划，给予高热量、清淡、易消化的流质或半流质饮食，少量多餐，以减轻胃的饱胀感，防止呕吐发生。注意食物的调配，增加患儿食欲。对频繁呕吐而不能进食的患儿，应注意观察呕吐情况包括有无合并消化道出血，并及时静脉输液，维持水、电解质平衡。严重者可给予静脉营养治疗，监测患儿每日热量摄入量，及时给予适当调整。

4．预防并发症的护理

(1) 密切监测生命体征及意识状态。

(2) 患儿若出现意识障碍、囟门及瞳孔改变、躁动不安、频繁呕吐、肢体发紧、血压升高等，说明有脑水肿；若呼吸节律不规则、瞳孔忽大忽小或两侧不等大、对光反应迟钝，说明有脑疝及呼吸衰竭。应经常巡视、密切观察、详细记录，以便及早发现给予急救处理。

(3) 做好抢救药品及器械的准备，准备好氧气、吸引器、人工呼吸机、脱水剂、呼吸兴奋剂、硬脑膜下穿刺包及侧脑室引流包。如患儿在治疗中发热不退或退而复升，前囟饱满、颅缝裂开、呕吐不止、频繁惊厥，应考虑合并硬膜下积液或脑室炎的可能，可行头颅CT扫描检查等，以便早期确诊并及时处理，对硬脑膜下积液多时可行硬膜下穿刺放液。

（4）用药护理过程中应了解各种药的使用要求及副作用，如静脉用药的配伍禁忌，青霉素稀释后应在 1 小时内输完，防止破坏，影响疗效；注意观察氯霉素的骨髓抑制作用，定期做血象检查，静脉输液速度不宜过快，以免加重脑水肿；保护好静脉血管，保证静脉输液通畅。记录 24 小时出入水量等。

考点：化脓性脑膜炎的护理诊断与护理措施。

【护理评价】

通过再评估患儿，确定患儿实施护理措施后是否达到：患儿体温维持正常，患儿未发生惊厥和脑疝，患儿无受伤，保持体液平衡，营养供给能满足机体的需要，不发生口腔溃疡、皮肤破损及窒息。

【健康教育】

1．预防化脑的发生，流行区域可采用脑膜炎双球菌荚膜多糖疫苗接种。

2．对患儿及家长给予安慰、关心和爱护，使其接受疾病的事实，并鼓励战胜疾病的信心，向家长讲解疾病的病因、症状及可能预后。根据患儿及家长文化水平及接受程度，介绍病情，讲解治疗及护理的方法，使其能主动配合，共同参与。及时解除患儿不适，取得患儿及家长的信任；对恢复期和有神经系统后遗症的患儿，应进行功能训练，指导家长根据不同情况给予相应护理，促使病情尽可能地康复。

3．加强卫生知识的宣传，增强体质、预防感染。凡与流感嗜血杆菌性脑膜炎和流行性脑脊髓膜炎接触的易感儿均应服用利福平预防，10 ～ 20mg/(kg · d)，分 2 次服用（每次剂量不超过 60mg），连用 4 天；普及卫生知识，改善生活环境卫生，提高人体免疫力。因病原菌主要是经呼吸道侵入，故应保持室内卫生，适时消毒空气，保持空气新鲜，阳光充足；多进行户外锻炼，重视婴幼儿呼吸道感染，对呼吸道感染、中耳炎、鼻窦炎、皮肤感染等及时、彻底治疗。出院患儿应定期随访，并对有后遗症的患儿需长期进行康复护理指导。

考点：化脓性脑膜炎的健康教育。

第三节　病毒性脑膜炎、脑炎

案例

患儿，男，3 岁，因“发热、频繁抽搐半天”入院。入院查体：T：38.5℃，神志不清，嗜睡状，呼吸稍促。皮肤黏膜无皮疹、出血点。双瞳孔等大等圆，对光反射存在。咽部充血。颈稍亢。心肺未见明显异常。四肢肌张力无明显异常，病理征未引出。脑脊液检查示：压力增高，外观清亮，WBC 计数 240×10^6/L，以淋巴细胞为主，蛋白质轻度增高，糖和氯化物正常；脑电图检查示轻度异常。临床诊断为：病毒性脑炎。

请问：①应从哪些方面进行护理评估？②列出常见的护理诊断。③制订相应的护理措施。

病毒性脑膜炎、脑炎是由各种病毒感染引起的颅内急性炎症。当病变累及脑实质，称为病毒性脑炎，累及脑膜则称为病毒性脑膜炎，若累及脑膜及脑实质则为病毒性脑膜脑炎。临床以发热、颅内压增高和意识障碍为主要表现，患儿可同时出现脑膜刺激征。

本病是小儿常见的急性中枢神经系统感染性疾病，夏秋季发病率较高。病情轻重差异很大，与病原体致病性和宿主反应过程的差异密切相关，轻者预后良好，大多数患者具有病程自限性。重者可留下后遗症，甚至导致死亡。

【护理评估】

（一）健康史

多种病毒可引起脑膜炎、脑炎，80% 以上由肠道病毒（如柯萨奇病毒、埃可病毒等）引起，其次为虫媒病毒（如乙型脑炎病毒）、腮腺炎病毒等。

知识链接

病毒性脑炎是如何发生的？

病毒经呼吸道、消化道或经昆虫叮咬侵入人体，在局部淋巴系统内复制后入血形成初次病毒血症，经过血液循环感染各个脏器，并在脏器中大量复制后的病毒可进一步播散全身，再次入血形成再次病毒血症，在入侵中枢神经系统前即有发热等全身中毒症状；当病毒达到一定浓度后病毒可突破血脑屏障进入中枢，也可经嗅神经或其他周围神经逆行到达中枢神经系统。

（二）身体状况

本病轻重不一，症状多样，多呈急性或亚急性起病。主要取决于病变部位是脑膜还是脑实质。脑炎临床经过较脑膜炎严重，重症脑炎更易发生急性期死亡和后遗症。

1．病毒性脑膜炎　患儿可有发热、头痛、呕吐、颈背疼痛、颈强直，但意识多无障碍，也无局限性神经系统体征。

2．病毒性脑炎　患儿首发症状多有不同程度的发热，后随体温增高出现不同程度的意识障碍，轻者出现表情淡漠、嗜睡，重者神志不清、谵妄、昏迷或精神异常。

颅内高压表现为头痛、呕吐、局限性或全身性抽搐，严重者引起脑疝，甚至呼吸、循环衰竭死亡。由于主要受累脑区的不同可出现不同的局限性神经系统体征，如：一侧大脑病变为主者，特别是有血管栓塞时，可引起急性偏瘫；小脑受累可出现共济失调；脑干受累可出现交叉性瘫痪和中枢性呼吸衰竭；后组脑神经受累则出现吞咽困难，声音低微；自主神经受累可出现汗腺分泌异常及二便功能障碍；锥体外系受累则出现不自主运动等。

3. 其他表现　由于病毒感染常同时影响不同脏器，故可出现其他系统症状。如单纯疱疹病毒有时可伴有口唇或角膜疱疹，在新生儿期尚可因全身播散而出现周身皮损；肠道病毒可伴有心肌炎和各种不同类型的皮疹；腮腺炎病毒常伴有腮腺肿大等。

本病病程约 2 周左右，一般预后较好，大多能恢复健康。昏迷较久，频繁抽搐者预后较差，可留有不同程度的后遗症，如智能减退、癫痫、脑神经麻痹及肢体瘫痪等。

考点：病毒性脑膜炎、脑炎的健康史、身体状况。

（三）辅助检查

1．脑脊液　为确诊本病主要依据，外观清亮，脑脊液压力增高或正常。白细胞计数正常或增高，多在 150×10^6/L 以下，以淋巴细胞为主（病初可以中性粒细胞占多数），蛋白大多正常或轻度增高，糖和氯化物正常。涂片或培养均无细菌发现。

考点：病毒性脑膜炎、脑炎的脑脊液特点。

2．病毒学检查　发病早期可收集脑脊液或咽分泌物、大便等标本，进行病毒的分离培养与鉴定，或直接用 PCR 等技术检测病毒抗原。病毒性脑膜炎脑脊液中病毒培养的阳性率虽高于脑炎，但仍有约 1/3 的病例无法肯定致病病毒。血清学检查需采集患儿早期和恢复期双份血清，且恢复期血清的抗体效价比早期血清中抗体滴度升高 4 倍才有诊断意义。

3．脑电图（EEG）　主要表现为弥漫性或局限性异常高幅慢波背景活动为特征，少数可有痫样放电波，表现为棘波、棘慢综合波。慢波背景活动只能提示异常脑功能，不能证实病毒感染性质。脑电图虽无特异性，但其改变与病情一致，有时能提示病变部位和预后，故有较高的参考价值。

4．血象　白细胞正常或偏低，部分可轻度升高。

（四）治疗原则

本病缺乏特异性治疗，由于病程具有自限性，所以急性期主要采取对症处理和支持疗法为主。

1．加强营养　维持水、电解质平衡与合理营养供给。病变严重者可静脉营养或白蛋白。

2．控制脑水肿和颅高压　有颅内高压或脑疝征象时，可用 20% 甘露醇或加用呋塞米等利尿剂以减轻脑水肿。

3．对症治疗　高热者可用物理或药物降温。控制惊厥适当使用地西泮、苯巴比妥。

4．抗病毒治疗　常选用利巴韦林。疱疹病毒性脑炎应尽早给予阿昔洛韦每次 10mg/kg，每 8 小时 1 次，静脉滴注。

考点：病毒性脑膜炎、脑炎的治疗原则。

【常见护理诊断】

1．体温过高　与病毒血症或继发细菌感染有关。

2．急性意识障碍　与炎症损害脑实质有关。

3．躯体活动障碍　与昏迷、肢体瘫痪有关。

4．营养失调：低于机体需要量　与摄入不足及消耗过多有关。

5．潜在并发症　颅内压增高、脑疝。

【预期目标】

患儿体温维持在正常范围。患儿及家长能理解病情，并能主动配合治疗及护理工作，患儿能摄入足够的营养及水分，患儿的并发症能及时发现和处理。康复治疗的患儿及家属能得到准确的指导。

【护理措施】

1．维持正常体温　观察热型及伴随症状。出汗后及时更换衣物，体温＞ 38.5℃时给予物理降温或遵医嘱给予药物降温，维持水、电解质、酸碱平衡，静脉补液。

2．促进脑功能的恢复　对年长儿向其介绍环境，保持环境安静以减轻其不安与焦虑，尽量避免环境中可引起患儿坐立不安的刺激因素。纠正患儿的错误概念和定向力错误，如患儿存在幻觉，讨论幻觉内容，以便采取相应措施，为患儿提供保护性看护和日常生活的细心护理，防治生活意外事件的发生。

3．促进肢体功能恢复和功能锻炼　做好心理护理，增强患儿自我照顾能力和信心，卧床期间协助患儿洗漱、进食、大小便及个人卫生等。教给家长协助患儿翻身及皮肤护理的方法，适当使用气圈、气垫等，预防褥疮。保持瘫痪肢体于功能位，病情稳定后，及早督促患儿进行肢体的被动或主动功能锻炼，活动时要循序渐进，加强保护措施，防碰伤，并教给家长协助。在每次改变锻炼方法时给予指导、帮助和鼓励。

4．观察病情，保证营养供应　患儿取平卧位，一侧背部稍垫高，头偏向一侧，以便分泌物排出，防止窒息和误吸。上半身抬高 20°～30°，利于静脉回流，降低脑静脉窦压力，以利降颅压。每 2 小时翻身一次，轻拍背部促进排痰，减少坠积性肺炎。密切观察瞳孔及呼吸，以防移动体位致脑疝形成和呼吸骤停，保持呼吸道通畅、给氧，如有痰液堵塞，立即气管插管吸痰，必要时气管切开或使用人工呼吸机。对昏迷或吞咽困难的患儿，尽早给予鼻饲，保证热卡供应，做好口腔护理。输入能量合剂营养脑组织，促进脑功能恢复，控制惊厥，遵医嘱使用镇静剂、抗病毒药、激素、促进苏醒的药物等。

考点：病毒性脑膜炎、脑炎的护理诊断与护理措施。

【护理评价】

患儿体温正常；未发生受伤；患儿营养正常；未发生潜在并发症；家长没有发生恐惧情绪，功能锻炼到位，达到预期恢复效果。

【健康教育】

向患儿及家长介绍病情，做好心理护理，增强家长及患儿战胜疾病的信心。向家长提供保护性看护和日常生活护理的相关知识，指导家长做好患儿智力训练和瘫痪肢体功能训练，对于恢复期患儿或遗留有后遗症者，可给予针灸、按摩、高压氧治疗等，以促进神经功能的恢复。出院患儿定期随访指导。

第四节　脑性瘫痪

案例

患儿，男，1 岁 6 个月，因“不会行走”就诊。患儿系 7 月早产儿，出生体重 1.35kg。生后青紫窒息史。查体：病情呆滞，竖抱时头明显后仰，运动发育明显落后：不会独坐、翻身，双下肢肌张力高，支撑架起时双脚尖着地，双下肢交叉呈剪刀步态。

请思考：①该患儿初步的医疗诊断是什么？②如何对该患儿进行护理评估？③试列出主要的护理诊断，并应用整体化护理程序对患儿进行整体化护理。

脑性瘫痪（cerebral palsy）简称脑瘫，是指出生前到出生后 1 个月内各种原因所致的非进行性脑损伤，临床主要表现为中枢性运动障碍和姿势异常。可伴有智力低下、癫痫和语言及精神行为异常。

本病发达国家患病率在1‰～4‰之间，我国在2‰左右。

典型病例呈现双侧瘫或偏瘫，常有智能缺损和痉挛发作，可有不自主运动或小脑共济失调。可结合脑电图及影像学检查明确病变部位、范围，以及有无先天畸形或合并癫痫等。

【护理评估】

（一）健康史

引起脑性瘫痪的原因很多，可发生在出生前、出生时和出生后。但存在这些病因的患儿并非一定发生脑瘫，所以以下因素只能是导致脑瘫的高危因素。

1．出生前因素　胎儿脑发育畸形、先天性脑积水，母亲妊娠期各种异常情况如多胎妊娠、妊娠高血压综合征、感染、中毒、糖尿病及放射线照射等；其中多胎妊娠及胎儿脑发育畸形是该阶段引起脑瘫的重要原因。

2．出生时因素　主要包括缺氧窒息及机械损伤，如：宫内窘迫、产伤、窒息、颅内出血、缺氧及羊水或胎粪吸入等；其中新生儿颅内出血是造成脑瘫的重要原因。

3．出生后因素　如早产、低出生体重、胆红素脑病、严重感染、外伤和颅内出血等。

4．其他　各种中枢神经系统感染也是引起脑性瘫痪的主要原因，包括宫内感染及新生期感染。其中遗传因素在脑瘫中的作用逐渐被人们重视。

多年来一直认为异常分娩是导致脑瘫的主要原因。近年来对脑瘫病因作了更深入的探讨，认为胚胎早期发育异常很可能是造成早产、低出生体重和围生期缺血缺氧等的重要原因，也是高危新生儿存活后发生脑瘫的重要基础。出生体重越小发生脑瘫的几率越高。

知识链接

有关脑瘫的发病机制

人体正常肌张力调节及姿势反射的维持有赖于皮质下行纤维抑制作用与周围Ⅰa类传入纤维易化作用的动态平衡，如皮质下行纤维束受损，下行抑制作用必然减弱，周围传入纤维的兴奋作用相对增强，可出现痉挛性运动障碍和姿势异常。感知能力如视、听能力受损可使患儿智力低下，基底节受损可导致手足徐动症，小脑受损可发生共济失调等。

脑性瘫痪的特殊病理改变有两类：①出血性损害，可见室管膜下出血或脑室内出血，多见于妊娠不足32周的未成熟儿，②缺血性损害，如脑白质软化、皮质萎缩或萎缩性脑叶硬化等，多见于缺氧窒息的婴儿。

（二）身体状况

本病主要症状为中枢性运动障碍，表现为运动发育落后，包括精细运动和大运动。如患儿抬头、翻身、坐和走等均落后于同龄儿。自主运动困难，动作不协调，不对称。肌张力和姿态异常，表现为肌张力增高、低下或高低变化不定。肌张力增高者呈足尖着地，双下肢呈剪刀状交叉（图13-1）。膝腱反射亢进，可有踝阵挛，巴宾斯基征阳性。约有2/3的脑瘫患儿可合并智能落后，半数患儿伴听力障碍、语言障碍、癫痫发作或精神行为障碍等。

检查患儿的瘫痪程度及肌张力，同时检查智能水平。患儿常有异常姿势，如角弓反张或四肢痉挛。

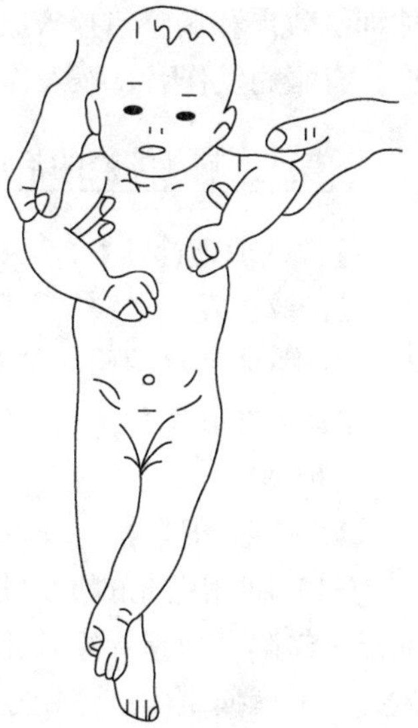

图 13-1　痉挛型脑瘫直立位姿势

根据患儿的临床表现特点可将脑性瘫痪分为以下几种临床类型：

1．运动障碍性质分类

（1）痉挛型：痉挛型是脑瘫最常见类型。约占全部患儿的 50% ~ 60%。主要因锥体系受累，表现为肌张力增高，自发运动减少和腱反射亢进，上肢肘、腕关节屈曲，拇指内收，手紧握拳状。

（2）手足徐动型：约占脑瘫的 20%，患儿在静止时常出现缓慢的、无规律、无目的、不协调、不能自控的手足徐动动作，面部表情怪异，入睡后消失。还可表现为扭转痉挛或其他锥体外系受累症状。

（3）强直型：少见，表现为全身肌张力显著增高，身体异常僵硬。锥体外系受损症状，其四肢被动运动时，可感觉到肢体呈铅管样或齿轮样强直。常有严重的智力低下。

（4）共济失调型：少见，以小脑性共济失调为主要表现。主要表现稳定性差、协调性差、步态蹒跚、共济失调，上肢常有意向性震颤。

（5）肌张力低下型：可能因锥体系和锥体外系同时受累有关。表现为：肌张力降低呈软瘫状，自主运动很少，仰卧时四肢外展如同仰翻的青蛙。但腱反射可引出。此型常为过渡形式。

（6）震颤型：此型很少见，多为锥体外系相关的静止性震颤。表现四肢震颤，一般为静止震颤。

（7）混合型：同时兼有以上两种类型的症状混合出现，以手足徐动型和痉挛型并存多见。

2．按瘫痪累及部位分类　根据受累部位的不同，又可分为双侧瘫、四肢瘫、偏瘫、截瘫、单瘫等。

考点：脑性瘫痪患儿的健康史及身体状况。

（三）辅助检查

可进行脑电图及头颅 CT、MRI 检查以明确病变部位和病因，有无脑先天发育畸形或合并癫痫。

（四）心理和社会支持状况

脑瘫患儿由于生活困难而导致其心理和精神发育障碍。家长往往不能正确认识和接受疾病的事实，所以可出现担心、紧张，又因为今后生活需要长期照顾、康复治疗、教育等方面出现困难，而出现情绪焦虑、思想负担重等心理反应。

（五）治疗原则

本病的治疗主要目的是促进各系统功能的恢复和正常发育，纠正异常姿势，减轻其伤残程度。主要是早期发现和及时治疗，尽早进行功能康复治疗，促进正常运动发育，抑制异常运动和姿势。利用各种有益的手段对患儿进行全面、多样化的综合治疗。家长与医务人员共同参与，密切配合，共同制订训练计划，以保证患儿得到持之以恒的正确治疗，同时反复评估训练效果和调整治疗方案。此外可用整形外科手术及脑外科手术解除肌紧张，减轻肢体畸形。有癫痫发作者，按发作类型给予抗癫痫药物治疗。

考点： 脑性瘫痪的治疗原则。

【常见护理诊断】

1．成长发展迟缓　与脑损伤有关。

2．躯体活动障碍　与肢体中枢性瘫痪有关。

3．潜在并发症　失用综合征。

【护理措施】

1．一般护理

（1）脑瘫患儿的护理是一个长期的过程，需要耐心细致。由于脑瘫患儿往往存在多方面能力缺陷，应指导家长正确护理患儿，如为患儿选择穿脱方便的衣服，更衣时注意患儿体位，一般瘫痪重侧肢体先穿、后脱。

（2）要注意培养患儿生活自理的能力，根据患儿年龄进行日常生活动作的训练，如进食、穿衣、洗漱、大小便等，养成定时大小便习惯，教会患儿在排便前能向大人预示，养成定时大小便习惯，学会使用手纸、穿脱衣服等。对伴有听力、语言障碍的患儿，应按正常小儿语言发育的规律进行训练，多给患儿丰富的语言刺激，鼓励患儿发声，矫正发声异常，并持之以恒，以增强患儿对社会生活的适应能力。

（3）鼓励患儿与正常儿童一起参加集体活动，多表扬和鼓励患儿的进步，调动其积极性，防止发生孤独、自卑心理，促进其健康成长。

2．保证营养供给

（1）供给高热量、高蛋白及富含维生素、易消化的食物。

（2）对独立进食困难的患儿应进行饮食训练。喂食时保持患儿头处于中线位，避免头后仰导致异物吸入而引起窒息或吸入性感染。在患儿牙齿紧咬时切勿用匙强行喂食，以防损伤牙齿。耐心地教患儿学习进食动作，尽早能独立进食。

（3）如患儿热量无法保证，应进行鼻饲。

3．功能训练　脑瘫患儿大脑病损是静止的，但所造成的神经功能缺陷并非永远固定不变。若不早期进行功能锻炼，其异常姿势和运动模式会固定下来，同时会造成肌腱挛缩，骨、关节畸形，进而加重智力障碍。婴幼儿脑组织可塑性大、代偿能力强，若康复治疗措施恰当，可获最佳效果。因此，患儿一经确诊，应立即开始功能锻炼。对瘫痪的肢体应保持功能位，并进行被动或主动运动，促进肌肉、关节活动和改善肌肉张力。还可配合推拿、按摩、针刺及理疗等，以纠正异常姿势，平衡肌肉张力。严重肢体畸形者5岁后可考虑手术矫正。

4．预防皮肤完整性受损的护理　部分病情严重不能保持坐位的患儿往往长时间卧床，引起躯体受压部位血液循环障碍、营养不良产生褥疮，家长及护理人员要常帮助患儿翻身，白天尽量减少卧床时间，保证衣服被褥平整，及时清理大小便，保持皮肤清洁，防止褥疮发生或继发其他感染。

考点： 脑性瘫痪的护理诊断与护理措施。

【健康教育】

做好产前保健，在妊娠早期预防感染性疾病，如风疹、弓形虫等感染。避免外伤和难产，预防胎儿受损。避免早产，因为体重过低是脑性瘫痪的一个重要因素；做好新生儿期的预防，主要是预防新生儿呼吸暂停、低血糖、胆红素脑病及颅内感染等疾病；指导家长正确护理患儿，做好患儿的特殊教育，对他们应进行一些特殊的职业训练，培养其独立生活的能力和克服困难的信心，尽可能避免产生自卑心理。

第五节　注意力缺陷多动症

案例

9 岁男童，患儿上课注意力不集中，爱搞小动作，学习成绩差，不能按时完成作业，常无故发火，经常在教室无故叫喊。经医生诊断为注意力缺陷多动症。

请思考：①你应从哪些方面对患儿及其家庭进行护理评估？②如何对该患儿实施整体化护理？

注意力缺陷多动症（attention deficit hyperactivity disorder，ADHD）又称儿童多动症，是一种常见的小儿行为问题，以多动、注意力不集中、参与事件能力差为主要特征，其智力基本正常，但常伴学习困难及心理异常。

本病 14 岁以下的儿童患病率为 7% ～ 9%，50% 患儿起病在 4 岁以内，占学校人群的 5% ～ 10%，有的高达 20%，男女比例为 4 ∶ 1 ～ 6 ∶ 1。

【护理评估】

（一）健康史

由于引起本病的原因较多，遗传因素在本病发生中有相当大的作用。此外，还与妊娠及分娩轻微脑损伤、早产、低出生体重、铅中毒、中枢神经系统的病毒感染、营养不良、不良的社会和家庭环境、虐待或忽视、心理障碍等因素有关，因此应对在妊娠与分娩期及生后所有可造成中枢神经系统损伤的因素进行详细的询问。

知识链接

有关 ADHD 的发病机制

神经生理学研究指出，一切感觉刺激和运动功能都在前额叶进行分析综合和调节，因此脑损伤尤其是额叶损伤的患儿，可发生 ADHD。目前已发现与多个 ADHD 相关联的基因，足以说明 ADHD 的发病有明显的遗传物质基础。目前还认为本病的发病与肾上腺素、多巴胺等神经介质功能紊乱，致使多巴胺能神经元活动减低，尤其是儿茶酚胺（CA）水平不足，以致脑抑制功能不足，对进入的无关刺激起不到过滤作用，导致患儿对各种刺激不加选择地做出反应，从而影响注意力集中并引起过多的活动有关。

（二）身体状况

本症的主要症状是注意力缺陷和活动过度，两者多同时存在。

1．活动过度　患儿从小表现为兴奋多动，睡眠少，易兴奋、好跑动、不得安宁。上课时小动作不断，摇椅转身，离位走动。说话过多，常在问题尚未说完时抢话，叫喊讲话。扰乱课堂秩序，翻箱倒柜，常干扰别人的活动。

2．注意力缺陷　是本症必备表现之一，易受外来影响而激动，患儿注意力短暂、易随环境转移，在玩和学习时往往心不在焉。做事有始无终，对各方面的刺激都起反应。听课不专心，常一事未完又做另一事，无监督时难于完成作业。

3．其他　患儿任性冲动、情绪不稳定、缺乏克制力，伴有学习困难。

对于7岁前起病患儿，根据其父母、老师对小儿行为的评估，病程持续超过半年者可考虑本病，但应与某些器质性或功能性精神病等鉴别。

考点：注意力缺陷多动症的健康史及身体状况。

（三）治疗原则

应采取综合治疗措施，包括心理治疗、合理教育、认知行为治疗、社会技能训练以及必要的药物治疗等。

1．心理治疗和教育　学校、家长与医务人员密切配合，共同关心患儿，先给予支持性心理疗法。

2．药物治疗　目前主要应用的是中枢兴奋药（如哌甲酯、匹莫林、苯丙胺），此外还可应用三环类抗抑郁药（如丙咪嗪）和单胺氧化酶抑制剂等。药物治疗必须在医师指导下进行，从小剂量开始，定期随访，注意观察其疗效和不良反应。哌甲酯（Methylphenidate，利他林）：为首选药物，每天早晨上课前半小时服用一次，如服用1个月无效者停药。晚上不服药，周末和假期停服，6岁以下儿童尽量不用。轻者服药6个月～1年，重者疗程3～5年。不良反应有失眠、厌食、体重暂时下降等。

3．行为治疗　对改善儿童行为有明显作用。主要体现在自我管理、时间管理、学校及家庭行为控制等方面。

4．神经生理训练　对改善ADHD儿童的神经反应能力有效。具体效果反映在儿童对目标刺激反应的正确率越来越高、疏漏越来越少、反应在正确的前提下越来越快。

5．运动治疗　是直接针对造成学习困难的问题根源——小脑发育迟缓，以运动刺激小脑的自动化机制，改善脑部管理阅读、书写、注意力、动作协调等特定区域的效率。

考点：注意力缺陷多动症的治疗原则。

【常见护理诊断】

1．社交障碍　与注意力不集中有关。

2．焦虑　家长焦虑与患儿学习成绩不良及存在破坏和攻击行为有关。

【护理措施】

1．用药护理　一般6岁以上患儿应用哌甲酯（利他林）等药物，对需要用药物治疗的患儿，指导好用药的方法，一般治疗根据病情需早上和中午用药，做好疗效及副作用的观察。神经兴奋剂仅能改善患儿注意力，而对多动、冲动等无多大影响。该类药物有引起淡漠、社会退缩、刻板动作、食欲减退、影响发育等不良反应，用药中应予注意。抗精神病药、安眠药对本症无效，有时还会使症状恶化，不宜应用。

2．心理护理　心理治疗非常重要，需家长、教师、医务人员密切配合共同关注，给予支持性心理疗法，杜绝歧视、打骂等各种不良刺激。发现优点予以表扬以提高其自尊心。鼓励患儿积极参加文娱、体育活动，使其过多的精力得以释放，并可培养其注意力。为患儿制订简单可行的规矩，培养一心不二用，如吃饭时不看书，做作业时不玩玩具等。对于一些攻击和破坏性行为不可袒护，要严加制止，但应注意方法。加强家庭与学校的联系，共同教育，持之以恒。

考点：注意力缺陷多动症的护理诊断与护理措施。

【健康教育】

医院、家长及教师合作，保证家长、教师了解患儿所用药物的名称、剂量及用药时间，保证患儿接受必要的训练和教育，为患儿制订特殊的学习计划，监测、评估患儿的进步及药物不良反应。

小结

神经系统疾病是导致小儿致残的常见原因。

化脓性脑膜炎是由化脓性细菌感染引起的脑膜炎症，典型表现有全身中毒症状、颅内压增高及脑膜刺激征阳性等，其治疗及护理要点是早期合理使用抗生素，控制惊厥，降低颅内压，防止脑疝发生等。

病毒性脑膜脑炎是由病毒感染引起的脑实质炎症，临床表现多种多样，病情轻重不一，轻者可1～2周自愈，重者可致残甚至致死，尚无特异性治疗。其治疗及护理主要目的是促进脑功能及肢体功能的恢复。

脑性瘫痪是一种非进行性脑损伤性疾病，临床以中枢性运动障碍和姿势异常为主要特征。以痉挛型最常见，目前尚无特异性治疗，主要是坚持功能性锻炼。

应使学校、家长甚至社会对注意力缺陷多动症应有所了解，能正确认识到患儿是种“病态”，应共同注重患儿的心理护理和健康教育，培养患儿的自尊心和自信心。尽可能避免、减少患儿行为、情绪问题而进一步影响儿童智力及健康人格的形成。

（于晗澍）

第十四章　内分泌系统疾病患儿的护理

学习目标

1. 归纳先天性甲状腺功能减退症、生长激素缺乏症的概念、身体状况、护理诊断、护理措施。
2. 说出上述疾病的治疗原则及健康教育。
3. 知道上述疾病的健康史、辅助检查及心理状况评估。

机体内各种脏器功能的协调和稳定是由神经、内分泌、免疫三个系统共同构成的网络进行调控的。内分泌系统的主要功能是促进和协调人体生长、发育、性成熟和生殖等生命过程。激素是内分泌协同调节机体生理代谢活动的化学信使，由一系列高度分化的内分泌细胞所合成和分泌，参与细胞内外联系的内源性信号分子和调控分子，进入血液和细胞之间传递信息。在人体内，多数内分泌细胞集中形成经典的内分泌腺体，如垂体、甲状腺、甲状旁腺、肾上腺和胰岛等；另一些内分泌细胞则分散存在于某些脏器，或广泛散布于全身组织中。此外，还有些神经细胞具有内分泌功能。在正常生理状态时，各种激素在下丘脑 - 垂体 - 靶腺轴的各种反馈机制及其相互之间的调节作用而处于动态平衡状态。由于内分泌功能与生长发育密切相关，其功能障碍常导致生长延缓、性分化异常和激素功能异常，严重影响小儿体格和智能发育，易造成残疾甚或夭折。因此，对小儿内分泌疾病应及早关注。

第一节　先天性甲状腺功能减退症

案例

9 个月男婴，生后常便秘、腹胀、少哭而就诊。护理体检：体温 35.8℃，心率 70 次 / 分钟，呼吸 28 次 / 分钟，皮肤粗糙，眼距宽，鼻梁宽平，唇厚，舌大而宽、厚伸出口外，腹部隆起，脐疝，四肢短粗。

请思考：①该患儿最有可能的医疗诊断是什么？②该患儿存在哪些主要的护理诊断？③如何给患儿家长进行健康指导？

先天性甲状腺功能减退症（congenital hypothyroidism，CH）简称甲低，是由于甲状腺激素合成或分泌不足所引起的疾病，又称为呆小病或克汀病，是小儿最常见的内分泌疾病。根据病因不同可分为散发性、地方性两类。

甲状腺的主要功能是合成甲状腺素（thyroxine，T_4）和三碘甲状腺原氨酸（triiodothyronine，T_3）。合成甲状腺激素的主要原料为碘和酪氨酸，它们在体内可转化合成为具有生物活性的 T_3 与 T_4。释放入血中的 T_3、T_4 约 70% 与血浆中甲状腺结合球蛋白（TBG）

相结合，仅少量游离的 T_3 与 T_4 发挥生理作用。甲状腺激素的合成与释放受下丘脑分泌的促甲状腺激素释放激素（TRH）和垂体分泌的促甲状腺素（TSH）控制，而血清 T_4 则可通过负反馈作用降低垂体对 TRH 的反应性，减少 TSH 的分泌。正常情况下，T_4 分泌率较 T_3 高 8 ～ 10 倍，T_3 的代谢活性为 T_4 的 3 ～ 4 倍，机体所需的 T_3 约 80% 是在周围组织中经 T_4 转化而成，在末梢组织中游离 T_4 发挥作用，因此，血清游离 T_4 最能反映甲状腺功能。

知识链接

甲状腺素的主要生理作用

加速细胞内氧化过程，促进新陈代谢，增高基础代谢率；促进蛋白质合成，增加酶活性；提高糖的吸收和利用；加速脂肪分解、氧化；促进细胞、组织的分化、成熟；促进钙、磷在骨质中的合成代谢和骨、软骨生长；更重要的是促进中枢神经系统的生长发育（特别是胎儿期缺乏甲状腺素将造成脑组织严重损害）。因此，当甲状腺功能不足时，可引起代谢障碍、生理功能低下、生长发育迟缓、智能障碍等。

【护理评估】

（一）健康史

1．散发性先天性甲状腺功能低下

（1）甲状腺不发育、发育不良或异位：是最主要的原因，约占 90%。患儿甲状腺在宫内阶段即不明原因发育不全，或形成异位甲状腺。大多数患儿在出生时即存在甲状腺激素缺乏，仅少数可在出生后数年开始出现不足的症状。发生原因尚未阐明，可能与遗传素质和免疫介导机制有关。

（2）甲状腺激素合成途径障碍：是引起甲状腺功能低下的第 2 位原因。大多由于甲状腺激素合成途径中酶缺陷造成，多为常染色体隐性遗传病。

（3）促甲状腺素（TSH）缺乏：因垂体分泌 TSH 障碍而造成甲状腺功能低下，常见于特发性垂体功能低下或下丘脑发育缺陷。

（4）甲状腺或靶器官反应性低下：可由于甲状腺细胞质膜上的 Gsα 蛋白缺陷，使 cAMP 生成障碍而对 TSH 不反应；或由于末梢组织对 T_4、T_3 不反应所致，与 β- 甲状腺受体缺陷有关。均为罕见病。

（5）母亲因素：母亲在妊娠期服用抗甲状腺药物或母体存在抗甲状腺抗体，均可通过胎盘而影响胎儿，造成暂时性甲低，通常在 3 个月后好转。

2．地方性先天性甲状腺功能低下　多见于甲状腺肿流行的山区，系由于这些地区水、土和饮食中缺碘所致，随着碘化食盐在我国的广泛使用，其发病率明显下降。现多由于孕妇饮食中缺碘，致使胎儿在胚胎期即因碘缺乏而导致甲状腺功能低下，造成不可逆的神经系统损害。

（二）身体状况

症状出现早晚及轻重程度与患儿残留的甲状腺组织多少及功能有关。无甲状腺组织的患儿，在婴儿早期即可出现症状。有少量腺体者多于 6 个月后症状开始明显，偶亦有数年之后出现症状者。

1．新生儿甲低　生理性黄疸时间延长达 2 周以上，反应迟钝、声音嘶哑、少哭、喂养困难、腹胀、便秘，脐疝；体温低、末梢循环差、四肢凉、皮肤出现斑纹或硬肿现象等。

2．婴幼儿甲低　多数先天性甲低患儿常在出生半年后出现典型症状。

（1）特殊面容和体态：头大颈短，毛发稀少，皮肤苍黄、干燥，面部黏液水肿，眼睑水肿，眼距宽，眼裂小，鼻梁宽平，唇厚舌大，舌常伸出口外，身材矮小，躯干长而四肢短，上部量 / 下部量＞1.5，腹部膨隆，常有脐疝。

（2）生长发育落后：出牙、囟门闭合时间延迟，运动发育迟缓，说话、站立、行走均延迟，表情淡漠、呆板，智能发育低下。

（3）生理功能低下：精神、食欲差，不善活动，安静少哭，嗜睡，低体温，怕冷，脉搏及呼吸均缓慢，心音低钝，腹胀，便秘，第二性征出现晚等。

3．地方性甲低　临床表现为两组不同的症候群，有时会交叉重叠。

（1）“神经性”综合征：以共济失调、痉挛性瘫痪、聋哑和智力低下为特征，但身材正常且甲状腺功能正常或仅轻度减低。

（2）“黏液水肿性”综合征：以显著的生长发育和性发育落后、黏液水肿、智能低下为特征，血清 T_4 降低、TSH 增高。

考点：先天性甲状腺功能减退症的健康史及身体状况。

（三）辅助检查

1．新生儿筛查　采用出生后 2 ～ 3 天的新生儿干血滴纸片检查 TSH 浓度作为初筛，结果＞20mU/L 时，再采集血标本检测血清 T_4 和 TSH 以确诊。是早期确诊、避免神经精神发育严重缺陷的极佳防治措施。

2．血清 T_3、T_4、TSH 测定　T_4 下降，TSH 明显增高即可确诊，T_3 可降低或正常。

3．X 线检查　骨龄明显落后于实际年龄。

4．TRH 刺激试验　用于鉴别下丘脑或垂体性甲低。若试验前血 TSH 值正常或偏低，在 TRH 刺激后引起血 TSH 明显升高，表明病变在下丘脑；若 TRH 刺激后血 TSH 不升高，表明病变在垂体。

5．核素检查　可检查甲状腺发育情况及甲状腺的大小、形状和位置。

6．基础代谢率测定　基础代谢率低下。

（四）心理和社会支持状况

评估患儿及家长的心理状态，是否有焦虑存在；家庭经济及环境状况；父母角色是否称职，是否掌握与本病有关的知识，特别是服药方法和不良反应的观察，以及对患儿进行智力、体力训练的方法等。

（五）治疗原则

不论何种原因引起者，应尽早开始甲状腺素的替代治疗，终生服用甲状腺制剂且不能中断。常用药物有 L- 甲状腺素钠和甲状腺片。L- 甲状腺素钠开始剂量 5 ～ 10μg/（kg· d），应注意开始剂量应根据病情轻重及年龄大小而不同，常为年龄越小剂量越偏大，并根据甲状腺功能及临床表现随时调整剂量。应使：① TSH 浓度正常，血 T_4 正常或略偏高，以备部分 T_4 转化为 T_3；②临床表现：大便次数、性状正常，食欲好转，腹胀消失，心率维持在正常范围，智能进步，体格发育改善。

考点：先天性甲状腺功能减退症的治疗原则。

【常见护理诊断】

1．体温过低　与代谢率低有关。

2．营养失调：低于机体需要量　与喂养困难、食欲差有关。

3．便秘　与肌张力低下、活动量少有关。

4．成长发育迟缓　与甲状腺素合成不足有关。

5．知识缺乏　与患儿父母缺乏有关疾病的知识有关。

【预期目标】

患儿体温保持正常；患儿营养均衡，体重增加；患儿大便通畅；患儿能掌握基本生活技能，无意外伤害发生；患儿及其父母掌握正确服药方法及药效观察。

【护理措施】

1．保暖　注意室内温度，适时增减衣服，避免受凉，加强皮肤护理，避免与感染性或传染性疾病患儿接触。

2．保证营养供给　向家长介绍病情，指导喂养方法，供给富含蛋白质、维生素、矿物质的易消化食物。对吸吮困难、吞咽缓慢者要耐心喂养，提供充足的进餐时间，必要时用滴管喂或鼻饲。

3．保持大便通畅　提供充足液体量；多吃含粗纤维的食物如蔬菜、水果；养成定时排便的习惯；适当增加活动量；每日顺肠蠕动方向按摩腹部数次，增加肠蠕动；必要时采用大便缓泻剂、软化剂或灌肠。

4．加强训练，提高自理能力　加强患儿日常生活护理，防止意外伤害发生。通过各种方法加强智力、行为训练，以促进生长发育，使其掌握基本生活技能。

5．用药护理　甲状腺制剂作用缓慢，用药1周左右方达最佳效力，故服药后要密切观察患儿生长曲线、智商、骨龄，以及血 T_3、T_4 和TSH的变化等，随时调整剂量。在治疗过程中应注意随访复查，治疗开始时，每2周随访1次；血清TSH和 T_4 正常后，每3个月随访1次；服药1～2年后，每6个月随访1次。

考点：先天性甲状腺功能减退症的护理诊断与护理措施。

【护理评价】

患儿体温是否维持正常；营养是否均衡，体重是否增加；大便是否通畅；患儿是否能掌握基本生活技能；患儿及其父母是否能掌握正确服药方法及药效观察。

【健康教育】

1．从围生期保健做起，重视新生儿期筛查。本病在遗传、代谢性疾病中发病率最高，早期诊断尤为重要。

2．强调尽早开始替代治疗。由于本病严重影响患儿的生长发育和智力发育，疗效取决于治疗开始的早晚，如在生后1～2个月即开始治疗者，可避免严重神经系统损害，生后3个月内治疗，预后较佳，智能绝大多数可达到正常；如未能及早诊断而在6个月后才开始治疗，仅可改善生长状况，但智能仍然会受到严重损害。

3．坚持终身服药。讲解药物治疗的重要性，使家长和患儿了解终身用药的必要性，以坚持长期服药治疗，并掌握药物服用方法及不良反应的观察。如用药量不足，患儿身高和骨骼发育滞后，智力也受影响；用药量过大，可导致医源性甲亢，出现烦躁、多汗、消瘦、腹痛、腹泻、发热等症状。治疗开始时间较晚者，虽然智力不能改善，但可变得活泼，改善生理功能低下的症状。

4．指导家长掌握患儿体温、脉搏、血压、体重的测量方法。

5．与家长共同制定患儿合理的饮食方案、行为及智力训练方案，并增强其战胜疾病的信心。对患儿多鼓励，帮助其正确看待自我形象的改变。

第二节　生长激素缺乏症

案例

患儿，男，8岁。1岁后生长缓慢，每年身高增长2～3cm，智力正常。第一胎，第一产，产钳助产，出生时体重3.2kg，身长50cm，轻度窒息。查体：体态匀称，毛发少而质软，皮肤细而滑腻，皮下脂肪过多，肌肉发育较差，面容常幼稚，胸较窄，手足也较小，喉结小，声音尖细，阴茎1.5cm。

请思考：①该患儿的医疗诊断。②根据患儿目前身心状况，如何为其实施整体护理。

生长激素缺乏症（growth hormone deficiency，GHD）又称垂体性侏儒症（pituitary dwarfism），是由于腺垂体合成和分泌的生长激素部分或完全缺乏，或由于结构异常、受体缺陷等所致的生长发育障碍性疾病。患儿身高低于同年龄、同性别、同地区正常小儿平均身高2个标准差（-2SD）或在小儿生长曲线第3百分位数以下。

该病发生率约为20/10万～25/10万，男：女为3：1。

人生长激素（GH）由腺垂体的细胞分泌和储存，它的释放受下丘脑分泌的生长激素释放激素（GHRH）和生长激素释放抑制激素（GHIH）的调节，GHRH刺激垂体释放hGH，GHIH对hGH的合成和分泌有抑制作用。垂体在这两种激素的交互作用下以脉冲方式释放GH，而中枢神经系统则通过神经递质控制下丘脑GHRH和GHIH的分泌。GH的自然分泌呈脉冲式，约2～3小时出现一个峰值，夜间入睡后分泌量增高，且与睡眠深度有关，在Ⅲ或Ⅳ期睡眠相对达高峰，白天空腹时运动后偶见高峰。小儿时期每日GH的分泌量超过成人，在青春发育期更为明显。

生长激素的基本功能是促进生长，同时作为重要调节因子调节多种物质代谢。其主要生物效应为：①促生长效应：促进人体各种组织细胞增大和增殖，使骨骼、肌肉和各系统器官生长发育，骨骼的增长即导致身体长高。②促代谢效应：GH的促生长作用的基础是促合成代谢，可促进蛋白质的合成和氨基酸的转动和摄取；促进肝糖原分解，同时减少对葡萄糖的利用，降低细胞对胰岛素的敏感性，使血糖升高；促进脂肪组织分解和游离脂肪酸的氧化生酮过程；促进骨骺软骨细胞增殖并合成含有胶原及硫酸黏多糖的基质。

【护理评估】

（一）健康史

下丘脑、垂体功能障碍或靶细胞对生长激素无反应时均可造成生长落后。根据病因可分为原发性、获得性和暂时性三种。

1．原发性　占绝大多数。

（1）遗传因素：占5%左右，大多有家族史。人生长激素基因簇位于17q22-q24，是由 GH1（GH-N）、CSHP1、CSH1、GH2、CSH2 等 5 个基因组成的长约 55kbp 的 DNA 链。GH1 基因缺陷引起单纯生长激素缺乏症。此外，下丘脑转录调控基因缺陷亦可引起 GDH，并可造成多垂体激素缺乏症。

（2）特发性下丘脑、垂体功能障碍：下丘脑、垂体无明显病灶，但分泌功能不足，这是生长激素缺乏的主要原因。

（3）下丘脑 - 垂体功能障碍：垂体发育异常，如垂体不发育、发育不良或空蝶鞍等可引起生长激素合成和分泌障碍。

2．获得性（继发性）　多为器质性，继发于下丘脑、垂体或其他颅内肿瘤、感染、放射性损伤和创伤等，其中产伤是国内生长激素缺乏症最主要的病因。

3．暂时性　体质性青春期生长延迟、社会心理性生长抑制、原发性甲状腺功能低下等均可造成暂时性 GH 分泌功能低下，在外界不良因素消除或原发病治疗后可恢复正常。

（二）身体状况

1．原发性生长激素缺乏症

（1）生长障碍：出生时的身高和体重可正常，1 岁以后呈现生长缓慢，身高落后比体重低下更显著，身高低于正常身高均数 -2SD 以下，但上下部量比例正常，体型匀称。患儿外观明显小于实际年龄，面容幼稚、脸圆胖（娃娃脸），皮肤细腻，手足较小。

（2）骨成熟延迟：出牙及囟门闭合延迟，由于下颌骨发育欠佳，恒齿排列不整。骨化中心发育迟缓，骨龄小于实际年龄 2 岁以上，但与其身高年龄相仿。

（3）青春发育期推迟，智力正常。

（4）部分患儿同时伴有一种或多种其他垂体激素缺乏，患儿除有生长迟缓外可有其他症状，如伴促甲状腺激素（TSH）缺乏者，可有食欲不振、不爱活动等轻度甲状腺功能不足症状；伴有促肾上腺皮质激素缺乏者，易发生低血糖。

2．继发性生长激素缺乏症　可发生于任何年龄，并伴有原发疾病的相应症状，如颅内肿瘤多有头痛、呕吐、视野缺损等颅内压增高和视神经受压迫等症状和体征。

考点：生长激素缺乏症的健康史及身体状况。

（三）辅助检查

1．生长激素刺激试验　正常人体 GH 呈脉冲性释放，故随机采血测 GH 无诊断价值。临床多采用 GH 刺激试验来判断垂体分泌 GH 的功能。GH 分泌功能的生理性试验包括运动试验和睡眠试验，两者用于对可疑患儿的筛查。GH 分泌功能的药物刺激试验包括胰岛素、精氨酸、可乐定、左旋多巴试验，有两项不正常方可确诊 GHD。表 14-1 列出了临床常用的 GH 分泌功能试验的测定方法。各种药物刺激试验均需在用药前（0 分钟）采血测定 GH 基础值。一般认为在试验过程中，GH 峰值＜ 10μg/L 即为分泌功能不正常，GH 峰值＜ 5μg/L 为 GH 完全缺乏，GH 峰值＜ 5 ～ 10μg/L，为 GH 部分缺乏。

表 14-1　生长激素分泌功能试验

试验	方法	采血时间
生理性		
1．运动	禁食 4 ～ 8 小时后，剧烈活动 15 ～ 20 分钟	开始运动后 20 ～ 40 分钟
2．睡眠	晚间入睡后用脑电图监护	Ⅲ～Ⅳ期睡眠时
药物刺激		
1．胰岛素	0.075U/kg，静注	0、15、30、60、90、120 分钟测血糖、皮质醇、GH
2．精氨酸	0.5g/kg，用注射用水配成 5% ～ 10% 溶液，30 分钟滴完	0、30、60、90、120 分钟测 GH
3． 可乐定	0.004mg/kg，1 次口服	0、30、60、90、120 分钟测 GH
4．左旋多巴	10mg/kg，1 次口服	0、30、60、90、120 分钟测 GH

2．胰岛素样生长因子（IGF-1）和胰岛素样生长因子结合蛋白（IGFBP3）测定　血中 IGF-1 大多与 IGFBP3 结合，两者分泌模式与 GH 不同，呈非脉冲分泌，血中浓度稳定，且与 GH 水平一致，一般可作为 5 岁到青春发育前小儿 GHD 筛查检测。

3．其他　对确诊为 GHD 的小儿，根据需要作头颅 CT 扫描、MRI 检查，以了解下丘脑 - 垂体有无器质性病变。

（四）心理和社会支持状况

评估患儿及家长是否掌握与本病有关的知识，特别是服药方法和不良反应观察；患儿身高低于正常，家长出现焦虑反应，患儿对自身形象的改变产生自卑；了解患儿家庭经济及环境状况。

（五）治疗原则

采用激素替代治疗。

1．GH 替代治疗　基因重组人生长激素（recombinant hGH，r-hGH）已被广泛应用，目前大多采用 0.1U/kg，每晚临睡前皮下注射一次，治疗应持续至骨骺愈合为止。治疗过程中须监测甲状腺功能。恶性肿瘤或有潜在肿瘤恶变者及严重糖尿病患者禁用。

2．生长激素释放激素（GHRH）治疗　对由于下丘脑功能缺陷、GHRH 释放不足的 GHD 患儿可采用。

3．性激素治疗　对同时伴有性腺轴功能障碍的 GHD 患儿，在骨龄达 12 岁时即可开始用性激素治疗，以促使第二性征发育。男孩用长效庚酸睾酮 25mg，每月肌内注射一次，每

知识链接

GH 治疗的注意事项

GH 治疗注意事项：① GHD 者治疗越早越好。②青春发育后期或骨龄近闭合疗效差。③遗传性、非 GHD 矮小者疗效较差。④治疗后定期复查甲状腺功能。⑤白血病、颅内肿瘤等慎用或禁用。

3 个月增加 25mg，直至 100mg。女孩用炔雌醇 1 ～ 2μg/d，或妊马雌酮，剂量自 0.3mg/d 起，逐渐增加。

考点：生长激素缺乏症的治疗原则。

【常见护理诊断】

1．成长发育迟缓　与生长激素缺乏有关。

2．自我概念紊乱　与生长发育迟缓有关。

【预期目标】

患儿营养均衡，体重、身高增加；患儿能正确地看待自我形象的改变，树立正向的自我概念；患儿及其父母掌握正确服药方法及药效观察。

【护理措施】

1．指导用药，促进生长发育　生长激素替代疗法在骨骺愈合以前均有效，治疗时年龄越小，效果越好。应为患儿及家长提供有关激素替代治疗的信息和相关教育资料，治疗中出现甲状腺素缺乏、颅内高压等应及时发现给予相应处理，用药期间应严密随访骨龄发育情况。

2．心理护理　向患儿及其家庭提供心理支持，运用沟通交流技巧，向家长和患儿解释病情，给予安慰，缓解他们焦虑心理。鼓励患儿表达自己的情感和想法，鼓励多参与社会活动，帮助其正确地看待自我形象的改变，树立正向的自我概念。

考点：生长激素缺乏症的护理诊断与护理措施。

【健康教育】

向家长讲解疾病的相关知识和护理方法。教会家长掌握药物的剂量、使用方法和药物副作用的观察。治疗过程中，每 3 个月测量身高、体重 1 次，记录生长发育曲线，以观察疗效。向家长强调替代治疗一旦终止，生长发育会再次减慢。

小结	内分泌系统的主要功能是促进和协调人体的生长、发育、性成熟和生殖等生命过程。常见的内分泌系统疾病有先天性甲状腺功能减退症、生长激素缺乏症等。小儿内分泌系统疾病对小儿生长发育有较大影响。 先天性甲状腺功能减退症是由于先天性因素使得甲状腺素的分泌减少或完全缺乏而致生长迟缓、智力低下的疾病。本病应早期确诊，早期使用甲状腺激素替代可以防止智力低下和生长发育障碍。 生长激素缺乏症又称垂体性侏儒症，是因腺垂体分泌生长激素缺乏或不足，或是靶细胞对生长激素不敏感引起的。可导致生长发育障碍，需采用生长激素替代治疗，一旦替代疗法中止则生长发育就会减慢，因此为患儿及家长提供疾病知识指导非常重要。

（侯媛媛）

第十五章　免疫系统疾病患儿的护理

学习目标	
学习目标	1. 归纳原发性免疫缺陷病、川崎病、过敏性紫癜的概念、身体状况、护理诊断、护理措施。 2. 说出上述疾病的治疗原则及健康教育。 3. 知道上述疾病的健康史、辅助检查及心理状况评估。

第一节　小儿免疫特征

免疫（immunity）是指机体免疫系统识别自身与异己物质，并通过免疫应答排除抗原性异物，以维持机体生理平衡的功能。免疫是人体的一种生理功能，人体依靠这种功能识别“自己”和“非己”成分，从而破坏和排斥进入人体的抗原物质，或人体本身所产生的损伤细胞和肿瘤细胞等，以维持人体的健康。免疫功能失调可致异常免疫反应，即变态反应、自身免疫反应、免疫缺陷和发生恶性肿瘤。人类免疫系统的发生、发育始于胚胎早期，到出生时尚未完善，随着年龄增长逐渐达到成人水平，使小儿特别是婴幼儿，处于生理性免疫低下状态。

一、非特异性免疫特征

（一）皮肤、黏膜的屏障作用差

主要有皮肤 - 黏膜屏障、血 - 脑脊液屏障、血 - 胎盘屏障、淋巴结过滤作用等构成的解剖屏障和由溶菌酶、胃酸等构成的生化屏障。小儿皮肤角质层薄嫩，容易破损，故屏障作用差，对外界刺激的抵抗力弱，易受机械或物理损伤而继发感染；新生儿皮肤较成人偏碱性，细菌或真菌易于增殖；肠道通透性高，胃酸较少，血脑屏障未发育成熟，以及呼吸道纤毛细胞发育不完善等，均导致新生儿和婴幼儿的非特异性免疫功能较差，易发生感染。

（二）吞噬作用弱

血液中具有吞噬功能的细胞主要是中性粒细胞和单核吞噬细胞。受分娩的刺激，出生后 12 小时外周血中性粒细胞计数较高，72 小时后开始下降，以后逐渐达成人水平。出生时嗜中性粒细胞的吞噬和杀菌功能已趋成熟，但由于缺乏血清补体、调理素、趋化因子等使中性粒细胞功能暂时性低下而易发生化脓性感染。新生儿单核吞噬细胞发育已完善，但因缺乏必需的辅助因子，其趋化、黏附、吞噬和杀菌功能均较成人差。

（三）补体水平低

由于母体补体不传输给胎儿，故婴儿出生时血清补体含量低，足月新生儿出生时血清 C_1、C_2、C_3、C_4、C_7 和备解素的浓度约为成人的 60%。约半数新生儿补体经典途径溶血力低于成人水平。旁路途径的各种成分发育更为落后。未成熟儿补体经典途径和旁路途径均低于成熟儿。

考点：小儿非特异性免疫特征。

二、特异性免疫特征

特异性免疫反应包括细胞免疫（cellular immunity）和体液免疫（humoral immunity）两种，这两种免疫反应必须由抗原性物质进入机体刺激免疫系统后方可形成。细胞免疫是由T淋巴细胞介导产生的免疫反应，体液免疫是由B淋巴细胞介导产生的免疫反应。

（一）细胞免疫（T细胞免疫）

胸腺是T细胞发育成熟的重要场所。T细胞占外周血淋巴细胞的80%，因此外周血淋巴细胞计数可反映T细胞数量。足月新生儿外周血中T细胞绝对计数已达成人水平，其中具有辅助/诱导作用的CD4细胞数较具有抑制/细胞毒性作用的CD8多，使CD4/CD8的比值高达3～4，以后逐渐下降，2岁时为2，达成人水平。与成人CD4细胞功能不同，新生儿期CD4细胞辅助功能低，且具有较高的抑制活性，导致B细胞生产免疫球蛋白受抑，一般生后6个月CD4辅助功能趋于正常。新生儿时期T细胞产生的γ-干扰素（IFNγ）产量为成人的1/8～1/10，白细胞介素-4（IL-4）的产量约为1/3，约3岁时IL-4和IFNγ达成人水平。

（二）体液免疫（B细胞免疫）

体液免疫是指B淋巴细胞在抗原刺激下产生抗体以达到保护目的的免疫机制。

1．B细胞　骨髓是B细胞成熟的场所，淋巴结是B细胞富集的器官。与T细胞免疫相比，B细胞免疫的发育较迟缓。胎儿B细胞对抗原刺激能分化为产生IgM类抗体，而有效的IgG类抗体应答需在出生3个月后才出现。分泌IgG的B细胞于2岁、分泌IgA的B细胞于5岁时才达成人水平。B细胞不足比血清Ig水平较低的后果更为严重，不利于特异性抗体生成，易发生暂时性低丙种球蛋白血症。

2．免疫球蛋白（immunoglobulin，Ig）具有抗体活性的球蛋白称为免疫球蛋白，是B细胞最终分化为浆细胞的产物，存在于血管内外的体液中和B细胞膜上，分为IgG、IgA、IgM、IgD和IgE五类。

（1）IgG：是血清中主要的、唯一可以通过胎盘的免疫球蛋白。大量IgG通过胎盘发生在妊娠晚期，故早产儿IgG浓度相对较低。来自母体的IgG于小儿出生后因代谢分解而逐渐下降，至6个月时全部消失，故6个月后，小儿易患感染性疾病。胎儿至出生后3个月自身产生的IgG数量不多，3个月后产量逐渐增加，至6～7岁时接近成人水平。

（2）IgM：不能通过胎盘。IgM是个体发育过程中最早合成和分泌的抗体。生后3～4个月时IgM在血清中的含量为成人的50%，1岁时达成人的75%。若脐带血IgM增高，提示宫内感染。IgM是抗革兰阴性杆菌的主要抗体，由于其在新生儿血液中含量较低，故新生儿期易患革兰阴性杆菌感染，尤其容易患大肠埃希杆菌败血症。

（3）IgA：是血清中增加较慢的一类Ig，分为血清型和分泌型两种。母体IgA不能通过胎盘，若脐带血IgA增高同样提示宫内感染。分泌型IgA是黏膜局部抗感染的重要因素，它的合成与黏膜部位受抗原刺激有关，不易被蛋白酶所破坏，婴儿可从母乳中摄取后，在肠道发挥作用。因其在新生儿及婴幼儿体内水平较低，故此期间的小儿易患呼吸道及消化道感染。

（4）IgD：母体的IgD不能通过胎盘输给胎儿，在新生儿血中含量极微，5岁时达成人水平的20%。IgD的生理功能至今了解不多，多种疾病特别是变态反应病与慢性疾病的人均能检出特异性IgD抗体或较高的血清IgD水平。

（5）IgE：一般不能通过胎盘。出生时小儿 IgE 水平约为成人的 10%，7 岁左右达成人水平。IgE 是导致速发型变态反应的主要物质，新生儿 IgE 很低，因而不易出现典型的速发型变态反应。

考点： 免疫球蛋白的分类及特点。

知识链接

小儿为何易发生呼吸道、消化道感染?

这是因为小儿缺少 SIgA，SIgA 是呼吸道和消化道抗感染最主要的抗体。母乳中有大量的 SIgA，能增进婴儿免疫力，使母乳喂养的婴儿少患呼吸道和消化道感染。小儿半岁前较少患病，半岁后反易发生感染，是小儿免疫出了问题吗？回答是否定的。这是因为在胎儿期，母亲的 IgG 可通过胎盘进入胎儿体内，使小儿获得对某些感染性疾病的抵抗力，故半岁前不易感染。但半岁后，母亲给小儿的 IgG 抗体逐渐减少，而小儿自身抗体产生不足，故半岁后易发生感染。

第二节　原发性免疫缺陷病

案例

患儿，女，10 个月。因生长发育缓慢和患肺炎久治不愈住院。该患儿自出生后 6 个月左右开始反复腹泻，8 个月发生肺炎，抗生素疗效不佳，皮肤和口腔黏膜反复溃烂。查体：发育和营养均差，双肺有湿啰音。血免疫球蛋白测定 IgG、IgM、IgA 明显低于正常。

请思考：①患儿所患疾病名称。②根据患儿目前身心状况，为其实施整体护理。

免疫缺陷病（immunodeficiency diseases，ID） 是指因免疫细胞和免疫分子发生缺陷引起的机体抗感染功能低下的一组临床综合征。可分为原发性和继发性两类。

原发性免疫缺陷病（primary immunodeficiency diseases，PID）是由于免疫系统先天性发育不良而导致的免疫功能低下的一组疾病，临床主要表现为抗感染功能低下，易发生严重而反复的感染，伴有自身稳定和免疫监护功能的异常。多为遗传性，发病率为 1：10000，婴幼儿多见。

考点： 免疫缺陷病、原发性免疫缺陷病的概念。

由于病因复杂，目前尚无统一的分类。按国际免疫协会 PID 专家委员会 1999 年以发病机制和遗传学特征为基础的分类原则，分为：①特异性免疫缺陷病（联合免疫缺陷病、以抗体缺陷为主的免疫缺陷病、T 细胞缺陷为主的免疫缺陷病、伴有其他症状的免疫缺陷病）；②免疫缺陷合并其他先天性疾病；③补体缺陷病；④吞噬细胞缺陷病。

【护理评估】

（一）健康史

原发性免疫缺陷的病因复杂，目前尚不清楚，可能是由多因素所致，如遗传因素、宫内感染等。目前已知腺苷脱氢酶缺陷和嘌呤核苷磷酸化酶缺陷可分别引起有些常染色体隐性遗传的严重联合免疫缺陷和 Nezelof 综合征；IL-2、IL-4、IL-7、IL-9 和 IL-15 的共有受体 γ 链基因突变可导致以 T 细胞缺陷为主的联合免疫缺陷病；胎儿感染风疹病毒后引起低丙种球蛋白血症伴高 IgM，而感染巨细胞病毒使胎儿的干细胞受损导致严重联合免疫缺陷。其他 PID 的生化病理基础都不清楚。

（二）身体状况

1．PID 共同的临床表现　PID 的临床表现由于病因不同而极为复杂，但其共同的表现却非常一致，即反复感染、易患肿瘤和自身免疫性疾病。

（1）反复和慢性感染：反复感染是此病的最大特点，常表现为严重、持久的感染。以呼吸道感染最多见，其次是胃肠道和皮肤感染。患者易感染的病原类型主要取决于其免疫系统受损的部分。如体液免疫缺陷患者易发生细菌性感染，不常见和致病力低下的细菌均可为致病的感染源；而细胞免疫缺陷患者则易发生病毒或其他细胞内微生物感染。

（2）恶性肿瘤：PID 患者随年龄增长易发生肿瘤，尤其是淋巴系统肿瘤。其发生率较正常人群高数十至上百倍。

（3）自身免疫性疾病：PID 若能存活到 3 ～ 5 岁，部分病例可患自身免疫性疾病如溶血性贫血、系统性红斑狼疮、血小板减少性紫癜、类风湿性关节炎等。

2．特殊表现　除反复感染外，不同的免疫缺陷可有不同的临床特征。如胸腺发育不全表现为难以控制的低钙抽搐、先天性心脏病、面部畸形（人中短、眼距宽、下颌发育不良、耳廓低位并有切迹等）；Wiskott-Aldrich 综合征伴有湿疹和血小板减少；共济失调毛细血管扩张综合征以毛细血管扩张和进行性小脑共济失调为特征。

考点：原发性免疫缺陷病的健康史及身体状况。

（三）辅助检查

1．体液免疫功能测定

（1）免疫球蛋白的测定：是检测 B 细胞功能最常用的试验。总 Ig ＜ 4g/L 或 IgG ＜ 2.5g/L，IgA 或 IgM ＜ 0.1g/L 提示抗体缺陷。

（2）同族血凝素试验：1 岁以上非 AB 血型小儿血清中抗 A 或抗 B 滴度应＞ 1 ∶ 4，低于此数提示体液免疫缺陷。

（3）特异性抗体测定：正常小儿经全程白喉类毒素预防注射后，皮肤锡克试验应为阴性。体液免疫和联合免疫缺陷者因缺乏产生抗体的反应，此试验则呈阳性。

（4）骨髓检查或淋巴结活检：缺乏浆细胞。

2．细胞免疫功能测定

（1）外周血淋巴细胞计数：少于 1.2×10^9/L，提示细胞免疫缺陷。

（2）皮肤迟发型超敏反应：OT 试验或 PPD 试验阴性反应除了表示未接种过卡介苗、无结核感染外，还可提示细胞免疫缺陷。

（3）淋巴细胞转化试验：以每分脉冲数（CPM）或刺激指数（SI）表示。当 SI ＜ 3 时，认为 T 细胞免疫缺陷。

（4）E 玫瑰花形成试验：此试验的正常值为 50% ~ 80%，低于正常则提示 T 淋巴细胞减少，见于细胞免疫缺陷。

3．胸部 X 线片　婴幼儿期缺乏胸腺影者提示 T 细胞功能缺陷。

（四）心理社会状况

因反复发生严重感染，并可因此而导致患儿死亡，应向家长讲解与本病有关的知识，同时了解患儿及家长有无焦虑、沮丧、恐惧心理。

（五）治疗原则

1．一般治疗　采取保护性隔离，防止感染，已合并感染时积极抗感染治疗。

2．替代疗法　注射丙种球蛋白、高效价免疫血清球蛋白、新鲜血浆或细胞因子进行替代治疗。

3．免疫重建　通过造血干细胞移植、胎儿胸腺移植、骨髓移植、脐血干细胞移植、基因治疗等以恢复其免疫功能。

4．T 细胞免疫缺陷者不宜输新鲜血制品　有免疫缺陷的患儿禁止接种活疫苗或菌苗。患儿一般不作扁桃体和淋巴结切除术，禁做脾切除术。糖皮质激素类应慎用。

考点：原发性免疫缺陷病的治疗原则。

【常见护理诊断】

1．有感染的危险　与免疫功能缺陷有关。

2．焦虑　与反复感染、预后较差有关。

【预期目标】

1．患儿感染得到及时控制。

2．患儿及家长焦虑减轻，积极配合治疗。

【护理措施】

反复感染是本病的特征，因此护理的重点是采取多种措施预防感染，使每一位医护人员、患儿及其家属明确预防感染对本病的重要性。

1．隔离患儿　应给予患儿保护性隔离，不与感染性疾病患儿接触；保持病室空气新鲜，避免上呼吸道感染；医护人员要严格执行消毒隔离制度，无菌操作原则；做好患儿口腔及皮肤的护理。

2．合理喂养　选择易消化、且营养丰富的食物，注意热量、蛋白质、维生素和微量元素的供给；小婴儿尽量采用母乳喂养；所用食具定期消毒。

3．皮肤护理　皮肤是免疫缺陷病患儿唯一的完整屏障。给予良好的皮肤护理，密切观察皮肤受压处的任何变化，以及时发现感染或破损的迹象。

4．用药护理　许多治疗免疫缺陷病的药物长期使用均有一些副作用。密切观察抗生素的副作用，如耐药菌的过度生长（口腔的鹅口疮、胃肠道梭状菌的顽固感染）。

5．观察病情　密切观察病情，及时发现感染迹象；合并感染时，遵医嘱给予抗生素；应用免疫球蛋白替代疗法时，应注意变态反应发生。

6．心理护理　由于反复感染和住院，患儿易产生焦虑、孤独、沮丧、恐惧心理，应加强与患儿及家长的沟通交流，了解其心理活动，及时给予心理支持，帮助其树立战胜疾病的信心。

考点：原发性免疫缺陷病的护理诊断与护理措施。

【健康教育】

1．向家长及患儿介绍预防感染的卫生知识，强调其重要性；指导合理喂养，鼓励患儿尽可能参加正常生活。

2．取得家长配合，尽量让患儿以一个相对正常的方式生活，如与其他小儿一起玩耍、上学。

3．对于家庭成员中有遗传免疫缺陷患者的家庭，建议进行遗传学咨询；对曾生育过免疫缺陷儿的孕妇，指导早期进行基因诊断。

第三节 过敏性紫癜

案例

5岁，男性患儿，因双下肢皮疹伴关节疼痛2天入院。入院体查：双下肢可见紫红色斑丘疹，对称分布。查血常规血小板正常，出血和凝血时间正常。

请思考：①该患儿可能是发生了什么疾病？②根据其临床表现应从哪些方面加强对他的护理？

过敏性紫癜（anaphylactoid purpura），又称舒-亨综合征（Schonlein-Henoch syndrome），是一种主要累及毛细血管的变态反应性疾病，为血管炎综合征中的最常见类型。临床特点除皮肤紫癜外，常有过敏性皮疹、关节肿痛、腹痛、便血和血尿等综合表现。

本病主要见于2～8岁小儿，男孩多于女孩，四季均有发病，但冬、春两季多见。预后大多良好，少数患儿病程迁延反复。

【护理评估】

（一）健康史

病因尚不清楚，可能涉及的病因有感染（细菌、病毒或寄生虫等），药物（抗生素、磺胺药、异烟肼、解热镇痛剂等），食物（鱼虾、蛋、牛奶等）及其他（花粉、虫咬、注射疫苗等）。这些致敏因素，作用于具有遗传背景的个体产生不恰当的免疫应答，形成免疫复合物，引起广泛的毛细血管炎，甚至可发生坏死性小动脉炎，血管壁通透性增加，导致皮肤、黏膜及内脏器官出血及水肿。

（二）身体状况

本病多为急性起病，病前1～3周常有上呼吸道感染史。首发症状以皮肤紫癜为主，约半数病人有腹痛及关节肿痛。

1．皮肤紫癜　反复出现皮肤紫癜为本病特征，多见于下肢和臀部，分批出现，对称分布，严重者可累及上肢和躯干。初起紫癜大小不等，呈紫红色，高出皮肤，压之褪色，可伴有荨麻疹、多形红斑和血管性水肿，此后颜色加深呈暗紫色，最后呈棕褐色而消退。少数重症患儿紫癜可融合成大疱以致出血性坏死。

2．消化道症状　约2/3患儿可出现。可表现为反复的突发性腹痛，伴恶心、呕吐或便血，有的还发生在皮肤紫癜显现前，腹痛位于脐周或下腹部，是由于肠道病变引起肠蠕动增强或痉挛所致。偶可发生肠套叠、肠梗阻或肠穿孔。

3．关节疼痛及肿胀　约1/3患儿可出现膝、肘、踝、腕等关节肿痛，活动受限，可单发亦可多发，呈游走性，有积液，不遗留关节畸形。

4．肾症状　约30%～60%患儿常在病程1～8周内出现肾损害，症状轻重不一。多数可出现血尿、蛋白尿及管型，伴血压增高及水肿，称为紫癜性肾炎。少数呈肾病综合征表现。大多数患儿肾损害较轻，能完全恢复。约6%可发展为慢性肾炎，偶有发展为急性肾衰竭死于尿毒症。

5．其他　偶因颅内出血导致惊厥、昏迷、失语、瘫痪，还可出现鼻衄、牙龈出血、咯血等出血表现。

知识链接

过敏性紫癜鉴别

①过敏性紫癜：患儿有腹痛，但无腹肌紧张及包块。随病情发展有皮肤紫癜出现。②肠套叠：患儿阵发性哭叫，腹部可扪及包块，无皮肤紫癜，钡剂灌肠X线检查可鉴别。③肠梗阻：除腹痛外，还有腹胀，肠鸣音亢进，排便不通畅，可触及包块，无皮肤紫癜，X线及B超检查可鉴别。④血小板减少性紫癜：为散在的皮内、皮下出血点、淤点、淤斑，不高出皮面，分布不均，四肢多见，常伴有鼻出血、牙龈出血。有血小板减少、出血时间延长，凝血时间正常，骨髓象异常。

考点：过敏性紫癜的健康史及身体状况。

（三）辅助检查

1．血常规　白细胞正常或轻度增高，中性和嗜酸性粒细胞可增高。血小板正常甚至升高，出血和凝血时间正常，血块退缩试验正常，部分患儿的毛细血管脆性试验阳性。

2．尿液检查　可有红细胞、蛋白、管型，重症有肉眼血尿。

3．大便潜血试验　可呈阳性反应。

4．其他　血沉增快；血清IgA浓度增高，IgG、IgM水平升高或正常。

（四）心理社会状况

了解家长是否掌握与本病相关的知识，特别是本病易反复发作和并发肾损害；同时了解患儿家庭经济和环境状况，以及家长是否有心理焦虑等。

（五）治疗原则

本病无特效疗法，主要采取支持和对症治疗。查明并积极地去除病因。使用止血、脱敏等对症处理。应用肾上腺皮质激素缓解腹痛和关节疼痛，重症可加用免疫抑制剂。

【常见护理诊断】

1．疼痛　与关节肿痛、肠道变态反应性炎症有关。

2．皮肤完整性受损　与血管炎有关。

3．潜在并发症　消化道出血、紫癜性肾炎。

【预期目标】

1．能够帮患儿减轻疼痛，增加舒适感。

2．让患儿和家长了解本病的病因，能有效避免今后接触过敏原。能知晓药物的主要作用，并能及时观察用药后的不良反应。

【护理措施】

1．减轻或消除关节肿痛及腹痛　注意观察患儿关节肿胀及疼痛情况，保持患肢功能位置，协助患儿选取舒适的体位。根据病情选用合适的理疗方法，教会患儿利用放松、娱乐等方法减轻疼痛。患儿腹痛时应卧床休息，并做好床旁监护。遵医嘱使用肾上腺皮质激素，缓解关节疼痛和解除痉挛性腹痛。

2．皮肤护理　保持皮肤清洁，防擦伤和小儿抓伤，如有皮肤破溃及时处理，防止出血和感染。患儿衣着应柔软、宽松，保持清洁、干燥。观察皮疹的形态、数量、颜色、分布，和有无反复出现等，每日详细记录皮疹变化。

3．密切观察病情

（1）观察有无腹痛、便血等情况，同时应注意腹部体征并及时报告和处理。有消化道出血时，应卧床休息，限制饮食，给予无渣流质，出血多时应暂禁食，通过静脉补充营养。

（2）观察尿色、尿量、尿液性状及尿比重的改变，定时做尿常规检查，若有血尿和蛋白尿，提示紫癜性肾炎，按肾炎处理。

（3）注意有无中枢神经系统出血表现。

考点： 过敏性紫癜的护理诊断与护理措施。

【健康教育】

1．教会家长和患儿观察病情，合理调配饮食。

2．指导其尽量避免接触各种可能的过敏原，定期复查。

3．过敏性紫癜反复发作或并发肾损害，应针对具体情况予以解释，帮助树立战胜疾病的信心。

第四节　川崎病

案例

患儿，女。1岁4个月。因持续发热5天入院，每日体温39～40℃。查体：体温40℃，躯干、四肢见猩红热样皮疹，伴有肛周脱皮，双眼球结膜充血，唇红、干裂，口腔黏膜弥漫性充血，呈“杨梅舌”，颈部淋巴结肿大，双肺呼吸音轻，心率120次/分，心尖部可闻及收缩期杂音，心音低钝，心律不齐，腹部无异常征，手足硬肿。

请思考：①该患儿最可能的医疗诊断是什么？②目前患儿存在哪些健康问题？③应怎样进行正确护理？

川崎病（Kawasaki disease），又称皮肤黏膜淋巴结综合征（mucocutaneous lymph node syndrome，MCLS），是一种以变态反应性全身小血管炎为主要病理改变的结缔组织病。临床特点为急性发热，皮肤黏膜病损和淋巴结肿大。

本病患儿多数自然康复，心肌梗死是主要死因。本病以婴幼儿多见，男孩多于女孩。

【护理评估】

（一）健康史

病因尚未清楚，可能与以下因素相关：①感染：临床表现与多种病原（链球菌、EB 病毒、逆转录病毒、支原体、立克次体等）感染有关，但尚无病原学证明；②免疫反应：有研究认为是机体对感染原的过敏反应参与了发病机制，不过尚无确切依据；③其他因素：如环境污染、药物、化学剂、洗涤剂等。

（二）身体状况

本病一般为自限性，病程多为 6 ～ 8 周，有心血管症状时可持续数月或数年。

1．主要表现

（1）发热：为最早出现的症状，38 ～ 40℃，呈稽留热或弛张热，可持续 1 ～ 2 周。

（2）皮肤黏膜表现：①皮疹：发热同时或发热后不久出现向心性、多形性弥漫性红斑，还可见猩红热样皮疹，无水疱或结痂；②黏膜表现：双眼球结膜充血，无脓性分泌物或流泪，热退后消散。口唇红肿、干燥、皲裂、出血或结痂，舌乳头突起呈杨梅舌；③肢端变化：为本病特点，在发热早期，手足皮肤广泛硬性水肿和掌跖红斑，伴有疼痛和关节强直；恢复期出现指、趾端膜状脱皮，重者指、趾甲亦可脱落。

（3）淋巴结肿大：非化脓性肿大，常位于颈部单侧，少数为双侧，质硬有触痛，热退后消散。

2．心脏表现　少见，是川崎病最严重的表现。于病后 1 ～ 6 周出现心肌炎、心包炎、心内膜炎等；冠状动脉瘤常发生在疾病的第 2 ～ 4 周，但也可于疾病恢复期，心肌梗死和冠状动脉瘤破裂可导致心源性休克甚至猝死。

3．其他　可出现脓尿及尿道炎，腹泻、呕吐、腹痛等消化道症状，少数患儿可发生肝大、轻度黄疸及血清转氨酶活性升高。少见肺部感染，偶有无菌性脑膜炎。

知识链接

皮肤黏膜淋巴结综合征如何与猩红热区别

猩红热有发热、咽炎、皮疹、脱皮、“杨梅舌”、淋巴结肿大易与本病混淆。猩红热多见于 2 岁以上小儿，咽拭子培养有溶血性链球菌，抗链球菌溶血素“O”增高，淋巴结化脓、肿大，无手足硬肿及指（趾）端膜状蜕皮，青霉素治疗有明显疗效。

考点：川崎病的健康史及身体状况。

（三）辅助检查

1．血液检查　轻度贫血，白细胞计数升高，以中性粒细胞增高为主，有核左移现象；血小板早期正常，以后升高。血沉加快，C 反应蛋白增高，免疫球蛋白增高，为炎症活动指标。

2．心血管系统检查　少数患儿可有心电图改变，主要为 ST 段及 T 波改变、P-R 间期和 Q-T 间期延长、低电压、心律失常。R 波和 T 波下降是预测冠状动脉病变的主要线索。二维超声是诊断及随访冠状动脉病变的最佳方法，必要时可行冠状动脉造影检查。

3．其他　尿沉渣中白细胞数增高或有脓尿。脑脊液白细胞增高，以淋巴细胞增高为主。

（四）心理社会状况

了解家长对于本病的知识掌握程度，特别是本病可致发生心肌损害而出现生命危险；注意发现患儿及家长是否有焦虑情绪，患儿是否对治疗存在恐惧等。

（五）治疗原则

主要是对症与支持治疗，包括减轻血管炎症和对抗血小板凝集。

1．阿司匹林　为首选药物，具有抗炎、抗凝作用。早期与免疫球蛋白联用可控制急性炎症过程，减少冠状动脉病变。有冠状动脉扩张者需延长用药时间并加用维生素 E 或双嘧达莫。

2．大剂量丙种球蛋白静脉滴注　早期应用可明显减少冠状动脉病变发生，尤其适用于具有发生动脉瘤高危因素者。

3．其他　根据病情给予对症及支持治疗，如补液、保肝、控制心力衰竭、纠正心律失常等；一般禁用肾上腺皮质激素，因可促进血栓形成，易发生冠状动脉瘤和影响冠脉修复；抗生素仅用于控制继发感染。

考点：川崎病的治疗原则。

【预期目标】

1．患儿家长对本病知识有基本了解，熟悉所使用药物的疗效及副作用，能及时进行观察。

2．指导患儿家长对于心血管系统病变加强观察，能有效预防及观察其发生。

【常见护理诊断】

1．体温过高　与感染、免疫反应等因素有关。

2．皮肤黏膜完整性受损　与小血管炎有关。

3．潜在并发症　心脏受损。

【护理措施】

1．降低体温　调节病室的适宜温、湿度。监测体温变化、观察热型及伴随症状，给予物理或药物降温，警防发生高热惊厥。鼓励患儿多饮水，必要时静脉补液；给予患儿营养丰富、清淡易消化的流质或半流质饮食。注意观察药物的疗效及副作用，注意阿司匹林的出血倾向和丙种球蛋白的变态反应，一旦发生及时处理。

2．加强皮肤黏膜护理　保持皮肤清洁，衣被质地柔软而清洁；剪短指甲，以免抓伤皮肤；每次便后清洗臀部；对半脱的痂皮应用消毒剪刀剪除，切忌强行撕脱，防止出血和继发感染。每日口腔护理 2 ～ 3 次，口唇干裂者涂润唇油，口腔溃疡涂碘甘油消炎止痛；每日用生理盐水洗眼 1 ～ 2 次，也可涂眼膏，预防感染。

3．观察病情　密切观察患儿有无心血管损害的表现，如生命体征、面色、精神状态等，注意有无心动过速、心律不齐、心音低、心脏杂音及心电图改变等，并根据心血管损害程度采取相应的护理措施。

考点：川崎病的护理诊断与护理措施。

【健康教育】

1．及时向家长交代病情，并给予心理支持。

2．指导家长应定期带患儿复查，对于无冠状动脉病变的患儿，于出院后 1 个月、3 个月、6 个月及 1 年全面检查 1 次。有冠状动脉损害者应密切随访。

小结	
小结	小儿免疫状况与成人明显不同，导致了儿童免疫性疾病的特殊性。 原发性免疫缺陷病的主要临床表现为抗感染能力低下，易发生反复而严重的感染，治疗和护理要点是对患儿采取免疫重建、替代治疗、并且实施保护性隔离，预防和治疗感染。 过敏性紫癜是一种以小血管炎为主要病理改变的全身性血管炎综合征，临床除皮肤紫癜外，常有关节肿痛、腹痛、便血和血尿等综合表现，治疗和护理要点是去除病因，积极预防处理并发症。 川崎病是一种以变态反应性全身小血管炎为主要病理改变的结缔组织病，临床特点为急性发热、皮肤黏膜损害和淋巴结肿大，心肌梗死及冠状动脉瘤破裂可引起心源性休克甚至猝死。治疗和护理要点是减轻血管炎症和对抗血小板凝集，预防冠状动脉瘤及动脉血栓的形成。

（侯嫒嫒）

第十六章　遗传性疾病患儿的护理

学习目标

1. 归纳21-三体综合征、苯丙酮尿症的概念、身体状况、护理诊断、护理措施。
2. 说出上述疾病的健康史、治疗原则及健康教育。
3. 知道上述疾病的辅助检查及心理状况评估。

遗传性疾病是人体由于遗传物质结构或功能改变所导致的疾病，简称遗传病（genetic disease）。由于分子生物学技术的飞速发展，人们对遗传性疾病的认识从细胞水平进入分子水平，对众多疾病的发病机制有了新的认识，并在诊断、治疗和预防方面开拓了新的途径。

遗传物质包括细胞中的染色体（chromosome）及其基因（gene），染色体是细胞遗传物质（基因）的载体。人类细胞染色体数为23对（或46条），其中22对为常染色体，男性和女性都一样。1对为性染色体，决定性别。正常男性的染色体核型为46，XY；正常女性的染色体核型为46，XX。人体细胞的遗传物质信息全部编码在组成染色体的DNA分子长链上。根据遗传物质的结构和功能改变的不同，将遗传性疾病分为三大类：①基因病（gene disorders）：指遗传物质的改变仅涉及基因水平，分为单基因病、线粒体病、分子病、多基因遗传病等；②染色体病（chromosome disorders）：指由于染色体数目、形态或结构异常而引起的疾病，可分为常染色体病和性染色体病两大类；③体细胞遗传病（somatic genetic disorders）：是体细胞中的遗传物质改变所引起的疾病，如各种肿瘤及某些先天畸形。

第一节　21-三体综合征

案例

患儿系5岁男童，身高90cm，脸圆而扁，眼距宽，眼裂小，鼻梁低平，常伸舌流涎，颈短而宽，双手通贯掌。智力发育落后，生活不能自理。

请思考：①该患儿最可能的医疗诊断及依据。②该患儿可能的护理诊断。③对该患儿应如何进行护理。

21-三体综合征（21 trisomy syndrome）又称唐氏综合征（Down’s symdrome，DS）或先天愚型，是人类最早发现且最常见的常染色体病。主要特征为智能落后、特殊面容和生长发育迟缓，并可伴有多种畸形。

本病在活产婴儿中的发生率为1/800～1/600，即1.2‰～1.6‰，发病率随孕母年龄增高而增加。

【护理评估】

（一）健康史

本病的发生与孕母高龄、孕期接触放射线、病毒感染、应用某些致畸药物和遗传因素等有关。发病率随孕母年龄增大，不孕，多次自然流产而增高，可能与孕母卵子老化有关。

知识链接

21- 三体综合征的染色体分型及发病机制

致病因素可使患儿体细胞内第 21 对染色体发生畸变，多表现为 21 号染色体不发生分离，即第 21 对染色体呈三体型，故称为 21- 三体综合征。根据染色体核型可分为标准型、易位型和嵌合型。①标准型：占 90% ~ 95%，染色体总数为 47 条，核型为 47XY（或 XX）+ 21。②易位型：占 2.5% ~ 5%，染色体总数为 46 条，其中的一条为易位染色体。常见为 D/G 易位；另一种为 G/G 易位。③嵌合型：占 2% ~ 5%，患儿体内存在两种细胞系，即一种正常细胞与另一种 21- 三体细胞相嵌合。

（二）身体状况

主要特征为智能落后，生长发育迟缓，特殊面容，皮纹特点，并可伴有多种畸形。

1．智能落后　绝大部分患儿有不同程度的智能发育障碍，随年龄的增长日益明显。

2．生长发育迟缓　患儿出生的身长和体重均较正常儿低，生后体格发育、动作发育均迟缓。身材矮小，骨龄落后，出牙迟且顺序异常；四肢短，韧带松弛，关节可过度弯曲；肌张力低下，腹膨隆，可伴有脐疝；手指粗短，小指尤短，中间指骨短宽，且向内弯曲。

3．特殊面容　出生时即有明显的特殊面容（图 16-1）。表情呆滞，眼裂小，眼距宽，双眼外眦上斜；鼻梁低平，外耳小；常张口伸舌，流涎多；头小而圆，前囟闭合延迟；颈短而宽。

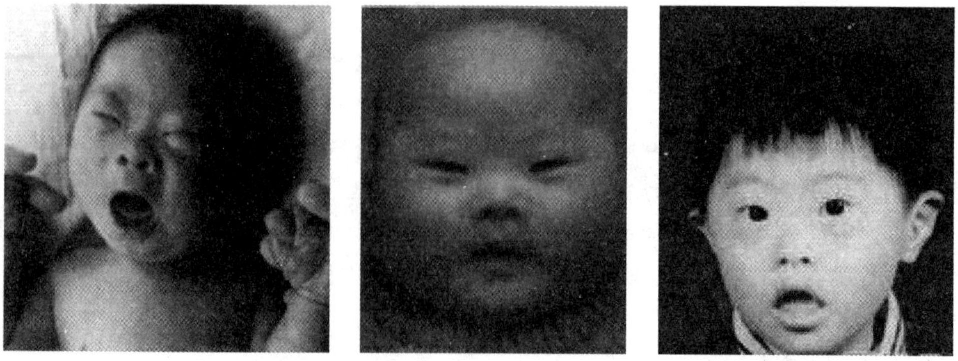

图 16-1　21- 三体综合征面容

4．皮纹特点　表现为通贯手，atd 角增大，> 58°（我国正常人为 40°）。第 4、5 指箕纹增多。脚拇指球胫侧弓形纹和第五指只有一条指褶纹等（图 16-2，16-3）。

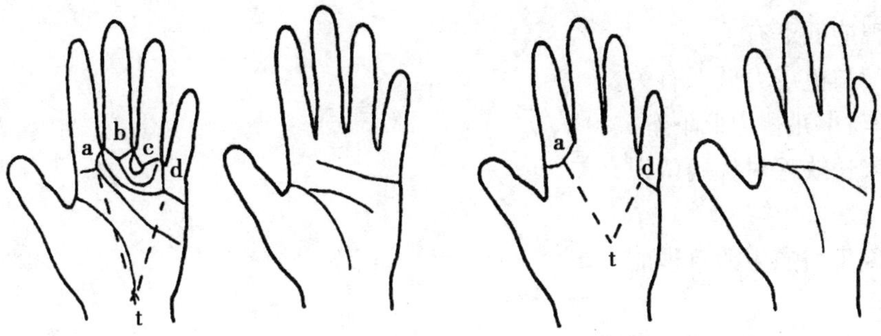

A.正常人　　B.唐氏综合征

图 16-2　正常人和唐氏综合征患儿的皮纹比较

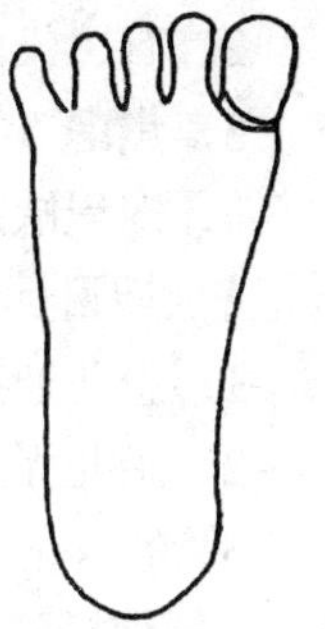

图 16-3　胫侧弓形纹

5. 伴发畸形　50% 患儿可伴有先天性心脏病，其次是消化道畸形。

6. 免疫功能低下　易并发各种感染，尤以呼吸道感染多见。

考点：21- 三体综合征的健康史及身体状况。

（三）辅助检查

1．染色体检查　可发现异常，为确诊依据。

2．酶的改变　红细胞中的超氧化物歧化酶（SOD-1）活性较正常人增高约 50%；白细胞中的碱性磷酸酶活性亦可增高。

（四）心理和社会支持状况

因患儿智力低下、面容特殊易被同伴嘲笑，患儿产生自卑心理、孤独症；家长多因本病预后不良且无特效治疗而表现为忧伤、焦虑、绝望、自责等心理。评估家长对本病的了解、认识程度、是否称职、经济状况及训练患儿的能力。

（五）治疗原则

目前尚无特效治疗方法。注重对患儿的训练和教育以提高患儿的生活自理能力；预防感染；如合并其他畸形，可考虑手术矫治。目前无特效药物，可试用 γ- 氨基酸、谷氨酸、维生素 B_6、叶酸等以促小儿神经发育来改善智商。

知识链接

21- 三体综合征的预后

本病在自然流产中较常见，75% 的患儿可在胎儿早期死亡，多于孕 3 月内；仅 20% ~ 25% 的 21- 三体综合征胎儿能被分娩；出生后因免疫力低下易感染、合并其他畸形则死亡率较高。目前统计 21- 三体综合征患儿平均寿命约为 50 岁。

【常见护理诊断】

1．自理缺陷　与智能低下有关。

2．有感染的危险　与免疫力低下有关。

3．焦虑（家长）　与小儿智力低下有关。

4．知识缺乏　与家长缺乏对疾病认识有关。

【预期目标】

1．患儿通过训练逐步增强生活自理能力。

2．患儿无感染发生。

3．家长能掌握对患儿的护理知识和训练相关知识。

【护理措施】

1． 加强生活护理，培养自理能力

（1）细心照顾患儿，协助吃饭、穿衣，定期洗澡，并防止意外事故。细心喂养患儿，喂养时依据患儿实际吞咽能力而定，少量多餐，保证均衡营养。

（2）保持皮肤清洁干燥，患儿长期流涎，应及时擦干，保持下颌及颈部清洁，用面油保持皮肤的润滑，以免皮肤糜烂。

（3）帮助母亲制定教育、训练方案，进行示范，使患儿通过训练能逐步生活自理，从事简单劳动。

2．预防感染　患儿免疫力低下，易发生感染，以呼吸道感染多见，保持空气新鲜，避免与感染患儿接触，注意个人卫生，勤洗手。

3．心理护理　当家长得知他们的孩子患有先天愚型时，会难以接受事实并表现出忧伤、自责，护士应理解他们的心情并予以耐心开导，帮助他们面对现实，增强心理承受能力，并提供有关孩子养育、家庭照顾的知识，使他们尽快适应疾病的影响。

考点：21- 三体综合征的护理诊断与护理措施。

【护理评价】

患儿生活自理程度如何，能否进行基本需要的表达及基本人际沟通；家长能否面对现实，有良好的心理适应；家长是否掌握有关疾病知识及对患儿进行教育、训练的技巧。

【健康教育】

35 岁以上妇女，妊娠后做羊水细胞检查。注意发现易位染色体携带者，凡 30 岁以下的母亲，子代有先天愚型者，或姨表姐妹中有此患者，应及早检查子亲代染色体核型。孕期避免接受 X 线照射，勿滥用药物，预防病毒感染。患儿常合并先天性心脏病，要防止心功能不全。鼓励家长定期随访和遗传咨询。

考点：21- 三体综合征的健康教育。

第二节　苯丙酮尿症

案例

患儿系8个月女婴，因“间断无热抽风3天。”来诊。查体示：体格发育落后于同龄儿，智力发育明显落后，表情呆滞，反应迟钝，皮肤白嫩、有散在湿疹，头发枯黄，尿液有鼠尿样臭味。

请思考：①此女孩最可能的医疗诊断是什么？②还需做哪些检查有助于诊断？③具体护理措施有哪些？

苯丙酮尿症（phenylketonuria，PKU）是一种常见的氨基酸代谢病，是由于苯丙氨酸代谢过程中酶缺陷，使得苯丙氨酸不能转化为酪氨酸，导致苯丙氨酸及酮酸蓄积并从尿中大量排出。临床主要表现为智力低下，惊厥发作和色素减少。

本病属常染色体隐性遗传病。其发病率随种族而异，我国发病率为1/16500，是目前少数可治疗的遗传代谢病之一。

【护理评估】

（一）健康史

本病属常染色体隐性遗传病，注意询问家族其他成员发病情况，询问父母是否近亲结婚，患儿是否有智力低下及体格发育较同龄儿落后，了解喂养情况、饮食结构、小便气味等。

知识链接

苯丙酮尿症的分型及发病机制

本病按酶缺陷不同可分为典型和非典型两类，绝大多数患儿为典型病例（约占99%）。典型者是由于肝细胞缺乏苯丙氨酸-4-羟化酶（PAH），不能将苯丙氨酸转化为酪氨酸，引起苯丙氨酸在体内蓄积，并经旁路代谢产生大量的苯丙酮酸、苯乙酸等代谢产物并自尿中排出。高浓度的苯丙氨酸及其代谢产物可导致脑细胞受损，导致患儿出现神经系统症状；尿中排出大量苯丙酮酸而出现苯丙酮尿，尿中排出苯乙酸而出现鼠尿臭味；同时由于酪氨酸生成减少，使酪氨酸转变为黑色素的过程受阻，故患儿毛发及皮肤色素减少。

（二）身体状况

患儿出生时正常，3～6个月时始出现症状，开始有呕吐、喂养困难、易激惹、神经运动发育落后等，未经治疗可于4～9个月开始明显智力发育落后，语言障碍尤甚，1岁时症状明显。

1．神经系统　智能发育落后，早期可有神经行为异常（如：兴奋不安、多动或嗜睡、萎靡）、肌痉挛或癫痫发作。少数肌张力增高和腱反射亢进。BH_4缺乏型PKU患儿的神经系统症状出现较早且较重，常见肌张力下降、嗜睡和惊厥，如不及时治疗，常在幼儿期死亡。

2．外观　患儿出生数月后因黑色素合成不足，患儿毛发逐渐变为棕色或黄色，皮肤白嫩，虹膜色素变淡。

3．其他　可有呕吐、喂养困难、皮肤湿疹，尿及汗液有鼠尿样臭味，此与尿中存在苯乙酸有关。

上述症状大部分可逆，经饮食控制后癫痫可控制，脑电图转为正常，行为异常可好转，毛发颜色转为正常，特殊气味消失，但智力发育落后很难逆转。

考点：苯丙酮尿症患儿的身体状况。

（三）辅助检查

1．新生儿期筛查　采用 Guthrie 细菌生长抑制试验可以半定量测定新生儿血液苯丙氨酸浓度：在开始给小儿喂奶后 2 ～ 3 日，用厚滤纸采集其末梢血液，晾干后送检。当苯丙氨酸含量超过正常两倍（> 0.24mmol/L）时，应复查或采静脉血进行苯丙氨酸和酪氨酸定量测定。

2．尿三氯化铁试验和 2,4- 二硝基苯肼试验　两者都是检查尿中苯丙酮酸的化学显色法。由于患儿尿中苯丙酮酸排泄呈间歇性，故需多次检查。一般用作对较大儿童的初筛。

3．血浆氨基酸分析和尿液有机酸分析　可为本病提供生物化学诊断依据，同时也可用于鉴别其他的氨基酸、有机酸代谢缺陷。

4．DNA 分析　目前该技术广泛用于 PKU 诊断和产前诊断。但由于基因的多态性，分析结果必须谨慎。

5．尿蝶呤分析　可以鉴别各型苯丙酮尿症。

（四）心理和社会支持状况

了解家长是否掌握与本病有关的知识，特别是饮食治疗的方法，家庭经济和环境状况，父母角色是否称职，家长是否有心理焦虑。

（五）治疗原则

本病是少数可治性遗传代谢病之一，开始治疗的年龄愈小，效果愈好。诊断一旦明确，立即给予低苯丙氨酸饮食疗法。对非典型 PKU 除饮食控制外，应给予 BH_4、5- 羟色氨酸和 L-DOPA 等药物治疗。

【常见护理诊断】

1．生长发育改变　与高浓度的苯丙氨酸导致脑细胞受损有关。

2．有皮肤完整性受损的危险　与尿液及汗液的刺激有关。

3．知识缺乏　家长缺乏饮食控制的知识。

【预期目标】

1．患儿神经系统损伤减轻。

2．患儿皮肤保持完好。

3．患儿家长对患儿进行饮食控制，积极配合治疗。

【护理措施】

1．控制饮食、促进生长　供给低苯丙氨酸饮食，其原则是使摄入苯丙氨酸的量能保证生长发育和代谢的最低需要。应适量供给 30 ～ 50mg/（kg · d），使血中苯丙氨酸浓度维持在 0.12 ～ 0.61mmol/L（2 ～ 10mg/dL）。对婴儿可喂给特制的低苯丙氨酸奶粉，对幼儿添加辅食时应以淀粉类、蔬菜和水果等低蛋白质食物为主，忌用肉、蛋、豆类等含蛋白质高的食物。饮食控制期间应根据年龄定期随访血中苯丙氨酸浓度，同时注意生长发育情况。饮食控制应尽早在3个月以前开始治疗，超过1岁以后开始治疗，虽可改善抽搐症状，但智力低下是不可逆转的。饮食控制应至少持续到青春期以后。

2．加强皮肤护理　由于高浓度的苯丙酮尿和汗液刺激，皮肤完整性易受到损害。应勤换尿布，保持皮肤干燥，尤其是注意腋下、腹股沟等处皮肤的清洁，有湿疹时应及时处理。

3．心理护理　强调本病是可治疗的遗传病之一及早期饮食控制与预后的关系，与家长沟通，减轻其焦虑症状，给予心理支持，增强信心。

考点：苯丙酮尿症患儿的护理诊断与护理措施。

【护理评价】

患儿神经系统损伤是否减轻；患儿有没有出现皮肤黏膜损害；家长是否适应疾病带来的家庭程序改变，能否坚持低苯丙氨酸饮食。

【健康教育】

向家属讲解本病的有关知识，强调本病为少数可治性遗传代谢病。说明饮食控制直接影响患儿智力和体格发育，必须坚持。协助制定食谱，督促定期复查。对有本病家族史的夫妇可采用DNA分析或羊水检测对胎儿进行产前诊断。

考点：苯丙酮尿症患儿的健康指导。

小结	21-三体综合征属于常染色体畸变，是小儿最常见的遗传性疾病之一。其发病多与母亲的育龄呈正相关，还与遗传因素、妊娠期理化因素有关。主要临床特征为特殊面容、智力及生长发育落后，可通过染色体核型分析明确诊断，目前仍无特效治疗方法，运用整体化护理对患儿进行生活护理、预防感染及特殊教育训练等以提高其生活自理能力；并与家长沟通，耐心开导，提供有关养育患儿及家庭教育、照顾的知识，使其尽早适应疾病的影响，并积极配合。并做好相关的遗传咨询。 苯丙酮尿症是由于苯丙氨酸代谢过程中酶缺陷所致的遗传性代谢缺陷病，属常染色体遗传病，是目前少数可以治疗的遗传病之一，以智力低下、皮肤和毛发颜色变浅为主要特征，可通过新生儿疾病筛查早期诊断，应向家长介绍本病的相关知识，并强调早期给予低苯丙氨酸饮食，可避免神经系统不可逆损害及智力低下的发生。

（于晗澍）

第十七章　寄生虫病患儿的护理

学习目标	
	1. 归纳蛔虫病、蛲虫病的概念、身体状况、护理诊断及护理措施。 2. 说出上述疾病的治疗原则、健康教育。 3. 知道上述疾病的流行病学、健康史与辅助检查。

寄生虫病（parasitic disease）是小儿时期最常见的多发病。由于寄生虫对人体的机械性、化学性损害和夺取营养，感染轻者可致消化紊乱和营养障碍；重者可对全身或重要器官造成严重的病理性损害，对小儿危害大，重者影响生长发育。1988–1992 年我国首次寄生虫流行病学调查显示：我国寄生虫平均感染率为 62.5%，0 ~ 15 岁儿童寄生虫感染率为 55.3% ~ 73.3%，说明我国儿童的寄生虫病是一个不可忽视的重要问题，应重视寄生虫病的防治。

第一节　蛔虫病

案例

患儿，男，8 岁。右上腹疼痛伴呕吐，有排出蛔虫史，胆道 B 超检查诊断为胆道蛔虫。

请思考：①蛔虫的习性怎样？②根据患儿目前身心状况，列出其主要的护理诊断及相应的护理措施。

蛔虫病（ascariasis）是蛔虫寄生于人体小肠而引起的最常见的肠道寄生虫病。发病率农村高于城市。疾病早期，幼虫在人体内移行时可引起呼吸道症状，当成虫寄生在小肠则可引起腹痛、肠道功能紊乱。本病一般无明显临床症状，有症状者以腹痛最为常见，其次可有营养不良、智力迟钝和发育障碍等，少数患者可发生胆道蛔虫与蛔虫性肠梗阻等严重并发症。

蛔虫是国内感染率最高、分布最广的寄生虫病，本病的发病率农村高于城市，我国约有 5.31 亿人感染，平均感染率为 46.99%，最高达 71.12%。

【护理评估】

（一）健康史

1．病原体　蛔虫是寄生在人体肠道内体型最大的线虫，形似蚯蚓，雌雄异体，活虫略带粉红色或微黄色，成虫寄生在人体小肠内，以肠内容物为食物，生殖力强，雌虫每天产卵约 20 万个，随粪便排出。自人体排出的受精卵在适宜的温度和湿度下经 5 ~ 10 天发育成具感染性的幼虫。被人吞食后，大多数被胃酸杀灭，少数进入小肠。在小肠，幼虫从卵壳孵出，经小肠黏膜和黏膜下层进入微血管，经门静脉系统到肝→右心→肺；或经淋巴管沿胸导管、奇静脉→右心→肺，然后穿破肺毛细血管→肺泡→小支气管、气管→咽喉，再被吞下，到小肠内发育为成虫。在移行过程中幼虫也可随血流到达其他器官，一般不发育成成虫，但可以造成器官的损害。自人体感染到雌虫产卵约需 60 ~ 75 天；成虫寿命一般为 1 年左右，长者可达 4 年以上。

2．传染源及传播途径　蛔虫病患者是主要的传染源；感染性虫卵污染水、土壤、手或各种食物、食具、玩具后经口吞入是主要的感染途径；虫卵也可随飞扬的灰尘被吸入而咽下。雌虫产卵量极大，虫卵具有对恶劣环境条件的抵抗力而广泛流行，所以虫卵在泥土中生存数月仍具有感染力，在 5 ~ 10℃可生存 2 年。

3．易感人群及流行特征　人群普遍易感。地区分布上，农村高于城市。年龄上，感染率以 5 ~ 14 岁儿童为最高，在温暖、潮湿和卫生条件差的地区感染较普遍。15 岁以上感染率逐渐下降。

（二）身体状况

人感染蛔虫后，大多数无明显临床症状，称为带虫者或蛔虫感染。蛔虫的幼虫、成虫均为致病因素，其中成虫的危害性最大。患儿可有排虫史或反复脐周疼痛史，有多食易饥或异食癖。

1．幼虫所致症状

（1）全身过敏症状：由虫体的异体蛋白引起，如荨麻疹、皮肤瘙痒、颜面水肿、急性结膜炎、鼻或喉黏膜刺激等。

（2）幼虫移行到肺：因幼虫穿破肺毛细血管进入肺泡所引起的炎症反应，即蛔虫性嗜酸细胞性肺炎（Loeffler 综合征），表现为咳嗽、胸闷、血丝痰、哮喘、呼吸困难、发热等；肺部体征常不明显；但 X 线胸片检查显示肺部有点、片状或絮状阴影，病灶易变或很快消失；血嗜酸细胞明显增多。症状可于 1 ~ 2 周消失，肺部 X 线阴影随之消散。

（3）其他：幼虫移行至肝、脑、脾、肾、甲状腺和眼等器官，产生相应的临床表现，如右上腹痛、肝大、肝功能异常、癫痫、腹痛、眼睑肿胀等症状。

2．成虫引起的症状

成虫寄生于空肠内，大多无症状或有轻微的消化功能紊乱，如食欲不振或多食易饥，异食癖；常有腹痛，位于脐周，喜揉按，不剧烈，不定时；部分患者烦躁易惊或萎靡、磨牙。大量蛔虫寄生时，可导致营养不良、贫血，甚至影响生长发育。

3．并发症

（1）胆道蛔虫症：为最常见的并发症，占严重合并症的 64%。包括：胆道大出血、肝脓肿、胆结石、胆囊破裂、胆汁性腹膜炎、肠穿孔等。蛔虫有钻孔习性，当其寄生的环境发生改变，如发热、不适当的驱虫治疗等，蛔虫钻入宿主胆道（主要侵入胆总管）引起胆道蛔虫症。表现为突发性的阵发性右上腹剧烈绞痛，患儿哭叫翻滚、屈体弯腰、面色苍白、出冷汗。常伴呕吐，可吐出胆汁或蛔虫。体检时腹部阳性体征不多，只在剑突下或稍偏右有局限性压痛。合并感染时，可出现寒战、高热、压痛范围扩大，有腹肌紧张、反跳痛，部分患儿可发生胆道感染，出现发热、黄疸、外周血白细胞数增高。

（2）蛔虫性肠梗阻：也是常见的一种并发症，多见于 10 岁以下儿童，又以 2 岁以下患儿发病率最高。蛔虫在肠内扭结成团，部分或完全阻塞肠腔，造成梗阻。部位多在回肠下段。起病急，表现为脐周或右下腹阵发性绞痛，伴有恶心、呕吐，可吐出蛔虫。腹壁可见肠型和蠕动波，肠鸣音亢进，并可扪及条索状包块，其形状和部位可经常变化。腹部 X 线检查可见肠充气和气液面。

（3）其他：若蛔虫深入肝内胆管可导致肝脓肿。若钻入阑尾或胰管即引起蛔虫性阑尾炎、急性出血性胰腺炎。昏迷病人，蛔虫可经咽部钻入气管造成窒息。蛔虫性肠梗阻有时可致肠穿孔，蛔虫进入腹腔引起腹膜炎，表现为剧烈腹痛、明显的腹膜刺激症状，全身衰竭时可出现进行性腹胀，腹部X线检查可见膈下游离气体。

考点： 蛔虫病的健康史及身体状况。

（三）辅助检查

1．蛔虫卵检查　大便查出蛔虫卵，可确诊。但阴性者也不能排除。

2．血象检查　血中嗜酸性粒细胞增高，有助于诊断。

3．其他　根据虫体累及的部位而出现的症状，可选择性做胸部或腹部X线平片等。

（四）心理和社会支持状况

了解家长对疾病的认识程度及预防知识的了解程度，了解其个人生活卫生、饮食卫生习惯及环境卫生状况。

（五）治疗原则

选用有效的驱肠虫药驱虫治疗。防治并发症：不完全性肠梗阻可先予禁食、胃肠减压、输液、解痉止痛等治疗，腹痛缓解后再驱虫治疗。完全性肠梗阻、蛔虫性阑尾炎、肠穿孔、腹膜炎应及时手术治疗。胆道蛔虫症的治疗原则为解痉、止痛、驱虫、控制感染，纠正脱水、酸中毒及电解质紊乱，驱虫最好选用虫体肌肉麻痹驱虫药。若内科治疗不能缓解，或蛔虫性肝脓肿时可考虑外科手术治疗。

考点： 蛔虫病的治疗原则。

【常见护理诊断】

1．疼痛　与蛔虫寄生引起肠道、胆道痉挛及炎症有关。

2．营养失调：低于机体需要量　与蛔虫夺取营养及妨碍正常消化吸收有关。

3．潜在并发症　蛔虫性肠梗阻、胆道蛔虫症、蛔虫性阑尾炎。

4．知识缺乏　与缺乏个人卫生、饮食卫生和环境卫生知识及经济条件有关。

【预期目标】

1．患儿腹痛及伴随症状减轻或消失。

2．患儿食欲好转、贫血改善、体重增加。

3．患儿不发生并发症或发生时能被及时发现及处理。

4．家长能说出蛔虫病的发病原因及预防措施，帮助患儿养成良好的卫生习惯。

【护理措施】

1．减轻疼痛

（1）注意观察腹痛的性质、发作时间、程度、部位及伴随症状，有无压痛及肌紧张。在患儿没有急腹症表现时，局部给予按揉或俯卧位用软枕垫压腹部，也可用热水袋热敷。

（2）遵医嘱使用解痉镇痛药，如颠茄或阿托品。

2．加强营养　给予含蛋白质、热量及维生素丰富且易消化的饮食，并注意经常变换食物种类，以增进患儿食欲。

3．密切观察病情，及时发现与处理并发症

（1）如患儿出现脐周剧痛、腹胀、恶心、呕吐，并吐出食物、胆汁，甚至蛔虫，应及时报告医生予以禁食，胃肠减压，遵医嘱给予输液、解痉、止痛等处理。

（2）如患儿突然发生阵发性右上腹剧烈绞痛，哭叫翻滚、屈体弯腰、面色苍白、伴呕吐提示并发胆道蛔虫症，应及时配合给予解痉止痛、驱虫，控制感染，同时做好手术准备。

4．用药护理　遵医嘱驱虫治疗，观察疗效及药物不良反应，并注意观察大便有无虫体排出。

（1）甲苯咪唑（mebendazole）（安乐士）：是治疗蛔虫病的首选药物，为广谱驱肠虫药，能杀灭蛔、蛲、钩虫等。＞2 岁驱虫剂量为每次 100mg，每日 2 次，连服 3 天。不良反应少，有时可出现蛔虫游走和吐蛔虫现象，与本药作用缓慢有关，应引起注意。服药期间不忌饮食。

（2）阿苯哒唑（肠虫清）：为高效广谱驱虫药，剂量：2 岁以上小儿 0.4g（2 片）顿服，如需要，10 日后重复 1 次。不良反应有轻度头昏、恶心、腹泻等，可自行消失。孕妇和 2 岁以下小儿慎用。

（3）枸橼酸哌嗪（piperazine citrate）（驱蛔灵）：剂量为每日 150mg/kg，最大剂量为 3.0g，睡前或清晨空腹一次顿服，连服 2 日。便秘者可加轻泻剂。此药不良反应小，偶有恶心、呕吐、腹痛、眩晕。有肝、肾疾患和癫痫史者禁用。

考点：蛔虫病的护理诊断与护理措施。

【特色护理】

大葱 40g，蜂蜜 10g，共捣调和敷脐。每日 1 次。用于蛔虫病症。

【护理评价】

评价患儿食欲是否好转，腹痛及伴随症状是否消失；患儿有没有发生并发症或发生时是否被及时发现及处理；家长能否说出蛔虫病的发病原因及预防措施。

【健康教育】

向患儿及家长讲解蛔虫病的危害及防治知识。指导家长搞好饮食卫生及环境卫生，养成良好的个人卫生习惯，不随地大小便，做到饭前便后洗手，勤剪指甲，不吮指头，不食不清洁的瓜果和生菜，不饮生水。消灭苍蝇，加强粪便管理，减少感染机会，广泛给易感人群投药以降低感染，隔 3 ～ 6 个月重复给药一次。

考点：蛔虫病的健康教育。

第二节　蛲虫病

案例

患儿，女，4 岁。近 2 个月来睡眠不安或常有突然惊哭。平时上幼儿园，穿开裆裤，经常抓挠肛周，入眠后 1 小时见肛周有白色线样成虫。

请思考：①该患儿最可能的病原体是什么？②根据患儿目前身心状况，列出其主要的护理诊断及相应的护理措施。

蛲虫病（enterobiasis，pinworm infection）是蛲虫寄生于人体肠道内引起的一种幼儿期常见的寄生虫病。其临床表现为肛门周围和会阴部瘙痒、睡眠不安、夜惊、易激惹，易在集体儿童机构中流行。

【护理评估】

（一）健康史

1．病原体　蛲虫为乳白色小线虫，长约 1cm，雌雄异体。成虫寄生在人体的回肠下段、盲肠、结肠及直肠。交配后雄虫很快死亡，雌虫于夜间移行至肛门周围排卵，随后死亡。虫卵在肛周经 6 小时即可发育成感染性虫卵，在自然环境中其感染性可保持 10 ～ 14 天。感染性虫卵被小儿吞食后，在肠道经 2 ～ 4 周发育为成虫，即形成自身感染，不需中间宿主，是蛲虫病难以防治的重要原因。成虫的寿命一般不超过 2 个月。

2．传染源及传播途径　蛲虫的感染率很高，患者是惟一的传染源。传播方式主要通过肛门 - 手 - 口直接传播和人群之间接触传播；偶尔在肛周孵育的幼虫再爬回直肠内发育成熟而发生逆行感染。感染性虫卵抵抗力强，在室内一般可存活 3 周，虫卵散落在衣裤、被褥或玩具、食物上，经吞食或空气吸入等方式传播。

3．易感人群及流行特征　人群普遍易感，但以儿童多见。流行广泛，分布无明显的地域性，易在家庭、幼儿园及小学学校等集体儿童机构中发生流行。

（二）身体状况

1．肛门周围和会阴部皮肤瘙痒　为主要症状，因雌虫在肛门周围移行、产卵刺激皮肤所致，尤以夜间为甚。奇痒影响患者睡眠，小儿可于夜间突发惊哭，睡眠不足使患儿可出现烦躁、遗尿、磨牙等症状。局部皮肤可因搔破而致皮炎和继发感染。

2．虫体侵入部分器官引起相应表现　虫体对胃肠的机械性刺激及有时钻入肠黏膜引起胃肠激惹现象，病人出现恶心、呕吐、腹痛、腹泻、食欲不振等症状；蛲虫钻入阑尾引起急、慢性阑尾炎，甚至发生穿孔；蛲虫爬入女性阴道、尿道而产生相应的局部炎症。

考点：蛲虫病的健康史及身体状况。

（三）辅助检查

肛周采集虫卵标本检查有无蛲虫卵和成虫，可在夜间患儿入睡后 1 ～ 2 小时进行。

（四）治疗原则

蛲虫的寿命一般 20 ～ 30 天，如果能避免重复感染，即使不治疗也能自行痊愈，根据蛲虫的特点，宜采用综合措施。除口服有效的驱肠虫药驱虫治疗外，可配合局部用药治疗。同时应积极进行预防，防止重复感染。

知识链接

蛲虫病的自身重复感染

蛲虫爬出肛门外产卵，虫卵经 6 小时发育成感染性虫卵，患儿搔抓肛门、吸吮手指而再度感染。其主要是通过肛门 - 手 - 口而直接感染。因此小儿饭前便后洗手、勤剪指甲、不吮手指、尽早给小儿穿满裆裤等，对预防蛲虫病是重要的环节。

考点： 蛲虫病的治疗原则。

【常见护理诊断】

1．舒适度的改变　与皮肤瘙痒有关。

2．自身重复感染的危险　与蛲虫的感染方式和缺乏预防知识有关。

【预期目标】

1．患儿肛周及会阴部皮肤瘙痒消失。

2．家长能说出蛲虫病的发病原因及预防措施，患儿没有重复感染。

【护理措施】

1．肛周及会阴部局部护理　每晚睡前用温水洗净肛门及会阴部后，涂上蛲虫膏（含百部浸膏 30%、甲胆紫 0.2%）或用双羟萘酸噻嘧啶栓剂塞肛，连用 3 ~ 5 天，有杀虫止痒作用。

2．按医嘱正确给予驱虫剂　注意观察驱虫效果，可每日清晨用透明胶纸或棉拭子从肛门周围采集标本检查虫卵，直至虫卵消失后再连查 7 天。

（1）复方阿苯达唑（赛特斯）：是一种高效驱虫药，对蛔虫、蛲虫、钩虫均有效。每片含阿苯达唑 67mg，噻嘧啶 83.3mg，2 岁以上儿童 1.5 片，一次顿服，治愈率为 100%。

（2）甲苯咪唑：剂量和服法与驱蛔虫治疗相同，2 周后重复一次。

（3）阿苯达唑：剂量方法同驱蛔虫。

考点： 蛲虫病的护理诊断与护理措施。

【特色护理】

白果数个，捣烂成糊，涂肛门。每日 1 次，5 ~ 7 日为 1 个疗程。用于蛲虫病症。

【护理评价】

患儿肛周及会阴部皮肤瘙痒是否消失；家长能否说出蛲虫病的发病原因及避免重复感染的预防措施。

【健康教育】

1．指导家长检查成虫和收集虫卵的方法　检查成虫可在夜间患儿入睡后 1 ~ 3 小时，观察肛周、会阴部皮肤皱褶处有无乳白色小线虫。收集虫卵可用透明胶纸，在清晨于肛周皮肤皱褶处粘取虫卵，亦可用蘸过生理盐水的棉签粘取。

2．防止自身感染　患儿睡觉时应穿睡裤、戴手套。患儿床单和睡裤应煮沸消毒，换下的衣服不得振抖，以防虫卵散播。

3．强调预防为主　培养良好的卫生习惯，饭前、便后洗手，勤剪指甲，不吮手指，勤换内衣裤，婴幼儿尽早穿满裆裤。玩具、图书、用具被褥等要常清洗和消毒。集体、儿童机构应定期普查、普治。家庭中所有患者应同时治疗。

考点： 蛲虫病的健康教育。

小结	
	蛔虫病是由蛔虫寄生于人体小肠所引起的疾病。疾病早期幼虫在人体内移行时可引起呼吸道症状，当成虫寄生在小肠则可引起腹痛、肠道功能紊乱。少数患者可发生胆道蛔虫与蛔虫性肠梗阻等严重并发症。 蛲虫病是由蛲虫寄生于人体大肠内的疾病。临床以肛门周围及会阴瘙痒而致睡眠不安为特征。儿童发病率高，多见于2～9岁儿童。容易在家庭和儿童集体机构中传播。 寄生虫病是小儿时期最常见的多发病，应加强其养成良好个人卫生习惯的教育，做好粪便管理。要按医嘱按时服药，以使患儿早日康复。

（崔杏芳　王　雁）

第十八章　传染性疾病患儿的护理

学习目标	
	1. 归纳麻疹、水痘、猩红热、百日咳、流行性腮腺炎、中毒性菌痢的概念、身体状况、护理诊断及护理措施。 2. 说出上述传染病的治疗原则、健康教育。 3. 知道上述传染病的健康史、辅助检查及心理状况评估。

第一节　小儿传染病的特点

传染病是指由病原微生物（细菌、病毒、真菌、寄生虫等）感染人体后所产生的有传染性的疾病，可在人之间、人与动物之间、动物与动物之间相互传播。

一、传染病的特点

（一）传染病的基本特征

1．有病原体　每一种传染病都有一种专门的，能引起疾病的细菌或寄生虫等。比如水痘的病原体是水痘病毒，猩红热的病原体是溶血性链球菌。

2．具有传染性　传染病的病原体可以从一个人通过一定的方式（即途径）传染给另一个人。

3．能获得一定的免疫力　患了传染病经治愈后，人体会对这种传染病产生抵抗力，如果一段时间内再次遇到该病原体的入侵而不会再发病，称为免疫。不同的传染病，病后的免疫状态有所不同，有的传染病患者病后终身不会再患，有的隔一段时间后还可再患。

4．可以预防　通过控制传染源，切断传染途径，增强人的抵抗力、预防接种等措施，可以有效地预防传染病的发生和流行。

（二）传染病病程发展的阶段性

传染病的发展过程都有其自身的规律，一般都要经过以下几个阶段：

1．潜伏期　指病原体侵入机体之后至出现临床症状之前的这一阶段，了解潜伏期最重要的临床意义是可以确定检疫期限，并有助于传染病的诊断和流行病学调查。

2．前驱期　指起病至开始出现该病明显症状为止。

3．症状明显期　出现该传染病所特有的症状、体征。

4．恢复期　患儿症状、体征基本消失，如较长时间机体功能仍不能恢复正常则称为后遗症。

二、传染病的流行环节

传染病的流行就是传染病在人群中发生、发展和转归的过程。传染病在人群中的传播必须具备3个基本环节，即传染源、传播途径和人群易感性。

三、传染病的预防

传染病的预防原则是针对传染病流行过程的3个基本环节采取综合性措施，同时根据不同传染病的流行特点，针对其主导环节重点采取适当措施。

（一）管理传染源

根据《中华人民共和国传染病防治法》及其细则，将法定传染病分为3类：①甲类为强制管理传染病。②乙类为严格管理传染病。③丙类为监测管理传染病。发现传染病病人或疑似病人，应立即予以隔离治疗，隔离期限依据该传染病的传染期或化验结果而定，尽可能做到五早即早发现、早诊断、早报告、早隔离、早治疗。

（二）切断传播途径

根据传染病的不同传播途径采取相应措施，如消化道传染主要应采取管理饮食、管理粪便、保护水源、消灭苍蝇、饭前便后洗手、加强个人卫生等措施；呼吸道传染病则要保持室内空气新鲜、加强通风、空气消毒、外出戴口罩及流行期间避免大型集会等；虫媒传染病则以防虫、杀虫和驱虫措施为主。

（三）保护易感人群

①提高人群非特异性免疫力的措施，如合理营养，增强体质，参加体育活动，养成个人良好的卫生习惯，改善居住条件等。②提高人群特异性免疫力的措施，如预防接种。③药物预防。

四、传染病患儿的一般护理

随着人民生活水平的提高和卫生保健知识的普及，尤其是小儿计划免疫的普遍实施，我国小儿传染病的发病情况发生了很大的改变，小儿传染病已不再是小儿死亡的主要原因，但仍是小儿的常见疾病。为防止传染病的传播、并发症的发生及降低发病率，管理和护理仍十分重要，护理执行过程中要特别注意以下几点：

（一）建立预诊制度

儿童时期传染病多，传染病门诊应与普通门诊分开。预诊能及早发现传染病患儿，避免和减少交叉感染的机会。患儿预诊后按不同病种分别在指定的诊室进行诊治。室内有洗手及空气消毒设备。传染病门诊应有单独的治疗室、药房、化验室。观察室、厕所等。患儿诊治完毕后，由指定出口离院。

（二）消毒隔离制度

严格执行各种传染病的隔离制度，将传染病患儿隔置于特定场所，使其和其他患儿及健康人分开，防止传染病的传播。采用物理或化学消毒方法，清除或杀灭人体表面及其周围环境中的病原体，包括对工作人员的手、病人的排泄物、生活用具及医用器械进行消毒处置，切断传播途径。并严格按消毒隔离规定，进行各项护理操作。

（三）疫情报告

护理工作人员是传染病的法定报告人之一。发现传染病后应按国家规定的时间向防疫部门报告，以便采取措施进行疫源地消毒，防止传染病的播散。

（四）传染病常见症状护理

1．发热　发热是许多传染病的共同症状。常见热型有稽留热、弛张热、间歇热、回归热、不规则热等。热型在诊断上具有一定价值。发热过程可分为体温上升期、极期、体温下降期 3 个阶段。不同的传染病发热程度、持续时间、热型及伴随症状可不同。主要的护理诊断是体温过高。护理重点是休息、饮食护理、降温措施、口腔及皮肤护理等。

2．皮疹　许多传染病在发热的同时可伴有出疹，包括皮疹和黏膜疹，为很多传染病的特征之一。不同传染病皮疹的形态、出疹时间、分布部位、出疹顺序、皮疹的消退及伴随症状等方面有其特点，对传染病的诊断及鉴别有重要参考价值。主要护理诊断是组织完整性受损。护理重点是饮食管理、皮肤护理、病情观察等。

（五）密切观察病情

传染病患儿病情急、变化快、并发症多，常合并有继发感染、出血、脏器功能衰竭等。护士应仔细观察患儿的精神、面色、哭声、食欲、大小便、生命特征、瞳孔等病情变化，做好抢救准备。

（六）日常生活护理

小儿生活自理能力差，在患急性传染病后更是如此，需要切实做好日常生活护理。①休息可减少机体消耗，减轻病损器官的负担，防止并发症的发生。传染病的急性期应绝对卧床休息，症状减轻后方可逐渐起床活动。②病室内应保持空气新鲜，定时通风换气，光线充足。③传染病患儿多有高热、新陈代谢旺盛而食欲减退，故饮食调配十分重要。可根据患儿的饮食习惯按病情要求给予流质、半流质、软食或普食，做到少量多餐，尽可能保证热量的摄入。鼓励患儿多饮水，维持水、电解质平衡和促进体内毒素的排泄。昏迷不能进食者，可鼻饲或静脉补液。④做好口腔和皮肤的护理，防止口腔炎和褥疮的发生。

（七）心理护理

做好传染病患儿的心理护理是传染病护理的重要任务。传染病住院常需要单独隔离，易产生孤独、紧张、恐惧心理，促使病情加重。患儿常表现出大哭大闹、拒食、抗拒治疗甚至逃跑等。护理人员对此应倍加关注、耐心劝导患儿，安心休息、配合治疗。对恢复期患儿应认真安排好教养活动，如游戏、保健操、看电视、复习功课等。鼓励患儿适量活动，保持良好情绪，促进疾病康复。

（八）健康教育

根据不同病情选择不同的方法宣教。具体有咨询、示教、座谈、宣传册、宣传画等方式，介绍传染病的有关防治知识，使家长重视并定期配合防疫部门或小儿保健站，完成各种计划免疫，增强体质，提高免疫力，预防小儿传染病，并对患儿进行出院后的指导。

考点：传染病患儿的一般护理。

第二节 小儿常见传染病的护理

一、麻疹

案例

患儿，2岁。4日前发热，伴咳嗽、流涕、流泪，今晨发现耳后、颈部、发际边缘有红色斑丘疹，疹间皮肤正常，眼结膜充血，口腔黏膜红，体温39.8℃，精神不振，心、肺正常。

请思考：①该患儿最可能的医疗诊断是什么？②患儿存在哪些护理问题？③应如何进行正确的护理？

麻疹（measles）是由麻疹病毒感染引起的急性出疹性呼吸道传染病。临床以发热、咳嗽、流涕、结膜炎、口腔黏膜斑及全身斑丘疹为主要表现。本病传染性强，易并发肺炎。自麻疹减毒活疫苗广泛接种以来，发病率已显著下降。

麻疹病毒是一种副黏液病毒，仅有一个血清型。抗原性稳定。病毒不耐热，对日光和消毒剂均敏感，但在低温下能长期存活。

麻疹患者是唯一的传染源。麻疹病人自出疹前5天至出疹后5天，均有传染性。如合并肺炎，传染期延长至出疹后10天。传播途径主要经喷嚏、说话、咳嗽等飞沫直接传播。人群普遍易感，病后可获得持久免疫。我国以6个月至5岁小儿发病率最高。麻疹一年四季均可发病，以冬春季多见。

考点：麻疹的概念传播特点。

【护理评估】

（一）健康史　询问患儿与麻疹患者的接触史；是否接种过麻疹疫苗。

（二）身体状况

1．症状体征　典型麻疹分四期：①潜伏期：一般6～18天，平均为10天左右。在潜伏期末可有轻度发热、精神差、全身不适。②前驱期（出疹前期）：发热开始至出疹，一般为3～4天。主要症状有发热、上呼吸道炎、麻疹黏膜斑。但结膜充血、流泪、畏光及眼睑水肿是本病特点。麻疹黏膜斑是在两侧颊黏膜上相对于下磨牙处，可见散在沙粒状的白色斑点，周围有红晕，随后迅速增多并融合，持续1～2天逐渐消失。对麻疹的早期诊断有特殊意义。③出疹期：一般为3～5天。皮疹从发热3～4天后开始出现，按一定顺序，即耳后、发际到颜面部、然后从上而下延至躯干、四肢，最后达手足心。皮疹为略高出皮肤的斑丘疹，颜色从浅红色、鲜红色到暗红色，数量由少逐渐增多、密集而融合成片。压之褪色，疹间皮肤正常。出疹时全身中毒症状加重，体温高、嗜睡或烦躁、厌食、呕吐、腹泻，肺部可有啰音。易并发肺炎、喉炎等。④恢复期：一般为3～5天。皮疹出齐后按出疹顺序隐退，可有糠麸样脱屑及淡褐色色素沉着，1～2

周后完全消失。随着皮疹隐退，全身中毒症状减轻，热退，精神、食欲好转，咳嗽改善而痊愈。

2．并发症　以支气管肺炎最常见，多为继发性，其他还可并发喉炎、心肌炎、脑炎、亚急性硬化性全脑炎、营养不良及维生素 A 缺乏症等，可使结核病恶化。

考点：典型麻疹的四期表现及并发症。

（三）辅助检查

1．一般检查　外周血白细胞和中性粒细胞减少，淋巴细胞相对增多。若白细胞增多提示继发细菌感染。

2．病原学检查　从呼吸道分泌物中分离出麻疹病毒，或检测到麻疹病毒均可作出特异性诊断。皮疹出现 1 ～ 2 天内即可用酶免疫检测法从血中检出特异性 IgM 抗体，有早期诊断价值。

（四）心理社会状况

麻疹传染性极强，患儿需隔离治疗，患儿活动受到限制会有孤独感，恐惧心理。评估患儿家长对麻疹相关知识的了解程度及心理反应。患儿出现高热、皮疹及色素沉着，家长可有紧张不安、焦虑和失望等反应。

（五）治疗原则

主要为对症治疗，预防感染。

1．对症治疗　体温超过 40℃者酌情给予小量（常用量的 1/3 ～ 1/2）退热剂，伴有烦躁不安或惊厥者给予镇静剂，咳嗽重者可服镇咳剂并行超声雾化吸入。

2．抗病毒治疗　利巴韦林可按每日 10 ～ 15mg/kg，静脉、肌注或口服酌情而定。

3．中药治疗　中医认为麻疹属于“温热病”范畴，前驱期治则以辛凉透表为主，出疹期以清热解毒透疹为主，恢复期则治以养阴清余热、调理脾胃。

考点：麻疹的治疗原则。

【常见护理诊断】

1．体温过高　与病毒血症、继发感染有关。

2．皮肤完整性受损　与麻疹病毒感染所致皮疹有关。

3．营养失调：低于机体需要量　与食欲下降、高热消耗增加有关。

4．有传播感染的危险　与呼吸道排出病毒有关。

5．潜在并发症　肺炎、心肌炎、喉炎、脑炎。

【护理措施】

1．维持正常体温　①卧床休息：应绝对卧床休息至皮疹消退、体温正常。保持室内空气新鲜，室内温度维持在 18 ～ 22℃，湿度 50% ～ 60%，避免直接吹风，防止受凉。②监测体温与高热的护理：处理麻疹高热时需兼顾透疹，不宜用药物及物理方法强行降温，尤其禁用冷敷及酒精擦浴，因体温骤降可引起末梢循环障碍而使皮疹突然隐退。如体温升至 40℃以上时，可用小剂量退热药或温水擦浴，使体温稍降以免惊厥。

2．保持皮肤黏膜完整性　①皮肤护理：保持皮肤清洁，勤换内衣。观察皮疹的变化，如出疹不畅，可用鲜芫荽煎服或外用。脱屑时不要用手搔抓，避免患儿抓伤皮肤引起继发感染。②口、眼、耳、鼻部的护理：保持口腔、眼、耳、鼻部的清洁。加强口腔护理，常用生理盐水或2%硼酸溶液洗漱口腔。眼部因炎性分泌物多而形成眼痂，应避免强光刺激眼睛，并用生理盐水清洗双眼，再滴入抗生素眼药水或眼膏，一日数次，使用鱼肝油预防干眼症。防止眼泪及呕吐物流入耳道，引起中耳炎。及时清除鼻痂，保持鼻腔通畅。

3．保证营养的供给　饮食以清淡、易消化、营养丰富的流食、半流食为宜，少量多餐。鼓励多饮水，必要时按医嘱静脉补液，补充热量及维生素A、B、C、D。

4．病情观察　①经常拍背、翻身，必要时给氧、吸痰，保持呼吸道通畅。②出疹期间出现高热不退、咳嗽加剧、呼吸困难及肺部细湿啰音等为并发肺炎的表现，重症肺炎尚可致心力衰竭，应严密观察。③观察患儿有无声嘶、气促、吸气性呼吸困难、三凹征等喉炎的表现，必要时做好气管切开的抢救准备。④观察患儿有无抽搐、嗜睡、脑膜刺激征等脑炎的表现，按医嘱给予降温、止惊、给氧、脱水剂等。

5．预防感染的传播　医护人员应严格执行消毒隔离制度，对患儿采取呼吸道隔离。室内经常通风换气，患儿的呼吸道分泌物及时进行消毒处理，衣服、被褥要经常日光暴晒。

考点：麻疹的护理诊断与护理措施。

【特色护理】

1．鲜芫荽125g，西河柳60g，加适量水煎，趁热将毛巾浸湿，轻擦皮肤，每日2～3次。适用于疹出迟缓，难以透现者。

2．白芝麻、绿豆、银花、雄黄各等分，共研为细末，浓茶水调，敷剑突下。适用于出疹期高热、喘促。

3．牵牛子15g，明矾30g，干面少许，共研为末，调醋制成饼状，敷双侧脚底涌泉穴。适用于麻疹并发肺炎。

4．朱砂、雄黄、苍术、白芷、广木香、公丁香、细辛、天胡荽各等份。共研细末，用麻油适量调成软膏，贮存备用。在麻疹流行时，于每日早、中、晚各取药膏适量，外涂搽儿童鼻孔，可以预防传染。有祛风、解毒、避秽之功。预防小儿麻疹。

【健康教育】

1．向家长及患儿讲解麻疹的相关知识，介绍患儿病情及转归，鼓励患儿与医护人员合作。

2．由于麻疹传染性较强，为控制疾病的流行，对患儿采取呼吸道隔离至出疹后5天，有呼吸道并发症者延至出疹后10天，接触麻疹的易感儿要隔离观察21天。室内通风换气，患儿衣物在阳光下暴晒，减少不必要的探视，流行期间易感儿童避免去人多拥挤的公共场所。预防麻疹的关键措施在于对易感儿接种麻疹疫苗。

考点：麻疹的健康教育。

二、水痘

案例

患儿，3 岁。近 2 日发热，躯干、头面部皮肤可见较多皮疹，有丘疹、疱疹和结痂，体温 38.6℃，精神欠佳。

请思考：①该患儿最可能的医疗诊断是什么？②患儿存在哪些护理问题？③应如何进行正确的护理？

水痘（chickenpox，varicella）是由水痘 - 带状疱疹病毒（varicella-zoster virus，VZV）初次感染引起的急性传染病。临床以皮肤黏膜分批出现斑丘疹、水疱和结痂，而且各期皮疹同时存在为特点。原发感染为水痘，潜伏再发表现为带状疱疹。

水痘 - 带状疱疹病毒即人类疱疹病毒 3 型，属疱疹病毒科，为 DNA 病毒，在外界生活能力弱，不耐热和酸，对乙醚敏感，在痂皮中不能存活。

水痘患儿是唯一的传染源。从水痘出疹前 1 ～ 2 天至疱疹结痂为止，均有很强的传染性。通过飞沫或直接接触传染。6 个月以内的婴儿有母亲抗体的保护，很少患病，其他人群普遍易感。水痘感染后一般可获得持久的免疫力，但以后可发生带状疱疹。全年均可发生，冬春季多见。

【护理评估】

（一）健康史　应询问患儿与水痘患儿的接触史，患儿是否接种过水痘疫苗。

（二）身体状况

1．症状体征　潜伏期多为 2 周。前驱期仅 1 天左右，表现为低热、不适、厌食、流涕、咳嗽等。常在起病当天或次日出现皮疹。其特点为：①分批出现的红色斑疹、斑丘疹、疱疹，迅速发展为清亮、椭圆形小水疱，周围伴有红晕，疱液先透明而后混浊，且疱疹出现脐凹现象，易破溃，常伴瘙痒。2 ～ 3 天开始干枯结痂。因此在疾病高峰时间，由于皮疹演变过程快慢不一，故同一时间内可见上述 3 种形态皮疹同时存在，这是水痘皮疹的重要特征。②皮疹呈向心性分布，躯干多，四肢少，系水痘皮疹的又一特征。且皮疹脱痂后一般不留瘢痕。③黏膜疱疹可出现在口腔、咽、眼结膜、生殖器等处，易破溃形成溃疡，疼痛明显。④水痘多为自限性疾病，10 天左右自愈。

2．并发症　皮肤感染、血小板减少、脑炎、肺炎及 Reye 综合征等。

考点：水痘的典型症状体征及并发症。

（三）辅助检查

1．血常规　白细胞总数大多正常，继发细菌感染时可增高。

2．疱疹刮片　刮新鲜疱疹基底组织涂片可发现多核巨细胞及核内包涵体。

3．血清学检查　用酶联免疫吸附试验可检测血清中特异性抗体。

（四）心理社会状况

该病有传染性，患儿需隔离治疗。患儿因活动受限可产生有孤独感、恐惧心理。评估家长对水痘相关知识的了解程度，家长可产生紧张、焦虑反应。

（五）治疗原则

1．对症治疗　皮肤瘙痒时可局部应用炉甘石洗剂或口服抗组胺药。发热时给予退热剂。

2．抗病毒治疗　阿昔洛韦（无环鸟苷，ACV）为目前首选的抗 VZV 药物。也可酌情选用干扰素。

考点：水痘的治疗。

【常见护理诊断】

1．皮肤完整性受损　与水痘病毒引起的皮疹及继发感染有关。

2．有传播感染的危险　与呼吸道及疱疹液排出病毒有关。

3．潜在并发症　肺炎、脑炎。

【护理措施】

1．皮肤黏膜护理　室内温度适宜，保持衣被清洁，避免过厚，加重皮疹瘙痒引起不适。剪短患儿指甲，戴连指手套，避免搔破皮疹。若有汗应擦干并及时更换内衣，保持皮肤清洁、干燥。疱疹无破溃，可涂炉甘石洗剂或 5% 碳酸氢钠溶液，已破溃者、有继发感染者，局部用抗生素软膏。做好口腔护理，有黏膜疱疹者可用盐水漱口。

2．用药护理　发热者忌用阿司匹林，以防诱发 Reye 综合征。避免服用肾上腺皮质激素类药物包括软膏，如使用激素治疗其他疾病的患儿，一旦接触水痘病人，应立即肌内注射较大剂量的丙种球蛋白 0.4 ~ 0.6ml/kg。如已发生水痘，肾上腺皮质激素类药物争取在短时间内递减，逐渐停药。

3．预防感染的传播　医护人员应严格执行消毒隔离制度，隔离患儿至疱疹全部结痂或出疹后 7 日。室内经常通风换气，紫外线照射进行空气消毒，呼吸道分泌物及其污染物需及时消毒处理，减少不必要的探视。

考点：水痘的护理诊断与护理措施。

【特色护理】

1．苦参 30g，浮萍 15g，芒硝 30g，上药煎水外洗，每日 2 次。

2．蚕蛾绵茧，以生白矾捣碎入茧内，放在炭火上煅烧，待矾汁尽后，取出研末备用，撒于患处。

3．银花、连翘、车前子、紫花地丁各 30g。水煎取汁，擦洗患处，每日 2 ~ 3 次。

4．木笔花 30g，麝香少许。先将木笔花研末，再入麝香同研合匀，贮瓶备用，勿泄气。用葱白 1 根蘸药少许，点入鼻中，连用数次，即通。有清热消肿通窍之功，适用于痘疮出后，余疮阻塞鼻中，不能睡卧。

5．附子、干姜各 12g，丁香、淡豆豉各 10g，未啼鸣的小雄鸡 1 只。共捣烂如泥成膏状。取上药用酒略炒温敷于脐上及两足心数次。适用于小儿体弱，痘出不畅。

【健康教育】

1．向家长及患儿讲解水痘的相关知识，介绍患儿病情、治疗及护理内容，帮助患儿及家长减轻紧张、焦虑反应，使其配合治疗及护理。

2．对患儿采取隔离治疗至疱疹全部结痂或出疹后 7 日，易感儿避免与患者接触，对接触者要隔离检验 21 天。患儿居室要经常通风换气，进行空气消毒，患儿呼吸道分泌物及其污染物也要及时消毒；减少不必要的探视，流行期间托幼机构要采用紫外线进行消毒。对易感儿进行主动免疫，采用水痘 - 带状疱疹减毒活疫苗；被动免疫，对接触水痘患者，可在接触水痘后 72 小时内给予水痘 - 带状疱疹免疫球蛋白或恢复期血清肌内注射，能起到预防或减轻症状的作用。

考点：水痘的健康教育。

三、猩红热

猩红热（Scarlet Fever）是由溶血性链球菌感染引起的急性呼吸道传染病。临床表现为发热、咽峡炎、全身弥漫性鲜红色皮疹和疹退后皮肤明显脱屑。少数患者在病后出现风湿热或急性肾小球肾炎。

A 组 β 型溶血性链球菌呈革兰染色阳性，该菌对热及干燥的抵抗力不强，56℃ 30 分钟及一般消毒剂均能将其杀灭。

本病全年都有发生，尤以冬春季多见。患者和带菌者是其主要传染源，猩红热患者从发病前 24 小时至疾病高峰期传染性最强，主要由飞沫经呼吸道传播，也可由皮肤伤口或产道感染，引起“外科猩红热”、“产道猩红热”。人群普遍易感，多见于 3 岁以上儿童，感染后可获得血清型特异性抗菌免疫和特异性抗毒免疫。婴儿可通过胎盘从母体获得被动免疫。

【护理评估】

（一）健康史　应询问患儿与猩红热患儿的接触史。

（二）身体状况

1．症状体征　潜伏期平均 2 ～ 4 日。①前驱期：起病多急骤。呈持续性发热，一般可达 39℃左右。重者可达 40℃以上，婴幼儿起病时可产生惊厥或谵妄。患者全身不适，咽喉疼痛明显，会影响到食欲。咽喉及扁桃体显著充血，亦可见脓性分泌物。舌被白苔，舌乳头红肿并突出于白苔之外，以舌尖及舌前部边缘明显，称为“草莓舌”。2 ～ 3 日后白苔脱落，舌面光滑呈肉红色，舌乳头仍突起，称为“杨梅舌”。部分患儿可伴有颈部、颌下淋巴结肿大，有压痛。②出疹期：皮疹多在发热第 2 日出现，最先见于耳后、颈部及上胸部，24 小时内迅速蔓延全身。典型皮疹是在全身皮肤弥漫性充血的基础上，广泛散布着密集而均匀的与毛囊一致的针尖大小充血性丘疹。疹间无正常皮肤，压之褪色，严重病例可有出血性皮疹。在皮肤皱褶处如腋窝、肘窝及腹股沟等处因压迫、摩擦引起皮下出血，形成紫红色线状疹称为“帕氏线”（Pastia 线）。面部潮红而无皮疹，口鼻周围相对苍白，称“口周苍白圈”。少数患者可出现带黄白色脓头且不易破损的皮疹，称为“粟粒疹”。皮疹出现后 48 小时达高峰，然后依出疹顺序消退，一般 2 ～ 4 日退尽。重者可持续 1 周。③恢复期：皮疹消退约一周后开始脱屑，脱屑轻重与皮疹轻重一致，可呈糠屑状、片状、大片状，有时甚至呈手套、袜套状。脱屑可持续 2 ～ 4 周，不留色素沉着。

2．并发症　少数患者于病情 2 ～ 3 周可并发风湿热和急性肾小球肾炎。

考点：猩红热的典型症状体征及并发症。

（三）辅助检查

1．血常规　白细胞总数及中性粒细胞增高。

2．尿液　并发急性肾炎时，尿蛋白增加，出现红、白细胞核管型。

3．细菌学检查　用免疫荧光法检测咽拭涂片以进行快速诊断。

（四）心理社会状况

患儿需隔离治疗，患儿因活动受限可产生有孤独感、恐惧心理，评估家长对猩红热相关知识的了解程度及心理反应。少数患儿可并发风湿热和急性肾小球肾炎，家长可有紧张不安、焦虑和失望等反应。

（五）治疗

1．一般治疗　做好呼吸道隔离，患儿急性期应卧床休息；供给其充足水分和营养；保持患儿皮肤清洁，防止继发感染。

2．病原治疗　首选青霉素，如有青霉素过敏，可选用红霉素、头孢菌素等药物。

考点：猩红热的治疗用药。

【常见护理诊断】

1．皮肤完整性受损：皮疹　与细菌产生红疹毒素引起皮肤损害有关。

2．体温过高　与链球菌感染有关。

3．潜在并发症：肾炎、风湿热　与变态反应有关。

【护理措施】

1．皮肤护理　注意皮肤清洁，常更换衣服。可用温热水清洁皮肤。忌用肥皂，以免刺激皮肤。出疹期皮肤有瘙痒感，可涂炉甘石洗剂或70%乙醇。落屑脱皮时，皮肤半脱落处可用剪刀修去，切勿强行剥离，以免损害皮肤而导致继发感染。

2．口、鼻、咽部的护理　溶血性链球菌主要侵入上呼吸道黏膜，故应注意口、鼻、咽部的清洁。年长儿用生理盐水含漱，幼儿用生理盐水清洗。经常饮用白开水，唇部涂液体石蜡油，以防干裂。

3．降温　发热时可给予物理降温及药物降温对症处理。

4．密切观察　起病后3周复查尿常规以除外肾小球肾炎。注意有无出现发热、皮疹、关节损害等症状以除外风湿热。

考点：猩红热的护理诊断与护理措施。

【健康教育】

1．向患儿及家长讲解猩红热的有关知识，介绍患儿的病情、治疗及护理内容，帮助患儿家长减轻紧张、焦虑反应，配合治疗及护理。在病程第2～3周易出现并发症，以急性肾小球肾炎多见，应注意每周查1次尿常规，以便及时发现、早期治疗。

2．患者应隔离至咽拭子细菌培养阴性。流行期间，小儿避免到公共场所，居室要经常通风换气。对有密切接触病人的易感者，需医学观察7天，并可给予青霉素等药物预防。

考点：猩红热的健康教育。

四、百日咳

百日咳（pertussis，whooping cough）是由百日咳杆菌所引起的急性呼吸道传染病。其临床特征为阵发性痉挛性咳嗽及阵咳终末出现“鸡鸣”样吸气性吼声。病程可迁延2～3月，故称“百日咳”。自从广泛接种百日咳疫苗以来，其发病率已明显降低。

百日咳杆菌为革兰阴性染色的短杆菌，需氧，无鞭毛及芽孢，需要含有血液的培养基才能生长。该菌抗原结构极其复杂，能产生多种毒素物质。本菌对外界抵抗力弱，经加热56℃ 30分钟或干燥数小时即死亡，对紫外线和一般消毒剂敏感。

百日咳传染性很强，冬春季多见。病人是主要传染源，带菌者及不典型病人亦有传染性。本病主要通过飞沫经呼吸道直接传播，传播范围一般在患者周围2.5米以内。发病前1～2天至病程3周内传染性最强，但恢复期也有传染性。人群对百日咳普遍易感，以婴幼儿最易感染，因本病抗体不能通过胎盘，故新生儿亦可发病。预防接种和自然感染后均不能建立终身免疫，6岁前接受过被动免疫的成人，由于体内抗体逐渐消失，可成为带菌者或轻症病人。

【护理评估】

（一）健康史　应询问患儿与百日咳患者的接触史。

（二）身体状况

1．症状体征　潜伏期2～21天，一般为7～14天。年龄越小，症状越重。典型患儿病程6～8周，可分为3期：①前驱期（卡他期）：起病时可有低热、流涕、干咳等上感症状，3～4天后咳嗽加重，尤其以夜间为甚，持续7～10天。②痉咳期：出现明显的阵发性痉挛性咳嗽，每次发作连咳数十声，集中在呼气期。患儿面红耳赤、张口伸舌、涕泪及黏痰交流，十分痛苦。在咳嗽至憋气濒于窒息时，突然急速深长吸气，气流涌入痉挛而狭窄的声带，发出鸡鸣样吸气声，常称为咳后回声。每次阵咳末常伴有呕吐，夜间更甚，影响睡眠。如遇各种外界刺激，更加促使阵咳的发作。剧烈的阵咳使颜面、眼睑水肿，并使眼结膜、鼻黏膜毛细血管破裂出血，持续2～6周或更长。6个月以内的婴儿常突出表现为憋气和窒息。③恢复期：痉咳缓解、回声消失至咳嗽停止，约为2～3周。

2．并发症　少数患儿可因继发细菌感染并发支气管肺炎，出现高热、呼吸困难、两肺中细湿啰音。黏稠的呼吸道分泌物可引起肺不张、肺气肿、皮下纵隔气肿。亦可因严重痉咳，脑组织缺血、缺氧、出血或颅内高压而并发百日咳脑病，表现为反复抽搐、意识障碍或昏迷、脑膜刺激征及病理征阳性。

考点：百日咳的症状体征、并发症。

（三）辅助检查

1．血常规检查　白细胞总数可达（20～50）×10^9/L，淋巴细胞高达60%～80%。

2．细菌培养　早期阳性率高，起病初取鼻咽拭子，痉咳期用咳碟法搜集标本作细菌培养。

3．荧光抗体染色　起病初取鼻咽拭子涂片，加入荧光标记的特异性抗体染色，在荧光显微镜下检查病原体，有助早期诊断。

（四）心理社会状况

患儿需隔离治疗，患儿因活动受限可产生有孤独感、恐惧心理，评估家长对百日咳相关知识的了解程度及心理反应。患儿可并发多种并发症，家长可有紧张不安、焦虑和失望等反应。

（五）治疗原则

1．抗生素治疗　如能在卡他期使用抗生素可减轻痉咳，在痉咳期应用红霉素、复方新诺明、氨苄西林等，只能缩短排菌期和预防继发感染。

2．症状治疗　镇咳祛痰减轻咳嗽，咳重影响休息者可适当使用苯巴比妥（鲁米那）或氯丙嗪等镇静剂。

3．中医治疗　中医处方或服百咳灵（猪胆汁）、鸡苦胆等。

考点：百日咳的治疗原则。

【常见护理诊断】

1．有窒息的危险　与百日咳痉咳有关。

2．营养失调：低于机体需要量　与痉咳引起呕吐有关。

3．潜在并发症：脑炎、肺不张、肺气肿　与百日咳病原毒素及痉咳有关。

【护理措施】

1．病室　应安静，空气新鲜，阳光充足。冬季注意保暖，但勿过热，以减轻咳嗽，避免温度骤变。室内应采取湿式擦扫，以免灰尘飞扬。

2．饮食　应富含营养并易消化，注意调换花样，以引起食欲。应给温、热无刺激性的食物。婴儿在吃奶时不宜过急，哺喂后应拍背，防止呼吸道黏膜受刺激而引起阵咳及呕吐，必要时用滴管喂奶。呕吐频繁时采用少量多餐或流质食物调稠，尽可能在阵咳后进食，食后避免活动，呕吐后应重喂，以免发生营养不良。

3．阵咳时护理　要随时为患儿擦拭口、鼻、眼的分泌物，必要时可加用腹带，对因咳嗽而疲乏的腹肌有支持作用。咳嗽频繁可用气雾吸入治疗。咳嗽剧烈，可按医嘱服祛痰剂和镇静剂。痉咳频繁伴有窒息或抽搐时，应设专人密切监护，必要时抱起患儿或使之侧卧，轻拍背部直至痉咳停止。如出现阵发性屏气、发绀应及时吸氧，并适度地按压胸部，以协助呼吸。呼吸道有痰液堵塞时，要及时吸痰，防止肺不张。患儿要经常保持侧卧位，以免呕吐物呛入气管。保持皮肤清洁干燥，必要时更换清洁被服。

4．观察病情　注意观察患儿意识、瞳孔、呼吸等变化，以早期发现百日咳脑病。观察有无呼吸困难突然加重、气管移位、青紫、一侧呼吸音消失或肺部啰音，有无颈部或胸部皮下肿胀、捻雪感，以发现肺不张、肺炎、皮下气肿。如出现应与医师联系给予治疗。

知识链接

百日咳五忌

忌关门闭户；忌烟尘刺激；忌卧床不动；忌疲劳过度；忌饮食过饱。

考点：百日咳的护理诊断与护理措施。

【特色护理】

1．大蒜适量，剥去大蒜瓣的薄外衣，捣烂备用。先将患者双脚涂以猪油或凡士林，然后将大蒜泥均匀铺于薄布上，敷双足底涌泉穴部位，外面再加穿一双袜。每晚睡前敷上，翌晨即除去。

2．威灵仙6g，冰糖50g。将二药放入保温茶杯内，冲入开水，加盖闷泡15～25分钟，待温代茶饮用。每日1剂，可频频冲泡饮服。

3．桑叶500g，薄荷200g，菊花400g，蝉蜕100g。将药物分别快速烘干，共研粗末，装入枕芯，制成药枕，令患儿枕之。适用于初咳期。

4．桑白皮400g，百部100g，黄芩100g，葶苈子100g，白屈菜100g，芒硝50g，地龙

50g，白前 100g，乌药 50g，沉香 50g，明矾 50g，皂角 10g，罂粟壳 10g。做成药枕，适用于痉咳期。

5．咳声嘶哑，痰少，可用梨膏 1 匙，川贝粉 1g 冲服；或梨子 1 个去核，加冰糖少量，川贝粉 3g，隔水蒸服，可润肺止咳。

6．流行期间，可用生大蒜汁 3 ～ 5ml 加糖水，口服，每日 1 ～ 2 次，连服 5 ～ 7 日。

【健康教育】

1．向患儿及家长讲解百日咳的有关知识，介绍患儿的病情、治疗及护理内容，帮助患儿家长减轻紧张、焦虑反应，配合治疗及护理。

2．无并发症者可在家进行治疗护理，指导家长对患儿实施呼吸道隔离至痉咳期后 3 周。加强室内通风换气，每日紫外线消毒 1 次，患儿的呼吸道分泌物、呕吐物及其污染的物品随时消毒，衣服暴晒。接触者医学观察 21 天，并口服红霉素预防；亦可肌注高价免疫球蛋白 2 ～ 4ml，5 天后重复 1 次。

考点：百日咳的健康教育。

五、流行性腮腺炎

流行性腮腺炎（mumps epidemic parotitis）是由腮腺炎病毒引起的急性呼吸道传染病。以腮腺肿大、疼痛为特征，各种涎腺体及其他器官均可受累，系非化脓性炎症。常见的并发症为脑炎、睾丸炎或卵巢炎等。

腮腺炎病毒为 RNA 病毒，属副黏液病毒。此病毒对理化因素抵抗力不强，加热至 56℃ 20 分钟或甲醛、紫外线均可灭活，一般室温下 2 ～ 3 日即可失去传染性，但耐低温。

患者和隐性感染者为本病的传染源。自腮腺肿大前 7 天到消肿后 3 天均有传染性。病毒主要通过直接接触、飞沫传播，也可经唾液污染的食具、玩具等途径传播。15 岁以下小儿是主要的易感者。在幼儿园中容易造成流行，感染后可获持久免疫。全年均可散发，以冬春季多见。

【护理评估】

（一）健康史　应询问患儿与流行性腮腺炎患者的接触史，如家庭、邻居、学校等患者，询问患儿是否接种过腮腺炎疫苗。

（二）身体状况

1．症状体征　潜伏期 14 ～ 25 天，平均 18 天。本病前驱期很短，可有发热、头痛、乏力、肌痛、厌食等。腮腺肿大常是疾病的首发体征。通常先起于一侧，2 ～ 3 天内波及对侧，也有两侧同时肿大或始终限于一侧者。肿胀以耳垂为中心，向周围弥漫肿大，局部不红，边缘不清，轻度压痛，咀嚼食物特别是吃酸性食物时疼痛加重。在上颌第二臼齿相对应的颊黏膜处，可见红肿的腮腺管口，持续 3 ~ 7 天，然后逐渐消退。颌下腺和舌下腺也可同时受累。

2．并发症　脑膜炎、脑膜脑炎常可出现在腮腺肿大之前、同时或之后。部分患儿可发生睾丸炎和卵巢炎，其他可发生胰腺炎、甲状腺炎、心肌炎、肝炎等。

考点：流行性腮腺炎的症状体征及并发症。

（三）辅助检查

1．血清、尿淀粉酶测定　90% 患儿血、尿淀粉酶增高，并与腮腺肿胀平行，第 1 周达高峰，第2周左右恢复正常。

2．特异性抗体测定　血清特异性IgM抗体阳性提示近期感染。

3．病毒分离　患者唾液、脑脊液、尿或血中可分离出病毒。

（四）心理社会状况

该病有传染性，患儿需隔离治疗，患儿因活动受限可产生有孤独感、恐惧心理；评估家长对本病相关知识的了解程度。因患儿可发生脑膜炎、脑膜脑炎，睾丸炎和卵巢炎，患儿和家长可有紧张不安、焦虑等反应。

（五）治疗原则

本病是自限性疾病，无特殊疗法，主要是对症和支持疗法。可内服中药板蓝根和青黛散调醋外敷。急性期卧床休息，适当补充营养，避免酸性食品或饮料。脑膜脑炎症状明显者给予镇静、降颅压等治疗。并发睾丸炎者应局部冷敷并用阴囊托将睾丸抬高以减轻疼痛。

考点：流行性腮腺炎的治疗原则。

【常见护理诊断】

1．体温过高　与病毒感染有关。

2．疼痛　与腮腺肿胀有关。

3．有传播感染的危险　与病毒排出有关。

4．潜在并发症　脑膜脑炎、睾丸炎、胰腺炎。

【护理措施】

1．体温过高的护理　保持室内空气新鲜，定时测体温。发热时卧床休息，限制活动量，以减少并发症发生。鼓励患儿多饮水，以利于降温。根据具体情况选择合适的降温方法，如头部冷敷、温水浴、适量退热剂等。

2．减轻疼痛　保持口腔清洁，做好口腔护理，饭后用生理盐水或4%硼酸溶液漱口，预防腮腺继发化脓性感染。根据患儿的咀嚼能力，给予易消化、清淡、有营养的流质、半流质或软食，避免吃酸、辣、硬等刺激性食物。按医嘱局部冷敷或用青黛散调醋涂敷于肿痛处，每日1～2次。

3．密切观察病情变化　注意有无脑膜脑炎、睾丸炎、急性胰腺炎等并发症的临床征象，若有变化立即通知医生，给予相应治疗和护理。发生睾丸炎时可用丁字带托起阴囊，局部间歇冷敷。

4．预防感染传播　医护人员应严格执行消毒隔离制度，对患儿采取呼吸道隔离。室内经常通风换气，或用紫外线照射进行空气消毒，呼吸道分泌物及其污染物需及时消毒处理，减少不必要的探视。

考点：流行性腮腺炎的护理诊断与护理措施。

【特色护理】

1．青黛散或如意金黄散，加麻油或醋调敷腮肿处。

2．新鲜仙人掌1片，除刺剖开，以切面捣泥外敷患处，每日1次，能清热解毒消肿。

3．连翘粉60g，大黄粉60g，黄酒125g，调匀敷患部。

4．吴茱萸45g，生大黄3g，制胆星15g，共研为末，用醋调敷脚底涌泉穴，敷药前以乙醇棉球擦净局部，敷药后用绷带包扎24小时后取下，再换贴新药。

5．大青叶 50 ～ 150g，粉碎为细面，加适量水调成糊状，敷于患处，每日 2 次，每次 2 小时左右。

6． 鲜威灵仙根 50g，米醋 250ml，将威灵仙根入米醋中泡 3 日，再用棉签蘸取药液涂患处，每 2 ～ 3 小时敷一次。

7． 接触过病人的易感儿童，可用板蓝根 15 ～ 30g，银花 10g 水煎服，每日 1 次，连服 3 日。有预防流行性腮腺炎发生的作用。

【健康教育】

1．无并发症的患儿一般在家中隔离治疗，指导家长做好隔离、饮食、用药的护理，若有并发症表现，应及时送医院就诊。做好患儿和家长的心理护理，介绍减轻疼痛的方法，使患儿配合治疗。

2．发现腮腺炎患儿后立即采取呼吸道隔离措施，直至腮腺肿大消退后 3 天。有接触史的易感儿应观察 3 周。居室应空气流通，对患儿口、鼻分泌物及污染用品都应煮沸或暴晒消毒。易感儿接种腮腺炎减毒活疫苗后，90% 可产生抗体；采取被动免疫，可给予腮腺炎免疫球蛋白，可起到预防或减轻症状的作用。

考点：流行性腮腺炎的健康教育。

六、中毒型细菌性痢疾（简称毒痢）

案例

患儿，4 岁，以“高热 2 小时，反复惊厥 3 次”入院。该患儿有不洁饮食史。体检：体温 40.5℃，神志不清，呈抽搐状，面色发青，四肢凉，血压 8/6kPa，双瞳孔不等大，光反应迟钝，心肺正常，腹软，颈强阳性，克氏征阴性。

请思考：①该患儿最可能的医疗诊断是什么？②患儿存在哪些护理问题？③应如何进行正确的护理？

中毒型细菌性痢疾（bacillary dysentery，toxic type）是急性细菌性痢疾的危重型。起病急骤，临床以突然高热、反复惊厥、昏迷，迅速发生休克和呼吸衰竭为特征。而早期肠道症状可很轻或缺如，病死率较高。

病原体为痢疾杆菌，属志贺菌属，革兰阴性杆菌。按抗原不同可分为 A、B、C、D 四群（痢疾志贺菌、福氏志贺菌、鲍氏志贺菌、宋内氏志贺菌），我国以福氏志贺菌多见。痢疾杆菌对外界抵抗力较强，耐寒、耐湿，但不耐热和阳光，一般消毒剂均可将其灭活。

传染源为病人及带菌者。多经粪 - 口途径传播。受污染的食物、玩具等也可传播本病。易感人群以 2 ～ 7 岁小儿为主。全年均有发病，以夏秋季为高峰。患病后产生一定免疫力，但时间短暂。苍蝇是传播媒介之一。

【护理评估】

（一）健康史　了解患儿年龄、发病季节，仔细询问患儿是否有过不洁饮食史、痢疾病人接触史。

（二）身体状况　潜伏期很短，数小时至 2 天。患儿突然高热，体温可达 40℃以上，迅速发生呼吸衰竭、休克或昏迷而肠道症状反而不明显，甚至无腹痛与腹泻。根据临床特点，可将本病分为3种类型：①休克型：主要表现为感染性休克。早期为微循环障碍，患儿面色苍白、肢端厥冷、脉搏细数、呼吸增快、血压正常或偏低、脉压小；随着病情进展，微循环淤血，缺氧、面色青灰、肢端冷湿、皮肤花纹、血压明显降低或测不出、心音低钝、少尿或无尿；后期可伴心、肺、肾等多系统功能障碍。②脑型：以颅内压增高、脑水肿、脑疝和呼吸衰竭为主。患儿剧烈头痛、呕吐、血压增高，心率相对缓慢，肌张力增高，反复惊厥及昏迷。严重者可呈现呼吸节律不齐，瞳孔两侧大小不等或散大，对光反应迟钝。③混合型：同时或先后出现以上两型的征象，预后差。

考点：中毒型细菌性痢疾的病原体、身体状况。

（三）辅助检查

1．血常规　白细胞总数和中性粒细胞增高，可见核左移。

2．大便常规　有黏液脓血便的患儿，镜检有成堆脓细胞、红细胞，如有吞噬细胞更有助于诊断。

3．大便培养　在抗菌药物使用之前采取新鲜粪便的脓血部分及时送检，可检出痢疾杆菌。

（四）心理社会状况

本病病情严重，起病急、进展快、往往在短时间内病情迅速恶化，对家长造成较大的心理压力。家长可产生焦虑不安、恐慌等心理反应。

（五）治疗原则

1．降温止惊　高热时采用物理和药物降温，惊厥时用地西泮、苯巴比妥钠、10%水合氯醛，必要时采取人工冬眠疗法。

2．抗生素治疗　为迅速控制感染，通常选用两种敏感抗生素，如阿米卡星（丁胺卡那霉素）、头孢噻肟钠或头孢曲松钠等静脉给药，病情好转后改口服。

3．防治循环衰竭　①扩充血容量，纠正酸中毒，维持水、电解质平衡。②改善微循环，在充分扩容的基础上应用血管活性药以改善微循环，常用药物有东莨菪碱、酚妥拉明、多巴胺等，及早使用肾上腺皮质激素。

4．防治脑水肿和呼吸衰竭　保持呼吸道通畅，给氧。首选20%甘露醇降颅压，剂量每次0.5～1g/kg静注，每6～8小时一次，疗程3～5天，可与利尿剂交替使用。也可短期静脉推注地塞米松。若出现呼吸衰竭及早使用呼吸机。

考点：中毒型细菌性痢疾的治疗原则。

【常见护理诊断】

1．体温过高　与痢疾杆菌毒素作用有关。

2．排便异常：腹泻　与痢疾杆菌肠道感染有关。

3．组织灌注量改变　与微循环障碍休克有关。

4．急性意识障碍　与脑微循环障碍及颅内压增高有关。

5．焦虑（家长）与病情危重有关。

【护理措施】

1．体温过高的护理　保持室内空气流通新鲜，控制室温在25℃以下。监测患儿体温变化，每日测体温4～6次。高热时给予物理降温或药物降温，控制体温在37℃左右。惊厥者给予地西泮、水合氯醛和苯巴比妥（鲁米那）等镇静止痉药。对持续高热不退甚至惊厥不止者可用人工冬眠疗法。

2．排便异常的护理　观察患儿排便次数和大便性状，准确采集大便标本送检，注意应采取黏液脓血便部分化验以提高阳性率。大便次数多时或病初水样泻时防止脱水的发生。遵医嘱给予抗生素。

3．休克型中毒性菌痢的护理　①密切观察病情变化：注意神态、面色、生命体征、瞳孔等，详细记录输入液量及排泄量（尿量、呕吐量、大便量、次数及性状）。②建立有效的静脉通路：必要时建立两条静脉通路，维持水、电解质平衡，纠正酸中毒，保证水分、热卡、电解质以及药物的输入。注意调节好输液速度，速度过慢则休克难以纠正；过快易导致心力衰竭、肺水肿。③用药护理：按医嘱给予抗生素，大剂量联合静脉给药。对明显尿少者，宜立即停用肾毒性药物，注意观察药物的副作用。准备好各种抢救药品，遵医嘱进行抗休克治疗。

4．心理护理　保持环境安静，护理患儿时冷静、耐心，主动向家长解释病情，对患儿和家长给予安慰、关心，缓解他们紧张和焦虑心理，使其接受患儿的病情，树立战胜疾病的信心，配合治疗和护理。

考点：中毒型细菌性痢疾的护理诊断与护理措施。

【特色护理】

1．艾叶 200g，煎煮取汁，趁热擦洗小腹部。每次 20 分钟，每日 3 次，适用于各型痢疾。

2．吴茱萸 50g，煎汤，浸泡洗小腹及肛门 30 分钟，每日 2 次。适用于湿热痢。

3．黄芪、防风、枳壳各 50g，用清水煎汤，将药汁倒入盆内，先趁热气熏肛门，温度降到 45 ～ 50℃时，用药汁坐洗肛门。每日 1 次，连用 3 ～ 5 日即见效。适用于虚寒痢。

4．乌梅 500g，煎汤，趁热熏肛门处，待药液温度下降后，用药液坐洗肛门。每日 1 次，5 日为一个疗程。适用于噤口痢、休息痢。

【健康教育】

1．向患儿及家长讲解本病的有关知识，介绍患儿的病情、治疗及护理内容。

2．预防感染传播　对患儿进行消化道隔离至临床症状消失，2 次粪便阴性为止，对饮食行业、保育工作人员应定期做大便培养，及早发现带菌者调离工作，给予相应治疗。对患儿粪便、便器及尿布的消毒处理。加强饮食、饮水和粪便管理，消灭苍蝇；对家长及患儿进行卫生教育，讲究饮食卫生，养成良好的个人卫生习惯。

考点：中毒型细菌性痢疾的健康教育。

第三节　小儿结核病的护理

一、概述

结核病（tuberculosis）是由结核杆菌（mycobacterium tuberculosis）引起的慢性感染性疾病。可累及全身各脏器，小儿时期以原发性肺结核最为常见，其次为粟粒性肺结核和结核性脑膜炎。

【病因与流行病学】

结核杆菌属分枝杆菌，染色时呈抗酸性。对人致病的为人型和牛型。结核杆菌对酸、碱、消毒剂有较强的抵抗力，在阳光直接照射下 2 小时死亡，对湿热敏感，痰液内结核杆菌用 5% 石炭酸或 20% 漂白粉经 24 小时处理可被杀灭。

开放性肺结核患者是主要传染源。呼吸道为主要传染途径，小儿吸入带结核杆菌的唾沫或尘埃后可引起感染，产生肺部的原发病灶。居住拥挤、营养不良、经济落后的人群为高发人群。小儿对结核杆菌普遍易感，感染后不一定都发病，是否发病取决于结核杆菌的数量、毒力和机体的免疫功能，尤其是细胞免疫的强弱。接种卡介苗可产生特异性的免疫力而获得一定的保护力。

知识链接

世界防治结核病日

1882 年 3 月 24 日，德国科学家罗伯特·科赫宣布发现结核杆菌是导致结核病的病原菌，从而给防治结核病带来突破。为了纪念科赫的伟大发现，世界卫生组织与国际预防结核病和肺部疾病联盟在 1982 年决定，将每年的 3 月 24 日确定为世界防治结核病日。2012 年的主题是“在我们的有生之年消灭结核病”。我国的宣传主题是“你我共同参与，消除结核危害”。

【诊断】

（一）病史

1．结核接触史　有结核密切接触史者，结核感染率较无接触史者高 40 倍，故对诊断有重要意义，年龄越小，意义越大。

2．卡介苗接种史　了解接种卡介苗的时间、次数以及接种是否成功等，体检时应注意小儿两上臂皮肤有无接种后瘢痕。

3．结核中毒症状　有无长期发热、盗汗、乏力、食欲不振、消瘦等。

4．近期急性传染病史　特别是麻疹、百日咳等可使机体免疫功能下降，诱发隐伏的结核病灶活动而发病。

5．既往有无结核过敏现象发生　如疱疹性结膜炎、结节性红斑等。

（二）结核菌素试验

为判断结核感染的早期特异性诊断方法。小儿受结核感染 4 ～ 8 周后，作结核菌素试验即呈阳性反应，属于迟发型变态反应。其注射局部形成的硬结主要为致敏淋巴细胞和巨噬细胞浸润诱发的炎症反应所致。

1．试验方法　现常用的抗原制剂为结核菌纯蛋白衍生物（PPD），皮内注射，一般用 1 ： 2000 稀释液 0.1ml（含 5 个结核菌素单位）注射于左前臂掌侧中下 1/3 交界处，使之形成直径为 6 ～ 10mm 的皮丘。凡有结核接触史、结核过敏现象及怀疑体内有活动性结核病灶者，宜从 1 ： 10000 稀释液开始，以防引起局部或体内病灶的强烈反应。

2．结果判断　于注射 48 ～ 72h 后观测反应结果，测定局部皮肤硬结的直径（取纵、横两者的平均值）来判断其反应强度（表 18-1）。

表 18-1　结核菌素试验结果判断

红肿硬结直径（mm）	结果判断
＜ 5	(-)
5 ~	(+)
10 ~	(++)
20 ~	(+++）强阳性
局部坏死或水疱	(++++）强阳性

3．临床意义

（1）阳性反应：①接种卡介苗 4 ~ 8 周后，为人工免疫所致。②年长儿无明显临床症状而仅呈一般阳性反应，表示曾感染过结核。③婴幼儿尤其是未接种卡介苗者，多表示体内有新的结核病灶，年龄越小，活动性结核的可能性越大。④强阳性反应，提示体内有活动性结核病。⑤由阴性反应转为阳性反应，或硬结直径较原来增大 6mm 以上者，表示新近有结核感染。

由于广泛的卡介苗接种，使依靠结核菌素试验判断自然感染结核的价值受到局限，因此区分接种卡介苗后与自然感染后的结核菌素试验阳性甚为重要，二者主要区别见表 18-2。

表 18-2　自然感染与卡介苗接种后结核菌素试验阳性反应的鉴别

	自然感染	接种卡介苗后
硬结直径	多为 10 ~ 15mm	多为 5 ~ 9mm
硬结颜色	深红	浅红
硬结质地	较硬，边缘清楚	较软，边缘不整
阳性反应时间	较长，可达 7 ~ 10d 以上	较短，2 ~ 3d 即消失
阳性反应的变化	短时间内反应无减弱倾向，可持续若干年，甚至终身	有较明显的逐年减弱倾向，一般于 3 ~ 5 年内逐渐消失

（2）阴性反应：①未受到结核感染。②结核变态反应前期（初次感染后 4 ~ 8 周内）。③技术性误差，如试剂失效、注入皮下、剂量不足等。④假阴性反应，在机体免疫功能受到抑制时可出现，常见如：部分严重结核病，急性传染病如麻疹、水痘、百日咳等，免疫抑制剂治疗时，免疫缺陷病，重度营养不良，细胞免疫功能低下者。

（三）辅助检查

1．结核杆菌检查　从痰液、胃液（婴儿可抽取空腹胃液）、脑脊液、浆膜腔液中找到结核菌是重要的确诊手段，采用厚涂片法或荧光染色法检查结核菌的阳性率较高。

2．免疫学诊断及分子生物学诊断　主要有酶联免疫吸附试验（ELISA）、酶联免疫电泳技术（ELIEP）、DNA 探针、PCR 等检查方法。

3．血沉（ESR）　结核病活动期血沉多增快，经有效抗结核治疗后血沉逐渐下降，可作为判断疗效的指标之一。

4．影像学检查　胸部 X 线摄片是诊断肺结核的必备检查，可检出结核病的范围、性质、类型和病灶活动或进展情况。重复检查有助于结核与非结核疾患的鉴别，亦可观察治疗效果。必要时应行 X 线断层或做 CT 检查，有助于发现肺部局部病变，如空洞周围病灶和支气管播散病灶，亦有助于鉴别诊断。

5．其他检查　纤维支气管镜检查有助于支气管内膜结核和支气管淋巴结结核的诊断。周围淋巴结穿刺检查对部分患儿可发现特异性结核改变，如结核结节或干酪样坏死等。

考点：结核菌素试验的方法、结果判断及临床意义。

【治疗原则】

（一）一般治疗

适当休息，注意加强营养，选用富含蛋白质和维生素的食物。适当户外活动，呼吸新鲜空气。

（二）抗结核药物

用药原则为：早期、适量、联合、规律、全程，并实施分段治疗。

1．常用的抗结核药物　可分为杀菌药物和抑菌药物两类。

（1）杀菌药物：①全效杀菌药：如异烟肼（INH）和利福平（RFP），对细胞内处于生长繁殖期的细菌和干酪病灶内代谢缓慢的细菌均有杀灭作用，且在酸性和碱性环境中均能发挥作用；②半效杀菌药：如链霉素（SM）和吡嗪酰胺（PZA），SM 能杀灭在碱性环境中生长、分裂、繁殖活跃的细胞外的结核菌，PZA 能杀灭在酸性环境中细胞内结核菌和干酪病灶内代谢缓慢的结核菌。

（2）抑菌药物：常用有乙胺丁醇（EMB）和乙硫异烟胺（ETH）。

2．抗结核药的使用　表 18-3。

表 18-3　常用小儿抗结核药物

药物	剂量 mg/（kg · d）	给药途径	主要副作用
异烟肼	10 ~ 20（<400mg/d）	口服或静点	肝毒性、末梢神经炎、过敏、皮疹和发热
链霉素	15 ~ 20（<750mg/d）	肌注	Ⅷ脑神经损害、肾毒性、过敏、皮疹和发热
利福平	10 ~ 15（<450mg/d）	口服	肝毒性、恶心、呕吐和流感样症状
吡嗪酰胺	20 ~ 30（<750mg/d）	口服	肝毒性、高尿酸血症、关节痛和过敏
乙胺丁醇	10 ~ 20（<750mg/d）	口服	皮疹、视神经炎
乙硫异烟胺	10 ~ 15	口服	胃肠道反应、肝毒性、末梢神经炎

3．化疗方案

（1）标准疗法：一般用于无明显临床症状的原发性肺结核。每日应用异烟肼、利福平或乙胺丁醇，疗程 9 ~ 12 个月。

（2）两阶段疗法：用于严重小儿结核病，如活动性原发性肺结核、急性粟粒性肺结核、结核性脑膜炎。①强化治疗阶段：联用 3 ~ 4 种杀菌药物，目的是迅速杀灭大量生长繁殖活跃的结核菌，防止或减少耐药菌株的产生。一般需 3 ~ 4 个月，短程疗法时一般为 2 个月。②巩固治疗阶段：联用包括异烟肼在内的 2 种抗结核药物，其目的在于杀灭持续存在的结核菌，以巩固疗效、防止复发。短程疗法时一般 4 个月，长程疗法时可长达 12 ~ 18 个月。

（3）短程疗法：其作用机制是快速杀灭机体内处于不同繁殖速度的细胞内、外结核菌，使痰菌早期转阴并持久阴性，且病变吸收消散快，远期复发少。可选用以下几种 6 个月短程化疗方案：① 2HRZ/4HR（2 个月 INH、RFP、PZA/4 个月 INH、RFP）；② 2SHRZ/4HR（2 个月 SM、INH、RFP、PZA/4 个月 INH、RFP）；③ 2EHRZ/4HR（2 个月 EMB、INH、RFP、

PZA/4 个月 INH、RFP）；④ $2HRZ/4H_3R_3$（2 个月 INH、RFP、PZA/4 个月每周 3 次 INH、RFP）。若无 PZA 则将疗程延长至 9 个月。

【预防】

1．接种卡介苗　接种卡介苗是预防小儿结核病的有效措施。在新生儿期初种，并在 7 岁、12 岁各复种一次。常用方法为将 0.1ml 卡介苗于左上臂三角肌上端皮内注射。

2．控制传染源　结核菌涂片阳性病人是小儿结核病的主要传染源，早期发现及合理治疗这类病人是预防小儿结核病的根本措施。

3．预防性化疗

（1）适应对象：①密切接触家庭内开放性结核者；② 3 岁以下婴幼儿未接种卡介苗而结核菌素试验呈阳性者；③结核菌素试验新近由阴性转为阳性者；④结核菌素试验阳性伴结核中毒症状者；⑤结核菌素试验阳性，新患麻疹或百日咳者；⑥结核菌素试验阳性小儿，需较长期使用肾上腺皮质激素或其他免疫抑制剂者。

（2）方法：异烟肼 10mg/（kg·d）口服，1/d，疗程 6 ~ 9 个月。

二、原发型肺结核

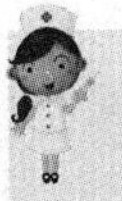

案例

患儿，女，2 岁。因发热 3 周，咳嗽 5 天入院。发热午后明显，精神萎靡，盗汗，食欲减退，呼吸稍促，颈部淋巴结肿大，右肺可闻及干啰音，胸片提示右侧肺门淋巴结肿大，结核菌素试验为强阳性反应。临床诊断为原发型肺结核。

请思考：①护理诊断有哪些？②应采取哪些护理措施？③如何进行健康教育？

原发型肺结核（primary pulmonary tuberculosis）为结核杆菌初次侵入肺部后发生的原发感染，是小儿肺结核的主要类型。包括原发综合征和支气管淋巴结结核。它们是同一疾病发展过程中的两种不同的 X 线改变。

【护理评估】

（一）健康史　应详细询问家庭中有无结核病人或经常接触的人中是否有结核病患者。注意询问小儿是否接种过卡介苗，也可检查患儿上臂有无接种过卡介苗的痕迹。患儿近期有无患过其他急性传染病，如麻疹、百日咳等。

（二）身体状况　一般起病缓慢，轻者可无症状或仅有低热、轻咳、食欲不振等表现。稍重者有长期不规则低热、盗汗、食欲不振、疲乏、消瘦等慢性结核中毒症状。偶见突起高热，可达 39 ~ 40℃，但一般情况尚好，持续 2 ~ 3 周后转为低热，伴明显结核中毒症状。当支气管淋巴结明显肿大时，可产生一系列压迫症状，如气管分叉处受压，可出现类似百日咳样的痉挛性咳嗽；支气管受压发生部分阻塞，可引起喘鸣和呼吸困难等；压迫喉返神经可见声音嘶哑；压迫静脉可使胸部一侧或双侧静脉怒张。

肺部体征大多不明显，与肺内病变不一致。较重者可因病灶浸润范围较大，叩诊呈浊音，听诊呼吸音减弱或有少量干、湿啰音。颈部淋巴结有不同程度的肿大，婴儿可伴肝、脾大。部分患儿可出现疱疹性结膜炎、皮肤结节性红斑及（或）多发性一过性关节炎等结核变态反应的表现。

（三）辅助检查

1．X 线检查　是诊断小儿肺结核的重要方法之一。原发综合征 X 线胸片典型改变是哑铃状“双极影”；支气管淋巴结结核表现为肺门淋巴结肿大。

2．结核菌素试验　阳性反应。

3．结核菌检查　从痰液、胃液中找到或培养出结核杆菌。

考点： 原发性肺结核身体状况、辅助检查。

（四）心理社会状况

该病病情长，治疗用药时间长，药物可能出现副作用，患儿及家长可出现紧张、焦虑、悲观失望等反应。

（五）治疗原则

合理营养，对症治疗，抗结核药物应用，无明显临床症状的原发型肺结核采用标准疗法，活动性原发型肺结核选用短程疗法。

【常见护理诊断】

1．营养失调：低于机体需要量　与食欲下降、消耗过多有关。

2．有传播感染的危险　与呼吸道排出病原体有关。

3．焦虑　与需要长期治疗、隔离有关。

4．潜在并发症　抗结核药物的副作用。

【护理措施】

1．饮食护理　给予高热量、高蛋白、高维生素、高钙质的食物，以增强抵抗力，促进机体修复能力和病灶愈合。尽量提供患儿喜爱的食品，并注意食物的制作方法，增加其食欲。

2．预防感染的传播　对活动性原发型肺结核患儿需采取呼吸道隔离措施，居室要经常通风换气，患儿不要随地吐痰，对患儿呼吸道分泌物及其污染物和餐具要及时进行消毒。

3．心理护理　主动向家长解释病情，使其接受患儿的病情，介绍规范治疗和隔离的重要性，多与患儿及家长沟通，了解其心理状态，鼓励树立战胜疾病的信心，配合治疗；建立合理的生活制度，提供舒适的环境，适当进行户外活动，保证患儿心情愉快。

4．用药护理　遵医嘱应用抗结核药物，严格遵循结核用药原则，注意观察药物的副作用。异烟肼可引起手足麻木、肝毒性、精神兴奋、过敏等；利福平可有肝毒性；链霉素可引起听力下降、耳鸣、眩晕，肾毒性；吡嗪酰胺副作用有肝毒性、血尿酸增高、关节疼痛等；乙胺丁醇可出现视力减退、视野缺损等。出现上述情况应及时报告医生采取相应措施。

考点： 原发性肺结核的护理诊断与护理措施。

【特色护理】

1．白芥子 30g，炒香，研为细末，用醋调膏，纱布包裹，选敷双侧风门、肺俞、心俞、肾俞穴。每次只敷 2 ～ 3 穴，每次敷药 2 ～ 4 小时，局部发赤、有烧灼感时去掉。

2．五倍子、黄柏各 100g。将药物研末，备用。取药粉适量与水调成糊，敷于病人肚脐内，外以纱布、胶布覆盖固定。每日 1 次，可连续使用。

【健康教育】

向患儿及家长讲解本病的有关知识，介绍患儿的病情，讲解用药方法。指导患儿合理饮食，加强营养，建立科学的生活制度，提高机体抵抗力。严格遵循治疗方案，观察用药后反应，定期复查，及时发现药物副作用。

三、急性粟粒型肺结核

急性粟粒性肺结核（acute miliary tuberculosis of the lungs）亦称急性血行播散性肺结核，由结核杆菌经血行播散而引起，常为原发性肺结核病情进展恶化的结果。

【护理评估】

（一）健康史　详细询问卡介苗接种史、结核病接触史、近期急性传染病史。是否曾经有结核病史、是否进行过治疗。

（二）身体状况　起病多急骤，患儿突然高热，可达 39 ～ 40℃，伴有寒战、盗汗、食欲不振、咳嗽、面色苍白、气促及发绀等表现。全身中毒症状较重，而肺部体征往往不明显。晚期肺部可听到干性和湿性啰音而易被误诊为肺炎。有时患儿持续高热不退或呈弛张热，伴有肝、脾大，临床上易与伤寒、败血症等混淆。约 50% 以上的患儿在起病初期就出现结核性脑膜炎的征象。少数婴幼儿以低热、食欲不振、消瘦及倦怠等一般中毒症状为主要表现，常被误诊为重度营养不良。6 个月以下婴儿症状重而不典型，进展快，累及器官多，尤以伴发结核性脑膜炎者居多，病死率高。

体检常缺乏明显体征，表现为症状和体征与 X 线不一致。偶可闻及细湿啰音，全身淋巴结和肝、脾大。若粟粒性肺结核为全身病变的一部分，有时眼底检查可发现脉络膜结核结节。

考点：急性粟粒型肺结核的身体状况。

（三）辅助检查

1．X 线检查　一般起病 2 ～ 3 周后，肺部摄片可见大小一致、分布均匀的粟粒状阴影，分布于两侧肺野。

2．实验室检查　末梢血白细胞总数及中性粒细胞或单核细胞增加，核左移。血沉增快。结核菌素试验多为阳性反应，严重者可呈假阴性反应。痰液或胃液可检出结核杆菌。

（四）治疗

1．抗结核药　分强化治疗和巩固治疗阶段，采用异烟肼配以链霉素、利福平及乙胺丁醇，总疗程一年半以上。

2．激素　中毒症状重者，在有效抗结核药治疗的同时加用激素，可减轻结核中毒症状，一般加用泼尼松 1 ～ 2mg（k/g · d），疗程 1 ～ 2 个月。

【常见护理诊断】

1．体温过高　与结核感染中毒有关。

2．气体交换受损　与肺部广泛粟粒结核病灶影响呼吸有关。

3．营养失调：低于机体需要量　与纳差、疾病消耗增多有关。

【护理措施】

1．观察病情变化　如体温、心率、血压、精神状态等。患儿体温高过 38.5℃以上应及时给以降温处理。对疑有结核性脑膜炎者，应及时协助医生做好必要的检查，以便早期发现。

2．改善呼吸功能　注意呼吸次数，有无气促发绀，必要时给予吸氧。保持安静、减少对患儿的刺激、降低耗氧量。保持呼吸道通畅。

3．增进食欲　注意营养供给，以增强机体抵抗力。

4．隔离和消毒　急性粟粒型肺结核患儿传染性强，应做好呼吸道隔离。痰液可用 0.5% 的过氧乙酸溶液消毒。

5．药物　患儿应用抗结核药物剂量较大，时间较长，容易发生药物不良反应，应密切观察，尽早发现并及时处理。

6．取得家长合作　消除不良情绪，做好患儿心理护理，增强其战胜疾病的信心。

考点：急性粟粒型肺结核的护理诊断与护理措施。

四、结核性脑膜炎

结核性脑膜炎（tuberculous meningitis）简称结脑，是由于结核杆菌侵犯脑膜所引起的炎症。常在结核原发感染后 1 年以内发生，尤其 3 ～ 6 个月内。多见于 3 岁以内婴幼儿。结脑是小儿结核病中最严重的类型，病死率及后遗症发生率较高，早期诊断、彻底治疗可改善预后。

【护理评估】

（一）健康史　详细询问卡介苗接种史、结核病接触史、近期急性传染病史。是否曾经有结核病史、是否进行过治疗。了解小儿机体因素，婴幼儿中枢神经系统发育不成熟，血 - 脑屏障功能不完善，机体免疫功能差，易发生本病。

（二）身体状况　起病多缓慢，偶有急性起病。病程大致可分为 3 期：①早期（前驱期）：约 1 ～ 2 周。主要症状为患儿不明原因的性格改变，如少言、任性、好哭、易怒等。可有发热、厌食、轻度头痛及呕吐等。婴儿不会自诉头痛，则表现为蹙额皱眉或两眼凝视、嗜睡等。②中期（脑膜刺激期）：约 1 ～ 2 周。因颅内压增高致剧烈头痛、喷射性呕吐、嗜睡或烦躁不安、惊厥等。体检可见明显脑膜刺激征，颈项强直，克尼格征、布鲁津斯基征阳性。幼婴则表现为前囟饱满。此期可出现脑神经障碍，以面神经瘫痪最常见，其次为动眼神经和展神经瘫痪。部分患儿由于脑实质受损可出现瘫痪、失语、震颤等症状。眼底检查可见视乳头水肿、视神经炎或脉络膜粟粒状结核结节。③晚期（昏迷期）：约 1 ～ 3 周。以上症状逐渐加重，高热持续不退，阵发性或强直性惊厥频繁发作，由意识朦胧、半昏迷继而进入昏迷状态。患儿极度消瘦，呈舟状腹。常出现水电解质紊乱。最终因颅内压急剧增高导致脑疝，致使呼吸及心血管运动中枢麻痹而死亡。

考点：结核性脑膜炎的身体状况。

（三）辅助检查

1．脑脊液检查　是最有诊断意义的检查手段。脑脊液压力增高，外观清亮或毛玻璃样，白细胞数多在 $50 \sim 500 \times 10^6/L$ 之间，以淋巴细胞为主，糖和氯化物含量降低，蛋白定量增高。脑脊液结核杆菌培养阳性。聚合酶链反应可检出脑脊液中结核杆菌的 DNA，用酶联免疫吸附试验可检测脑脊液中特异性抗体。脑脊液静置 12 ～ 24 小时后，可有蜘蛛网状薄膜形成，取之涂片可查到抗酸杆菌。

2．X 线检查　80% ～ 90% 胸片见结核病改变。

3．结核菌素试验　阳性，但亦可呈假阴性反应。

考点：结核性脑膜炎的脑脊液检查结果。

（四）心理社会状况

该病病情重，病死率及后遗症发生率高，治疗用药时间长，药物可能出现副作用，患儿及家长可出现紧张、焦虑、悲观失望等反应。

（五）治疗原则

联合应用易通过血脑屏障的抗结核杀菌药，分阶段治疗，积极降低颅内压及对症治疗。

【常见护理诊断】

1．营养失调：低于机体需要量　与摄入不足、消耗增多有关。

2．有皮肤完整性受损的危险：压疮　与长期卧床有关。

3．潜在并发症　颅内压增高。

4．焦虑　与病情危重、预后差有关。

【护理措施】

1．做好饮食护理　为患儿提供足够热量、蛋白质及维生素食物，进食要少量多餐，耐心喂养。对昏迷不能吞咽者，可鼻饲或胃肠外营养，鼻饲时压力不可过大，以免呕吐。保持患儿水、电解质平衡。

2．维持皮肤黏膜的完整性　保持患儿床铺清洁、平整、干燥、柔软。保持患儿皮肤清洁卫生，以免感染，大小便后及时更换尿布，应用温水清洗臀部；呕吐后及时清除残留物，对被排泄物污染的衣服、被褥、床单等，应及时更换；勤翻身，局部按摩，骨突处垫气垫或软垫，以防产生压疮，每次翻身时要注意观察局部受压皮肤，发现异常时，应及时处理。昏迷患儿眼不能闭合时，可涂眼膏并用纱布覆盖，保护角膜。每日清洁口腔 2 ~ 3 次。

3．观察病情　密切监测患儿生命体征、意识状态、瞳孔、前囟张力、惊厥、肌张力等变化。患儿出现意识障碍、头痛、喷射状呕吐，惊厥、前囟饱满、颅缝裂开等提示颅内压增高；呼吸节律不整、双瞳孔不等大、对光反射迟钝或消失说明有脑疝。应绝对卧床休息，采取头肩抬高 15° ~ 30°，侧卧位休息，保持病室安静，各种治疗及护理操作应集中完成，必要时按照医嘱应用镇静剂；遵医嘱应用 20% 甘露醇、肾上腺皮质激素等；遵医嘱应用抗结核治疗，控制颅内感染，注意药物副作用；保持患儿呼吸道通畅，及时清除口鼻咽喉分泌物及呕吐物，必要时行气管插管或气管切开，使用呼吸机维持患儿呼吸，做好人工辅助呼吸的护理。

考点：结核性脑膜炎的护理诊断与护理措施。

【健康教育】

1．定期复查　本病需长期治疗，全程和合理用药，做好病情和药物毒副作用的观察。定期随访 3 年以上，防止复发。

2．康复训练　部分留有后遗症的患儿，对其瘫痪肢体可进行理疗，帮助被动活动防止肌肉挛缩，以求最大限度恢复肢体功能；对失语和智残者，应鼓励家长坚持对患儿进行语言训练和适当教育。

小结	
小结	麻疹是由麻疹病毒引起，以发热、咳嗽、流涕、眼结膜充血、麻疹黏膜斑及全身斑丘疹为特征，应做好呼吸道隔离、体温过高护理、提供充足的营养、防治并发症，重视健康教育。 水痘是由水痘-带状疱疹病毒引起，以皮肤黏膜分批出现的斑疹、丘疹、疱疹与结痂为特征，应重视消毒隔离、皮肤护理及健康教育。 猩红热是由A组β型溶血性链球菌引起，以发热、咽峡炎、全身弥漫性红色皮疹、疹退后脱屑为特征。 百日咳是由百日咳杆菌所引起，以阵发性痉挛性咳嗽及阵咳终末出现“鸡鸣”样吸气性吼声为特征。 流行性腮腺炎是由腮腺炎病毒引起，以腮腺肿大、疼痛为特征，应减轻患者疼痛，加强病情观察，防治并发症，做好健康教育。 中毒型细菌性痢疾是急性细菌性痢疾的危重型。以突然高热、反复惊厥、昏迷，迅速发生休克和呼吸衰竭为特征。应做好消化道隔离、体温过高护理、密切观察病情。 小儿结核病是由结核杆菌引起的慢性呼吸道传染病，减少本病发生的关键在于预防，要注意及时为小儿接种卡介苗，加强锻炼，合理喂养，增强小儿体质，避免其他传染病的发生。

（崔杏芳　王　雁）

第十九章　危重症患儿的护理

学习目标	
	1. 归纳小儿惊厥、颅内高压综合征、充血性心力衰竭、急性呼吸衰竭的概念、身体状况、护理诊断、护理措施。 2. 说出上述疾病的治疗原则及健康教育；惊厥的中医特色护理方法。 3. 知道上述疾病的健康史、辅助检查及心理状况评估。

第一节　小儿惊厥

案例

患儿，男，1岁，既往有高热惊厥史。今日出现流涕、鼻阻，夜晚发热，体温38.8℃，伴咳嗽、烦躁哭闹，于30分钟前突然出现两眼上翻固定、口吐白沫，家长急送患儿到医院，途中不停摇晃、呼叫患儿。

请思考：①家长在患儿惊厥发作时的处理有哪些不妥？②该患儿存在哪些主要健康问题？③为防止患儿发生外伤，应如何护理？④如何对患儿家长进行健康教育？

惊厥（convulsion）是指全身或局部骨骼肌群突然发生不自主收缩，多伴有意识障碍。是小儿科常见的急症。发病率高，约为成人的10～15陪，尤以婴幼儿多见。

小儿易发生惊厥的生理因素主要是婴幼儿大脑皮质发育未完善，皮质抑制功能较差；神经髓鞘未完全形成，对刺激易于泛化；血-脑屏障功能差，各种病原、毒素容易进入脑组织。

引起惊厥的原因：①感染性：包括颅内感染和颅外感染。颅内感染有细菌、病毒、原虫、真菌等引起的脑炎、脑膜炎；颅外感染以热性惊厥最常见，其次是由于各种感染引起的中毒性脑病；②非感染性：颅内疾病多见于癫痫、先天性脑发育异常、颅脑损伤、颅内出血、颅内占位等；颅外疾病多见于代谢异常，如低血钙、低血糖、电解质紊乱、各种中毒、窒息和缺氧缺血性脑病、心脏疾病和高血压脑病等。

【护理评估】

（一）健康史

1．出生史　新生儿多有窒息史，因窒息可致缺氧缺血性脑病或颅内出血。

2．喂养史　新生儿喂养不及时易发生低血糖；婴儿维生素D不足可引起低钙血症等均易发生惊厥。

3．感染及传染病史　感染是小儿惊厥最常见的原因，多见于呼吸系统及消化系统感染；传染病多有季节性，冬春季节易患流行性脑脊髓膜炎，夏季多为病毒性脑炎，夏秋季节多为细菌性痢疾。

4．其他病史　中毒史（如药物或食物中毒可引起惊厥，尤以幼儿多见，冬季可见一氧化碳中毒等）、心或肾疾病史（如心律失常、急性肾小球肾炎等）、颅脑损伤或畸形、颅内出血或肿瘤等病史。既往发作史（如癫痫及热性惊厥，既往可有类似的发作病史）。

（二）身体状况

1．惊厥类型　根据抽搐表现，常见为三种类型：①全身性强直阵挛性抽搐：表现为躯干及四肢对称性抽动，眼球上斜固定，呼吸暂停，面色苍白或发绀，意识丧失；②强直性抽搐：表现为全身及四肢张力增高，上、下肢伸直，前臂旋前，足跖曲，有时呈角弓反张状；③局限性抽搐：表现多样，一侧眼轮匝肌、面肌或口轮匝肌抽动；或一侧肢体抽动；或手指脚趾抽动；或眼球转动、眼球震颤或凝视；或呼吸肌痉挛抽搐以致呼吸运动减慢、呼吸节律不匀或呼吸停止，出现阵发性苍白或发绀。

2．惊厥持续状态　惊厥发作持续 30 分钟及以上，或虽然惊厥持续不到 30 分钟但发作频繁，两次发作间期意识不能恢复者称为惊厥持续状态。常提示病情严重，可因脑组织缺氧导致脑水肿及脑损伤，出现颅内压增高及脑损伤的表现。可因颅内压增高呼吸衰竭而危及生命。

3．高热惊厥　是婴幼儿最常见的惊厥（图 19-1），多见于 6 个月 ~ 3 岁的小儿。常发生于急性上呼吸道感染或其他感染性疾病的初期，在体温骤然升高（> 39℃时）的过程中，持续时间短，较少连续发作；发作后意识恢复快，无神经系统异常体征，约半数患儿会在以后的发热时再次出现或多次发作。

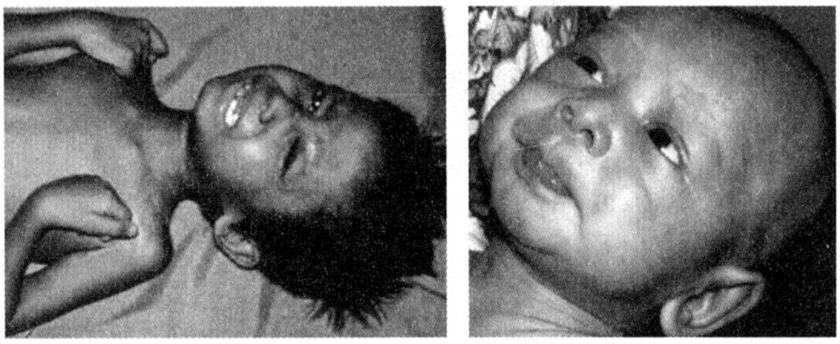

图 19-1　惊厥

4．癫痫　是多种病因引起的脑功能障碍综合征，是由于脑神经元反复过度放电所致阵发性、暂时性脑功能紊乱，是小儿时期常见的惊厥原因之一。常反复发作，表现为感觉、意识、运动、自主神经等不同的异常，惊厥发作形式多种多样。脑电图可见异常的放电波。

5．其他状况　患儿发作时可造成机体受伤，如咀嚼肌痉挛抽搐可发生舌体咬伤（见于出牙的患儿）；抽搐时双手握拳指甲可将手心皮肤损伤；肢体抽动摩擦可造成腋下等处皮肤损伤；也可因意识丧失而发生摔伤或抽搐时不当的肢体约束造成骨折或脱臼及各种意外事件如烧伤、溺水等；部分患儿可出现呼吸肌痉挛、喉肌痉挛或呼吸道分泌物阻塞而发生窒息。抽搐持续时间长者可因体内氧消耗过多而造成机体缺氧；发作时由于神经系统功能紊乱可出现大、小便失禁等。

知识链接

预防小儿惊厥小贴士

①平时要注意预防感冒。天气变化时，适时添减衣服，避免受凉；尽量不要到公共场所、流动人口较多的地方去，如超市、车站、电影院等，以免被传染；如家中大人感冒，需戴口罩，尽可能少与宝宝接触；每天开窗通风，保持家中空气流通。② 提高宝宝的免疫力。营养均衡、经常户外活动以增强宝宝的体质、提高宝宝抵抗力。③ 宝宝发热时，要观察体温、出汗情况。若汗出热退，则病情好转，及时为宝宝擦干身体，更换衣服及被褥，预防受凉。

考点：小儿惊厥的健康史及身体状况。

（三）辅助检查

根据病情需要做相关实验室检查如血、尿、大便常规，血生化检查、脑脊液检查等；必要时做辅助检查如眼底检查、脑电图、颅部 X 线、脑 CT、磁共振等。

（四）心理和社会支持状况

惊厥患儿的心理改变主要表现在发作后，由于年龄及致病原因不同可产生不同的心理反应，如年长的癫痫患儿在醒来时可产生失控感、自卑、恐惧等心理，担心再次发作而长时间处于紧张状态；年幼患儿心理改变不明显；家长的恐惧较为突出，因知识缺乏，面对抽搐的患儿非常紧张，多表现为惊慌及不知所措，并采取错误的处置方式如大声喊叫、摇晃患儿等。

（五）治疗原则

祛除病因是控制惊厥的根本。急救时若暂时无药，可通过针刺人中、十宣、内关、合谷等穴位，有条件者可应用止惊药物，地西泮为首选药物，其次为苯妥英钠、苯巴比妥、水合氯醛等，给药途径多为静脉注射或保留灌肠。同时针对病因及伴随症状进行处理，注意监测生命体征，保持呼吸道通畅，矫治血气、血糖、血渗透压及电解质异常，防治颅内压增高。

考点：小儿惊厥的治疗原则。

【常见护理诊断】

1．有窒息的危险　与惊厥发作，意识丧失，喉痉挛或误吸有关。

2．体温过高　与感染或惊厥持续状态有关。

3．有受伤的危险　与抽搐、意识障碍有关。

4．潜在并发症　脑水肿、颅内压升高。

【护理目标】

患儿惊厥及时停止，没有发生窒息和意外；患儿体温恢复正常；患儿和家长情绪稳定，家长掌握惊厥的一般紧急处理知识和预防方法。

【护理措施】

1．迅速控制惊厥

（1）惊厥发作时勿强行搬动患儿，就地抢救。

（2）保持安静，切勿大声喊叫或摇晃患儿，避免如声、光刺激和不必要的检查。

（3）遵医嘱应用止惊药物，观察用药后的效果及副作用。

2．保持呼吸道通畅　立即平卧患儿，松解衣扣，头偏向一侧，及时清除呼吸道分泌物及口腔内呕吐物，必要时行负压吸引或气管切开。有舌后坠者用舌钳将舌轻轻向外拉出。

3．防止受伤　在上、下齿间垫牙垫防止舌咬伤。惊厥发作时，勿用力强行牵拉或按压患儿肢体，以免骨折或脱臼；床应加床栏，移开床上的一切硬物，防止坠床或碰伤。

4．降温　高热时给予物理降温及药物降温，并密切监测体温的变化，评估降温的效果。

5．给氧　必要时给予吸氧，减轻脑损伤，防止脑水肿。

6．密切观察病情变化

（1）观察患儿的生命体征、意识状态、瞳孔大小和对光反应等。

（2）观察并记录惊厥发作的次数、频率、持续和间歇时间及伴随症状，及时发现并发症，并通知医生处理。

考点：小儿惊厥的护理诊断与护理措施。

【特色护理】

1．杏仁、桃仁、胡椒各 8 粒，共捣烂，加少许面粉，用鸡蛋清调匀，敷两足心涌泉。如敷药处皮肤出现青色，即可取下药物。用于小儿急惊风。

2．胡椒、公丁香各 8 粒，连须葱白 7 根，面粉少许。先将前两味研细末，葱白捣成泥，再用鸡蛋清调，加面粉和匀，摊在青布上，置火上烤至微热，贴剑突处，24 小时后洗去。如见效不明显，可再敷 1 次。用于小儿慢惊风。

【护理评价】

患儿惊厥是否及时停止，没有发生窒息和意外；患儿体温是否及时降至正常；没有发生并发症；患儿和家长情绪是否稳定，护士是否指导家长了解惊厥的一般紧急处理和预防。

【健康教育】

向患儿及家长介绍惊厥的相关知识；有高热惊厥史病儿应告知家长，在患儿发热时，应积极进行降温处理，必要时给予镇静剂，以预防惊厥的发生；介绍惊厥发生时的处理方法：如止惊、防止窒息及外伤发生的方法等。癫痫患儿生活应有规律，保证足够的休息与睡眠时间，避免情绪紧张，遵医嘱服用抗癫痫药物，勿自行减量或停药，并定期随访。

考点：小儿惊厥的健康教育。

第二节　颅内高压综合征

案例

患儿为产钳助产的足月儿，产后 3 天，出现惊厥、尖叫、拒食。查体：前囟门紧张隆起，头围增长过快，颅骨缝裂开，两侧瞳孔不等大。

请思考：①该患儿目前的护理诊断有哪些？②主要的护理措施有哪些？

颅内高压综合征是由多种原因引起的脑实质及其液体量增加所致的一种严重临床综合征。如不及时处理，可导致严重的神经系统后遗症，甚至发生脑疝而危及生命。

颅内压是指颅腔内各种结构产生的压力的总和，即脑组织、脑血管系统、脑脊液所产生的压力。脑脊液压力超过 180mmH_2O（1.67kPa），即为颅内高压。

正常情况下，颅腔内脑实质、脑脊液及脑血流量保持相对恒定，使颅内压维持在正常范围内。如脑组织、脑脊液或颅内血管床中任何一种内容物体积增大时，其余内容物的容积则相应地缩小或减少以缓冲颅内压的增高。当代偿功能超过其所能代偿的限度时即发生颅内压增高，颅内高压形成后，可影响脑血液供给和脑代谢，加重脑水肿，而使颅内压进一步升高，形成恶性循环，最终导致脑功能衰竭。

颅内压增高严重时，迫使部分脑组织嵌入孔隙，形成脑疝，导致中枢性呼吸衰竭，甚至呼吸骤停，危及生命。

【护理评估】

（一）健康史

了解引起颅内高压的原因，是否存在颅内、外感染，脑缺血缺氧性疾病，是否有头部外伤等，询问患儿是否有头痛、呕吐、意识障碍等表现。

引起颅内高压的病因有：①颅内外感染：脑膜炎、脑炎、中毒性菌痢、重症肺炎等；②颅内占位性病变：脑肿瘤、脑脓肿、脑血管畸形、脑囊虫病、颅内出血和血肿；③脑缺血缺氧：各种病因造成的窒息、呼吸心跳骤停和休克等；④脑脊液循环异常：先天及后天的各种疾病引起的脑脊液产生过多或脑脊液循环受阻；⑤其他：如高血压脑病、Reye 综合征等。

（二）身体状况

本病的临床表现有：①头痛：呈广泛性或局限性，早起时重，当咳嗽、大便用力或改变头位时可使头痛加重，持续时间不定，婴幼儿表现烦躁不安、尖叫或拍打头部，新生儿表现为睁眼不睡和尖叫。②呕吐：多不伴恶心，常为喷射性呕吐。开始早起时重，以后可不定时，呕吐可减轻头痛。③意识障碍：早期有性格变化，表情淡漠、嗜睡或不安、兴奋，以后可致昏迷。④头部体征：婴儿可见前囟紧张、隆起，失去正常波动，闭合延迟，有时颅骨骨缝裂开。⑤眼部体征：表现为复视、落日眼、双颞侧偏盲、一过性视觉模糊，甚至失明。眼底多有视乳头水肿，但婴儿前囟未闭前不一定发生。⑥生命体征改变：多发生在急性颅内压增高时，一般血压最先上升，随即脉率减少，呼吸节律慢而不规则。生命体征改变乃因脑干受压所致，若不及时治疗，可发生脑疝。⑦脑疝：意识状态逐渐恶化，呼吸节律不整甚至骤停，惊厥、双瞳孔大小不等，对光反射消失。

观察患儿意识状态，生命体征变化及呕吐情况；检查囟门大小及张力，注意颅缝是否有开裂，瞳孔是否等大及对光反射情况，检查肢体运动、肌张力变化，身体其他部位有无感染灶。

考点： 颅内高压综合征的健康史及身体状况。

（三）辅助检查

1．血、尿、便常规检查及必要的血生化检查　如电解质、肝、肾功能等。

2．腰椎穿刺　疑有颅内压增高者，必须穿刺时，术前应给予甘露醇等脱水剂，以细针缓慢放液，以免诱发脑疝。

3．B 型超声波检查　可发现脑室扩大、血管畸形及占位性病变。

4．头颅 CT 及 MRI 检查　可查出颅内占位性病变。

知识链接

儿童颅内压增高综合征的确诊指标

①颅内压：新生儿 > 80mmH$_2$O；1 ~ 3 岁 > 100mmH$_2$O；3 岁以上 > 200mmH$_2$O。②头颅 CT 显示脑水肿。③头颅 MRI 显示脑水肿。以上三项符合任何一项即可确诊。

（四）心理和社会支持状况

了解患儿及家长的心理状态，父母对本病的发展及预后的认识程度，家庭经济及环境状况等。

（五）治疗原则

1．急救处理　疑有脑疝危险时需做气管插管保持气道通畅，监测血气，必要时以气囊通气或呼吸机控制呼吸。快速静脉注入 20% 甘露醇，有脑疝表现时 2 小时给药一次。有脑干受压表现者，行颅骨钻孔减压术或脑室内或脑膜下穿刺以降低颅内压。

2．降低颅内压　①使用高渗脱水剂：首选 20% 甘露醇，每次 0.5 ~ 1g/kg，一般 6 ~ 8 小时给药一次；②重症或脑疝者可合并使用利尿剂：首选呋塞米，可在两次应用高渗脱水剂之间或与高渗脱水剂同时使用。③肾上腺糖皮质激素：常用地塞米松可减轻脑水肿、减少脑脊液的产生及降低颅内压，用药 3 ~ 4 天左右，用较大剂量时要逐渐减量而渐停。④穿刺放液或手术处理：对有硬膜下积液、积脓或积血、脑脓肿、颅内血肿、硬膜外血肿等导致颅内压增高均可以此降低颅内压。

3．对症处理　有烦躁或惊厥者，应迅速镇静止惊；发热时使用头部冰帽等物理及药物降温，将体温控制在 38℃左右。

4．病因治疗　积极寻找产生颅内高压的病因，按病因采取有效的治疗措施。

考点：颅内高压综合征的治疗原则。

【常见护理诊断】

1．潜在并发症：脑疝、呼吸骤停　与颅内压高有关。

2．有窒息的危险　与惊厥、呕吐物吸入有关。

3．恐惧　与病情危重有关。

【预期目标】

1．患儿生命体征维持正常。

2．患儿无窒息发生。

3．患儿和家长情绪稳定，能配合医护工作。

【护理措施】

1．密切观察病情变化　应用心电、血压、颅压监护仪，观察神志、体温、呼吸、瞳孔改变，神经系统体征，及时发现病情变化。应监测血气、电解质等，以避免体温过高、缺氧、二氧化碳潴留、酸中毒等导致脑水肿加重的因素。

2．保持安静　保持患儿绝对安静，头肩抬高 25° ~ 30°，有利于颅内血流量减少。避免剧烈咳嗽，不要突然快速搬动患儿头颈部。

3．降低颅内压的护理

（1）脱水疗法：降低颅内压的药物主要是提高血浆渗透压，使钠和水从尿中排出，常用渗透性利尿剂为甘露醇和呋塞米。20% 甘露醇应在 15 ～ 30 分钟内静脉推注或快速滴入，注射过慢，将不能达到高渗利尿的目的。注射过快，可产生一过性头痛加重、视力模糊、眩晕及注射部位疼痛。注射时应避免药液外漏，一旦发生药液外漏，可引起组织坏死，需尽快用 25% ～ 50% 硫酸镁局部湿敷，并抬高患肢。冬季室温较低，甘露醇易产生结晶，使用时需略加温溶解后静脉注射，静脉滴入时最好应用带过滤网的输血器，以防甘露醇结晶进入血管内。

（2）激素：减轻脑水肿，降低颅压。常用地塞米松，每次 0.2 ～ 0.5mg/kg，每 6 小时一次，用药后 6 ～ 8 小时起效，4 ～ 5 天达最大效果，药效可维持 6 ～ 9 天。

（3）侧脑室引流：是降低颅内压的有效措施。可采用控制性引流，速度为 2 ～ 3 滴 / 分，根据病情需要可持续 1 ～ 2 天，甚至 1 周。

（4）控制过度通气：用人工呼吸机增加通气量，降低 $PaCO_2$。$PaCO_2$ 降低可使脑血管收缩，脑血流量下降而减低颅内压。

（5）亚冬眠疗法：常用氯丙嗪和异丙嗪等量混合，每次 1 ～ 2mg/kg，并辅以在大血管走行部位如在腋下、腹股沟等处放置冰袋，头部应用冰帽等物理降温方法，使体温降到 35 ～ 38℃左右。注意在降温前，先给予冬眠药，以免冷敷时出现寒战，反而引起体温上升。

4．保持呼吸道通畅　定时吸痰，以防呼吸道阻塞。大剂量氯丙嗪注射可促进气道分泌物增多，需注意处理，以防呼吸道阻塞。

5．预防感染　加强皮肤、黏膜护理，防止暴露性角膜炎、中耳炎、口腔炎、吸入性肺炎、褥疮等。

考点：颅内高压综合征的护理诊断与护理措施。

【护理评价】

患儿生命体征能否维持正常；是否发生窒息；能否情绪稳定，配合医护工作。

【健康教育】

1．安慰和鼓励患儿及其家属树立战胜疾病的信心，指导家长进行病情观察，以及时发现脑疝先兆，配合医护人员共同完成抢救工作。

2．患儿病情缓解后，向家属介绍患儿的病情及预后。

3．对有神经系统后遗症的患儿，进行针对性的心理护理和康复锻炼指导。

第三节　充血性心力衰竭

案例

患儿，女，9 个月。因支气管肺炎入院，体温 39℃，呼吸 65 次 / 分钟，心率 170 次 / 分钟，肝肋下 4cm，烦躁，鼻翼扇动，口唇发绀且进行性加重，心音低钝，肺部细湿啰音增多。

请思考：①导致该患儿出现心力衰竭的基础疾病是什么？②该患儿存在哪些主要的健康问题？③应从哪几方面对患儿进行护理评估？④患儿发生心力衰竭应用洋地黄类药物应如何护理？

充血性心力衰竭（congestive heart failure）简称心衰，是指心脏的工作能力（心肌收缩或缩张功能）下降，心排血量绝对或相对不足，不能满足全身组织代谢需要的病理状态。小儿各年龄均可发病，1 岁以内发病率最高。

导致充血性心力衰竭的原因，以心源性多见，如先天性心脏病、心肌炎、心包炎、心内膜弹力纤维增生症、风湿性心脏病等。其次为肺源性与肾源性，如支气管肺炎，毛细支气管炎、急性肾炎等。此外，也可见于重度贫血、甲亢、电解质紊乱。小儿时期心力衰竭在 1 岁以内发病率最高，其中又以先天性心脏病最多。儿童时期心力衰竭多由于风湿性心脏病、急性肾炎所致。

心脏功能从正常发展到心力衰竭，要经过一段代偿过程，心脏出现心肌肥厚，心脏扩大和心率增快。由于心肌纤维伸长和增厚使收缩力增强，排血量增多。如基本病因持续存在，则代偿性改变相应发展，心肌能量消耗增多，冠状动脉血供相对不足，心肌收缩速度减慢和收缩力减弱。心率增快超过一定限度时舒张期缩短，心排出量反而减少。心排出量通过代偿不能满足身体代谢需要时，即出现心力衰竭。

【护理评估】

（一）健康史

详细询问患儿的病史、发病过程。有无呼吸困难、胸闷、气促、活动耐力下降、发绀史。发现心脏杂音及其他心脏疾患的具体时间；有无反复咳嗽、水肿、尿少史。收集并评估患儿饮食、生活方式、活动情况。

（二）身体状况

年长儿心力衰竭症状与成人相似，主要表现为乏力，活动后气急、食欲减退、胸痛、咳嗽、尿少和水肿。气促为左心功能不全的主要表现，重者表现为咳大量粉红色泡沫痰、呼吸极度困难、发绀、皮肤湿冷、极度烦躁等；肝大及水肿、肝颈反流试验阳性为右心功能不全的主要表现。体检发现患儿面色苍白、颈静脉怒张、心脏扩大、心动过速、心音减低、有奔马律、端坐呼吸，肺底部听到湿啰音。

婴幼儿心力衰竭不同与成人，常见症状为呼吸增快、表浅，频率可达 50 ～ 100 次 / 分钟，面色苍白，鼻翼三角区发绀，可见吸气三凹征；喂养困难、哺乳停顿、烦躁多汗、哭声低弱等；心率增快达 150 ～ 200 次 / 分钟，多能听到奔马律、心脏增大、肝大达肋下 3cm 以上。

心力衰竭的临床诊断标准：①安静时心率增快，婴儿＞ 180 次 / 分钟，幼儿＞ 160 次 / 分钟，不能用发热或缺氧解释者。②呼吸困难，青紫突然加重，安静时呼吸＞ 60 次 / 分钟。③肝大，达右肋下 3cm 以上，或在短时间内较前增大，且不能用横膈下移等原因解释者。④心音明显低钝或出现奔马律。⑤突然烦躁不安，面色苍白或发灰，不能用原有疾病解释者。⑥尿少、下肢水肿，除外营养不良、肾炎、维生素 B_1 缺乏等原因造成者。以上①～④项为诊断的主要依据。

知识链接

小儿心功能状态分为四级

① Ⅰ级：仅有心脏体征，无症状，活动不受限制，心功能代偿。② Ⅱ级：活动量较大时出现症状，活动轻度受限。③ Ⅲ级：活动稍多即出现症状，活动明显受限。④ Ⅳ级：安静休息即有症状，完全丧失活动能力。后三级相当于心功能不全的Ⅰ°、Ⅱ°、Ⅲ°或轻、中、重度。

考点：充血性心力衰竭的临床表现、临床诊断标准、心功能分级。

（三）辅助检查

1．X线胸片检查　心影多呈普遍性扩大，心脏搏动减弱，肺纹理增多，肺部淤血，肺门及肺门附近阴影增加。

2．心电图　对心律失常及心肌缺血引起的心力衰竭有诊断及指导意义。

3．超声心动图检查　心室腔和心房腔扩大；心室收缩时间延长、射血分数降低。

（四）心理和社会支持状况

患儿家长因对疾病的认识程度、预后及护理常识了解不足以及经济条件等因素，表现出焦虑、沮丧、歉疚。患儿因心力衰竭而出现明显不适与痛苦，产生焦虑与恐惧。

（五）治疗原则

主要是去除病因，增强心脏功能，降低氧耗量和纠正代谢紊乱。

1．一般治疗　卧床休息，镇静，限制钠盐及液体入量，气促发绀者及时吸氧。

2．洋地黄类药物的应用　洋地黄能加强心肌收缩力、减慢心率。小儿时期常用洋地黄类药物为地高辛。如需迅速洋地黄化，可应用毛花苷C（西地兰），首剂用总量的1/2，余量分2次，每隔4～6小时1次。静脉用量为口服量的1/2～1/3。洋地黄化后12小时开始给予维持量，按1/5洋地黄化量分2次口服，使用时间视病情而定。小儿常用剂量及用法见表19-1。

表19-1　常用洋地黄类制剂的剂量及方法

药名	给药途径	负荷量（mg/kg）	维持量（mg/kg）
地高辛	口服	＜2岁 0.05～0.06	1/5负荷量
		＞2岁 0.03～0.05	分2次，Q12h
	静注	口服量的1/2～1/3	
毛花苷C（西地兰）	静注	＜2岁 0.03～0.04	
		＞2岁 0.02～0.03	

3．利尿剂的应用　可选用快速强效的利尿剂。慢性心力衰竭一般联合使用噻嗪类与保钾利尿剂，并采用间歇疗法维持治疗，以防止电解质紊乱。

4．血管扩张剂的应用　小静脉、小动脉扩张剂，可减轻心脏前后负荷，从而增加心搏出量。当心室充盈压下降，肺充血的症状亦可得到缓解。常用药物有卡托普利、硝普钠及酚妥拉明。

考点：充血性心力衰竭的治疗原则。

【常见护理诊断】

1．心输出量减少　与心脏工作能力下降有关。

2．体液过多　与体内水、钠潴留有关。

3．体液交换受损　与肺循环淤血有关。

4．潜在并发症　洋地黄中毒、低钾血症。

5．焦虑　与疾病的危险程度及环境改变有关。

6．知识缺乏 患儿和家长缺乏本病的护理知识。

【预期目标】

患儿心脏负荷降低。水肿减轻、尿量增多、肝逐渐缩小。气促、发绀消失，呼吸平稳。在住院期间不发生并发症或被及时发现，并得到及时处理。患儿及家长情绪稳定，了解本病相关知识，能积极配合诊疗。

【护理措施】

1．减轻心脏负担

（1）休息：卧床休息可减轻心脏负荷，患儿可取半卧位或侧卧位。

（2）避免加重心脏负荷：①减少刺激，避免患儿烦躁哭闹，避免患儿用力，必要时遵医嘱给予镇静剂。②输液速度宜慢，一般每小时不超过 5ml/kg 为宜。

（3）吸氧：呼吸困难、发绀、低氧血症者给予吸氧，伴有急性肺水肿的患儿吸氧时，湿化瓶内放入 20% ～ 30% 乙醇，增加气体与肺泡壁的接触面积，改善气体交换。

2．及时处理水肿 酌情限制水、钠的摄入，必要时按医嘱使用利尿剂。

3．用药护理

（1）洋地黄类药物：是治疗本病的常用药物，应用时必须仔细复核剂量，注意给药方法，密切观察药物疗效及其不良反应。①用药前需了解患儿心、肾功能，是否使用利尿剂，有无电解质紊乱。每次应用洋地黄前应测脉搏，必要时听心率，若新生儿心率＜ 120 次 / 分钟，婴儿＜ 100 次 / 分钟，幼儿＜ 80 次 / 分钟，学龄儿＜ 60 次 / 分钟，暂停用药，并与医生联系考虑是否继续用药。低血钾时可促使洋地黄中毒，应适当补充钾盐。②洋地黄有效的指标是气促改善，心率减慢，肝缩小，尿量增加，患儿安静，食欲好转。③洋地黄的毒性反应：小儿洋地黄中毒最常见的表现是心律失常，可出现心动过缓或过速、过早搏动、房室传导阻滞等心律失常表现；食欲减退、恶心、呕吐等消化系统表现；视物模糊、黄、绿色视、嗜睡、昏迷等神经系统表现。若出现毒性反应，应先停用洋地黄，并通知医生采取相应措施。④注意按时按量服药。为了保证洋地黄剂量准确，应单独服用，勿与其他药物混合。钙剂与洋地黄有协同作用，应避免同时使用。如需使用，至少间隔 4 ～ 6 小时。

（2）应用利尿剂：应注意用药时间、剂量、尿量情况。利尿剂宜清晨或上午给予，以免夜间多次排尿影响休息。鼓励患儿多食用含钾食物，以免出现低钾血症和增加洋地黄的毒性反应。

（3）应用血管扩张剂：注意心率及血压的变化，避免血压过度下降。使用硝普钠时，要随用随配，输液系统应遮光，以免药物失效。同时避免药物外渗，出现组织坏死。

考点： 充血性心力衰竭的护理诊断与护理措施。

【护理评价】

患儿心悸、呼吸困难及发绀是否消失，生命体征是否恢复正常，活动耐力是否明显增强；水肿程度是否减轻或消失。患儿及家长情绪是否稳定，家长是否了解本病相关知识，是否积极配合诊疗。

【健康教育】

1．向患儿及家长介绍本病的基本知识及预后，减轻患儿及家长的焦虑和恐惧心理。

2．指导家长帮助患儿制定生活、饮食、休息方案。

3．教会家长掌握出院后的一般用药和家庭护理方法。

第四节　急性呼吸衰竭

案例

6个月佝偻病患儿，2天前曾给VitD20万单位治疗，未补钙。今日突然出现呼吸困难伴喉鸣。查：口周青紫、鼻翼扇动，点头状呼吸，三凹征，心率150次/分钟，PaO_2 4.8kPa，SaO_2 0.70。诊断为急性呼吸衰竭。

请思考：①导致急性呼吸衰竭的原发病是什么？②该患儿主要护理问题是什么？③从哪些方面进行护理评估？④如何保持该患儿呼吸道通畅？

急性呼吸衰竭（acute respiratory failure，ARF）简称呼衰，是小儿时期常见急症之一，系指呼吸器官和（或）呼吸中枢的各种疾病所致肺通气和换气功能障碍，导致肺不能进行有效气体交换，出现低氧血症或（和）高碳酸血症，引起的一系列生理功能和代谢紊乱的临床综合征。

呼吸衰竭的基本病理生理变化为低氧血症和高碳酸血症，并由此引起机体代谢紊乱和重要脏器功能障碍。

急性呼吸衰竭分为中枢性和周围性两种。中枢性呼吸衰竭是因病变累及呼吸中枢引起，周围性呼吸衰竭是由于病变累及呼吸器官、呼吸肌所致。中枢性和周围性呼吸衰竭均导致机体缺氧、二氧化碳潴留和酸中毒。临床上根据血气分析结果将呼吸衰竭分为两种类型，即Ⅰ型和Ⅱ型，Ⅰ型呼衰又称单纯低氧血症性呼吸衰竭，PaO_2 降低，$PaCO_2$ 正常，见于呼吸衰竭的早期和轻症；Ⅱ型呼衰又称低氧血症伴高碳酸血症性呼吸衰竭，PaO_2 降低，$PaCO_2$ 升高，见于呼吸衰竭的晚期和重症。

1．低氧血症和高碳酸血症

（1）通气障碍：许多疾病通过下列四种机制造成通气障碍：①中枢病变致呼吸运动减弱；②死腔通气量增加；③胸廓和肺扩张受限；④气道阻力增加。由于通气障碍使肺泡有效通气量减少，二氧化碳排出受阻，肺泡氧分压降低，出现低氧血症和高碳酸血症，其中低氧血症易通过吸氧得到纠正。

（2）换气障碍：根据病理生理变化可分为三种：①通气/血流比率失调；②弥散障碍；③肺内动静脉分流。由于二氧化碳的弥散能力明显高于氧的弥散能力，二氧化碳的排出不受阻，故其特征为低氧血症，二氧化碳分压正常或稍低，且低氧血症多不易被吸氧纠正。

2．低氧血症和高碳酸血症对机体的影响

（1）缺氧对细胞代谢和电解质的影响：严重缺氧时糖无氧酵解增加，造成乳酸堆积，引起代谢性酸中毒，同时能量供给锐减致钠泵失灵，使 Na^+ 和 H^+ 进入细胞内而 K^+ 移向细胞外，加重电解质和酸碱平衡紊乱。

（2）缺氧对机体主要脏器的影响：①心脏：缺氧早期心率增快、心输出量增加，血压升高。严重缺氧时心肌收缩力减弱，心律不齐，心搏出量减少，严重时致心力衰竭；②脑：重症低氧血症时由于 Na^+ 和水向细胞内转移，可出现脑水肿，颅内高压和脑功能障碍；③肾：

严重缺氧时肾动脉收缩，肾缺血而发生肾障碍，甚至肾衰竭；④肝：严重缺氧时可使肝细胞功能障碍，严重者肝小叶中心坏死，还可造成胃肠道黏膜损害。

（3）对机体主要脏器的影响：①脑：$PaCO_2$ 升高，早期使脑血管扩张，脑血流量增加，晚期导致脑水肿和颅内压增高。血中 CO_2 过多时，对中枢神经系统有抑制作用，使大脑皮质兴奋性降低，当 $PaCO_2$ 达 80 ~ 100mmHg（10.67 ~ 13.33kPa）时可致二氧化碳麻醉；②心脏：$PaCO_2$ 轻度升高时兴奋交感神经，使心率、心排出量增加，血压上升，但 $PaCO_2$ 严重升高时则心率、心排出量和血压均下降并可出现心律不齐；③肾：$PaCO_2$ 明显升高时，可致肾血管收缩，尿量减少，甚至无尿。

（4）对酸碱平衡的影响：急性 CO_2 潴留，使血中碳酸增加，动脉 pH 降低，导致呼吸性酸中毒。如高碳酸血症缓慢发展或持续 3 ~ 5 天，则通过肾调节，增加肾小管内 HCO_3^- 的再吸收。血中 HCO_3^- 值上升，使之与碳酸的比例保持为 20 ∶ 1，以维持动脉血 pH 正常，出现代偿性呼吸性酸中毒。若呼吸衰竭发展迅速，$PaCO_2$ 增加而肾代偿功能较慢，血中 HCO_3^- 不能迅速增高以维持其正常比值，则 pH 下降（< 7.3），出现代偿性呼吸性酸中毒。在急性呼吸衰竭失代偿期，往往呼吸性和代谢性酸中毒同时存在。

考点：低氧血症和高碳酸血症对机体的影响。

【护理评估】

（一）健康史

多数有较明确的原发病及其临床表现，如中枢性呼吸衰竭主要有颅内感染、颅内出血、脑损伤、脑肿瘤、颅内压增高等病史；周围性呼吸衰竭主要有喉头水肿、气管或支气管炎、肺炎、肺不张、肺水肿、肺气肿、支气管异物或呼吸肌麻痹、胸廓病变、气胸及胸腔积液等病史。

（二）身体状况

1．呼吸系统表现

（1）呼吸困难：主要表现为呼吸频率改变及辅助呼吸肌活动增强，出现鼻翼扇动和三凹征等。因病变部位不同，呼吸困难的表现各异。上呼吸道梗阻表现为吸气性呼吸困难，下呼吸道梗阻表现为呼气性呼吸困难。肺内病变表现为混合性呼吸困难。②中枢性呼吸衰竭：主要表现为呼吸节律紊乱，如潮式呼吸、叹息样呼吸、抽泣样呼吸及下颌呼吸等，严重者发生呼吸抑制，出现呼吸暂停。

（2）呼吸抑制：可由神经系统疾病及镇静、安眠药中毒所致。有呼吸中枢抑制、脑神经损害和呼吸肌麻痹等表现。

2．低氧血症

（1）青紫：以口唇、唇周、甲床等处明显。

（2）心血管功能紊乱：急性缺氧早期，血压上升，心率增快，心排出量增加。以后则因心率减慢，心律不齐，心排出量减少，导致血压下降而出现休克。

（3）神经系统症状：早期出现烦躁、易激惹、视物模糊等表现，继之出现神经系统抑制症状：神志淡漠、嗜睡、意识模糊等，严重者出现惊厥、昏迷、颅内压增高及脑疝表现。

（4）消化系统症状：出现腹胀、肠麻痹，部分患儿出现应激性溃疡出血。

（5）肾功能障碍：尿中可出现尿蛋白、红细胞、白细胞及管型，少尿或无尿，严重者出现肾衰竭。

3．高碳酸血症

$PaCO_2$ 增高时，患儿出现出汗、摇头、烦躁不安、意识障碍、皮肤潮红等。$PaCO_2$ 继续增高可出现惊厥、昏迷、视神经乳头水肿。

考点：急性呼吸衰竭的身体状况。

（三）辅助检查

1．血气分析　呼吸衰竭早期或轻症，氧分压（PaO_2）≤ 50mmHg（6.65kPa），二氧化碳分压（$PaCO_2$）正常（Ⅰ型呼衰，即低氧血症型呼衰）；晚期及重症，PaO_2 < 50mmHg，$PaCO_2$ > 50mmHg（Ⅱ型呼衰，即低氧血症并高碳酸血症型呼衰）。

2．根据可能的病因做相关的检查　如胸片，头颅 CT 等。

（四）心理和社会支持状况

患儿因疾病引起的不适或抢救时气管插管、气管切开，患儿不能说话，无法表达自己的需要，会产生焦虑、恐惧、烦躁。家长因患儿病情危重和缺乏对本病知识，会产生紧张、焦虑、恐惧、沮丧等心理变化，常表现为不愿离开患儿、坐立不安、不知所措等，对医护人员的言行、态度和情绪过于敏感。个别家长看到病危的患儿会因为可能致残或难以承受的高昂医疗费用而遗弃患儿，给医院和社会带来压力。

（五）治疗原则

基本原则是治疗原发病及预防感染，改善呼吸功能，纠正酸碱失衡及电解质紊乱；维持心、肺、脑、肾功能，及时进行辅助呼吸。

1．病因治疗及预防感染　尽快查明呼衰原因及诱因，及时处理。选用敏感抗生素预防感染。

2．改善呼吸功能　保持气道通畅，解除支气管痉挛，给氧。

3．纠正酸碱失衡和电解质紊乱　呼吸性酸中毒以改善通气为主。合并代谢性酸中毒时给予碳酸氢钠。

4．维持心、脑、肺、肾的功能　根据病情给予呼吸兴奋剂、强心剂、脱水剂、利尿剂等。必要时给予肾上腺皮质激素及人工辅助呼吸。

考点：急性呼吸衰竭的治疗原则。

【常见护理诊断】

1．气体交换受损　与肺通气及换气功能障碍有关。

2．不能维持自主呼吸　与呼吸中枢障碍及呼吸肌麻痹有关。

3．恐惧　与病情危重及缺乏急性呼吸衰竭的知识有关。

【预期目标】

患儿呼吸频率和节律正常，发绀缓解或消失，动脉血氧分压和二氧化碳分压恢复正常。未发生潜在并发症。患儿和家长情绪稳定，能配合医护工作。

【护理措施】

（一）维持气道通畅，改善呼吸功能

1．正确安排患儿休息　立即将患儿送入监护室，取半卧位或坐位休息，以利膈肌活动，增加肺活量；患儿衣服应宽松，被褥松软、轻，以减轻对呼吸运动的限制，增加舒适感。

2．保持呼吸道通畅　①指导并鼓励神志清醒的患儿用力咳嗽，对咳嗽无力或不会咳嗽的年幼体弱患儿，根据病情定时帮助翻身，并协助患者排痰，方法：五指并拢、掌指关节略屈，轻拍背部，由下向上、由外向内，边拍边鼓励患儿咳嗽，使分泌物易于排出。②遵医嘱给予超声雾化吸入，一般每日 3 ～ 4 次，每次 15 ～ 20 分钟，在雾化器内根据病情按医嘱加入解痉、化痰和消炎等药物，以利于排痰和通气；③必要时（如患儿无力咳嗽、昏迷、气管插管或切开等）用吸痰器吸痰，但次数不宜过多，一般每 2 小时 1 次，吸痰前充分吸氧，吸痰时动作轻柔，吸痰后做肺部听诊，观察吸痰效果。

3．按医嘱合理给氧　①根据不同病情选择合适的吸氧方式：鼻导管法、面罩法、头罩法。若上述吸氧方式效果不佳时，可使用持续正压给氧；②调整氧流量及氧浓度：鼻导管给氧法一般为 0.5 ～ 1L/min（滤过瓶中气泡每分钟 100 ～ 200 个），氧浓度不超过 40%。新生儿或鼻腔分泌物多者，可用面罩、头罩或氧帐。头罩给氧者，氧流量 2 ～ 4L/min，氧浓度为 50% ～ 60%，严重缺氧需紧急抢救时，可用 60% 以上的高浓度氧甚至纯氧，但持续时间以不超过 4 ～ 6 小时为宜；③氧疗期间定期做动脉血气分析，维持氧分压在 65 ～ 85mmHg 范围为宜；④注意事项：给氧操作前应先清除鼻腔内分泌物。吸氧过程中应经常检查导管是否通畅（取出鼻导管将其插入水中观察有无气泡逸出），每日更换鼻导管一次，两侧鼻孔交替给氧，以免一侧鼻孔长时间吸入冷空气，使鼻黏膜干燥出血，湿化瓶内蒸馏水每日更换 1 次。长时期吸入高浓度氧可能导致晶状体后纤维增生造成失明。

4．严密观察病情变化　监测呼吸和循环功能，注意呼吸频率、节律和类型，心率、心律、血压、血气分析。观察患儿全身情况、皮肤黏膜颜色、末梢循环、四肢温度变化。发现异常及时通知医生处理。

（二）应用人工辅助呼吸，维持有效通气

1．人工呼吸　对呼吸即将停止或已经停止的患儿，在没有其他抢救条件时，应立即清理呼吸道，并进行胸外心脏按压和口对口人工呼吸，人工呼吸频率为：婴儿 30 ～ 40 次 / 分钟，儿童 18 ～ 20 次 / 分钟。

2．协助气管插管或气管切开并做好相应护理

（1）气管插管：有经鼻和经口两种途径。首选经鼻插管。所用气管插管内径可按下列公式估计：导管内径（mm）= 年龄 /4 + 4。早产儿和足月新生儿所用内径分别为 2.5 ～ 3mm 和 3 ～ 3.5mm。导管插入深度（经鼻导管）= 0.21× 身长（cm）。

（2）插管过程的护理：①准备好全套插管设备：根据患儿年龄选择相应的插管。因插管过程中可影响患儿呼吸，在操作前要充分吸氧。为防止操作中患儿呕吐，应在操作前将患儿胃内容物抽出。②操作中密切观察：患儿呼吸、循环等情况，防止发生意外。③保持呼吸道通畅：插管后影响声门关闭导致不能形成有力的咳嗽，降低了呼吸道的防御功能，应定时彻底吸痰，每小时 1 次，吸痰前先在气管内滴入 2 ～ 5ml 生理盐水，轻拍胸、背部，使盐水与黏痰混合，易于吸出；每次吸痰时间不能过长，一般不宜超过 10 ～ 15 秒，以免造成严重缺氧；吸痰的全部过程都应严格无菌操作，防止继发感染。④留管时间：因插管可能损伤鼻腔和喉部组织，故时间不宜过长，一般经鼻腔插管不超过 2 ～ 5 天，经口腔插管者不宜超过 48 小时。如呼吸道有大量黏稠分泌物经气管插管后清除不满意者，以及估计需用呼吸机超过 7 天者应行气管切开，此时更应注意消毒隔离及严格无菌操作。⑤插管后遵医嘱给氧：注意将氧气加温和湿化，密切观察患儿呼吸情况并记录。

3．遵医嘱使用呼吸中枢兴奋药物　呼吸停止的患儿可遵医嘱使用尼可刹米、洛贝林等药物，此类药安全范围小，过量易致惊厥。用药后观察患儿有无烦躁不安、反射增强、局部

肌肉抽搐等表现，及时通知医生处理。

（三）应用呼吸机时的护理要点

1．机械通气的指征　①经综合治疗后病情加重；②急性呼吸衰竭，$PaCO_2 > 60mmHg$（8.0kPa）、$pH < 7.3$，经治疗无效。③吸入纯氧时 $PaO_2 < 50mmHg$（6.7kPa）。④呼吸骤停或即将停止。⑤新生儿呼吸暂停＞20s，经治疗仍反复发作。

2．禁忌证　①多发性肺大泡、张力性气胸以及支气管异物取出前。②大量胸腔积液、肺部病变广泛，超过三叶肺以上，肺功能严重损害。③重症先天性心脏病。④全身衰竭：恶液质。

3．呼吸机的选择　根据患者病情需要可选择下列呼吸机：①定压型：呼吸压力恒定，每次输入气体达到一定压力即转为呼气期。用氧和压缩空气作为动力。适用于无明显气道阻力增加或顺应性下降的呼吸道疾病患儿。②定容型：每次输入气量恒定，预定的潮气量压入肺部后转为呼气期。适用于无自主呼吸、肺顺应性降低和气道阻力增加的患儿。③定性型：持续气流，呼气压力、流量和吸气呼气时间均可调整，适用于小婴儿。

4．通气方式的选择　①间歇正压通气（IPPV）：吸气时呼吸机给以正压，呼气时借助胸部弹性回缩将气体排出，提高有效通气量。适用于复苏、呼吸肌麻痹等伴有 CO_2 潴留的呼吸衰竭。②呼气末正压呼吸（PEEP）：使呼吸末保持一定正压，防止肺泡萎陷，提高功能残气量和改善肺顺应性。适用于新生儿。③持续气道正压呼吸（CPAP）：使整个呼吸周期保持正压，能增加呼气时的肺容量，防止肺泡萎陷，提高功能残气量，改善肺顺应性。适用于有自主呼吸的患儿，而且无需插管，可采用面罩、鼻塞和鼻咽导管。④间歇指令通气（IMV）：用于停用呼吸机之前的过渡阶段。

5．停用呼吸机指征　①原发病已基本治愈或控制。②呼吸系统功能已稳定，能够维持气道通畅和保证有效通气。③循环系统和中枢神经功能稳定。④吸入氧气浓度＜40%时，$PaO_2 > 50 \sim 60mmHg$（6.65～8kPa）。⑤在间歇指令通气（IMV）等辅助通气条件下，能以较低的通气条件维持血气正常。

6．使用呼吸机时护理要点

（1）应有专人监护：使用过程中经常检查呼吸机各项参数是否与要求符合；注意观察患儿胸部起伏，患儿面色和周围循环状况，注意防止脱管、堵塞和可能发生气胸等情况；若患儿有自主呼吸，应观察是否与呼吸机同步，否则应设法调整。

（2）防止继发感染：每日更换加温湿化器滤纸，雾化液要新鲜配制以防污染。同时认真做好口腔和鼻腔的护理。

（3）撤离呼吸机的准备：对长期使用呼吸机的患儿，虽进入恢复期，但由于辅助呼吸较自主呼吸省力而有依赖心理，应耐心做好解释工作，从而根据病情逐步撤离呼吸机，即先在白天间歇撤离，若自主呼吸良好，逐渐安全撤离，同时帮助患儿进行呼吸肌的锻炼。

（4）做好呼吸机的消毒和保管：呼吸机管道、呼吸活瓣、雾化瓶和各种零件用新洁尔灭溶液浸泡消毒后用清水冲洗洁净，晾干后用环氧乙烷消毒。对于特殊细菌感染者，如绿脓杆菌等，管道应专用。长期使用呼吸机者，管道应每周消毒1次，治疗停止后应及时消毒备用。

（5）呼吸机应有专人负责管理：建立使用登记本，并应注意防高温、防寒、防尘和防震。

（四）心理护理

由于患儿不能说话，有恐惧心理，要尽量让患儿最亲近的人陪伴，而且不要在患儿面前流露恐惧不安的神情。根据不同情况的患儿说些安慰的话或患儿感兴趣的话，酌情抚摸患儿身体，对患儿的听觉、视觉及皮肤感觉给予良性刺激，以减轻恐惧感。向家长介绍患儿的病情、处理措施及如何与医护人员配合，使其感受到医护人员为抢救患儿所付出的努力，同时自己的知情权受到重视，增强信任感，减轻自责和焦虑。

考点：急性呼吸衰竭的护理诊断与护理措施。

【护理评价】

患儿呼吸频率和节律是否正常，发绀是否缓解或消失。动脉血氧分压和二氧化碳分压是否恢复正常，是否发生并发症。患儿和家长是否情绪稳定，是否能配合医护工作。

【健康教育】

1．向患儿及家长介绍急性呼吸衰竭的有关知识，帮助调整心理状态，以取得合作。

2．教会家长观察患儿呼吸、脉搏、皮肤颜色及肢体温度变化的方法。

3．病情缓解后指导家长积极治疗原发病，做好预防呼衰再发作的方法，并针对不同原发病做相应的健康指导。

小结	惊厥是以全身或局部肌群发生强直性或阵挛性收缩为特点，如持续时间较长或反复发作可导致脑组织损害，甚至危及生命。发作时应就地抢救，保持安静和呼吸道通畅，防止受伤，遵医嘱应用止痉药物，密切观察病情，预防复发。 颅内高压综合征是由多种原因引起脑实质体积增大或颅内液体量异常增加，造成颅内压力增高的一种严重临床综合征。重者可迅速发展为脑疝，危及小儿生命。 充血性心力衰竭是指心脏的泵血功能下降，心排出量相对或绝对不足，致使动脉系统缺血、静脉系统淤血的病理状态。左心衰竭以肺循环淤血表现为主，右心衰竭以体循环淤血表现为主。护理时重点减轻心脏负担、吸氧、观察病情和用药反应。 急性呼吸衰竭是由于呼吸中枢和（或）呼吸器官功能障碍引起缺氧、二氧化碳潴留。临床上主要表现为单纯低氧血症或低氧血症与高碳酸血症并存，并由此引起一系列生理功能和代谢紊乱。护理时应改善通气功能，纠正水和酸碱紊乱，维持重要脏器功能，积极治疗原发病。

（张永霞　王　雁）

附录1　小儿临床常用化验正常参考值

各年龄血液细胞参考值（均数）

项　目	第1日	2～7日	2周	3个月	6个月	1～2岁	4～5岁	8～14岁
红细胞（$\times10^{12}$/L）	5.7～6.4	5.2～5.7	4.2	3.9	4.2	4.3	4.4	4.5
有核红细胞	0.03～0.10	0.03～0.10	0	0	0	0	0	0
网织红细胞	0.03	…	0.003	0.015	0.005	0.005	0.005	…
红细胞平均直径（μm）	8.0～8.6	…	7.7	7.3	…	7.1	7.2	…
血红蛋白（g/L）	180～195	163～180	150	111	123	118	134	139
红细胞压积	0.53	…	0.43	0.34	0.37	0.37	0.40	0.41
红细胞平均血红蛋白含量(pg)	35	…	34	29	28	29	30	31
红细胞平均血红蛋白浓度	0.32	…	0.34	0.33	0.33	0.32	0.33	0.34
白细胞（$\times10^{9}$/L）	20	15	12	…	12	11	8	
中性粒细胞	0.65	0.40	0.35	…	0.31	0.36	0.58	0.55～0.65
嗜酸和嗜碱性粒细胞	0.03	0.05	0.04	…	0.03	0.02	0.02	0.02
淋巴细胞	0.20	0.40	0.55	…	0.60	0.56	0.34	0.30
单核细胞	0.07	0.12	0.06	…	0.06	0.06	0.06	0.06
未成熟白细胞	0.10	0.03	0	…	0	0	0	0
血小板（$\times10^{9}$/L）	150～250			250	250～300			

尿液检查正常参考值

项　目	法定单位	旧单位
蛋白		
定性	阴性	阴性
定量	<40mg/24h	<40mg/24h
糖		
定性	阴性	阴性
定量	<2.8mmol/24h	<0.5g/24h
比重	1.010～1.030	1.010～1.030
渗透压	婴儿　50～700mmol/L	50～700mOsm/L
	儿童　300～1400mmol/L	300～1400mOsm/L
氢离子浓度	0.01～32μmol/L（平均 1.0μmol/L）	pH4.5～8.0（平均 6.0）
沉渣		
白细胞	<5 个/HP	<5 个/HP
红细胞	<3 个/HP	<3 个/HP
管型	无或偶见	无或偶见
Addis 计数		
白细胞	<100 万/12h	<100 万/12h
红细胞	0～50 万/12h	0～50 万/12h
管型	0～5000/12h	0～5000/12h
尿液化学检验		
尿胆原	<6.72μmol/24h	<4mg/24h
钠	95～310mmol/24h	2.2～7.1g/24h
钾	35～90mmol/24h	1.4～3.5g/24h
氯	80～270mmol/24h	2.8～9.6g/24h
钙	2.5～10mmol/24h	100～400mg/24h
磷	16～48mmol/24h	0.5～1.5g/24h
镁	2.5～8.3mmol/24h	60～200mg/24h
肌酸	0.08～2.06mmol/24h	15～36g/24h
肌酐	0.11～0.132mmol/(kg·24h)	12～15mg/(kg·24h)
尿素	166～580mmol/24h	15～36g/24h
淀粉酶	80～300U/h（Somogyi 法）	<64U（温氏）
17-羟类固醇	婴儿　1.4～2.8μmol/24h	0.5～1.0mg/24h
	儿童　2.8～15.5μmol/24h	1.0～5.6mg/24h
17-酮类固醇	<2 岁　<3.5μmol/24h	<1mg/24h
	2～12 岁　3.5～21μmol/24h	1～6mg/24h

小儿脑脊液正常参考值

项　目		法定单位	旧单位
压力	新生儿	290～780Pa	30～80mm H_2O
	儿童	690～1765Pa	70～180mm H_2O
细胞数			
红细胞	<2周	675×10^6/L	675/mm^3
	>2周	$0\sim2\times10^6$/L	0～2/mm^3
白细胞	婴儿	$0\sim20\times10^6$/L	0～20 mm^3
	儿童	$0\sim10\times10^6$/L	0～10 mm^3
蛋白			
定性（Pandy试验）	阴性	阴性	
定量	新生儿	0.2～1.2g/L	20～120mg/dl
	儿童	<0.4g/L	<40mg/dl
糖	婴儿	3.9～4.9mmol/L	70～90mg/dl
	儿童	2.8～4.4mmol/L	50～80mg/dl
氯化物	婴儿	110～122mmol/L	650～720mg/dl
	儿童	117～127mmol/L	690～750mg/dl

血液生化检验正常参考值

项　目	法定单位	法定→旧制	旧制单位	旧制→法定
总蛋白（P）	60～80g/L	×0.1	6～8g/dl	×10
白蛋白（P）	35～55g/L	×0.1	3.5～5.5g/dl	×10
球蛋白（P）	20～30g/L	×0.1	2～3g/dl	×10
蛋白电泳（S）				
白蛋白	0.55～0.61	×100	55%～66%	×0.01
α_1 球蛋白	0.04～0.05	×100	4%～5%	×0.01
α_2 球蛋白	0.06～0.09	×100	6%～9%	×0.01
β球蛋白	0.09～0.12	×100	9%～12%	×0.01
γ球蛋白	0.15～0.20	×100	15%～20%	×0.01
纤维蛋白原（P）	2～4g/L	×0.01	0.2～0.4g/dl	×10
C-反应蛋白（S）	68～8200μg/L	×1	68～8200ng/dl	×1
免疫球蛋白A（S）	140～2700mg/L	×0.1	14～27mg/dl	×10
免疫球蛋白G（S）	5～16.5g/L	×0.1	500～1650mg/dl	×10
免疫球蛋白M（S）	500～2600mg/L	×0.1	50～260mg/dl	×10
补体C_3（S）	600～1900mg/L	×0.1	60～190mg/dl	×10
铜蓝蛋白（S）	0.2～0.4g/L	×100	20～40mg/dl	×0.01
转铁蛋白（S）	2～4g/L	×100	200～400mg/dl	×0.01
铁蛋白（S）	7～140μg/L	×1	7～140ng/dl	×1

续表

项　目	法定单位	法定→旧制	旧制单位	旧制→法定
红细胞原卟啉	<0.89μmol/L	×56.26	<50μg/dl	×0.017
葡萄糖（空腹 B）	3.3～5.5mmol/L	×18	60～100mg/dl	×0.056
胆固醇（P·S）	2.8～5.2mmol/L	×38.7	110～200mg/dl	×0.026
甘油三酯（S）	0.23～1.24mmol/L	×88.54	20～110mg/dl	×0.011
血气分析（A·B）				
pH	7.35～7.45		7.35～7.45	
氢离子浓度	35～50nmol/L	×1	35～50nEq/L	×1
二氧化碳分压	4.7～6kPa	×7.5	35～45mmHg	×0.133
二氧化碳总含量	20～28mmol/L	×1	20～28mEq/L	×1
氧分压	10.6～13.3kPa	×7.5	80～100mmHg	×0.133
氧饱和度	0.91～0.97mol/mol	×100	91%～97%	×0.01
标准重碳酸盐	20～24mmol/L	×1	20～24mEq/L	×1
缓冲碱	45～52mmol/L	×1	45～52mEq/L	×1
碱剩余	−4～+2mmol/L	×1	−4～+2mEq/L	×1
二氧化碳结合力（P）	18～27mmol/L	×2.24	40～60Vol%	×0.049
阴离子间隙	7～16mmol/L	×1	7～16mEq/L	×1
血清电解质、无机盐和微量元素（S）				
钠	135～145mmol/L	×1	135～145mEq/L	×1
钾	3.5～4.5mmol/L	×1	3.5～4.5mEq/L	×1
氯	96～106mmol/L	×1	96～106mEq/L	×1
磷	1.3～1.8mmol/L	×3.1	4～5.5mg/dL	×0.323
钙	2.2～2.7mmol/L	×4	8.8～10.8mg/dL	×0.25
镁	0.7～1.0mmol/L	×2.43	1.8～2.4mg/dl	×0.411
锌	10.7～22.9μmol/L	×6.54	70～150μg/dl	×0.153
铜	12.6～23.6μmol/L	×6.355	80～150μg/dl	×0.157
铅	<1.45μmol/L	×20.7	<30μg/dl	×0.048
铁	9.0～28.6μmol/L	×5.58	50～160μg/dl	×0.179
铁结合力	45～72μmol/L	×5.58	250～400μg/dl	×0.179
尿素氮（B）	1.8～6.4mmol/L	×2.8	5～18mg/dl	×0.357
肌酐（S）	44～133μmol/L	×0.0133	0.5～1.5mg/dl	×88.4
氨（B）	29～58μmol/L	×1.7	50～100μg/dl	×0.588
总胆红素（S）	3.4～17.1μmol/L	×0.059	0.2～1.0mg/dl	×17.1
直接胆红素（S）	0.50～3.4μmol/L	×0.059	0.03～0.2mg/dl	×17.1
凝血酶时间	15～20s	—	15～20s	—
凝血酶原时间	12～14s	—	12～14s	—
凝血酶原消耗时间（S）	>35s	—	>35s	—
抗溶血性链球菌素 O	—	—	<500U	—
血清酶（S）				

续表

项　目	法定单位	法定→旧制	旧制单位	旧制→法定
脂肪酶	18～128U/L	×1	18～128U/L	×1
淀粉酶	35～127U/L	×1	35～127U/L	×1
γ-谷氨酰转肽酶	5～32U/L	×1	5～32U/L	×1
谷丙转氨酶（赖氏）	<30U/L	×1	<30U/L	×1
谷草转氨酶（赖氏）	<40U/L	×1	<40U/L	×1
乳酸脱氢酶	60～250U/L	×1	60～250U/L	×1
碱性磷酸酶（金氏）	106～213U/L	×1	106～213U/L	×1
酸性磷酸酶（金氏）	7～28U/L	×1	7～28U/L	×1
肌酸磷酸酶	5～130U/L	×1	5～130U/L	×1
血清激素（S）				
促肾上腺皮质激素	25～100μg/L	×1	25～100Pg/ml	×1
皮质醇（空腹 8am）	138～635nmol/L	×0.0362	5～23μg/dl	×27.6
	8pm 为 8am 的 50%			
C-肽（空腹）	0.5～2μg/L	×1	0.5～2ng/ml	×1
胰岛素（空腹）	7～24mU/L	×1	7～24μU/ml	×1
三碘甲状腺原氨酸（T_3）	1.2～4.0nmol/L	×665.1	80～260ng/dl	×0.0154
甲状腺素（T_4）	90～194nmol/L	×0.078	7～15μg/dl	×12.9
促甲状腺素（TSH）	2～10mU/L	×1	2～10μU/ml	×1
抗利尿激素（血渗透压正常时）	1～7ng/L	×1	1～7Pg/ml	×1

注：(A) 动脉血，(B) 全血，(P) 血浆，(S) 血清。

附录 2　小儿推拿疗法

小儿推拿疗法是用推拿防治某些小儿病症的方法。由于小儿在生理、病理上的特点，故小儿推拿也有其特定的穴位和推拿手法。手法应轻快柔和，常用的有推法、揉法、捏脊法和推脊法。常用穴位有脾土穴、大肠穴、板门穴、三关穴、六腑穴、天河水穴、七节穴、龟尾穴、丹田穴等。对腹泻、疳积、外感发热、小儿麻痹症及脱肛等病证的防治效果较好。用于 5 岁以下小儿适宜，年龄越小，疗效越好。

（一）常用手法

1．推法　用拇指面（正、侧两面均可）或示、中指面，在选定的穴位上作直线推动，称直推法；用双手拇指面在同一穴位起向两端分开推，称分推法。

2．揉法　用指端（示、中、拇指均可）或掌根，在选定的穴位上贴住皮肤，带动皮肉筋脉作旋转回环活动，称揉法。治疗部位小的用指端揉，大的用掌根揉。

3．捏脊法　用双手的中指、无名指和小指握成半拳状，示指半屈，拇指伸直对准食指前半段，然后顶住患儿皮肤，拇、示指前移，提拿皮肉。自尾椎两旁双手交替向前，推动至大椎两旁，算作捏脊一遍。此法多用于小儿疳积，故又称“捏积”。

4．推脊法　用示、中指（并拢）面自病儿大椎起循脊柱向下直推至腰椎处，称推脊法。此法适用于高热。

（二）常用穴位

1．小儿推拿的常用穴位图（附图 1、2、3、4、5、6）

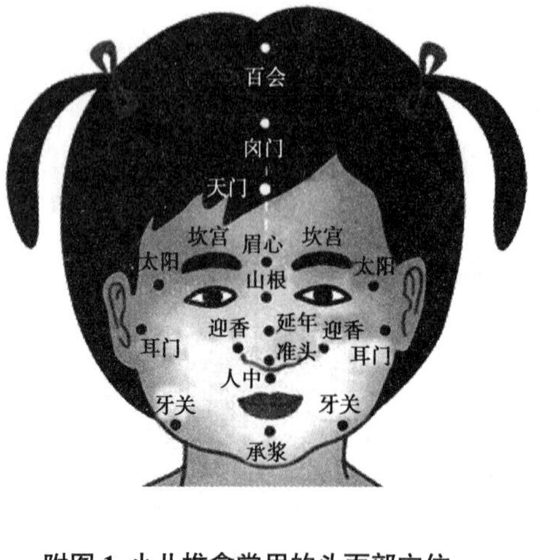

附图 1 小儿推拿常用的头面部穴位

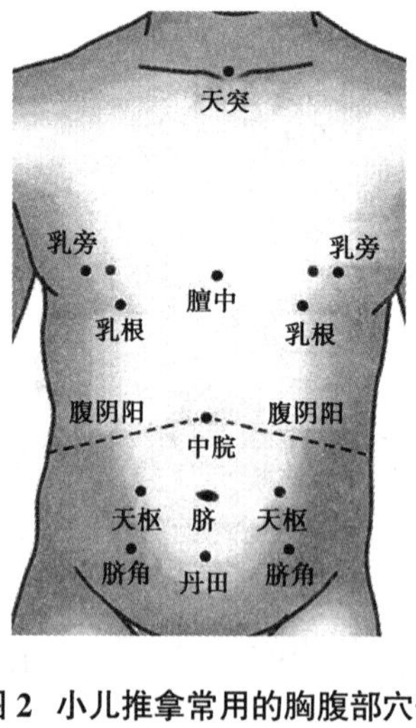

附图 2　小儿推拿常用的胸腹部穴位

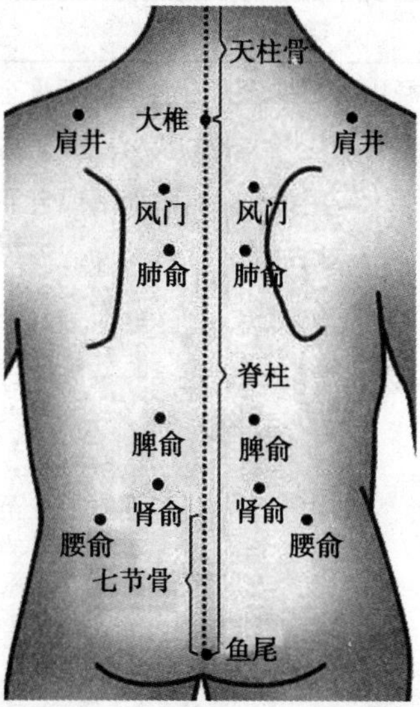

附图3 小儿推拿常用的背部穴位

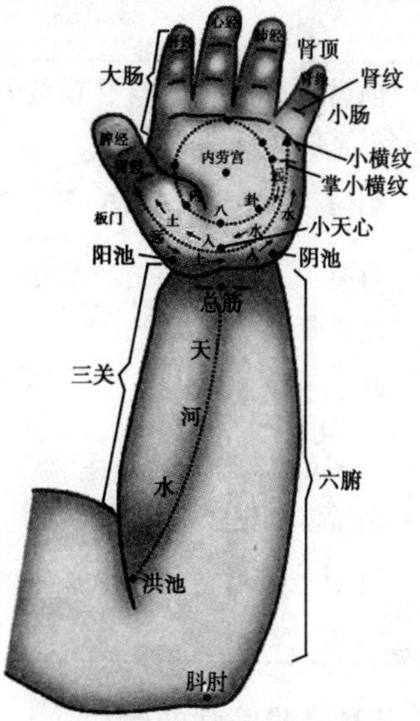

附图4 小儿推拿常用的上肢部穴位

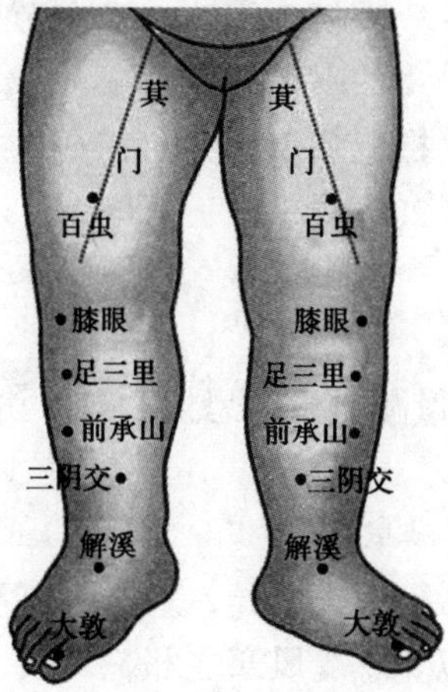

附图5 小儿推拿常用的下肢前部穴位

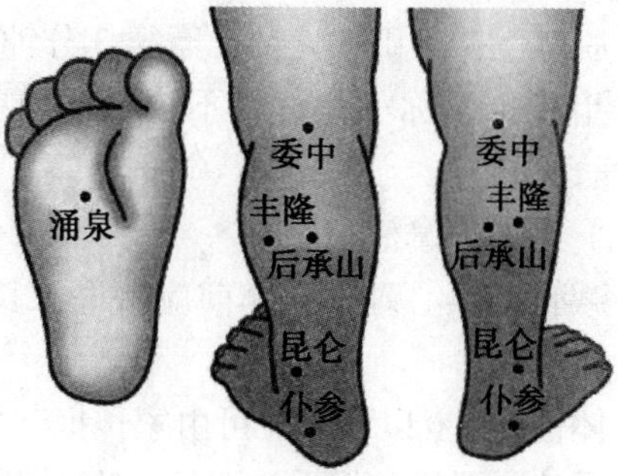

附图6 小儿推拿常用的下肢后部穴位

2．小儿推拿常用穴位

穴 位	位 置	主 治	操 作
脾土穴	拇指螺纹面	腹泻、呕吐	用推法，推 200 ~ 500 次
大肠穴	自示指端桡侧边缘至虎口，成一直线	食积、腹泻	用推法，推 200 ~ 300 次
板门穴	大鱼际隆起处	胸闷、呕吐、食积、食欲缺乏	用推法或揉法，操作 50 ~ 200 次
三关穴	前臂桡侧边缘，自腕横纹直上至肘横纹成一直线	外感、怕冷、无汗、营养不良	用推法，自腕部向上推至肘部，推 200 ~ 500 次

续表

穴位	位置	主治	操作
六腑穴	前臂尺侧边缘，自腕横纹直上至肘横纹成一直线	发热，多汗。虚证忌用	用推法，自肘部向下推至腕部，推100～500次
七节穴	第四腰椎至尾骶骨成一直线	腹泻、痢疾、食积腹胀、肠热便秘	用推法，自上而下或自下而上均可，推200～500次
龟尾穴	尾椎骨处	腹泻、脱肛、便秘	用揉法，揉300～600次
丹田穴	脐下2寸	少腹痛、遗尿、脱肛，小便赤涩	用摩法或揉法，操作3～5分钟
天河水穴	前臂掌侧正中，自腕横纹中点至肘横纹中点成一直线	外感发热，身热烦躁	用推法，自腕部向上推至肘弯处，推100～500次

（三）几种常见病症的治疗

1．外感发热　推天河水300次，推六腑300次，推脊椎500次，拿风池、肩井各数次，发热无汗加推三关400次。

2．腹泻　推脾土500次，推大肠200次，摩腹5分钟，揉脐3分钟，推七节300次，揉龟尾500次，吐乳小儿加揉板门50次。

3．脱肛　揉丹田5分钟，摩腹3分钟，揉龟尾500次，推七节300次。

4．疳积　又称小儿营养不良。推脾土500次，推大肠200次，推三关400次，摩腹5分钟，捏脊3遍。

（四）小儿推拿注意事项

1．减轻恐惧心理　操作前应做好家长的思想工作，尽量减少患儿恐惧心理，讲清目的和作用。

2．体位　3岁以下小儿可由家长抱起放在双大腿上进行推拿。

3．手法　严格掌握手法要领，根据患儿病情、体质，做到因人而异，采取不同手法。

4．环境　操作时室内空气要流通，冬季要注意保暖，以免感受风寒之邪。

（王　雁）

附录3 《儿科护理学》教学大纲

一、课程性质和任务

《儿科护理学》是护理专业的临床主干专业课程之一，主要研究从胎儿至青春期小儿的生长发育，营养、卫生、保健，疾病防治和护理的一门临床护理学科。是护理学临床学科的重要内容之一，儿科护理的服务对象侧重于胎儿至青少年时期的儿童。由于儿童处于不断生长发育之中，故有不同于成人的特征及特殊需要。随着医学模式向生物 - 心理 - 社会医学模式转变，儿科临床护理从单纯疾病护理发展为对于病人身心的整体护理；儿科护理工作从仅仅护理病童发展为包括健康儿童的生长发育、健康的维护、疾病预防和临床护理的综合性护理。儿科护理学由原来的“儿科学”及“护理”逐渐形成为一个应用性的独立学科。

本课程的内容包括小儿生长发育的规律及促进小儿身心健康的卫生保健措施、儿科基础护理与常用儿科护理技术操作以及儿科常见疾病的中西医护理等。

二、课程教学目标

依据高职高专护理专业“高素质技能型护理人才”的培养目标，本课程教学目标是：培养学生具有良好的职业素质及专业知识与技能；归纳和说出儿科护理学的基本理论、基本知识、基本技能；能运用所学知识对临床常见病、多发病和危重病患儿应用护理程序进行整体护理；能对个体、家庭及社区进行健康指导和卫生宣教，帮助和促进小儿身心健康成长。

【知识教学目标】

1．归纳各年龄阶段小儿的生理、心理特点及儿科护理基本操作技能；归纳儿科常见疾病的概念、身体评估、护理诊断、护理措施。

2．说出儿科常见疾病的治疗原则、健康教育、中医特色护理方法。

3．知道儿科护理的任务、范围及儿科护士应具备的素质要求；知道儿科常见疾病的健康史、辅助检查及心理社会状况评估。

【能力培养目标】

1．具有与儿童及其家长进行有效沟通的能力；能够开展优生、优育、优教宣传工作能力。

2．具有对小儿健康状况做出评估，对个体、家庭、社区进行健康教育的能力。

3．具有对常见疾病患儿和危重患儿进行整体护理的能力，能够提出正确的护理诊断、制定护理计划，并采取正确的中西医护理措施。

【素质教目育标】

1．理解儿科护理工作的重要意义，具有稳定的专业思想。

2．关心、爱护患儿，有高度的责任感和耐心细致的工作态度。

3．有认真的学习态度和刻苦的学习精神，为从事临床儿科护理工作奠定坚实的基础。

三、教学基本内容及要求

第一章　绪　论

【知识教学目标】

1．归纳小儿年龄分期、各期概念和护理重点。

2．说出儿科护理的特点；儿科护士的角色及素质要求；儿科中医特色护理常用方法。

3．知道儿科护理学的任务和范围、儿科护理学的发展趋势。

【能力培养目标】

能正确对小儿年龄进行分期，并能说出各期特点。

【素质教育目标】

有高度的责任感及耐心细致的工作态度，稳定的专业思想。

【教学内容】

第一节　儿科护理学的任务与范围

第二节　儿科护理的特点

第三节　小儿年龄分期及各期特点

第四节　儿科护士的角色与素质要求

第五节　我国儿科护理学的发展

第六节　儿科中医特色护理常用方法

第二章　生长发育

【知识教学目标】

1．归纳影响小儿生长发育的因素；小儿生长发育的各项具体指标。

2．说出小儿生长发育的一般规律。

3．知道神经系统的发育、感知觉的发育、运动功能的发育。

【能力培养目标】

能正确评价小儿的体格发育及神经心理发育。

【素质教育目标】

关心、爱护儿童，培养耐心细致、实事求是的态度。

【教学内容】

第一节　生长发育的规律和影响因素

第二节　体格发育及评价

第三节　神经心理发育

第三章　儿童保健

【知识教学目标】

1．归纳主动免疫、被动免疫、计划免疫的概念；免疫程序；预防接种一般禁忌证和特殊禁忌证。

2．说出各年龄期儿童保健；儿童常见意外事故及预防。

3．知道体格锻炼方法；几种生物制品的特点。

【能力培养目标】

学会小儿预防接种的操作方法；能对各年龄期儿童进行预防保健。

【素质教育目标】

关心、爱护儿童，培养耐心细致、实事求是的态度。

【教学内容】

第一节　不同年龄阶段小儿的护理

第二节　小儿体格锻炼与游戏

第三节　预防接种

第四章　儿童营养

【知识教学目标】

1．归纳各年龄小儿每日每公斤体重所需要的总热量；母乳喂养的优点；人工喂养常用食品及其配置方法；乳量计算方法；添加辅食的原则及顺序。

2．说出小儿能量与营养素的需要；母乳喂养、人工喂养、混合喂养的概念；母乳喂养的指导及禁忌证；人工喂养的指导。

3．知道儿童、少年的膳食安排。

【能力培养目标】

1．能指导家长正确喂养婴儿。

2．能对儿童、少年膳食给予正确安排。

【素质教育目标】

关心、体贴患儿，工作一丝不苟、认真负责。

【教学内容】

第一节　小儿能量与营养素的需求

第二节　小儿喂养与膳食

第五章　住院患儿的护理

【知识教学目标】

1．归纳儿科常用护理技术目的、操作步骤和注意事项；归纳与小儿沟通技巧。

2．说出小儿健康评估的特点与护理。

3．知道儿科医疗机构的设施。

【能力培养目标】

学会与儿童沟通的技巧；学会儿科常用护理技术操作。

【素质教育目标】

具有高度责任心，操作熟练，动作敏捷，认真负责的态度。

【教学内容】

第一节　儿科医疗机构的设施与护理管理

第二节　儿科健康评估的特点

第三节　与小儿沟通的方法

第四节　住院患儿的心理护理

第五节　小儿用药的护理

第六节　儿科常用护理技术操作

第六章　新生儿与新生儿疾病患儿的护理

【知识教学目标】

1．归纳新生儿的分类法；正常足月儿和早产儿的特点及护理；各种新生儿疾病的概念、身体状况、护理诊断及护理措施。

2．说出常见新生儿疾病的治疗原则及健康教育；常见新生儿疾病的中医特色护理方法。

3．知道上述疾病的健康史、辅助检查及心理状况评估。

【能力培养目标】

1．能运用新生儿、早产儿有关知识对其进行整体护理。

2．能结合病例制订新生儿常见疾病的护理计划。

【素质教育目标】

关心、爱护患儿，工作耐心细致，具有高度责任感。

【教学内容】

第一节　概述

第二节　正常足月新生儿和早产儿的特点与护理

第三节　几种常见新生儿疾病的护理

第七章　营养障碍疾病患儿的护理

【知识教学目标】

1．归纳营养不良、维生素 D 缺乏性佝偻病、维生素 D 缺乏性手足搐搦症的概念、身体状况、护理诊断及护理措施。

2．说出上述疾病的治疗原则及健康教育；常见营养障碍性疾病的中医特色护理方法。

3．知道上述疾病的健康史、辅助检查及心理状况评估。

【能力培养目标】

1．能结合典型病例为营养不良、维生素营养障碍的患儿制订出护理计划。

2．能运用有关知识为个体、家庭、社区提供健康教育。

【素质教育目标】

关心、体贴患儿，工作耐心细致，认真负责。

【教学内容】

第一节　营养不良

第二节　小儿肥胖症

第三节　维生素 D 缺乏性佝偻病

第四节　维生素 D 缺乏性手足搐搦症

第五节　锌缺乏症

第八章　呼吸系统疾病患儿的护理

【知识教学目标】

1．归纳上呼吸道感染、急性感染性喉炎、急性支气管炎、支气管肺炎的概念、身体状况、护理诊断及护理措施。

2．说出上述疾病的治疗原则与健康教育；常见呼吸系统疾病的中医特色护理方法。

3．知道上述疾病的健康史、辅助检查及心理状况评估。

【能力培养目标】

1．能运用护理程序对呼吸系统患儿进行整体护理。

2．能运用有关知识为个体、家庭、社区提供健康教育。

【素质教育目标】

关心、体贴患儿，工作细致，具有高度责任感。

【教学内容】

第一节　小儿呼吸系统的特点

第二节　急性上呼吸道感染

第三节　急性感染性喉炎

第四节　急性支气管炎

第五节　肺炎

第九章　消化系统疾病患儿的护理

【知识教学目标】

1．归纳小儿口炎、小儿腹泻的概念、身体状况、护理诊断及护理措施；小儿液体疗法及护理。

2．说出上述疾病的治疗原则及健康教育；常见消化系统疾病的中医特色护理方法及健康教育。

3．知道上述疾病的健康史、辅助检查及心理状况评估。

【能力培养目标】

1．能为腹泻患儿提出护理诊断。

2．能运用有关知识制订腹泻患儿的护理计划。

【素质教育目标】

关心、体贴患儿，工作耐心细致，认真负责。

【教学内容】

第一节　小儿消化系统的特点

第二节　口炎

第三节　小儿腹泻

第四节　小儿体液平衡和液体疗法

第十章　循环系统疾病患儿的护理

【知识教学目标】

1．归纳先天性心脏病血流动力学及其分类；先天性心脏病、病毒性心肌炎的概念、身体状况、护理诊断及护理措施；法洛四联症的四大解剖畸形。

2．说出上述疾病的治疗原则、健康教育。

3．知道上述疾病的健康史、辅助检查及心理状况评估。

【能力培养目标】

1．能运用护理程序对循环系统患儿进行整体护理。

2．能结合典型病例，运用所学知识为先天性心脏病患儿制订出护理计划。

【素质教育目标】

培养学生认真的学习态度，对患儿关心、体贴、爱护。

【教学内容】

第一节　小儿循环系统的特点

第二节　先天性心脏病

第三节　病毒性心肌炎

第十一章　泌尿系统疾病患儿的护理

【知识教学目标】

1．归纳急性肾小球肾炎、肾病综合征及泌尿道感染的概念、身体状况、护理诊断、护理措施。

2．说出上述疾病的治疗原则、健康教育；急性肾小球肾炎的中医特色护理方法。

3．知道上述疾病的健康史、辅助检查及心理状况评估。

【能力培养目标】

能结合具体病例列出护理计划和健康教育要点。

【素质教育目标】

关心、体贴、爱护患儿；培养学生严谨的工作作风。

【教学内容】

第一节　小儿泌尿系统的特点

第二节　急性肾小球肾炎

第三节　原发性肾病综合征

第四节　泌尿道感染

第十二章　造血系统疾病患儿的护理

【知识教学目标】

1．归纳小儿贫血及生理性贫血的概念；归纳营养性缺铁性贫血和营养性巨幼红细胞性贫血的概念、身体状况、护理诊断、护理措施。

2．说出正常小儿造血及血液特点；各年龄期贫血的诊断标准；营养性贫血的治疗原则及健康教育。

3．知道上述疾病的健康史、辅助检查及心理状况评估。

【能力培养目标】

1．能说出贫血的概念、标准及分度。

2．能运用有关知识为个体、家庭、社区提供健康教育。

【素质教育目标】

关心、体贴、爱护患儿；工作认真、细致。

【教学内容】

第一节　小儿造血系统的特点

第二节　小儿贫血

第十三章 神经系统疾病患儿的护理

【知识教学目标】

1．归纳化脓性脑膜炎、病毒性脑炎、脑性瘫痪、注意力缺陷多动症的概念、身体状况、护理诊断、护理措施。

2．说出上述疾病的治疗原则、健康教育。

3．知道上述疾病的健康史、辅助检查及心理状况评估。

【能力培养目标】

1．能运用相关知识对神经系统疾病患儿实施整体护理。

2．能结合典型病例，运用所学知识为脑瘫患儿提供健康教育。

【素质教育目标】

关心、同情、爱护患儿，培养学生发现问题、分析问题和解决问题的能力。

【教学内容】

第一节　小儿神经系统的特点及检查

第二节　化脓性脑膜炎

第三节　病毒性脑膜炎、脑炎

第四节　脑性瘫痪

第五节　注意力缺陷多动症

第十四章　内分泌系统疾病患儿的护理

【知识教学目标】

1．归纳先天性甲状腺功能减退症、生长激素缺乏症的概念、身体状况、护理诊断、护理措施。

2．说出上述疾病的治疗原则及健康教育。

3．知道上述疾病的健康史、辅助检查及心理状况评估。

【能力培养目标】

1．能结合具体病例制订内分泌系统常见疾病的护理计划。

2．能运用所学知识为个体、家庭、社区提供健康教育。

【素质教育目标】

关心、同情、爱护患儿，培养学生发现问题、分析问题和解决问题的能力。

【教学内容】

第一节　先天性甲状腺功能减退症

第二节　生长激素缺乏症

第十五章　免疫系统疾病患儿的护理

【知识教学目标】

1．归纳原发性免疫缺陷病、川崎病、过敏性紫癜的概念、身体状况、护理诊断、护理措施。

2．说出上述疾病的治疗原则及健康教育。

3．知道上述疾病的健康史、辅助检查及心理状况评估。

【能力培养目标】

1．能结合具体病例制订免疫系统疾病的护理计划。

2．能运用所学知识为个体、家庭、社区提供健康教育。

【素质教育目标】

关心、同情、爱护患儿，培养学生发现问题、分析问题和解决问题的能力。

【教学内容】

第一节　小儿免疫特征

第二节　原发性免疫缺陷病

第三节　过敏性紫癜

第四节　川崎病

第十六章　遗传性疾病患儿的护理

【知识教学目标】

1．归纳 21- 三体综合征、苯丙酮尿症的概念、身体状况、护理诊断、护理措施。

2．说出上述疾病的治疗原则及健康教育。

3．知道上述疾病的健康史、辅助检查及心理状况评估。

【能力培养目标】

1．能结合具体病例制订遗传性疾病的护理计划。

2．能运用所学知识为个体、家庭、社区提供健康教育。

【素质教育目标】

关心、体贴、爱护患儿；工作认真、细致。

【教学内容】

第一节　21- 三体综合征

第二节　苯丙酮尿症

第十七章　寄生虫病患儿疾病的护理

【知识教学目标】

1．归纳蛔虫病、蛲虫病的概念、身体状况、护理诊断及护理措施。

2．说出上述疾病的治疗原则、健康教育及中医特色护理方法。

3．知道上述疾病的流行病学、健康史与辅助检查。

【能力培养目标】

1．能结合具体病例制订寄生虫疾病患儿的护理计划。

2．能运用所学知识为个体、家庭、社区提供健康教育。

【素质教育目标】

关心、体贴、爱护患儿；工作认真、细致。

【教学内容】

第一节　蛔虫病

第二节　蛲虫病

第十八章 传染性疾病患儿的护理

【知识教学目标】

1．归纳麻疹、水痘、猩红热、百日咳、流行性腮腺炎、中毒性菌痢的概念、身体状况、护理诊断及护理措施。

2．说出上述传染病的治疗原则、健康教育。

3．知道上述传染病的健康史、辅助检查及心理状况评估。

【能力培养目标】

1．能结合具体病例制订出小儿常见传染性疾病患儿的护理计划。

2．能运用所学知识为个体、家庭、社区提供健康教育。

【素质教育目标】

关心、体贴、爱护患儿；工作认真、细致。

【教学内容】

第一节 小儿传染病的特点

第二节 小儿常见传染病的护理

第三节 小儿结核病的护理

第十九章 危重症患儿的护理

【知识教学目标】

1．归纳小儿惊厥、颅内高压综合征、充血性心力衰竭、急性呼吸衰竭的概念、身体状况、护理诊断、护理措施。

2．说出上述疾病的治疗原则及健康教育；惊厥的中医特色护理方法。

3．知道上述疾病的健康史、辅助检查及心理状况评估。

【能力培养目标】

1．能结合具体病例制订常见急症患儿的护理计划。

2．能运用所学知识为个体、家庭、社区提供健康教育。

【素质教育目标】

反应敏捷、动作轻稳、培养学生救死扶伤的人道主义精神。

【教学内容】

第一节 小儿惊厥

第二节 颅内高压综合征

第三节 充血性心力衰竭

第四节 急性呼吸衰竭

四、技能培养教学环节与要求

教学内容	实训内容	能力培养要求	教学方式
第二章生长发育	小儿体格发育指标测量	能正确测量并评价小儿体格发育指标	示教、实训
	小儿医疗机构设置、小儿沟通技巧、儿童沟通技巧、儿童健康评估	能运用护理程序的方法和技巧，收集患儿资料	医院见习、案例分析，情景模拟
第四章儿童营养	小儿喂养与营养	能正确进行婴儿喂养，配乳和乳量计算	示教、实训
第五章住院患儿的护理	一般儿科护理技术	能进行给药法、更换尿布法、约束法、婴儿盆浴法、臀红护理法、婴儿抚触法的操作	示教、实训
	协助诊断的护理技术	能进行股静脉穿刺法、四肢静脉穿刺法的操作	示教、实训
	协助治疗的护理技术	能进行头皮静脉输液的操作，正确使用暖箱和光照疗法	示教、实训
第八章呼吸系统疾病患儿的护理	上呼吸道感染、肺炎患儿的护理	能熟练地对上呼吸道感染、肺炎患儿进行护理评估，制订护理计划，提供健康指导	情景模拟、案例分析、医院见习
第九章消化系统疾病患儿的护理	小儿腹泻与液体疗法的护理	能正确对腹泻患儿进行护理评估，制订护理计划，正确配制各种液体	情景模拟、案例分析、医院见习
第十一章泌尿系统疾病患儿的护理	急性肾炎、肾病综合征患儿的护理	能熟练地对急性肾炎、肾病综合征患儿进行护理评估，制订护理计划，提供健康指导	情景模拟、案例分析、医院见习
第十三章神经系统疾病患儿的护理	急性化脓性脑膜炎、病毒性脑炎、脑瘫、注意力缺陷多动症患儿的护理	能熟练地对神经系统疾病患儿进行护理评估，制订护理计划，提供健康指导	情景模拟、案例分析、医院见习
第十七章寄生虫病患儿的护理	蛔虫病、蛲虫病患儿的护理	能熟练地对蛔虫病、蛲虫病患儿进行护理评估，制订护理计划，提供健康指导	情景模拟、案例分析、医院见习
第十九章危重症患儿的护理	小儿惊厥患儿的护理	能熟练地对惊厥患儿进行预防，并对惊厥患儿进行整体护理	情景模拟、案例分析、医院见习

五、教学时数分配

教学内容	总学时	其中	
		理论学时	实训学时
第一章　绪论	1	1	
第二章　生长发育	5	4	1
第三章　儿童保健	2	2	
第四章　儿童营养	2	1	1
第五章　住院患儿的护理	8	2	6
第六章　新生儿与新生儿疾病患儿的护理	8	8	
第七章　营养障碍疾病患儿的护理	4	4	
第八章　呼吸系统疾病患儿的护理	5	4	1
第九章　消化系统疾病患儿的护理	6	5	1
第十章　循环系统疾病患儿的护理	3	3	
第十一章　泌尿系统疾病患儿的护理	4	3	1
第十二章　造血系统疾病患儿的护理	4	4	
第十三章　神经系统疾病患儿的护理	4	3	1
第十四章　内分泌系统疾病患儿的护理	2	1	1
第十五章　免疫性系统疾病患儿的护理	4	4	
第十六章　遗传性疾病患儿的护理	1	1	
第十七章　寄生虫病患儿的护理	1	1	
第十八章　传染性疾病患儿的护理	4	4	
第十九章　急重症患儿的护理	4	3	1
合计	72	58	14

六、使用说明

1．本大纲适用于三年制高专高职护理专业和五年一贯制护理专业，亦可供其他专业参考使用。

2．本大纲的教学目标分为知识教学目标、能力培养目标和素质教育目标。知识教学目标分归纳、说出、知道三个层次，其中归纳和说出的内容为教学的重点；能力培养目标主要培养学生的实践动手操作能力，包含中医护理操作能力和西医护理操作能力；素质教育目标在于培养学生的爱心、责任心，以及对待工作认真负责的态度和良好的道德品质。

3．教师在教学中必须以大纲为中心，注意本课程与其他课程之间的联系和衔接。突出儿科护理的特点，加强儿科护理理论知识的学习和儿科护理技能的培养，满足学生参加护士执业资格考试和就业考试的需要。教学方法以理论讲授为主，自学为辅，结合临床示教、见习和病例讨论、操作训练、多媒体教学等多种直观教学方法和手段，以提高教学质量和学生的动手能力。

4．考核考试方法主要采用课堂提问、平时测验、理论考试、实训考核等方法综合评价学生成绩。

参考文献

[1] 王雁，谢玲莉．儿科护理学．2 版．北京：中国医药科技出版社，2012

[2] 董文斌，刘景秋．儿科护理学 .2 版．西安：第四军医大学出版社，2011

[3] 中国新生儿复苏项目专家组．新生儿复苏指南（2011 年北京修订）[J]．中华围产医学杂志，2011，7（14）：415-418

[4] 艾学云．儿科护理 .2 版．北京：人民卫生出版社，2010

[5] 张静芬，周琦．儿科护理学（案例版）．北京：科学出版社，2010

[6] 韩玉昆，杨于嘉，邵肖梅，等．新生儿缺氧缺血性脑病（第 2 版）[M]．北京：人民卫生出版社，2010

[7] 肖建武．儿科护理学．北京：中国医药科技出版社，2009

[8] 王野坪．儿童护理 .2 版．北京：高等教育出版社，2009

[9] 刘锦纷译．罗伯顿新生儿学（第四版）（E）[M]．北京：北京大学医学出版社，2009

[10] 朱念琼．儿科护理学．北京：人民卫生出版社，2008

[11] 于海红．儿科护理．北京：人民卫生出版社，2008

[12] 叶春香．儿科护理学．北京：人民卫生出版社，2008

[13] 沈晓明，王卫平．儿科学．7 版．北京：人民卫生出版社，2008

[14] 王卫平．儿科学．北京：高等教育出版社，2008

[15] 刘景秋，王雁．儿科护理学．西安：第四军医大学出版社，2007

[16] 范玲．儿科护理学 .2 版．北京：人民卫生出版社，2007

[17] 张静芬，杜翠琼．儿科护理学．上海：上海科学技术出版社，2007

[18] 苏树蓉．中医儿科学．北京：人民卫生出版社，2007

[19] 崔焱．儿科护理学 .3 版．北京：人民卫生出版社，2006

[20] 陈荣华．尼尔逊儿科学．西安：世界图书出版公司，2006

[21] 黄力毅．儿科护理学．北京：人民卫生出版社，2006

[22] 叶鸿瑁，虞人杰，译．新生儿窒息复苏教材．5 版．上海：上海第二军医大学出版社，2006

[23] 张家骧，魏克伦，薛辛东．新生儿急救学．2 版．北京：人民卫生出版社，2006

[24] 薛辛东．儿科学．北京：人民卫生出版社，2005

[25] 洪黛玲．儿科护理学．北京：北京大学医学出版社，2005

[26] 顾红卫．中西医儿科护理学．北京：人民卫生出版社，2005

[27] 胡嫦．儿科护理学．北京：中国医药科技出版社，2005

[28] 梅国建．儿童护理．北京：高等教育出版社，2005

[29] 杨锡强，易著文．儿科学．北京：人民卫生出版社，2004

[30] 张俊龙．中医特色疗法．北京：科学出版社，2004.2

[31] 闵秀全．儿科学．北京：人民卫生出版社，2003
[32] 胡亚美，江载芳．诸福棠实用儿科学．北京：人民卫生出版社，2002
[33] 程爵堂．中药鼻脐疗法．北京：人民军医出版社，1993.2
[34] 黄宗勖．实用中草药外治法大全．福州：福建科学技术出版社，1992.4